OBSERVATORIO GLOBAL DE SALUD 7

UNA MOVILIZACIÓN POR LA JUSTICIA EN SALUD

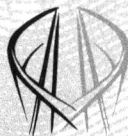

Daraja Press

Publicado por
Daraja Press
https://darajapress.com
Wakefield, Quebec, Canadá
2025

Una Movilización por la Justicia en Salud: Observatorio Global de Salud 7
ISBN: 978-1-997742-24-1 (softcover)

Comité editorial: Ron Labonté (Canadá; MSP, coeditor de GHW7), Chiara Bodini (Italia; MSP, coeditora de GHW7), Rene Loewenson (Zimbabue; TARSC, Equinet), Dave McCoy (Malasia; Instituto Internacional de la Universidad de las Naciones Unidas para la Salud Global), Dian Blandina (Indonesia; MSP, grupo de Gobernanza de la Salud Global), Devaki Nambiar (India; Instituto George para la Salud Global y MSP India), Matheus Falcão (Brasil; Centro Brasileño de Estudios de la Salud - Cebes y MSP Brasil), Lauren Paremoer (Sudáfrica; grupo de gobernanza de la salud global del MSP), Penelope Milsom (Reino Unido; Medact), Ravi Ram (MSP Kenia), Hani Serag (MSP, copresidente del Consejo Directivo Global).

Todos los capítulos, excepto A2 y A3, han sido traducidos del inglés por Lila Esther Silgado Villadiego

Las opiniones expresadas en Una Movilización por la Justicia en Salud: Observatorio Global de Salud 7 (GHW7) son propias de sus autores y autoras y no reflejan necesariamente las posturas de las organizaciones con las cuales pueden tener filiación ni de las organizaciones coproductoras del GHW7.

Library and Archives Canada Cataloguing in Publication

Title: Una movilización por la justicia en salud : Observatorio global de salud 7 / editado por Ronald Labonté y Chiara Bodini.
Other titles: Mobilizing for health justice. Spanish.
Names: Labonté, Ronald, editor | Bodini, Chiara, editor.
Description: Published simultaneously in English. | Includes bibliographical references.
Identifiers: Canadiana 20260106585 | ISBN 9781997742241 (softcover)
Subjects: LCSH: World health. | LCSH: Right to health. | LCSH: Social justice. | LCSH: Neoliberalism.
Classification: LCC RA441 .M6318 2025b | DDC 362.1—dc23

Dedicamos esta edición del Observatorio Global de Salud (Global Health Watch) a las personas palestinas que han perdido la vida en Gaza y Cisjordania; a las mujeres, hombres, niños y niñas; a las y los periodistas, personas voluntarias y trabajadoras de la salud. También dedicamos esta edición a las y los activistas, estudiantes, profesoras y profesores de otros países que protestan, a menudo con sacrificios personales, contra el genocidio que se está produciendo en Gaza.

El hecho de que este genocidio persista pone de manifiesto el fracaso de las instituciones multilaterales a la hora de proteger a la población civil y de exigir responsabilidades a las fuerzas de ocupación israelíes por su ocupación ilegal y su creciente destrucción.

El Movimiento por la Salud de los Pueblos (MSP) lleva mucho tiempo apoyando el movimiento global liderado por Palestina que pide el boicot a los productos israelíes, la retirada de inversiones de las empresas que se benefician de la ocupación y sanciones contra las fuerzas de ocupación israelíes. El MSP se une a muchas otras voces que piden un alto el fuego inmediato y permanente y el retorno de la ayuda administrada por la ONU en Gaza.

El genocidio en Gaza nos concierne a todas y todos, ya que establece un nuevo y aterrador estándar moral de lo que es aceptable infligir a una población civil, ante los ojos del mundo. Por eso debemos defender a las personas palestinas y hacer de su lucha por la vida y la autodeterminación nuestra prioridad en la lucha por la salud para todos.

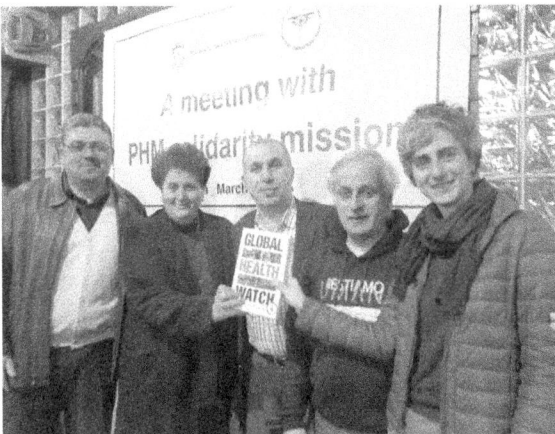

Misión solidaria del MSP
en Gaza, 2015
Movimiento por la Salud
de los Pueblos

Tabla de contenido

Lista de figuras

Lista de acrónimos

AANES: Administración Autónoma del Norte y Este de Siria

ACNUR: Alto Comisionado de las Naciones Unidas para los Refugiados

ACT UP: Coalición contra el SIDA para Liberar el Poder

ADES: Asociación para el Desarrollo Económico y Social de Santa Marta (El Salvador)

ADG: Acuredo de Derecho de Giro

ADPIC: Aspectos de los Derechos de Propiedad Intelectual Relacionados con el Comercio

AIF: Asociación Internacional de Fomento

AMS: Asamblea Mundial de la Salud

AMS77: 77ª Asamblea Mundial de la Salud

ANEs: Actores No Estatales

AOD: Ayuda Oficial al Desarrollo

AP: Acuerdo sobre Pandemias

APHA: Asociación Americana de Salud Pública

APP: Asociaciones Público-Privadas

APS: Atención Primaria de Salud

ARPA: Agencia de Proyectos de Investigación Avanzada

ASP5: Quinta Asamblea Mundial por la Salud de los Pueblos

BMGF: Fundación Bill y Melinda Gates

BRP: Bergman and Ross and Partners Inc.

CAHOOTS: Asistencia en Crisis en las Calles

CAM: Compromiso Anticipado de Mercado

CDSS: Sistemas de Apoyo a la Decisión Clínica

CE: Consejo Ejecutivo

CEPI: Coalición para las Innovaciones en Preparación ante Epidemias

CFI: Corporación Financiera Internacional

CIA: Agencia Central de Inteligencia (Estados Unidos de América)

CIJ: Corte Internacional de Justicia

CONAIE: Confederación de Nacionalidades Indígenas del Ecuador

CPK: Consejo de Pueblos K'iche's

CPP: Partido Comunista de Filipinas

CS: Contribuciones Señaladas

CSI: Confederación Sindical Internacional

CSU: Cobertura en Salud Universal

CV: Contribuciones Voluntarias

DAH: Ayuda al Desarrollo para la Salud

DCS: Determinantes Comerciales de la Salud

DEG: Derechos Especiales de Giro

DEI: Diversidad, Equidad e Inclusión

DOGE: Departamento de Eficiencia Gubernamental (Estados Unidos de América)
DSA: Ley de Servicios Digitales (Estados Unidos de América)
DSSR: Derechos en materia de Salud Sexual y Reproductiva

EAU: Emiratos Árabes Unidos
ECMO: Oxigenación por Membrana Extracorpórea
EDSA: Avenida Epifanio De los Santos (Filipinas)
EE.UU.: Estados Unidos de América
EPI: Equipo de Protección Individual
ESPII: Emergencia de Salud Pública de Importancia Internacional
ETN: Empresas Transnacionales
EY: Ernst & Young
e-salud: Salud Electrónica

FENAMI: Frente Nacional de Salud de Migrantes
FEM: Foro Económico Mundial
FFCLP: Fondo Fiduciario para el Crecimiento y la Lucha contra la Pobreza
FFRS: Fondo Fiduciario para la Resiliencia y la Sostenibilidad
FMI: Fondo Monetario Internacional
FP: Fondo para Pandemias

G2H2: Global Health Hub de Ginebra
G7: Grupo de los 7
G20: Grupo de los 20
GAFAM: Google, Amazon, Facebook, Apple y Microsoft
GDPR: Reglamento General de Protección de Datos (Unión Europea)
GenAI: IA Generativa
GRC: Células de Resolución de Reclamaciones

HCE: Historias Clinicas Electrónicas
HLIP: Panel Independiente de Alto Nivel
HRFT: Fundación de Derechos Humanos de Turquía
HRUM: Movimiento de Unidad Revolucionaria por la Salud

IA: Inteligencia Artificial
IFD: Instituciones Financieras de Desarrollo
IFFIm: Servicio Financiero Internacional para la Inmunización
I+D: Investigación y Desarrollo
IHC: International Holding Company
IMDRF: Foro Internacional de Reguladores de Dispositivos Médicos
IMSS: Instituto Mexicano del Seguro Social
INGUAT: Instituto Guatemalteco de Turismo
IoT: Internet de las Cosas
ISP: Internacional de Servicios Públicos

ISDS: Solución de Controversias entre Inversores y Estados
ISI: Servicio de Inteligencia (Pakistán)

JSA: Jan Swasthya Abhiyan (India)

LES: Ley Estatutaria de Salud (Colombia)
Ley RTH: Ley de Derecho a la Salud de Rajastán (India)
LGBTQIA+: Lesbianas, gais, bisexuales, transgénero e intersexuales
LIP: Litigio de Interés Público
LLM: Modelos de Lenguaje Amplio
LTA: Ley Antiterrorista (Filipinas)

MAT: Movimiento por el Agua y los Territorios (Chile)
MFEP: Mecanismo de Financiamiento de Emergencia para Casos de Pandemia
MFC: Mecanismo Financiero de Coordinación
mHealth: Salud Móvil
MIDH: Mouvement Ivoirien des Droits Humains (Costa de Marfil)
ML: Machine Learning (Aprendizaje Automático)
MSP: Movimiento por la Salud de los Puebloss
MSP-LA: Movimiento por la Salud de los Pueblos de América Latina
MSP SA: Movimiento por la Salud del Pueblo de Sudáfrica

NHI: Seguro Nacional de Salud
NHIF: Fondo Nacional de Seguro Hospitalario (Kenia)
NHS: Servicio Nacional de Salud (Reino Unido)
NOEI: Nuevo Orden Económico Internacional
NTFELCAC: Grupo de Trabajo Nacional para poner fin a los Conflictos Armados Comunistas Locales (Filipinas)

OCDE: Organización para la Cooperación y el Desarrollo Económicos
OIM: Organización Internacional para las Migraciones
OIT: Organización Internacional del Trabajo
OMNA: Oriente Medio y Norte de África
OMS: Organización Mundial de la Salud
ONI: Órgano de Negociación Internagubernamental
ONU: Organización de las Naciones Unidas
OSC: Organizaciones de la Sociedad Civil
OTAN: Organización del Tratado del Atlántico Norte
ONG: Organizaciones No Gubernamentales

PABS: Acceso y Participación en los Beneficios con respecto a los Patógenos
PACS: Sistemas de Archivo y Comunicación de Imágenes
PAE: Programas de Ajuste Estructural

PEPFAR: Plan de Emergencia del Presidente de los Estados Unidos para el Alivio del Sida
PI: Propiedad Intelectual
PIB: Producto Interior Bruto
PIBM: Países de Ingresos Bajos y Medios
PIC: Complejo Industrial-Penitenciario
PIDESC: Pacto Internacional de Derechos Económicos, Sociales y Culturales
PKK: Partido de los Trabajadores Kurdos
PNMRA: Política Nacional de Migración, Refugio y Apatridia (Brasil)
PPRP: Prevención, Preparación y Respuesta frente a Pandemias
PRC: Comisión de Regulación Profesional (Filipinas)
PwC: PricewaterhouseCoopers

RNDS: Red Nacional de Datos de Salud (Brasil)
RSC: Responsabilidad Social Corporativa
RSF: Fuerzas de Apoyo Rápido (Sudán)
RSI: Reglamento Sanitario Internacional

SAF: Servicio Ampliado del FMI
SAF: Fuerzas Armadas Sudanesas (Sudán)
SaMD: Software como Dispositivo Médico
SERI: Instituto de Derechos Socioeconómicos de Sudáfrica
SG: Sur Global
SHA: Autoridad de Salud Social (Kenia)
SHIF: Ley del Fondo de Seguro Social de Salud (Kenia)
SIMM: Sociedad de Medicina de la Migración
SIS: Sistemas de Información en Salud
SLAPP: Demanda Estratégica contra la Participación Pública
SRS: Servicio de Resiliencia y Sostenibilidad
SSN: Servicio Nacional de Salud (Italia)
SSR: Salud Sexual y Reproductiva
SUS: Sistema Único de Salud (Brasil)

TIC: Tecnologías de la Información y la Comunicación
TMA: Asociación Médica Turca (Turquía)

UE: Unión Europea
UNCTAD: Conferencia de las Naciones Unidas sobre Comercio y Desarrollo
UNFPA: Fondo de Población de las Naciones Unidas
UNRWA: Agencia de Naciones Unidas para la población refugiada de Palestina en Oriente Próximo

VEM: Vukani Environmental Movement
VG: Violencia de Género

Una Movilización por la Justicia en Salud

Como se señala en el primer capítulo de *Global Health Watch 7*, la edición anterior se vio «ensombrecida por la pandemia de COVID-19». Esta edición se publica bajo una sombra diferente y más ominosa, la del regreso de Donald Trump a la presidencia de los Estados Unidos. Nos encontramos en medio de una transición enormemente disruptiva en la que el antiguo orden mundial neoliberal dominado por Estados Unidos se está transformando en una forma aún por definir. La nueva administración Trump está impulsando este cambio, dejando la salud mundial sumida en el caos. Pero, como nos recuerda el Capítulo A1, la salud mundial ya no estaba en muy buena forma antes de la reelección de Trump.

Nos enfrentamos a una «policrisis» (una sindemia de múltiples crisis) existencial y cada vez más profunda que incluye el aumento de las desigualdades, el deterioro del medio ambiente y los movimientos masivos de personas dentro y fuera de las fronteras, que huyen o son desplazadas por la pobreza, la sequía, la violencia y los conflictos. Desde entonces ha surgido un cuarto elemento: el auge de los Estados autocráticos, cuyo número superó al de las democracias en 2024, por primera vez en más de dos décadas. Tres cuartas partes de la población mundial vive ahora bajo regímenes autocráticos caracterizados por restricciones a la libertad de expresión y a los medios de comunicación independientes, el control partidista del poder judicial y el ejército, y un ataque ideológico contra los funcionarios públicos, las universidades y las instituciones que expresan opiniones contrarias a los dictados de los gobernantes. Las organizaciones de la sociedad civil están siendo cerradas, desfinanciadas, acosadas, impugnadas o reprimidas de forma activa y violenta (como se señala en el Capítulo E3).[1]

La mayoría de estas autocracias se clasifican como «autocracias electorales», lo que significa que inicialmente fueron elegidas por votación. A menos que haya una oposición masiva de la sociedad civil (como hemos visto en Turquía tras la detención del líder político que amenazaba el régimen de Erdogan) o una «guerra jurídica» que limite el poder ejecutivo (como se está intentando en Estados Unidos), estas autocracias electorales corren el riesgo de convertirse en Estados cerrados, unipartidistas o militares, una dirección hacia la que se encamina rápidamente Trump 2.0. La buena noticia es que, ya sean cerradas o electorales, las autocracias pueden revertirse y se han revertido.[2] La mala noticia es la incertidumbre sobre si este péndulo de democracia/autocracia puede volver a oscilar en una dirección más equitativa antes de que nuestra policrisis existencial alcance sus puntos de inflexión finales.

Figura 1: El impacto de Donald Trump en el cambio climático

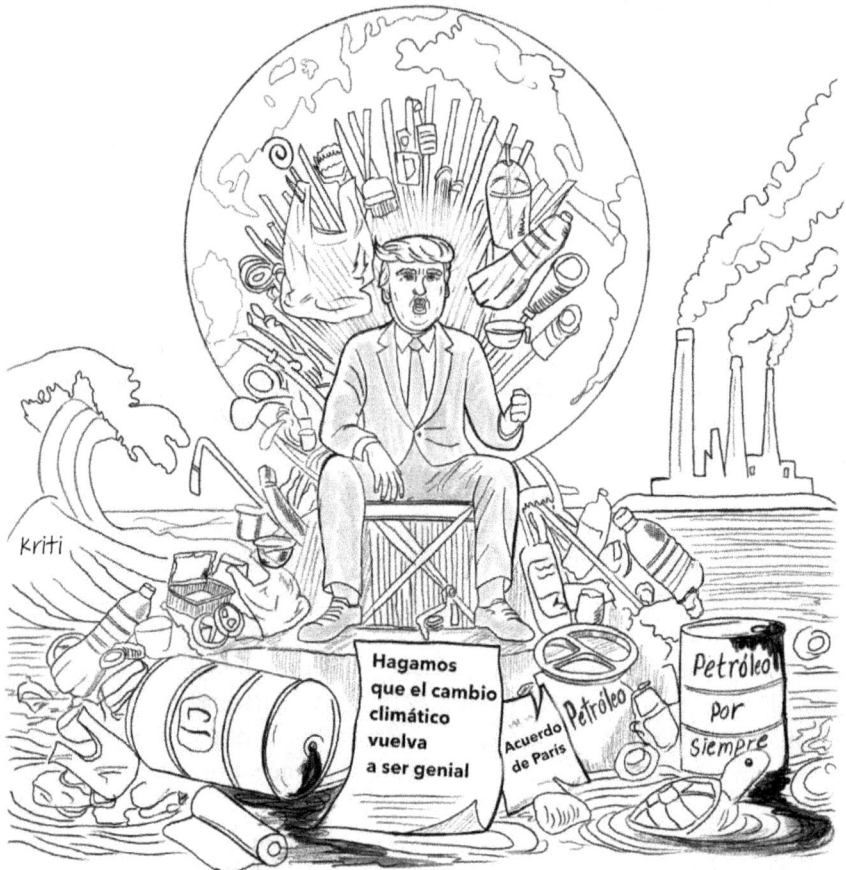

Kriti Shukla

A estas alturas, lectores y lectoras de GHW7 probablemente ya conocen las múltiples «órdenes ejecutivas» emitidas por el dictador en espera de los Estados Unidos que están teniendo (o sin duda tendrán) repercusiones negativas para la salud en casi todo el mundo, algunas de las cuales se resumen a continuación:

- La retirada de Estados Unidos de la Organización Mundial de la Salud (OMS) y el importante déficit presupuestario resultante pondrán en peligro a corto plazo muchos programas de salud financiados.[3] Pero abandonar el Acuerdo de París sobre el cambio climático, desregular la protección del medio ambiente, acelerar nuevos proyectos de combustibles fósiles y eliminar las normas de emisión será aún más devastador para la salud a mediano plazo, sobre todo porque las decisiones de EE. UU. en este ámbito son un incentivo para que muchos otros países y empresas debiliten o abandonen sus recientes esfuerzos y compromisos de alcanzar la neutralidad en las emisiones de carbono para 2050.

- La suspensión repentina y el compromiso de poner fin a la mayor parte de la ayuda exterior matará a decenas de miles de personas en los países más pobres, que de repente se verán privadas de acceso a tratamientos y atención médica. Una preocupación clave en este sentido es la posible supresión o eliminación del programa PEPFAR (Plan de Emergencia del Presidente para el Alivio del Sida), introducido por anteriores administraciones republicanas de los Estados Unidos y principal fuente internacional de financiación para la prevención del VIH y los antirretrovirales. Esto debería considerarse una forma de asesinato en masa, ya que los modelos sugieren que, sin su restablecimiento con financiación completa o una eliminación gradual cuidadosamente gestionada a lo largo de varios años, se producirán aproximadamente 4,2 millones de nuevas muertes por VIH para 2029.[4] El estudio más reciente estima que los recortes en la ayuda exterior de EE. UU., a fecha de 23 de mayo, ya han provocado más de 92 000 muertes de personas adultas y 190 000 de niños y niñas.[5] Se estima que estas cifras aumentarán a más de 14 millones de muertes de todas las edades, incluyendo alrededor de 4,5 millones de muertes infantiles, para 2030.[6] Los drásticos recortes de la ayuda exterior por parte de otros países donantes, bajo la presión de Trump para que aumenten su gasto en defensa, se suman al trauma, independientemente de lo mucho que dicha ayuda siga apestando al neocolonialismo y a la influencia dominante del «poder blando» de los países ricos.

- Al poner al frente de la cartera de salud de Estados Unidos a un conspiranoico antivacunas (Robert F. Kennedy Jr.), recortar su plantilla, reducir la financiación de la investigación y retirarse de las redes de salud mundiales y de tratados como el Reglamento De la Salud Internacional y el (nuevo) Tratado sobre Pandemias, Estados Unidos y gran parte del mundo se encuentran en una situación peor para la próxima pandemia que cuando la COVID-19 causó estragos por primera vez en todo el mundo.[7]

Hay otras dos medidas del nuevo Gobierno de Trump que merecen ser destacadas.

En primer lugar, está la imposición de aranceles por parte de Estados Unidos y la escalada de Trump en la guerra comercial mundial. El Capítulo A1, escrito antes del caos arancelario, con subidas y bajadas impredecibles, advertía de que las reglas del comercio mundial estaban siendo fundamentalmente reformuladas a través de una avalancha de nuevos acuerdos comerciales bilaterales y regionales con el proteccionismo pendiente de Trump. Los aranceles, concebidos de forma extraña y ridiculizados por economistas de todo el espectro político, tienen en parte el objetivo de aumentar los ingresos, ya que Trump se prepara para ampliar los recortes fiscales que privilegian a las empresas y a los ricos en medio de la preocupación por el creciente endeudamiento de Estados Unidos. Pero son principalmente armas para intimidar a otros países a adoptar políticas económicas y nacionales que favorezcan la idea de Trump de una agenda «America First»: los países deben importar más productos estadounidenses, sus industrias (incluso si son multinacionales de propiedad estadounidense) deben trasladarse a Estados Unidos y sus activos en dólares estadounidenses (mantenidos en letras del Tesoro) deben convertirse en bonos «centenarios» de bajo rendimiento, reduciendo así el valor del dólar estadounidense y permitiéndole seguir siendo la única moneda de reserva. La intención económica es (supuestamente) reducir el déficit comercial de EE.UU. y aumentar la capacidad del país para funcionar como una autarquía en la que su economía sea casi totalmente autosuficiente. Esta agenda económica se extiende a un imperialismo estadounidense renovado y más descarado, como lo demuestran las múltiples amenazas de Trump de apoderarse de Canadá y Groenlandia (por sus recursos naturales) y Panamá (para controlar su canal de navegación). Como se argumenta en el Capítulo A1, estas políticas económicas tienen un objetivo final esencial: reducir el auge de China como competidor hegemónico mundial. También tienen un objetivo secundario: enriquecer personalmente a las empresas de Trump.

En segundo lugar, y posiblemente más odioso, está el ataque «anti-woke» de la administración Trump contra la «diversidad, equidad e inclusión» (DEI), que se opone a cualquier política destinada a promover o incluir los derechos de las mujeres, las personas racializadas, las minorías étnicas, las personas con discapacidad y las personas de las comunidades LGBTQIA+*. Las invectivas anti-woke alcanzaron uno de sus muchos nadires cuando Estados Unidos se negó a asistir a la reunión del G20 de 2025 celebrada y presidida por Sudáfrica, alegando que promovía «cosas muy malas... la solidaridad, la igualdad y la sostenibilidad», que, según afirmaba, no eran más que DEI con otro nombre.[8] Trump también expulsó al embajador sudafricano después de que su país presentara una demanda por genocidio contra Israel ante la Corte Internacional de Justicia y, mientras negaba la entrada a decenas de miles de solicitantes de asilo (de naciones no blancas) que habían superado los controles, comenzó a financiar íntegramente y a acelerar la admisión de refugiados de agricultores sudafricanos blancos, a los que Trump acusa falsamente de ser víctimas de un genocidio racista. El genocidio diario de las personas palestinas pasa desapercibido, mientras que sus críticos son tachados de antisemitas y susceptibles de ser deportados por la fuerza.[9]

Como parte de la ideología anti-woke, los medios de comunicación públicos y no conservadores están siendo desfinanciados o acosados; las universidades están sufriendo retiradas masivas de los fondos federales que les habían sido aprobados

---

*El acrónimo LGBTQIA+ significa lesbiana, gay, bisexual, transgénero, intersexual y asexual. Representa a un grupo diverso de personas que se identifican fuera de las orientaciones sexuales y de género tradicionales. La comunidad LGBTQIA+ también incluye a personas que pueden identificarse como queer, en proceso de cuestionamiento y con otras orientaciones sexuales y de género. El signo + reconoce que pueden existir otras identidades sexuales/de género.

anteriormente, a menos que se rindan a las exigencias de Trump sobre sus planes de estudios y contrataciones; investigadoras y investigadores de otros países que colaboran con investigadores/as estadounidenses o con (algunos) apoyos a la investigación estadounidenses son interrogados/as para garantizar que no hay DEI en ninguno de sus trabajos; la investigación sobre el cambio climático se ha desfinanciado por completo y el término ha sido eliminado de los sitios web del Gobierno estadounidense. Estados Unidos no es la única «autocracia electoral» que está tomando medidas tan represivas, pero lo está haciendo con una fuerza y un ritmo tan ferozmente antiintelectuales como la infame caza de brujas anticomunista de McCarthy en la década de 1950. La empatía y la racionalidad están siendo sustituidas por la maldad y la venganza, y las declaraciones manifiestamente falsas ya no se «verifican», sino que se amplifican instantáneamente en las redes sociales al convertirse en guiones recopilados por la inteligencia artificial (IA) en su proyección algorítmica de la realidad.

Nos enfrentamos a una nueva era de la «gran mentira», una estrategia política que a menudo se atribuye a la creencia de los propagandistas nazis de que si se dice una mentira lo suficientemente grande y se repite constantemente, la gente acabará creyéndola. En la primera presidencia de Trump, cuando sus asesores cuestionaban las declaraciones falsas que él les ordenaba difundir y repetir, él respondía: «...mientras sigáis repitiendo algo, no importa lo que digáis».[10] Hannah Arendt, una de las teóricas políticas más influyentes del siglo XX, que escribió de forma evocadora sobre la «banalidad del mal» en referencia a los nazis, señaló que el poder de la Gran Mentira «no reside en que creas las mentiras, sino en que ya nadie cree nada», que es lo que «hace posible que un totalitarismo o cualquier otra dictadura gobierne».[11]

Resumen de los capítulos

Otras medidas del nuevo Gobierno de Trump figuran en varios capítulos de GHW7, y es a los resúmenes de estos a los que se refiere ahora esta introducción. Al igual que en todas las ediciones anteriores de GHW, comenzamos con una sección sobre cuestiones generales de la economía política mundial, con nuevos capítulos sobre los ecofeminismos y los sistemas ancestrales de conocimiento en salud. La segunda sección profundiza en la situación actual de los sistemas de salud, comenzando con una actualización sobre los retos de la privatización, la financierización y la corporativización, junto con las alternativas de salud pública. Continúa con nuevo material sobre los pros y los contras del crecimiento del uso de la inteligencia artificial en los sistemas de salud, propuestas para unos sistemas de salud equitativos y desde una perspectiva interseccional de género, un análisis de la «medicina abolicionista», que establece importantes conexiones entre la organización social de las prisiones y los sistemas de atención en salud, y un comentario sobre la importancia de descolonizar la salud mundial.

La tercera sección se centra en cuestiones de importancia crítica «más allá de la atención en salud», comenzando por el aumento de los conflictos a nivel mundial (con especial atención a Gaza) y el papel del «complejo militar-industrial» del capitalismo en el mantenimiento de los conflictos con fines lucrativos y de poder geopolítico. Continúa con un análisis de los factores que impulsan la migración y el desplazamiento, que han alcanzado niveles sin precedentes, antes de examinar algunas de las dinámicas fundamentales que vinculan el trabajo, el empleo y la salud en el contexto del capitalismo neoliberal. A continuación, se centra en la importancia de la justicia fiscal y las reformas fiscales progresivas a escala nacional y mundial, antes de concluir con un capítulo sobre los determinantes comerciales y corporativos de la salud, que incluye críticas a las transnacionales de consultoría y contabilidad (las «cuatro grandes») que dominan cada vez más la formulación de políticas de salud a nivel mundial.

La cuarta sección, dedicada a la observación, examina las novedades en la gobernanza mundial de la salud. Al igual que en todas las ediciones anteriores de GHW, comienza con un análisis de la salud de la OMS, señalando en esta edición el deterioro de su liderazgo, agravado por la retirada de la financiación de los Estados Unidos, aunque con el posible repunte que supone el acuerdo alcanzado sobre un nuevo Tratado sobre Pandemias. El siguiente capítulo se centra en este Tratado sobre Pandemias (denominado Acuerdo sobre Pandemias) y sopesa sus puntos fuertes y débiles, en particular los anexos aún por negociar que abarcan la mejora del acceso a las herramientas contra las pandemias para el Sur Global y la financiación mundial para la prevención, la preparación y la respuesta ante las pandemias. Algunas de estas cuestiones se examinan con mayor detalle en el capítulo siguiente, que se centra en los futuros modelos de financiación de las pandemias.

El libro concluye con una serie de capítulos finales que documentan el activismo en favor de la salud a diferentes escalas, celebrando los actos de resistencia (algunos exitosos, otros no) y describiendo nuevas modalidades activistas para un cambio saludable. El capítulo final se basa en la 5ª Asamblea Mundial por la Salud de los Pueblos, celebrada en Mar del Plata (Argentina) en abril de 2024, y en su declaración en la que se insta a las y los activistas de todo el mundo a seguir avanzando en la lucha por la liberación y contra el capitalismo.

Sección A: La arquitectura política y económica mundial

A1: De la Economía Política de la Enfermedad a la Economía Política del Bienestar

El Capítulo A1 continúa la tradición del capítulo inicial de GHW, ofreciendo una visión general de la economía política de la salud. En esta edición, se critica explícitamente el capitalismo como la causa fundamental de la policrisis de la salud mundial, destacando el papel especialmente perjudicial que han desempeñado varias décadas de capitalismo neoliberal y financierizado, que han concentrado la riqueza en unas pocas manos y han impuesto medidas de austeridad a la mayoría. Partiendo de los temas tratados por primera vez en GHW6, el texto explora paradigmas económicos alternativos, como el decrecimiento (o poscrecimiento), que

¿Qué hay de nuevo en esta edición?

Hay tres novedades en *Global Health Watch 7*. En primer lugar, a diferencia de las ediciones anteriores, casi todos los capítulos que siguen han sido escritos por grupos de redacción y contribuciones que representan la amplitud geográfica del Movimiento por la Salud de los Pueblos (MSP). En un esfuerzo por que esta edición sea un ejercicio de «construcción del movimiento» y no simplemente una sinopsis analítica de los problemas de salud mundial, se animó a los grupos de activistas a utilizar sus capítulos como oportunidades para debatir y participar en estas geografías, permitiendo a las personas aprender unas de otras. En segundo lugar, decidimos publicar con una editorial solidaria (Daraja Press) que permite publicar cada capítulo para su descarga y distribución gratuitas tan pronto como se termina. Una vez completados todos los capítulos, se reformatean con un nuevo material inicial y final como un solo libro, que se puede descargar en formato PDF o solicitar en versión impresa bajo demanda. En tercer lugar, pudimos publicar capítulos individuales y el libro completo en inglés y español, en parte como reconocimiento a la contribución de los grupos de activistas del MSP latinoamericanos en la convocatoria de la 5ª Asamblea Mundial por la Salud de los Pueblos en Argentina en 2024.

aboga por reducir el consumo excesivo en los países ricos, y la economía del bienestar, que da prioridad a la distribución equitativa de los recursos dentro de los límites del planeta. También analiza los esfuerzos por crear una versión actualizada de la Declaración de las Naciones Unidas sobre un Nuevo Orden Económico Internacional (NOEI) de 1974 como marco para construir la solidaridad del Sur Global y promover la desvinculación de la dependencia económica de los países del Norte Global. El capítulo retoma otros temas de ediciones anteriores, como los llamamientos a una fiscalidad progresiva, el fortalecimiento de los derechos laborales y el compromiso con la economía ecosocialista como herramientas para ayudar a desmantelar el extractivismo capitalista que explota el medio ambiente. Haciendo hincapié en el activismo y los cambios políticos radicales, el capítulo concluye con una reflexión gramsciana sobre nuestra lucha actual por dar a luz un mundo nuevo y equitativo en medio del caos económico y político provocado por la segunda administración Trump.

A2: La Vida en el Centro: Ecofeminsmos y Feminismos Ecoterritoriales en la Disputa por la Vida

Añadiendo una nueva dimensión a la economía política global de la salud, este capítulo explora las perspectivas ecofeministas y feministas ecoterritoriales, haciendo hincapié en las crisis interconectadas del colapso ecológico, el capitalismo y el patriarcado. Critica el extractivismo —la extracción de recursos a gran escala— como una forma de violencia colonial y patriarcal que perjudica de manera desproporcionada a las comunidades indígenas, campesinas y marginalizadas, especialmente a las mujeres y a las «disidencias», un término que describe las identidades, las prácticas culturales y los movimientos sociales que cuestionan la heterosexualidad como norma social hegemónica. El texto destaca cómo el extractivismo exacerba la degradación ambiental, desplaza a las comunidades y refuerza las desigualdades de género y raciales. Los ecofeminismos abogan por situar la vida en el centro, integrar el cuidado de los ecosistemas y las comunidades humanas, y cuestionar las lógicas antropocéntricas y capitalistas. Los feminismos ecoterritoriales en América Latina (Abya Yala) enfatizan el concepto de «cuerpo-territorio», vinculando las luchas personales y ambientales y promoviendo la justicia restaurativa, los conocimientos ancestrales y la resistencia comunitaria. El capítulo también analiza los movimientos de base que defienden la soberanía del agua, la tierra y los alimentos, al tiempo que reclama una ética del cuidado colectivo y, al igual que el Capítulo A3 que sigue, una política basada en el Buen Vivir. Estos marcos ofrecen alternativas transformadoras a la violencia sistémica, centrando las cosmovisiones indígenas y feministas en la lucha por la salud y la justicia ecológica.

A3: Saberes Ancestrales y Populares para el Buen Vivir

Partiendo de los temas del capítulo anterior, el A3 se centra en el Buen Vivir, un paradigma holístico y biocéntrico arraigado en el conocimiento indígena y ancestral que ofrece una alternativa a los sistemas capitalistas y coloniales. El Buen Vivir fue el tema de la 5ª Asamblea Mundial por la Salud de los Pueblos, celebrada en Argentina en abril de 2024, que reunió a un gran número de sanadoras y tradicionales de toda América Latina. Enfatizando en la interdependencia con la naturaleza, el bienestar colectivo y la salud como derecho comunitario, el Buen Vivir es solo una de las cosmovisiones ancestrales que forman parte de proyectos emancipadores para "hacer posible la construcción de políticas biocéntricas". El capítulo destaca el papel de las mujeres como guardianas de las prácticas ancestrales y la agroecología como modelo de producción sostenible, y señala la resiliencia de las comunidades indígenas frente al despojo y la guerra. Pide sistemas de salud interculturales que integren la medicina tradicional y la moderna, y que reconozcan la sabiduría de sanadoras y sanadores y de las parteras. Entre los retos figuran la descolonización de las mentes (liberarnos del dominio del reduccionismo biomédico), la promoción de los derechos de la naturaleza (un tema presente en todos los capítulos de GHW7) y el fomento de la solidaridad mundial. Rico en relatos indígenas, el capítulo hace hincapié en el Buen Vivir como proyecto político transformador, que ofrece vías para la justicia en salud y el equilibrio ecológico.

Sección B: Sistemas de salud

B1: Privatización y Financierización de los Sistemas de Salud: Retos y Alternativas Públicas

Al igual que en ediciones anteriores de GHW, el primer capítulo de la sección sobre sistemas de salud se centra en los riesgos de la financierización y la privatización para el acceso equitativo a la atención en salud. Esta edición, además de seguir actualizando y explorando estos dos temas, introduce uno nuevo: la corporativización de los sistemas de salud. La privatización traslada el control de la atención en salud del ámbito público al privado, a menudo mediante medidas activas como la externalización o la financiación insuficiente de los sistemas públicos, lo que obliga a recurrir a la costosa atención privada. La financierización transforma la atención en salud en activos con fines lucrativos, dando prioridad a los beneficios de los inversores sobre los resultados para las personas, como se observa en las inversiones de la Corporación Financiera Internacional (CFI), que exacerban las desigualdades.* La corporativización introduce prácticas de maximización de beneficios que conducen a la medicalización excesiva, el abandono de la atención primaria y la erosión de la profesionalidad médica. Estudios de casos de la India, Costa de Marfil, los Estados Unidos y Canadá ilustran cómo estos procesos inflan los costos, reducen la accesibilidad y socavan los sistemas de salud pública. Los ejemplos de campañas activistas en Sudáfrica y la India respaldan los llamamientos del capítulo en favor de una regulación más estricta, la justicia fiscal y la movilización popular para recuperar la salud como bien público, haciendo hincapié en los marcos de derechos humanos para garantizar una atención equitativa y de calidad para todas las personas. Los movimientos de resistencia y las reformas políticas para contrarrestar el dominio de las empresas en la salud están cobrando impulso en muchos países.

B2: Inteligencia Artificial, Tecnologías Digitales y Salud

GHW6 fue la primera edición que comenzó a analizar los efectos de la inteligencia artificial (IA) en los sistemas de salud. El Capítulo B2 profundiza mucho más en este tema, explorando el papel de la IA y las tecnologías digitales en la salud mundial y haciendo hincapié tanto en sus posibles beneficios como en sus riesgos. Si bien la IA puede mejorar el diagnóstico, el descubrimiento de medicamentos y la accesibilidad a la atención en salud, también plantea muchas preocupaciones sobre la privacidad de los datos, el sesgo algorítmico, el dominio corporativo y el impacto ambiental. Entre las cuestiones clave se incluyen:

1. *Explotación de datos:* las grandes empresas tecnológicas monopolizan los datos de la salud, lo que socava el control público y la privacidad.
2. *Sesgo de la IA:* los conjuntos de datos sesgados perpetúan las disparidades raciales, de género y socioeconómicas en la atención en salud.
3. *Repercusiones en el empleo:* la «uberización» del trabajo en salud erosiona la seguridad laboral del personal de salud y podría provocar un desempleo masivo en una amplia gama de sectores económicos relacionados con la salud.
4. *Costes medioambientales:* la infraestructura de IA, que consume mucha energía, se convertirá rápidamente en el mayor consumidor de energía fósil, lo que nos alejará aún más de los límites del cambio climático.

---

*El papel de la Corporación Financiera Internacional (CFI) del Banco Mundial en la privatización de los sistemas de salud ha sido un tema recurrente en GHW, especialmente en las ediciones 2, 4 y 6.

5. *Poder corporativo:* los gigantes tecnológicos configuran las regulaciones, dando prioridad a los beneficios económicos por encima de la equidad en los resultados en salud.

El capítulo también critica el colonialismo de datos, en el que las empresas del Norte Global extraen y controlan los datos del Sur Global, y pide una gobernanza pública más fuerte, la soberanía digital y regulaciones basadas en los derechos. Esto es aún más urgente dado que el ritmo de crecimiento y la concentración de poder dentro de la IA, en el contexto del entorno de desregulación extrema de la nueva administración Trump, está situando a la IA cerca de la cima de nuestras crisis sindémicas existenciales.

B3: Construyendo Sistemas de Salud Equitativos: Una Propuesta Transformadora Desde una Perspectiva Interseccional de Género

La equidad de género ha sido una preocupación constante en anteriores ediciones de GHW, desde la lucha por los derechos sexuales y reproductivos (en GHW1) hasta los efectos de la COVID-19 en la salud de las mujeres (en GHW6). El Capítulo B3 de esta edición profundiza en nuestra comprensión de estas cuestiones al abogar por sistemas de salud transformadores en materia de género que desafíen las desigualdades estructurales y las dinámicas de poder que perpetúan la discriminación por motivos de género. Analiza estudios de caso de Nigeria, India y Paraguay, y destaca las deficiencias sistémicas en la respuesta a la violencia de género y las necesidades de salud reproductiva, cuya defensa es ahora especialmente importante dada la retirada de la financiación y el apoyo de los Estados Unidos a los derechos de salud reproductiva a nivel mundial. Las principales conclusiones son que los sistemas de salud con financiación insuficiente, las normas patriarcales y la desconexión entre las políticas y la práctica suelen exacerbar la victimización por violencia de género. El capítulo distingue entre políticas que no tienen en cuenta el género, que son sensibles al género y que transforman el género, haciendo hincapié en el papel de estas últimas en el desmantelamiento de las estructuras opresivas mediante la promoción de la autonomía de las mujeres, el acceso equitativo a los servicios de salud sexual y reproductiva y las alianzas interinstitucionales. Subraya la importancia de los movimientos sociales, la formación continua de las trabajadoras y trabajadores de la salud y los enfoques intersectoriales para garantizar una atención empática y basada en los derechos como un derecho exigible y una obligación ética colectiva.

B4: La Medicina Abolicionista Como Herramienta de Justicia en Salud

El capítulo B4 se abre con una serie de preguntas desafiantes: ¿En qué se parece un policía a un médico? ¿Una prisión a un hospital? ¿O una enfermera de salud mental a un «funcionario de prisiones»? Al responder a estas preguntas, explora el novedoso concepto de «medicina abolicionista» como marco para comprender la justicia en salud, argumentando que, bajo el capitalismo, los sistemas de salud y de justicia penal comparten historias entrelazadas de coacción y control racializado. El capítulo critica cómo la biomedicina y la policía han impuesto jerarquías raciales y disciplinado el trabajo, perpetuando la lógica carcelaria (similar a la de las prisiones) en la atención en salud, como el trato punitivo a los grupos marginalizados (por ejemplo, las mujeres racializadas o las personas con adicciones). La medicina abolicionista rechaza estas prácticas y aboga por la ausencia de policía en las instalaciones de salud, los enfoques de reducción de daños para el abuso de sustancias y la autonomía de la comunidad en la organización y la prestación de la atención en salud. Los estudios de caso ilustran cómo podría ser un enfoque de medicina abolicionista: el sistema de salud comunitario y descentralizado de Rojava, en Kurdistán, y la Clínica del Cuidado, en Brasil, que abordan el trauma colectivo del desplazamiento mediante una atención política y no medicalizada. El capítulo concluye con un llamamiento a la solidaridad entre los movimientos por la justicia en salud y movimientos abolicionistas de la lógica carcelaria, centrando la atención en la coerción y la democratización de los sistemas de salud. En última instancia, la medicina abolicionista concibe la atención en salud como anticapitalista, autónoma y arraigada en la justicia transformadora.

Capítulo B5: Descolonizar la Salud Mundial

La salud mundial como término, concepto y práctica ha surgido en los últimos años y ha crecido rápidamente en las instituciones de salud pública y las universidades y, con ella, las críticas al legado neocolonial de la salud mundial. Este capítulo examina la intersección entre el colonialismo y la salud mundial y destaca cómo las prácticas coloniales históricas y contemporáneas perpetúan las desigualdades. Introduce un marco de análisis en tres partes:

1. El *colonialismo dentro* de la salud mundial, que aborda los desequilibrios de poder entre las instituciones del Norte y del Sur, como la investigación paracaidista y la marginación de los conocimientos indígenas.

2. La *colonización de* la salud mundial, donde los sistemas de gobernanza están dominados por la financiación de la investigación procedente del Norte Global, que beneficia principalmente a sus propios investigadores/as e instituciones, y por entidades como la Fundación Bill y Melinda Gates, que dan prioridad a las soluciones tecnocráticas privadas.

3. El *colonialismo a través* de la salud mundial, donde los sistemas de salud permiten la extracción de riqueza, ejemplificado por el lucro farmacéutico durante la COVID-19.

La crítica al neocolonialismo que se hace en este capítulo destaca cómo el capitalismo financierizado agrava las desigualdades globales y analiza la toxicidad de su lógica subyacente de extractivismo y acumulación de capital. Aboga por democratizar la gobernanza mundial de la salud, cuestionando las prácticas explotadoras y dando protagonismo a las voces de las bases, y propone el objetivo de alinear la práctica de la salud mundial con la justicia, la equidad y la resistencia anticolonial, superando los modelos occidentalocéntricos y avanzando hacia enfoques pluralistas e inclusivos. La retirada de la administración Trump de gran parte del desarrollo y la investigación en materia de salud mundial, aunque dolorosa a corto plazo, podría reforzar esos esfuerzos a través de las luchas de los movimientos sociales de otros países para hacer frente de manera más eficaz a estos legados de la «colonialidad».

Sección C: Más allá de la atención en salud

Capítulo C1: Guerra, Conflictos y Desplazamientos

Este capítulo comienza su análisis de los costos humanos y de la salud derivados de los conflictos y los desplazamientos, examinando el contexto geopolítico de la guerra: ¿por qué surgen los conflictos, a quiénes benefician y qué países «gran potencia» (imperialistas) son los más beligerantes militarmente? Se argumenta que los conflictos suelen ser fomentados deliberadamente por las principales potencias mundiales y regionales para mantener o establecer su influencia sobre otros estados, utilizando como ejemplo ilustrativo la Primavera Árabe. Desde la intervención militar directa hasta el apoyo selectivo a regímenes autoritarios, las potencias imperialistas intentan controlar los recursos mundiales en beneficio de sus propios intereses nacionales y corporativos, al tiempo que suelen alegar que su objetivo es llevar la democracia a esos Estados, lo que casi siempre fracasa. El capítulo identifica los intereses económicos que impulsan los conflictos: la altamente rentable industria armamentística, las empresas transnacionales que obtienen acceso a nuevos recursos y las industrias involucradas en el «negocio de la destrucción y la reconstrucción». A continuación, se centra en los costos humanos de la guerra, los conflictos y el incremento de los desplazamientos internos de población y la emigración (que se retoma en el capítulo siguiente), y el gran número de personas muertas y heridas entre la población civil y militar. El capítulo describe algunos de estos impactos en la salud en cuatro países de la región de Oriente Medio y Norte de África (Libia, Yemen, Sudán y Palestina), identificando actos de genocidio y llamando la atención sobre el aumento y la deliberada selección de instalaciones de salud y del personal de salud como objetivos. Concluye con la importancia de cuestionar la lógica consumista del capitalismo neoliberal que sigue incentivando la guerra y los conflictos.

Capítulo C2: Personas en Movimiento

Basándose en los análisis de otros capítulos del GHW7 (por ejemplo, A1, C1), este capítulo destaca el aumento de la migración irregular y los desplazamientos debidos a los conflictos, la degradación del ambiente y la desigualdad económica. Examina la migración mundial desde una perspectiva interseccional, haciendo hincapié en los retos que plantean para la salud y los derechos humanos a las personas migrantes. Tras distinguir entre las diferentes categorías de migrantes (por ejemplo, personas refugiadas, trabajadoras y trabajadores indocumentados) y esbozar las barreras sistémicas a las que se enfrentan (como el acceso limitado a la atención en salud y la explotación), vuelve a los principales factores que impulsan la migración: las disparidades económicas, la violencia y el cambio climático. El capítulo ofrece ejemplos pertinentes, como las experiencias de las personas refugiadas de Siria y las comunidades Inuit desplazadas por los cambios medioambientales. Al igual que en el Capítulo B5, sitúa la migración mundial en las raíces estructurales del colonialismo y las políticas económicas neocoloniales que, al perpetuar las desigualdades mundiales, están obligando a la migración del Sur Global al Norte Global. A continuación, el capítulo explora las barreras en el acceso a la salud a las que se enfrentan las personas migrantes, agravadas por crisis como la COVID-19, y ofrece estudios de casos de Brasil (defensa de la salud liderada por migrantes) e Italia (protestas de trabajadores y trabajadoras del sector salud) que ilustran los esfuerzos de base para abordar estas deficiencias en la atención en salud. También incluye una larga entrevista sobre las crisis de la salud a las que se enfrentan las personas palestinas migrantes y desplazadas, antes de concluir con el conocido llamamiento a la defensa de sistemas de salud universales y políticas centradas en las personas migrantes que aborden las desigualdades estructurales que socavan la justicia en salud.

Capítulo C3: Poniendo el Derecho a la Salud... ¡A Trabajar!

Las ediciones anteriores de GHW han hecho hincapié en diferentes aspectos de cómo el trabajo y el empleo se ven afectados por nuestras economías políticas y, a su vez, influyen en los resultados de salud.* El Capítulo C3 de esta edición da un paso atrás y describe en primer lugar cómo las condiciones de empleo actúan como determinantes sociales de la salud, y destaca cómo la pandemia de COVID-19 ha puesto de manifiesto de forma dramática las disparidades en la seguridad en el lugar de trabajo, en particular para las y los trabajadores esenciales e informales. A continuación, el capítulo subraya la importancia del trabajo decente, la sindicalización y el diálogo social, y examina cómo el capitalismo exacerba los riesgos para la salud a través del empleo precario, la explotación y las malas condiciones de trabajo, con ejemplos de industrias como la cárnica, la de la salud y el trabajo doméstico. También analiza luchas exitosas, como las de las trabajadoras y trabajadores de la salud en Kenia y las trabajadoras domésticas de Colombia, que han conseguido derechos laborales y en salud y han mejorado las condiciones de trabajo. Lo que el capítulo no podía prever era el repentino despido, tras la toma de posesión de Trump, de hasta el 15 % de las personas empleadas del Gobierno federal,[12] cuyos perjudiciales efectos sobre la salud, relacionados con el desempleo, se extenderán y afectarán a muchas más familias y comunidades.

---

*Por ejemplo, las ediciones 1, 3 y 5 criticaron la «flexibilización del mercado laboral» en el contexto de los tratados de liberalización comercial, la edición 4 se centró en el reto de gestionar la migración de las trabajadoras y los trabajadores de la salud («fuga de cerebros»), mientras que la edición 6 criticó el desmantelamiento neoliberal de los ingresos laborales y los derechos de organización.

Capítulo C4: Justicia tributaria: el camino hacia una mejor salud

Una preocupación recurrente en la mayoría de las ediciones del GHW ha sido la justicia fiscal: garantizar que los frutos de la actividad económica mundial se repartan de manera equitativa y que los ingresos públicos se inviertan en bienes públicos que promuevan la equidad en materia de salud dentro de los países y entre ellos. En este capítulo se analiza con más detalle cómo la justicia fiscal puede mejorar significativamente la salud mundial al corregir las desigualdades en la riqueza y los ingresos, así como en la financiación de los servicios públicos. Los impuestos, descritos como el «superpoder» de la sociedad, desempeñan un papel fundamental en la generación de ingresos, la redistribución de la riqueza y el desincentivo de la producción y el consumo de productos nocivos para la salud. Sin embargo, los sistemas fiscales actuales se ven socavados por la evasión fiscal de las empresas, las políticas regresivas y los paraísos fiscales internacionales, lo que afecta de manera desproporcionada a los países de bajos ingresos. La cantidad de producto económico mundial que sigue sin tributar se ha disparado bajo el capitalismo neoliberal, y los Estados y los organismos de las Naciones Unidas luchan por financiar sus programas y recurren cada vez más a la riqueza extrema del 1 % que perpetúa un modelo de justicia mundial basado en la caridad, en lugar de en los derechos. El capítulo destaca las 5 R de la justicia fiscal —ingresos, redistribución, revalorización, representación y reparaciones— como principios clave para la reforma. Critica la arquitectura fiscal dominada por la Organización para la Cooperación y el Desarrollo Económico (OCDE)y aboga por la Convención Marco sobre Fiscalidad liderada por las Naciones Unidas para garantizar la equidad. Los ejemplos de África y América Latina ilustran los efectos positivos de las reformas fiscales en la salud y la resiliencia climática. El capítulo concluye haciendo hincapié en la necesidad de una fiscalidad progresiva y de la solidaridad mundial para lograr la justicia en materia de salud.

Capítulo C5: Determinación Comercial/Corporativa de la Salud

Los determinantes comerciales de la salud han sido temas tratados en ediciones anteriores. GHW4 se centró en cómo las «grandes empresas» estaban secuestrando los esfuerzos para controlar las enfermedades no transmisibles, lo que se exploró más a fondo en GHW6, centrado en los «productos básicos nocivos para la salud». El Capítulo C5 de esta edición se basa en estos análisis para criticar cómo las empresas transnacionales (ETN) y las políticas neoliberales dan sistemáticamente prioridad a los beneficios económicos sobre la salud pública. Entre las prácticas perjudiciales más importantes figuran la comercialización agresiva de productos nocivos para la salud (por ejemplo, alimentos ultraprocesados*, combustibles fósiles), la evasión fiscal, el cabildeo para debilitar la normativa y la difusión de información en salud errónea. Las empresas explotan marcos jurídicos como los

---

* Se han logrado avances en este ámbito, ya que la OMS ha reconocido a nueve países que han eliminado las grasas trans de sus suministros alimentarios (https://bit.ly/44cQdOv) y muchos otros están en proceso de hacerlo.

derechos de propiedad intelectual y los mecanismos de resolución de controversias entre inversores y Estados (ISDS) para eludir su responsabilidad, mientras que los códigos voluntarios (por ejemplo, el Pacto Mundial de las Naciones Unidas) no logran hacer cumplir las normas éticas. El capítulo también cuestiona el papel de las cuatro grandes empresas de contabilidad y consultoría en el dominio de la política de la salud mundial, una preocupación que se criticó por primera vez en GHW5. El capítulo propone varias soluciones al dominio continuado (y a la oligopolización2) de las empresas transnacionales. Entre ellas se incluyen tratados internacionales vinculantes, una fiscalidad progresiva, la ruptura de los monopolios y la reversión de la privatización para recuperar los servicios públicos. Concluye con un llamamiento a un cambio sistémico, pasando del capitalismo neoliberal a modelos como el decrecimiento, las economías circulares y las cooperativas de trabajadoras y t, que dan prioridad a la salud y la equidad.

Sección D: Vigilancia

Capítulo D1: El Papel de la Organización Mundial de la Salud en el Liderazgo de la Salud Mundial, Bajo Amenaza

En todas las ediciones anteriores de GHW se han expresado preocupaciones sobre la situación de la OMS como principal organismo mundial de salud. En este capítulo se examina el declive del liderazgo de la OMS en la gobernanza mundial de la salud y se cuestiona hasta qué punto la organización está realmente configurando la política de salud mundial, destacando cómo las tensiones geopolíticas, las divisiones ideológicas y las limitaciones financieras han comprometido la capacidad de la OMS para cumplir su mandato. Entre las cuestiones clave figuran la politización de la Asamblea Mundial de la Salud (AMS), donde los debates sobre género y salud sexual a menudo se ven desviados por gobiernos conservadores, y la dependencia financiera de contribuciones voluntarias volátiles que sesgan las prioridades hacia los intereses de los donantes. El capítulo también critica la reducción del espacio para la participación de la sociedad civil en los procesos de la OMS, contrastándolo con la creciente influencia de los actores privados y las iniciativas de múltiples partes interesadas. La retirada anunciada de Trump de la OMS amenaza la estabilidad financiera de la organización, aunque se lograron algunos avances contra su actual crisis fiscal en la AMS de 2025, donde los Estados miembros acordaron un aumento del 20 % en sus contribuciones asignadas. Al mismo tiempo, China anunció una financiación adicional para los próximos cinco años, pasando a ocupar el primer puesto entre los donantes, anteriormente ocupado por los Estados Unidos. El capítulo concluye con un llamamiento a la continuación de las reformas para democratizar la OMS y reforzar su capacidad para abordar determinantes de la salud con carga política, como los conflictos y los derechos reproductivos, y restablecer su papel de líder en la justicia en salud mundial.

Capítulo D2: Desembalaje de Nuestros Fracasos Pandémicos para la Prevención y Preparación ante Futuras Pandemias

Este capítulo examina los fracasos de la respuesta mundial a la pandemia de COVID-19 y los esfuerzos para reformar los sistemas de prevención, preparación y respuesta ante futuras pandemias (PPRP). Si bien el desarrollo de las vacunas fue un éxito biomédico, su distribución desigual –denominada «apartheid vacunal»– puso de manifiesto fallos sistémicos, en particular las barreras de la propiedad intelectual que restringían el acceso del Sur Global. Las revisiones posteriores a la pandemia del Reglamento Sanitario Internacional (RSI) introdujeron importantes principios de equidad, pero, como se relata en el capítulo, el Acuerdo sobre Pandemias (o Tratado sobre Pandemias) propuesto no logró abordar plenamente cuestiones estructurales como los monopolios de la propiedad intelectual, la transferencia obligatoria de tecnología y el fortalecimiento de los sistemas de salud. Las negociaciones del tratado pusieron de manifiesto tensiones geopolíticas de larga data, con los países del Norte Global resistiéndose a adoptar medidas vinculantes en materia de equidad y los países del Sur Global insistiendo en tener un acceso oportuno y equitativo a las nuevas herramientas contra la pandemia.*
A pesar de reconocer las desigualdades, las reformas del RSI y del Acuerdo sobre Pandemias carecen de compromisos vinculantes o exigibles para garantizar dicho acceso o abordar las cargas de cuidados que recaen sobre las mujeres, lo que deja las respuestas a futuras pandemias vulnerables a fracasos similares a los experimentados con la COVID-19. Aunque la gran noticia que salió de la AMS 2025 fue la aprobación sin oposición de un Tratado sobre Pandemias, las dos cuestiones más controvertidas (los acuerdos sobre el acceso a los patógenos y la distribución de los beneficios, y los sistemas de financiación de la PPRP) se han dejado para que sigan negociándose en una Conferencia de las Partes (CoP).†

Capítulo D3: Financiación de la Recuperación, Prevención, Preparación y Respuesta ante una Pandemia

Este capítulo comienza asumiendo que el Tratado sobre Pandemias sería aprobado por la Asamblea Mundial de la Salud (AMS) en mayo de 2025 (lo cual ocurrió), pero sostiene que la retirada de los Estados Unidos del Tratado debilita su potencial aplicación y limita gravemente la financiación necesaria para alcanzar sus objetivos. Se suma a varios capítulos de GHW7 en la crítica de la financierización de la salud mundial, concretamente de la arquitectura financiera de la prevención, preparación y respuesta ante pandemias (PPRP), dominada por enfoques securitizados, mercantilizados e impulsados por el mercado que exacerban las desigualdades. Estos

---

*El tratado adoptado compromete a los «fabricantes participantes» a poner a disposición de la OMS, para su distribución, un objetivo del 20 % de sus nuevos instrumentos contra la pandemia (vacunas, terapias y diagnósticos), la mitad en forma de donación y la otra mitad a precios asequibles.
†Como expresó la Red del Tercer Mundo (TWN, por sus siglas en inglés), una de las organizaciones coproductoras de GHW7: «Acuerdo de la OMS sobre pandemias: ¿una victoria para el multilateralismo, una oportunidad perdida para la salud pública?» (https://bit.ly/44cQctV).

enfoques son herencia del papel histórico de las instituciones de Bretton Woods en la configuración de la financiación de la salud mundial a través de políticas neoliberales, como los programas de ajuste estructural, y de la creciente influencia de poderosos actores privados como la Fundación Bill y Melinda Gates. El capítulo presta especial atención a las deficiencias de mecanismos como el Fondo Pandémico del Banco Mundial y otros instrumentos de financiación «innovadores» (como los bonos pandémicos u otros bonos de impacto social), que dan prioridad a los beneficios sobre la equidad. Considera que existen deficiencias en la competencia entre instituciones por la gestión de los fondos para pandemias: el Banco Mundial (favorecido para gestionar la financiación del Reglamento Sanitario Internacional y del Tratado sobre Pandemias, pero cuya iniciativa del Fondo para Pandemias se está quedando corta) o el Mecanismo Financiero Internacional para la Inmunización (que emite bonos respaldados por gobiernos donantes para adelantar su financiación). Se necesitan reformas estructurales, como el alivio de la deuda, la justicia fiscal y la gobernanza equitativa, para garantizar que la financiación de la PPRP se ajuste a las necesidades de salud pública y no a los intereses de las empresas.

Sección E: Resistencia, activismo y cambio

Capítulo E1: Luchas Nacionales por el Derecho a la Salud

El capítulo E1 vuelve a abordar las preocupaciones sobre la privatización y la corporativización de los sistemas de salud pública criticadas en el Capítulo B1, pero con una diferencia. En este capítulo se centra la atención en las experiencias más optimistas de muchos países para plasmar el derecho a la salud en una legislación en salud aplicable. Si bien muchos países ofrecen algún derecho a la protección de la salud en sus constituciones, a menudo se interpreta de manera restrictiva (atención médica) y rara vez se extiende a los determinantes sociales (determinación) de la salud. Los estudios de caso de seis países examinan los esfuerzos de los movimientos sociales para promover una comprensión más amplia del derecho a la salud y la importancia del trabajo de promoción para fomentar y ampliar la interpretación de las disposiciones legales sobre derechos de salud. En varios casos, el poder de los intereses empresariales en materia de salud sigue siendo un obstáculo para la plena aplicación de los derechos de salud de las personas, mientras que en otros casos la defensa sostenida ha logrado importantes reformas de los derechos legales en materia de salud. El capítulo señala que las legislaciones progresistas son invariablemente el resultado de luchas sociales, lo que subraya la necesidad de una movilización sostenida «para pasar de un derecho sobre el papel a un derecho que se cumpla para todas las personas».

Capítulo E2: Llevando a las Empresas Extractivas a los Tribunales

Todas las ediciones de GHW han incluido capítulos sobre las amenazas que el cambio climático y las industrias de combustibles fósiles suponen para la salud y la supervivencia. Desde GHW4, se ha hecho más hincapié en la naturaleza de las industrias extractivas y el capitalismo extractivista. GHW6, en particular, describió los numerosos esfuerzos de las y los activistas para exigir responsabilidades a estas industrias y a los gobiernos que las apoyan, a menudo arriesgando sus propias vidas. Esta edición analiza con optimismo el auge de los litigios climáticos activistas como herramienta para hacer cumplir la protección del ambiente. Destacando casos como la victoria de personas ancianas de Suiza contra el fracaso de su gobierno para detener el cambio climático y la sentencia judicial de Amigos de la Tierra en los Países Bajos que exige una reducción masiva de las emisiones de Shell, muestra cómo los tribunales reconocen cada vez más el derecho a un ambiente saludable en demandas que a menudo son iniciadas por jóvenes y grupos indígenas. Los ejemplos de Panamá, Ecuador, El Salvador y Sudáfrica ilustran tanto los éxitos como los reveses en las batallas legales medioambientales de base. El capítulo advierte que las victorias legales pueden ser impugnadas, como se ha visto en la apelación exitosa de Shell en el caso de los Países Bajos, y que existen otros retos legales que las empresas pueden plantear en materia de protección del ambiente, como los mecanismos de resolución de controversias entre inversores y Estados (ISDS), que las empresas utilizan para demandar a los gobiernos por regulaciones medioambientales, y las demandas SLAPP, destinadas a silenciar a las y los activistas. El capítulo concluye haciendo hincapié en los litigios estratégicos como parte de una labor de defensa más amplia, que incluye los tribunales populares que amplifican las voces marginadas. Si bien las sentencias judiciales por sí solas no resolverán la crisis climática, pueden desempeñar un papel crucial en la promoción de la justicia, especialmente para las comunidades indígenas y de primera línea que se ven afectadas de manera desproporcionada por la degradación ambiental.

Capítulo E3: Miedo y Esperanza al "Decir la Verdad al Poder": Luchas por la Salud en Tiempos de Represión y Reducción de Espacios

A partir de casos en Turquía, Kenia, Filipinas y Sudáfrica, este capítulo describe cómo los regímenes autoritarios, la securitización y las políticas neoliberales se combinan para reducir los espacios cívicos y atacar la disidencia. Las protestas y la defensa de los derechos continúan, pero en un contexto de creciente represión contra activistas de la salud en su lucha por la justicia en salud. En Turquía, la Asociación Médica Turca se enfrentó a la criminalización por defender los derechos a la salud, pero sigue participando activamente en la resistencia. Activistas de la salud de Kenia, aunque siguen comprometidos, a menudo tienen que soportar la brutalidad policial y la corrupción sistémica en sus campañas por la equidad en salud. La práctica del «etiquetado rojo» del Gobierno filipino (que consiste en tachar a las y los activistas de comunistas o terroristas) ha dado lugar a actos de violencia contra personal de salud (incluidos asesinatos), mientras que la xenofobia de Sudáfrica socava el acceso de las personas migrantes a la atención en salud. A pesar de la represión, la resistencia persiste a través de batallas legales, la solidaridad internacional y la movilización de base. El capítulo subraya la necesidad de alianzas más amplias, estrategias políticas y reconstrucción de la comunidad para reclamar la salud como un derecho colectivo y contrarrestar la opresión sistémica. También hace un llamamiento a los movimientos mundiales por la salud (como el Movimiento por la Salud de los Pueblos) para que salven las distancias entre el discurso profesional y la realidad sobre el terreno, lo cual es uno de los motivos de la serie *Global Health Watch.*

Capítulo E4: 5ª Asamblea Mundial por la Salud de los Pueblos: Avanzando en la Lucha por la Liberación y Contra el Capitalismo

Este capítulo final documenta la Quinta Asamblea Mundial por la Salud de los Pueblos (ASP5), celebrada en Mar del Plata, Argentina, en 2024. Organizada por el Movimiento para la Salud de los Pueblos (MSP), la Asamblea reunió a activistas de la salud de diferentes partes del mundo para compartir experiencias sobre sus esfuerzos por desafiar las amenazas sistémicas a la salud asociadas con el capitalismo, el imperialismo y las crisis ecológicas. La Asamblea enmarcó intencionadamente su trabajo en torno al paradigma latinoamericano del Buen Vivir, centrándose en los sistemas de conocimiento tradicionales y los esfuerzos de organización de las comunidades indígenas. Se utilizaron cinco ejes temáticos para avanzar en el análisis estratégico y la planificación activista para los próximos años: la transformación de los sistemas de salud, la justicia de género, la salud de los ecosistemas, la resistencia a la migración forzada y la guerra, y la preservación de los conocimientos ancestrales y populares. A pesar de los desafíos, incluida la exclusión de una delegación palestina debido a barreras geopolíticas, la ASP5 hizo hincapié en la solidaridad y la acción colectiva. El Llamado a la Acción resultante abogó por un mundo justo y equitativo, libre del control corporativo, destacando las luchas interconectadas por la salud, la liberación y la sostenibilidad ambiental. La Asamblea subrayó el poder de los movimientos de base que desafía los sistemas opresivos y promueve la justicia en salud mundial, lo cual es aún más urgente ahora, a la sombra de una segunda presidencia de Trump en Estados Unidos.

Posdata post-Trump

Mientras terminamos las últimas páginas de esta edición, la locura de la nueva administración Trump continúa. Los aranceles suben o bajan sin otra lógica que la de exigir acuerdos comerciales para su enriquecimiento personali o forzar acuerdos comerciales que beneficien a los Estados Unidos. El acoso a todo lo que Trump no le gusta empeora cada día que pasa. Los cambios fiscales añadirán un 4 % a la riqueza del 0,1 % más rico (aproximadamente 380 000 dólares al año), mientras que reducirán los ingresos de las personas más pobres en 1000 dólares,ii muchas de las cuales votaron a Trump con la promesa de «hacer grande de nuevo (su) América». Los derechos civiles y constitucionales de las personas estadounidenses siguen deteriorándose a medida que Estados Unidos se hunde rápidamente en un fascismo largamente predicho por críticos politólogos, novelistas, artistas y periodistas. Un artículo publicado en 1944 en el New York Times por el entonces vicepresidente Henry Wallace, en el que advertía de la posibilidad del fascismo estadounidense, era inquietantemente profético sobre nuestros tiempos actuales:

> Un fascista es aquel cuya ambición por el dinero o el poder se combina con una intolerancia tan intensa hacia otras razas, partidos, clases, religiones, culturas, regiones o naciones que le lleva a utilizar sin piedad el engaño o la violencia para alcanzar sus fines. El dios supremo de un fascista, hacia el que se dirigen sus fines, puede ser el dinero o el poder; puede ser una raza o una clase; puede ser un grupo militar, una camarilla o un grupo económico; o puede ser una cultura, una religión o un partido político.[15]*

Quizá sea demasiado pronto para declarar a Trump fascista o a los Estados Unidos un Estado fascista. Se trata de un Estado conservador, que está pasando rápidamente de ser una democracia imperfecta a un autoritarismo absoluto.[16] La escasa mayoría con la que Trump aprobó su proyecto de ley presupuestaria el 22 de mayo (215 contra 214) en el Congreso de los Estados Unidos contiene una cláusula que podría impedir a los tribunales estadounidenses ejecutar las decisiones que declaren a Trump en desacato de una sentencia,[17] especialmente dada la mayoría de derecha del Tribunal Supremo de los Estados Unidos, donde tres de los nueve jueces fueron nombrados por Trump. Esta «cláusula oculta» en el proyecto de ley presupuestaria provocará casi con toda seguridad una crisis constitucional, cuyo resultado es incierto, pero que podría consolidar a Trump como un dictador fascista.

En términos geopolíticos, aún no hay acuerdo sobre cómo denominar al nuevo orden global iliberal que está surgiendo. El neomercantilismo autocrático parece encajar bien. Otros candidatos son el capitalismo oligárquico, el tecnofeudalismo+ y, en el caso de Trump, simplemente el capitalismo mafioso. Tampoco está claro cuáles podrían ser los proyectos políticos (aparte de los acuerdos comerciales) que favorecen Trump y sus compañeros autócratas. Un consenso emergente sugiere un retorno a las «esferas de influencia» o la «política de grandes potencias» de finales del siglo XIX, en las que las naciones más poderosas del mundo acordaron tácitamente dividir el planeta en órbitas bajo su control directo o indirecto. Al menos así fue hasta que la competencia económica, las guerras comerciales y la superposición de órbitas de interés nos llevaron a dos guerras mundiales. La política de grandes potencias ya no se limita estrictamente a las fronteras planetarias, ya que los oligarcas tecnológicos (principalmente estadounidenses)

---

*En este artículo de *The Guardian*, publicado justo después de la primera presidencia de Trump, se puede encontrar un breve y ameno relato de las advertencias contra el fascismo estadounidense desde la década de 1930 (https://bit.ly/3IcmNHE).

+El tecnocapitalismo es un término acuñado por el economista griego Yanis Varoufakis para describir cómo el capitalismo clásico está siendo sustituido por una forma digital de feudalismo, en la que las grandes empresas tecnológicas controlan los bienes comunes digitales y cobran «rentas» por cada acceso que hacemos a ellos, mientras nos convierten en «siervos de los datos» que alimentan su poder (http://bit.ly/4kjvgWQ).

compiten ahora por entrar en el espacio y «apropiarse» de él o, en el caso de Elon Musk, del planeta Marte.

Dos astutas escritoras políticas, Naomi Klein y Astra Taylor, creen que Estados Unidos está entrando en un «fascismo apocalíptico» en el que «la ideología gobernante de la extrema derecha se ha convertido en un monstruoso supremacismo survivalista».[18] El «fin de los tiempos» se refiere al papel que desempeñan los fundamentalistas religiosos (extremistas evangélicos) que apoyan a Trump y que ven en su régimen, y en el intento de Netanyahu de expulsar a las personas palestinos de Gaza y Cisjordania, el presagio del «Rapto», cuando el Mesías regresará y transportará a las y los fieles a su reino celestial. Los equivalentes seculares de las personas evangélicas son las personas libertarias extremas (y extremadamente ricas) que están creando sus propios refugios celestiales para el fin de los tiempos que se avecina, en islas privadas, países seguros y apartados o en las colonias que quieren construir en el espacio.

Haciéndose eco de varios de los temas de esta edición de GHW, Klein y Taylor defienden la necesidad de narrativas alternativas, no de un fascismo apocalíptico, sino de un bienestar en tiempos mejores. Dichas narrativas se inspirarían en las economías ecosocialistas y del bienestar descritas en el Capítulo A1, la economía política ecofeminista para la salud analizada en el Capítulo A2 y las cosmologías indígenas que conforman gran parte del contenido del Capítulo A3.

También se han sugerido otras estrategias para contrarrestar a Trump. Los países y pueblos atrapados en su caótica y represiva estela deben unirse y refutar las falsas narrativas que emanan con tan descaro de la Casa Blanca de Trump, u otras grandes mentiras similares difundidas por las agencias administrativas de otros autócratas del mundo. Con los medios de comunicación independientes y el mundo académico amenazados y unas redes sociales desreguladas que dominan la representación de lo que es la «realidad», esto será difícil y cada vez más peligroso. Tenga éxito o no, se trata, no obstante, de un acto de resistencia esencial. Asimismo, los países, los pueblos y las instituciones no deben suplicar ni intentar apaciguar al mayor matón del mundo, ya que ello solo refuerza el narcisismo egocéntrico de Trump. Más bien, el aislacionismo estadounidense debería ser acogido, protegido y amplificado en la medida de lo posible, especialmente teniendo en cuenta que, aunque Estados Unidos sigue siendo la mayor economía del mundo, las economías combinadas de la Unión Europea, el Reino Unido, Noruega, Suiza, Canadá, México, Japón, Corea del Sur y Australia son un 25 % mayores.[19] Se podrían utilizar los tribunales nacionales de otros países para impugnar el rechazo de Estados Unidos al derecho internacional, mientras que las multinacionales estadounidenses que operan en el territorio de otros países podrían ser gravadas con impuestos lo más elevados posible, lo que generaría una mayor oposición de la clase capitalista nacional a la administración Trump. Trump puede ser el «chico del cartel» del giro mundial hacia un gobierno autocrático y sin ley, pero es el capitalismo neoliberal y el racismo y la misoginia que engendra lo que ha creado el contexto para su ascenso (y el de otros) a la dictadura.

Tanto si nos encontramos en los últimos días como si avanzamos hacia días mejores, pocos de nosotras y nosotras hemos vivido antes una situación como esta. Lectoras y lectores actuales y antiguas de *Global Health Watch* sabemos que hay muchas cosas que hay que hacer. Y también sabemos lo importante que es cuidarnos unas a otras mientras lo intentamos.

Lista de referencias

1 Nord M, Altman D, Angiolilo F, Fernandes T, God A, Lindberg S. 25 Years of Autocratization – Democracy Trumped? University of Gothenburg: V-Dem Institute; 2025. Disponible en: http://bit.ly/4lFsSej

2 Nord M, Angiolillo F, Lundstedt M, Wiebrecht F, Lindberg SI. When autocratization is reversed: episodes of U-Turns since 1900. Democratization. 2025 Jul 4;32(5):1136–59. Disponible en: https://doi.org/10.1080/13510347.2024.2448742

3 People's Health Movement. PHM calls for urgent action to preserve, protect, and enhance the work of the World Health Organization. People's Health Movement; 2025 May. Disponible en: http://bit.ly/46sKJR9

4 UNAIDS. Estimating the potential impact of HIV response disruptions. UNAIDS; 2025 Apr. Disponible en: http://bit.ly/3GuQm6N

5 Impact Counter. Impact Metrics Dashboard. Impact Counter. Disponible en: http://bit.ly/4kp7tou

6 Cavalcanti DM, De Oliveira Ferreira De Sales L, Da Silva AF, Basterra EL, Pena D, Monti C, et al. Evaluación del impacto de dos décadas de intervenciones de USAID y proyección de los efectos de la retirada de fondos sobre la mortalidad hasta 2030: evaluación retrospectiva del impacto y análisis prospectivo. The Lancet. Junio de 2025; S0140673625011869. Disponible en: https://doi.org/10.1016/S0140-6736(25)01186-9

7 Woolf SH, Galea S, Williams DR. El impacto potencial de las políticas de la administración Trump en la investigación sanitaria en EE. UU. The Lancet. Junio de 2025; 405(10495):2114-6. Disponible en: https://doi.org/10.1016/S0140-6736(25)01016-5

8 RCI. U.S. to boycott next G20 meeting in South Africa. CBC News. 2025 Feb 7; Disponible en: http://bit.ly/4kk67v2

9 Baker K. The group behind Project 2025 has a plan to crush the Pro-Palestinian movement. The New York Times. 2025 May 18; Disponible en: http://bit.ly/46s21xH

10 Baker P. Trump utiliza mentiras para sentar las bases de un cambio radical. New York Times. 23 de febrero de 2025; disponible en: http://bit.ly/4nOvzfx

11 Berkowitz R. On Fake Hannah Arendt Quotations. The Hannah Arendt Center for Politics and Humanities: Bard College; 2024. Disponible en: http://bit.ly/3Gt0uwO

12 Reinstein J. Here are all the federal agencies where workers are being fired. abc News. 2025 Feb 24; Disponible en: http://bit.ly/4lBFBhN

13 Baker P. As Trumps monetize presidency, profits outstrip protests. New York Times. 2025 May 25; Disponible en: http://bit.ly/4lbK1fJ

14 Stein C. The new Trump-led tax bill promises an American 'golden age' – that conveniently ends with his presidency. The Guardian. 2025 May 22; Disponible en: http://bit.ly/4eu2H7O

15 Wallace H. The Danger of American Fascism (1944). Central Bucks School District. Disponible en: http://bit.ly/3TmWRvj

16 Langfitt F. Hundreds of scholars say U.S. is swiftly heading toward authoritarianism. NPR. 2025 Apr 22; Disponible en: http://bit.ly/3I8P9Tb

17 Murphy R. Has Trump killed US democracy? Funding the Future. 2025. Disponible en: http://bit.ly/4kriDJx

18 Klein N, Taylor A. The rise of end times fascism. The Guardian. 2025 Apr 13; Disponible en: http://bit.ly/3TUabrb

19 Slaughter AM. How the World Can Push Back: The Playbook to Counter Trump's Second Term. Social Europe. 2025 Mar 28; Disponible en: http://bit.ly/3I8PiGd

SECCIÓN A

La Arquitectura Política y Económica Mundial

De la Economía Política de la Enfermedad a la Economía Política del Bienestar

*G*lobal Health Watch 6 (GHW6) (2022) quedó atrapado a la sombra de la pandemia de COVID-19. Donald Trump había perdido las elecciones de 2020 y fomentado casi un golpe de Estado para anular su derrota. Esta edición del *Global Health Watch – Observatorio Mundial de Salud*, titulada *Una movilización por la justicia en salud*, se publica a la sombra del regreso de Donald Trump a la presidencia de Estados Unidos, que pone fin a la era neoliberal y la sustituye por un capitalismo mercantilista extremo, que algunas personas temen tenga rasgos de fascismo.* Al mundo le esperan tiempos peligrosos en los próximos años.

El mundo ya se encontraba en un estado enfermizo antes de que los resultados de las disgregadas elecciones de noviembre de 2024 enviaran ondas de choque a todo el planeta. Como señaló GHW6: "40 años de capitalismo neoliberal condujeron a tres crisis interrelacionadas: desigualdades galopantes (ingresos, riqueza, recursos), colapso ambiental (caos climático, pérdida de biodiversidad, extinción de especies, degradación del ambiente) y movimientos masivos de población (con un número creciente de personas en el Sur Global buscando refugio de las dos primeras)". A pesar de algunas de las reformas para la recuperación pospandémica analizadas en GHW6 (Capítulos A1 y A3), las cosas han empeorado mucho.

Desigualdad: Elon Musk está a punto de convertirse en el primer trillonario del mundo en 2027, cuya riqueza y redes sociales se pondrán al servicio de la agenda de Trump. A su estatus de trillonario pronto le seguirán otros, a medida que la cohorte de oligarcas multimillonarios siga enriqueciéndose, incluso mientras mil millones de nosotros/as seguimos viviendo en condiciones de hambre extrema y pobreza casi extrema.[1]

Medio ambiente: Ya hemos cruzado la 'línea roja' del calentamiento global de 1,5 grados y estamos transgrediendo 6 de los 9 sistemas de vida planetarios del mundo,[2] mientras las industrias de combustibles fósiles y su medio siglo de mentiras y disimulos,[3] con la connivencia de gobiernos habilitadores, expanden la producción actual y exploran más sitios frágiles para explotar.[4] La promesa de Trump de *'drill, baby, drill'* lo hará mucho más fácil, incentivando a otros oligarcas del petróleo a hacer lo mismo. Las COP (Conferencia de las Partes) de la Convención Marco de las Naciones Unidas sobre el Cambio Climático (CMNUCC) han pasado de reiterar promesas incumplidas a casi ser capturadas por la industria

---

*El mercantilismo es una política económica nacionalista y una forma temprana de capitalismo en la que los países utilizaban aranceles y monopolios de comercio exterior para extraer riqueza de sus colonias y aumentar su prosperidad y poder.

de los combustibles fósiles, con la COP 29 celebrada en el estado petrolero de Azerbaiyán (noviembre de 2024), y a la que asistieron más de 1.773 grupos de presión de combustibles fósiles, produciendo "una parodia de justicia".[5]

Movimiento de masas: En 2023, el número de personas que huyen de la pobreza, de catástrofes ambientales, de la violencia, o de las tres cosas a la vez, se acerca a los 500 millones, la cifra más alta jamás registrada (véase el Capítulo C2).[6] Muchas de ellas son personas deplazadas internas debido a conflictos internacionalizados, término que designa las guerras por delegación entre las potencias multipolares del mundo. Estados Unidos no es el único país que militariza sus fronteras, pero la intención declarada de Trump de deportar a millones de personas migrantes indocumentadas reforzará la política de derecha alternativa -*alt-right*-, alimentada por la ira antimigrante. Podemos añadir a esta lista la legitimación del gobierno autocrático, el lamentable estado del multilateralismo y el riesgo centenario de que las guerras comerciales se conviertan en guerras mundiales.

El capitalismo como policrisis

Hay un hilo conductor que une estas tendencias aterradoras en el eslogan moderno de "policrisis": el capitalismo, el sistema de intercambio económico basado en el mercado que superó por primera vez al feudalismo occidental hace 400 años. El capitalismo lleva mucho tiempo cambiando de forma para adaptarse, desde sus primeros días de nueva legislación que privatizaba los bienes comunes (algo parecido a la actual limitación del conocimiento mediante los derechos de propiedad intelectual), pasando por el contrato entre los Estados y la clase mercantil que aceleró el saqueo colonial de los Estados más débiles, hasta la industrialización del siglo XIX que afianzó el sistema de clases del capitalismo al tiempo que revelaba la violencia de las personas acaudaladas para seguir acumulando capital sin cesar frente a la oposición de los/las ciudadanos/as y las personas trabajadoras.

A principios del siglo XX, la competencia imperialista entre las naciones hizo que las guerras comerciales se convirtieran en guerras mundiales, no una, sino dos veces. Las destructivas secuelas de la Segunda Guerra Mundial condujeron a un capitalismo de "Nuevo Trato" más igualador en las economías de mercado desarrolladas, caracterizado por una fuerte sindicalización, una fiscalidad progresiva, nuevos programas de salud y de protección social y un lento descenso de la desigualdad de ingresos. Este "contrato social" entre el Estado, el mercado y la sociedad civil fue, en parte, si no principalmente, el resultado de las políticas de la Guerra Fría para contrarrestar una supuesta amenaza socialista. Este pulso ideológico mundial fue también el contexto en el que el Movimiento de Países No Alineados de "países en desarrollo" presentó en 1974 una Declaración de la ONU sobre un Nuevo Orden Económico Internacional (NOEI) para corregir algunos de los errores históricos y desiguales de las prácticas coloniales del pasado (véase el Recuadro A1.1)

Recuadro A1.1: Un nuevo orden económico internacional

En 1974, la Asamblea General de las Naciones Unidas (UNGAS) adoptó la Declaración sobre un Nuevo Orden Económico Internacional (NOEI). La idea de crear un Nuevo Orden Económico Internacional se propuso por primera vez en la Cuarta Conferencia Internacional de Jefes de Estado o de Gobierno de los Países No Alineados, celebrada en Argel en septiembre de 1973.

Tras la independencia, estos países seguían atrapados en unas condiciones comerciales injustas con las antiguas potencias coloniales. Dependientes de la exportación de productos primarios y con un acceso limitado a la financiación para el desarrollo, luchaban por acumular capital suficiente para industrializar sus economías, al tiempo que dependían de la importación de costosos productos manufacturados.

El NOEI fue un intento de reformar las instituciones, normas, fuerzas y prácticas del régimen imperante de gobernanza económica mundial para convertirlo en uno más justo y compensatorio de la explotación colonial del pasado. El Programa de Acción original del NOEI hacía hincapié en la utilización de las instituciones multilaterales (por ejemplo, la UNCTAD - UN Trade and Development) y la cooperación sur-sur (incluso mediante el establecimiento de cárteles de productos básicos) para ampliar la soberanía económica de los "países en desarrollo" en relación con los "países desarrollados" y el capital privado.

La Declaración de Alma Ata (1978) reconoció la importancia del Programa NOEI para lograr "la salud para todos en el año 2000", afirmando que "el desarrollo económico y social, basado en un Nuevo Orden Económico Internacional, es de importancia básica para el logro más pleno de la salud para todos y para la reducción de la diferencia entre la situación de salud de los países en desarrollo y la de los países desarrollados."[7]

La visión expuesta en la Declaración nunca se llevó a la práctica. Por el contrario, el espacio de política económica de los estados del Sur Global (SG) se ha visto más limitado desde 1974 debido a las políticas de ajuste estructural, el establecimiento de la Organización Mundial del Comercio y la adopción de ortodoxias económicas neoliberales por parte de la mayoría de los gobiernos del SG.

Esta dinámica alejó a los gobiernos del SG de los experimentos de priorizar las necesidades nacionales de desarrollo "desvinculándose" estratégicamente de la economía mundial.[8] Desde 2022, la Internacional Progresista (IP) ha revisado la visión del NOEI. En 2024 lanzó un "amplio Programa de Acción para la Construcción de un Nuevo Orden Económico Internacional: manual para un Sur insurgente en el siglo XXI".[9] Este programa se centra en abordar las mismas injusticias estructurales identificadas en el NOEI de 1974.

Sin embargo, se centra más que el NOEI original en abordar la crisis climática y la participación equitativa en la economía del conocimiento. También reconoce el

Continúa en la página siguiente

Recuadro A1.1 continuado

pensamiento ecofeminista de forma más explícita que el NOEI original, por ejemplo, al basarse en gran parte del trabajo que surge de este enfoque en relación con la defensa de la soberanía alimentaria en lugar de la seguridad alimentaria.

Al igual que el Programa de 1974, hace hincapié en la importancia de la acción colectiva estratégica entre los Estados del SG. En concreto, el nuevo NOEI anima al SG a trabajar como un bloque coordinado en toda una serie de cuestiones para desarrollar políticas, instituciones, procesos y concesiones que favorezcan al bloque en su conjunto y eviten represalias contra los países que se considere que desafían el statu quo.

Sin embargo, no reconoce necesariamente las rivalidades y retos geopolíticos que complican esta propuesta. La propuesta se basa en el supuesto de que los Estados actuarán de forma que beneficien a los pueblos que se encuentran dentro de sus fronteras. En el contexto actual de aumento del etnonacionalismo, el autoritarismo y el rechazo al reconocimiento de los derechos de las mujeres y las comunidades LGBTIQ+ en todo el mundo -incluso en el SG- puede que esta suposición no siempre esté justificada. El NOEI 2024 reconoce la importancia de los enfoques de producción a pequeña escala y "lentos", como la agricultura familiar y los métodos agroecológicos. No obstante, muchas de las reformas estructurales que propone se hacen eco del NOEI de 1974 a la hora de pensar en cómo incorporar al SG a los "grandes" procesos industriales en condiciones más igualitarias (por ejemplo, desarrollando requisitos mínimos de contenido meridional para promover y proteger la capacidad industrial en los países del SG y coordinando la política industrial mediante la coordinación regional de la cadena de valor en sectores estratégicos y tecnologías críticas). En cuanto a la reducción del poder del mercado, el documento reconoce la importancia de intentar desmercantilizar en cierta medida los bienes y servicios esenciales y estratégicos (por ejemplo, creando un sistema multilateral de reservas de productos básicos para estabilizar los precios de los productos esenciales).

También recomienda medidas que intenten reconstruir el poder de las personas trabajadoras organizadas en el contexto de un flujo migratorio laboral globalizado (por ejemplo, recomendando la creación de una Comisión Laboral del Sur que pueda actuar como foro para el desarrollo de una política laboral común del SG y permitir una forma de negociación colectiva en contextos en los que los sindicatos tradicionales se han debilitado o no pueden funcionar fácilmente). En cuanto a la construcción de un orden internacional más responsable y justo, el NOEI 2024 aborda explícitamente cuestiones de derecho internacional (por ejemplo, recomienda coordinar las intervenciones y capacidades jurídicas en todo el SG destinadas a defender y transformar el derecho internacional) y, en este sentido, va más allá del enfoque algo más limitado del NOEI 1974 sobre la justicia económica. Dicho esto, se hace eco de la insistencia del documento anterior en las injusticias históricas del colonialismo y el imperialismo e intenta reflexionar sobre los enfoques del derecho internacional que pueden des-

Continúa en la página siguiente

Recuadro A1.1 continuado

bloquear el acceso a la financiación para la adaptación y la mitigación climáticas (por ejemplo, tomar medidas coordinadas para declarar una emergencia ecológica mundial con el fin de desbloquear recursos suficientes para la mitigación y la adaptación). La nueva estrategia NOEI podría resumirse como centrada en el Estado y dirigida a aumentar el espacio político y el poder de negociación de los gobiernos de los países del Sur Global, y en este sentido es un importante contrapeso a la denigración del poder público y popular que caracterizó a la globalización neoliberal.

Esta época de posguerra también estuvo marcada por la obsesión por el crecimiento económico y su métrica del Producto Interior Bruto (PIB) que, como afirmaba un consultor de marketing en 1955 con una honestidad casi regocijante, "exige que hagamos del consumo nuestra forma de vida", de manera que las cosas "se consumen, se queman, se gastan, se sustituyen y se desechan a un ritmo cada vez mayor".[10] Nuestras últimas cuatro décadas de neoliberalismo son esencialmente una versión globalizada, exagerada y más depredadora de lo que gran parte del mundo ha vivido durante los últimos cuatro siglos: un sistema económico con una característica esencial: el afán de obtener beneficios, acumular capital y ejercer el poder de control que se deriva de esa riqueza. El Fondo Monetario Internacional (FMI), del que oiremos hablar más a lo largo de GHW7, y como hemos señalado en varias de las ediciones anteriores, es bastante franco al respecto. Identifica los "pilares fundadores" del capitalismo como la propiedad privada, el interés propio, la competencia, los mecanismos de mercado, la libre elección (consumir, producir, invertir) y un gobierno limitado antes de subrayar que la "característica esencial del capitalismo... es el motivo de obtener beneficios".[11]

Figura 1: Aumento de los derivados (billones de dólares) 1998–2013

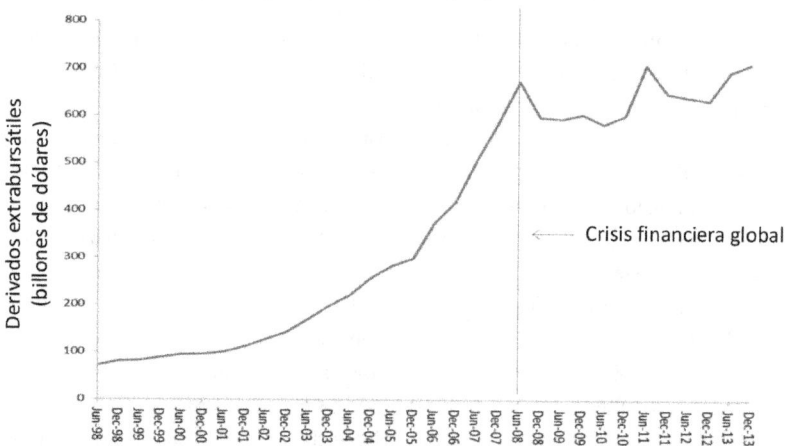

Banco de Pagos Internacionales - Estadísticas sobre derivados, actualizado el 14 de septiembre de 2014. Disponible en: http://www.bis.org/statistics/derstats.htm

El capitalismo neoliberal, su cambio de forma reciente más conocido, proporcionó una mejora externalizada a muchas personas en algunas partes del mundo, donde la mano de obra barata y las normas ambientales deficientes redujeron los costes y aumentaron los beneficios de los negocios globales. Pero esta salida de la pobreza extrema no fue grande, se produjo a costa de las personas trabajadoras de clase media en el mundo desarrollado industrializado, y alimentó la extrema riqueza de una fracción del 1 % con sede en los refugios seguros del capital del mundo. Gran parte del asombroso crecimiento de China hasta convertirse en el contrincante económico de Estados Unidos fue financiado inicialmente por empresas con sede en Estados Unidos y sus inversores, que subcontrataban su producción a la "fábrica del mundo". En 1991, esta inversión extranjera representaba el 6 % del valor del PIB chino, aunque se redujo a menos del 1 % en 2023.[12] Sin embargo, la contribución media del capital extranjero a los PIB de todos los países de renta media-alta en 2023 fue superior al 4 %, mientras que en el caso de Sudamérica es de casi el 6 %.[13]

Es decir: los inversores multimillonarios de las naciones más ricas del mundo siguen enriqueciéndose inmoralmente, aunque parte de ese crecimiento se reparta ahora por todo el planeta.

Capitalismo financierizado

Hay un cambio de forma fundamental que el capitalismo neoliberal solidificó: la transición de una acumulación basada en la "economía real" de producción y consumo a otra impulsada en gran medida por las finanzas, o lo que David Harvey describe como "acumulación a través de la desposesión".[14] Ahora nos encontramos firmemente en un mundo de capitalismo financierizado, en el que el sector financiero se convierte en la fuerza motriz de las economías de todo el mundo (véase el Capítulo D3), impulsado por la especulación de activos, la búsqueda de rentas monopolísticas por parte de las empresas (como las tarifas por los servicios mediados por la tecnología) y la servidumbre por deudas (hoy en día, la esclavitud moderna en la que los servicios de una persona se utilizan como garantía para pagar una deuda). Se manifiesta en aquellos con activos monetarios que persiguen rendimientos a corto plazo, a menudo especulativos, a través de una amplia gama de plataformas en gran medida no reguladas, un número cada vez mayor de las cuales son de propiedad privada y no rinden cuentas públicamente. En 2024, BlackRock, la mayor empresa de capital riesgo del mundo, gestionaba más de 11 billones de dólares en activos, más que el gasto público combinado de las 10 naciones más ricas del mundo.[15] Las personas que cuentan con algún tipo de pensión de jubilación (alrededor del 64% de la población mundial)[16] están implicadas en este último cambio de forma del capitalismo por la mella de los fondos de pensiones públicos y privados, los inversores institucionales que mantienen el capital riesgo y los fondos de cobertura zumbando. Dos tercios de los activos de BlackRock son fondos de pensiones.

Los derivados son instrumentos financieros de inversión cuyo valor se desprende de un activo subyacente, como una acción, un bono, una materia prima o un índice. Los derivados tienen poca o ninguna relación directa con la "economía real" de producción y consumo, y suelen ser utilizados por los inversores para cubrirse, especular o apalancar su posición financiera para aumentar su riqueza "monetaria". El Banco Mundial ya no publica los valores totales anuales de los derivados, como hacía cuando se elaboró la Figura 1, y el valor nominal de los derivados disminuyó ligeramente tras la crisis financiera mundial. En 2023, sin embargo, este valor superaba los 714 billones de dólares.[17]

El capitalismo financierizado primero creó la crisis financiera mundial de 2008 y luego sobrevivió a ella. Las naciones ricas utilizaron sus bancos centrales y el poder de sus monedas de reserva para "aliviar cuantitativamente" la economía mundial con enormes inyecciones de dinero nuevo para cubrir los costes de las imprudentes inversiones bancarias, incurriendo en deudas públicas masivas antes de imponer la austeridad interna. Hasta cuatro de cada cinco países están en retroceso fiscal, reduciendo su gasto público como porcentaje de su PIB, ya de por sí menguante, incluso cuando la tercera y la cuarta oleadas pandémicas siguen golpeando las vidas y los medios de subsistencia de la gente.[18]

Figura 2: ¿Quién paga el precio de la austeridad?

Millones de personas en países afectados por la contracción del gasto público 2008-2024.

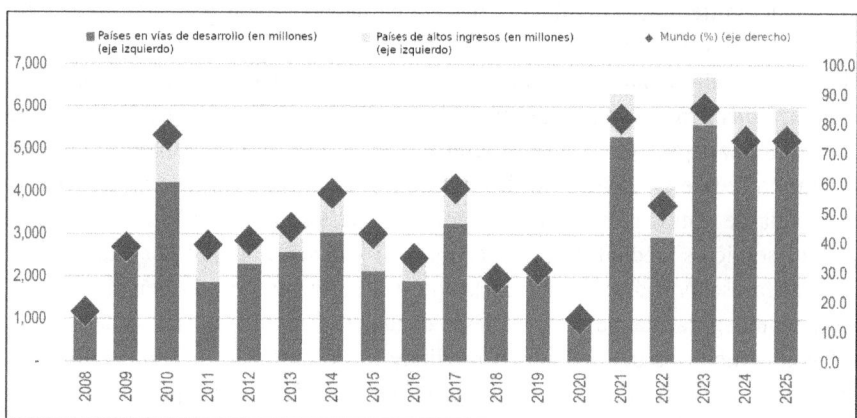

Ortiz y Cummins, Terminar con la Austeridad, un reporte global de recortes presupuestales y reformas sociales perjudiciales 2022-2025

En lugar de que los bancos utilizaran este nuevo capital para conceder préstamos a nuevas industrias y crear empleo, como esperaban los gobiernos, la mayor parte volvió directamente a la especulación financiera (que en gran medida aún no está regulada).

Lo mismo ocurrió con el nuevo dinero público creado para cubrir los costes de las alteraciones de los medios de subsistencia provocadas por el COVID y las numerosas iniciativas de "reconstruir mejor", posteriores a la pandemia.

La riqueza de un puñado de inversores multimillonarios siguió aumentando, en gran parte procedente de nuevos ámbitos de privatización en sectores que antes eran públicos, como la educación, la salud, la vivienda, los servicios gubernamentales e incluso la financiación del desarrollo mundial (véase el Capítulo B1). El capital privado en EE.UU. (uno de los Estados capitalistas más financiarizados del mundo, y desde luego su sistema de salud) posee ahora una cuarta parte de todos los hospitales[19] (véase el Capítulo B1).

La inminente crisis de la deuda post-pandémica

Mientras tanto, los países de renta baja y media que carecían de las mismas divisas de reserva de las naciones ricas se vieron obligados a pedir préstamos para sobrevivir a la pandemia a tasas de interés de mercado que por este mismo fenómeno se volvieron inflacionarias y costosas, lo que puso a muchos de estos países al borde del colapso. El servicio de la deuda de los países de renta baja y media ascendía en 2023 a más de 380.000 millones de dólares, gran parte de ellos sólo para mantener el pago de intereses sin reducir el monto del préstamo original. Según una estimación, el servicio de la deuda consume casi la mitad del gasto público total en más de 100 PBI y PIM, y se considera que 53 países tienen problemas de endeudamiento. La mayor parte de esta deuda se debe a que acreedores privados no están dispuestos a participar en iniciativas de reestructuración de la deuda. Los llamados "fondos buitre" suponen otro riesgo. Estos fondos compran "deuda en dificultades" de países al borde del impago a un precio de ganga y luego utilizan medios legales para obligar a estos países a pagar estas deudas y sus intereses por el valor total. A pesar de los esfuerzos por prohibir estas prácticas, la actual "peor crisis de deuda del mundo en desarrollo de la historia" podría seguir enfrentando a los países a estas prácticas extorsivas.[20]

En respuesta a la creciente carga de la deuda mundial, el Fondo Monetario Internacional vuelve a recetar austeridad, al tiempo que descarta la alternativa de aumentar los impuestos sobre la renta o de sociedades por considerarla "políticamente inviable".[22] De la deuda mundial total de 315 billones de dólares (a principios de 2024), la deuda pública (principalmente de los países de renta alta) ascendía a 91 billones de dólares; la deuda privada (personal, de los hogares, principalmente en los países de renta alta) se situaba en 59 billones de dólares; mientras que la deuda de las empresas era superior a la de los otros dos sectores juntos, con 165 billones de dólares.[23] Todo el alboroto de la austeridad gira en torno a la deuda pública (gubernamental) y se presta muy poca atención a la deuda corporativa, excepto, por supuesto, cuando esa deuda corporativa desencadena crisis económicas (como ocurrió en 2008) y el público absorbe dicha deuda para evitar que el castillo de naipes financiarizado se derrumbe por completo.

Existen alternativas a la austeridad, incluido el retorno a la justicia fiscal progresiva (véase el Capítulo C4). La lucha por la justicia fiscal sigue su curso, pero a más corto plazo existen opciones que podrían llevarse a cabo, en concreto el uso de los Derechos Especiales de Giro (DEG) del FMI, su activo de reserva de bajo interés y libre de condiciones. En 2021, el FMI liberó 650.000 millones de dólares de sus DEG para ayudar a los países a hacer frente a las consecuencias económicas de la pandemia. El único problema: según las normas del FMI, la mayor parte se destinó a los países ricos.[24] Se pide que el FMI libere al menos 1 billón de DEG al año, la mayor parte de ellos para los PBI y los PIM que más lo necesitan, pero sin condiciones de ajuste estructural.

Comercio mundial en transición

El comercio mundial ha sido objeto de críticas a la salud y de defensa de la sociedad civil durante décadas, ya que las normas aplicables a dicho comercio se elaboraron en gran medida en beneficio de los países de renta alta. Las negociaciones y disputas comerciales desde el nacimiento de la Organización Mundial del Comercio (OMC) en 1995 han estado plagadas de tensiones y desacuerdos que enfrentaban principalmente a los países más pobres (y dependientes del comercio) del Sur Global contra el poder de las naciones más ricas del Norte Global. Cuando llegó la pandemia, la OMC ya estaba moribunda. Estados Unidos, bajo la primera administración Trump, se negó a nombrar nuevos miembros del comité

Recuadro A1.2: El capitalismo financierizado se enfrenta al colapso climático

Podría argumentarse que ganar dinero con el dinero en lugar de invertir en una economía real basada en niveles insostenibles de producción material podría ser bueno para la salud del planeta. Hasta que uno se da cuenta de que la especulación financiera todavía se basa en un cierto nivel de producción material, consumo y beneficios, y que la acumulación extrema de capital de los superricos acaba gastándose en un consumo material excesivo que va desde megayates y enormes mansiones hasta jets privados, decenas de coches de lujo e incluso aviones privados, que producen más emisiones que las que produce el resto de la humanidad y que, a la larga, afectan el clima.

Según una estimación, las inversiones acumuladoras de capital de los 125 multimillonarios del mundo emiten un millón de veces más CO_2 que el 90% de la humanidad.[25] Y con la "minería" de criptomonedas y la inteligencia artificial (ambas requieren enormes cantidades de electricidad, que se estima que en 2026 será tanta como la de toda Alemania) los CEO de Big Tech están muy ocupados comprando o construyendo reactores nucleares privados.

La energía nuclear puede ser preferible a los combustibles fósiles, pero esta estrategia atómica de Big Tech se está desarrollando sin ningún debate público sobre cuestiones de salud y seguridad[26] y con gobiernos complacientes que le dan poca importancia por miedo a perder una ventaja competitiva de Inteligencia Artifical (IA) en su búsqueda de crecimiento.

Es decir: los niveles perversos de desigualdad de la riqueza y el caos climático son simplemente las dos caras de la misma moneda capitalista.

de supervisión de disputas comerciales (el Órgano de Apelación), socavando los poderes de ejecución de la OMC. Los países miembros más ricos empezaron a negociar acuerdos paralelos (acuerdos plurilaterales) sobre cuestiones a las que se oponían muchos países de renta baja y media, y la mayoría de los nuevos acuerdos comerciales eran bilaterales (entre dos países) o regionales (entre un pequeño número de países, a menudo de ámbito regional). La COVID complicó aún más las cosas, trastornando el comercio mundial en un intento nacionalista de controlar las cadenas de suministro, desde las vacunas y los suministros médicos (véase el Capítulo D2) hasta los metales de tierras raras y los combustibles fósiles.

Figura 3: Inclinemos la balanza

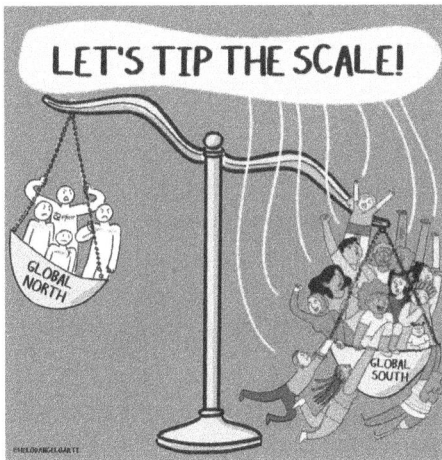

Mujeres por un Desarrollo Alternativo para una Nueva Era (DAWN por sus siglas en inglés) y Red del Tercer Mundo (TWN por sus siglas en inglés); Campaña Feministas por una Vacuna Popular (FPV por sus siglas en inglés)

Desde entonces, el comercio se ha transformado, haciendo mayor énfasis en la deslocalización, el *friendshoring* y en el aseguramiento de las frágiles cadenas de suministro. El crecimiento del comercio se ha ralentizado, pero ni se ha detenido ni se ha hundido.[27] Están surgiendo nuevos clubes de naciones comerciales al margen del régimen mundial de la OMC, que fracturan la noción de una economía internacional basada en normas, independientemente de lo desiguales que puedan ser muchas de esas normas (y que aún siguen en vigor). El giro hacia el proteccionismo, sobre todo en Estados Unidos, puede anunciar otro cambio importante en el comercio mundial, o en los tratados de inspiración neoliberal que lo rigen. Las fuertes subidas de aranceles sobre los vehículos eléctricos chinos y los aranceles generalizados sobre otros productos, prometidos por la nueva administración Trump y otros gobiernos de países de renta alta, pueden presentarse como un esfuerzo para reconstruir una clase obrera industrial vaciada por la búsqueda de beneficios en el extranjero de las empresas transnacionales durante la década de 1990, cuyo efecto fue alimentar la deriva de extrema derecha hacia el autoritarismo en muchos países. Pero los muros arancelarios del proteccionismo tienen que ver fundamentalmente con el nacionalismo nativista y el poder geopolítico. En un periodo de inseguridad económica y gran desigualdad que da lugar a políticas autoritarias, el riesgo de que las guerras comerciales vuelvan a convertirse en "guerras calientes" (con todas las consecuencias sanitarias y destructivas) es muy real.[28]

Aunque será necesario cierto grado de comercio mundial para garantizar la disponibilidad de recursos esenciales para la salud en países que pueden carecer de los materiales o las tecnologías para producirlos, mantener el comercio abierto bajo las normas existentes, tal y como lo conciben los partidarios del libre mercado, choca inevitablemente con los límites del crecimiento tan rotundamente criticados por el Club de Roma hace más de 50 años en su histórico estudio *Los límites del crecimiento*.[29] El comercio mundial representa entre el 20 % y el 30 % de las emisiones causantes del cambio climático, a pesar de los esfuerzos por hacer que su transporte sea un poco más ecológico.[30] Y aunque los intentos de los países ricos de gravar las importaciones en función de su contenido de carbono reducirían las emisiones globales de carbono, también perjudicarían a los países más pobres que carecen de tecnología punta de control del carbono, aumentando el coste de sus exportaciones y devolviendo parte de la producción a los países ricos capaces de subvencionar la "ecologización" de sus industrias. Los países en desarrollo, aunque apoyan la reducción de las emisiones de carbono, se oponen a cualquier medida comercial unilateral basada en el clima o el medio ambiente que pueda conducir a un aumento de las desigualdades económicas mundiales.[31]

Salir de nuestra policrisis existencial de la salud

Es mucho más fácil criticar el capitalismo que imaginar su transformación en algo que nos permita superar nuestra policrisis existencial. Imaginar esa transición es especialmente difícil en una era de complejidad geopolítica, en la que la estable Guerra Fría bipolar se ha convertido en un mundo multipolar complejo e inestable (véase el Recuadro A1.3), en el que las luchas por el poder geopolítico están dando lugar a conflictos internacionalizados y al mayor número de muertes relacionadas con conflictos desde el genocidio ruandés de 1994[32] (véase el Capítulo C1).

Entonces: ¿qué hay que hacer? ¿Existen vías para salir de un paradigma económico que nos está matando lenta pero rápidamente?

Muchos/as de nosotros/as pensábamos que la crisis financiera de 2008 nos ofrecería una apertura, pero las reformas posteriores a la crisis se limitaron a retocar los márgenes. Muchos/as más pensábamos que la pandemia daría paso a una respuesta mucho más enérgica a la transformación económica. Como se argumentó en la edición anterior del Capítulo A1 de *Global Health Watch*, hubo algunos movimientos en esa dirección en los diversos paquetes de recuperación de la pandemia "reconstruir mejor" o "acuerdo verde" propuestos por EE.UU., la UE y otras economías avanzadas. El problema entonces, y ahora, es la genuflexión pospandémica ante el imperativo del crecimiento. No es que el crecimiento sea una mala palabra, pero el crecimiento por el que se obsesionan

Recuadro A1.3: La salud y la geopolítica de un mundo multipolar

La geopolítica describe cómo la geografía, la economía y la demografía influyen en la política y la política exterior de los Estados. Para comprender cómo afecta la cambiante geopolítica a la salud mundial y por qué es importante entender su impacto a la hora de considerar la política y la planificación sanitarias en la época actual, conviene primero recapitular las épocas geopolíticas recientes.[33]

Durante varias décadas tras la Segunda Guerra Mundial, la geopolítica estuvo dominada por la competencia bipolar entre la economía centralizada y planificada por el Estado de la Unión Soviética (URSS) y el capitalismo liberal-democrático de Occidente anclado en Estados Unidos. Esta época de Guerra Fría dio lugar a formas híbridas de experimentos económicos entre el Estado y el mercado en muchas de las nuevas naciones en proceso de descolonización, principalmente en África en la década de 1960. Esto condujo finalmente a un acuerdo de la ONU para crear un "Nuevo Orden Económico Internacional" (véase el Recuadro A1.1) que las políticas neoliberales de la década de 1980 socavaron rápidamente. La caída del Muro de Berlín en 1989 supuso la disolución de la URSS y el fin formal de la era bipolar.

Tras el colapso de la Unión Soviética, hubo un breve «momento unipolar» dominado por Estados Unidos y su proyectado «orden internacional liberal», en el que la liberalización del comercio y la desregulación de los mercados financieros configuraron las políticas económicas nacionales y mundiales en gran parte del globo. El momento unipolar se desvaneció rápidamente ante la crisis financiera mundial de 2008 y la pandemia de COVID-19 en 2020, junto con el auge económico de China durante el mismo período, lo que ha creado el mundo multipolar predominante.[34] Si se considera a la UE como una única entidad económica y política, la mayoría de los escenarios geopolíticos describen un orden global tripolar emergente, con la India convirtiéndose potencialmente en una cuarta ancla regional; aunque todos permanecen dentro del orden neoliberal global occidental.

A pesar de su papel geopolítico disminuido, Rusia sigue ejerciendo influencia, indirectamente a través de la injerencia en las elecciones de otros países (aunque no es la única nación que lo hace),[35] y más directamente con su invasión de Ucrania, una respuesta a la progresiva expansión hacia el este de la OTAN que busca deliberadamente aislar a Rusia. El conflicto de Ucrania se considera ahora en general como una guerra indirecta entre Rusia y las naciones capitalistas liberales de la OTAN lideradas por Estados Unidos. Aún no se sabe si esta nueva Guerra Fría se convertirá en una «guerra caliente» o si conducirá a un acuerdo negociado, sobre todo teniendo en cuenta las muestras públicas de admiración del presidente electo Trump por el presidente ruso Putin. Al igual que hicieron durante la anterior Guerra Fría, muchos países en desarrollo están evitando tomar partido.

Continúa en la página siguiente

Recuadro A1.3 continuado

Aún más llamativo ha sido el ascenso de los países BRICS (Brasil, Rusia, India, China y Sudáfrica), ampliados recientemente para incluir a Arabia Saudí, Qatar, Irán, Etiopía, Indonesia y Egipto para convertirse en BRICS+. Cerca de 50 países adicionales han manifestado su interés por unirse. El actual club de 10 naciones abarca el 45% de la población mundial y casi el 35% del producto económico global.[36] También está tratando de desdolarizar su comercio, especialmente entre sus miembros, haciendo hincapié en el comercio utilizando sus propias monedas en lugar del dólar estadounidense, y considerando la creación de una moneda BRICS+.[37] El presidente electo Trump les ha amenazado con imponer por defecto aranceles del 100% a todas sus exportaciones si desarrollan su propia moneda.[38]

Por un lado, hay consenso en que el multilateralismo se está desmoronando, favorecido por la anterior administración Trump y que probablemente empeorará en la segunda administración Trump. El caos militarizado en Oriente Medio y la devastadora pérdida de vidas, medios de subsistencia e infraestructuras, especialmente en Gaza, impugnan aún más la ineficacia de nuestros actuales sistemas de gobernanza multilateral (como el Consejo de Seguridad de la ONU). Por otro lado, esta nueva multipolaridad mundial y la reordenación de los alineamientos de los países pueden dar lugar a nuevos esfuerzos por parte de los Estados más grandes del mundo y de las potencias medias para alcanzar algún acuerdo sobre la gobernanza de la salud en un nuevo orden mundial. Una cosa es cierta: el "siglo americano" ha terminado, y Estados Unidos, a pesar de su todavía abrumadora fuerza militar, ya no es hegemónico en el ámbito mundial.

---

los gobiernos es el que todavía se rige por el sistema de contabilidad nacional del PIB, famoso por aumentar cada vez que se produce una catástrofe humana o ambiental. La mayoría de los gobiernos del mundo han hecho todo lo posible para cebar la máquina del crecimiento económico, ya sea la economía real consumista de producción y consumo al viejo estilo, la economía financierizada de apuestas de inversión al nuevo estilo, o los billones de dólares que ofrecen en subvenciones públicas directas o indirectas a industrias que destruyen el medio ambiente (por ejemplo, unos 7 billones de dólares anuales a la producción y remediación de combustibles fósiles,[39] y 2,6 billones de dólares a la sobrepesca, el consumo de petróleo, los fertilizantes sintéticos y la producción de monocultivos).[40]

Irónicamente, muchas de las naciones más ricas del mundo ya han superado con creces el "pico de crecimiento", incluso China. Perseguir un crecimiento similar al del PIB se está convirtiendo en una misión imposible. Y, como *Global Watch 6* señaló en el Capítulo A3, el crecimiento verde, epítome del pensamiento capitalista de avanzada, es importante y mucho de lo que se incluye bajo ese paraguas debe ser apoyado, pero sigue estando demasiado apuntalado por un optimismo vudú de que los nuevos descubrimientos científicos por sí solos nos salvarán.

Fundamentalmente, el crecimiento verde sigue chocando con la necesidad del capitalismo de un crecimiento consumista para evitar colapsar bajo sus propias contradicciones.

Introduzca el decrecimiento

Otro término de crecimiento también maduró en el impulso postpandémico de la reforma: el decrecimiento, a veces también denominado postcrecimiento. El decrecimiento se analizó con cierta profundidad en *Global Health Watch 6*, con su énfasis en la importancia de una reducción deliberada y regulada del exceso de consumo en sectores y países con altas emisiones, una reorientación de la inversión hacia bienes y servicios específicos necesarios para mejorar la salud y proteger el medio ambiente, y la redistribución de la riqueza de las personas y países ricos a las personas y naciones más pobres. El concepto ha sido criticado por irrealista, pero lo que es más irrealista es suponer que una economía capitalista puede resolver las propias crisis que crea.

No será fácil acabar con el mundo incentivado por la publicidad del consumo masivo, la terapia del comercio minorista, la moda rápida, las actualizaciones tecnológicas y, ahora, la Inteligencia Artificial (IA). Pero los gobiernos podrían empezar por poner fin a todas las subvenciones a bienes perjudiciales para el ambiente que no sean esenciales para la salud, restringir la publicidad (especialmente de productos poco saludables) y utilizar medidas fiscales progresivas para reducir el consumo agregado. También podrían imponer el derecho a la reparación e imponer el cumplimiento de una economía circular.

El decrecimiento también ha sido criticado por estar centrado en el mundo rico, minimizando la importancia del crecimiento económico para la mayoría más pobre del mundo. Aunque ésta es una crítica justa a algunas presentaciones del decrecimiento, la mayoría de los y las economistas del decrecimiento hacen hincapié en la importancia de reducir el consumo del mundo rico para dejar más espacio disponible para un crecimiento sostenible y no destructivo en el mundo de bajos ingresos. Hacerlo significaría también desvincular la capital-dependencia de las economías del Sur Global subconsumidor de la extracción de riqueza de recursos por parte de las corporaciones transnacionales basadas en el Norte Global consumidor excesivo. El decrecimiento es intrínsecamente antiimperialista.

Fundamentalmente, tenemos que invertir las grandes desigualdades de riqueza y poder que el capitalismo sin restricciones crea inevitablemente. Históricamente, sólo dos cosas han amortiguado los efectos descalificadores de los mercados: unos derechos laborales y una organización sólidos que reduzcan las desigualdades previas al mercado; y una fiscalidad progresiva de las empresas y de los ingresos posterior al mercado que redistribuya la riqueza económica mediante el gasto público y las transferencias de ingresos. Puede que estemos experimentando un resurgimiento del activismo laboral, aunque en muchas economías avanzadas sigue siendo una incógnita hasta qué punto será captado por una derecha radical en lugar de por una izquierda progresista. A escala mundial, las tasas de sindicación siguen siendo más bajas ahora que antes de la crisis financiera mundial de 2008.[41]

Luego está la cuestión de los impuestos, donde hemos visto una erosión constante de la cantidad de producto económico global que los Estados han cosechado para fines de bien público. Gran parte de esta caída de la fiscalidad progresiva comenzó con el auge del capitalismo neoliberal en la década de 1980. Pero desde 2002 (el primer año en que se dispuso de datos a nivel mundial) la cantidad de ingresos no gravados fue de 29,8 billones de dólares. En 2022 era de 90,2 billones de dólares.[42] La creciente brecha entre la riqueza privada y los ingresos públicos ilustra en gran medida por qué los gobiernos (con sus gastos militares, subsidios tóxicos y, sí, también sus costes sanitarios y de protección social) son tan dependientes de los préstamos y la deuda para mantenerse a flote; y por qué las agencias de la ONU, la OMS y todos los demás están detrás de los inversores, las empresas de capital privado y el cambio sobrante del 0,001%. La enormidad de esta brecha también explica, en parte, la deriva electoral del público en los Estados democráticos liberales (sobre todo en Norteamérica y Europa) hacia líderes autoritarios de derechas. Se trata de un fenómeno histórico bien conocido que se remonta a la era de los imperios. Más recientemente, a medida que la desigualdad y la incertidumbre/inseguridad económica siguen aumentando (como ha sucedido en muchos países durante los más de cuarenta años de dominio del neoliberalismo), el fracaso de la política dominante a la hora de mantener el contrato social tácito entre personas trabajadoras y élites para amortiguar las desigualdades crea un espacio para la aparición de demagogos autocráticos.[43]

Para ponerlo en perspectiva de salud, unos ingresos de 10 dólares al día (en paridad de poder adquisitivo) – considerados como el mínimo necesario para adquirir los recursos necesarios para una vida sana – requerirían 7 billones de dólares al año en riqueza nueva o redistribuida destinada al 70% más pobre del mundo. Esta cantidad equivale a las subvenciones anuales de los gobiernos a los combustibles fósiles, o alrededor del 7% del producto económico mundial.[44] En resumen: nuestro reciente capitalismo financierizado ha hecho un trabajo fabuloso al crear una enorme cantidad de riqueza, pero un trabajo existencialmente aterrador en cuanto al destino de esa riqueza. Los impuestos progresivos son una forma fundamental de remediar esta situación. Como dice la Red por la Justicia Fiscal: los impuestos son el superpoder de la sociedad (véase el Capítulo C4).

Existe un impulso en este sentido, más allá del insuficiente 15% de tipo mínimo del impuesto de sociedades que la mayoría de los países del mundo acordaron en 2021 pero que EE.UU. aún no ha aplicado, más aún bajo una segunda administración Trump. En octubre de 2023, el secretario general de la ONU, Antonio Guterres, emitió un proyecto de resolución pidiendo la negociación formal de una Convención Fiscal de la ONU jurídicamente vinculante, una moción planteada por primera vez por el Grupo de naciones africanas. Fue adoptada por la Asamblea General de la ONU el 22 de noviembre de 2023, con las negociaciones formales para un proyecto de convención ahora en marcha. Ocho países se opusieron a la resolución: Australia, Canadá, Israel, Japón, Nueva Zelanda, República de Corea, Reino Unido y EE.UU., a los que más tarde se unió el gobierno de extrema derecha de Milei en Argentina.[45]

¿Puede salvarnos la economía del bienestar?

Hay una última objeción al decrecimiento en cuanto a su (in)capacidad para movilizar a las masas: se percibe como demasiado negativo, ya que para mucha gente el crecimiento (fuera del cáncer, las zoonosis, la resistencia a los antimicrobianos o, en este caso, la economía capitalista) se ve como algo positivo que afirma la vida. Se ha añadido otro término a la lista del reseteo económico mundial: la economía del bienestar.[46] En términos más sencillos, una economía del bienestar es aquella que persigue una asignación global equitativa de los recursos que las personas necesitan para llevar una vida sana dentro de los límites ecológicos de nuestro planeta. Al igual que transformar el capitalismo, esto es más fácil de decir que de hacer, especialmente cuando algunas personas lo extienden a minimizar el impacto de las actividades humanas en todas las demás especies vivas, restaurando nuestro entorno natural, y poner fin a la actual sexta extinción masiva generada por los seres humanos.

La OMS respaldó en parte la idea de la economía del bienestar al crear en 2020 un Consejo sobre la Economía de la Salud para Todas las personas, integrado exclusivamente por mujeres y compuesto por algunas de las economistas heterodoxas y feministas más destacadas del mundo. Durante sus dos años de mandato, el Consejo publicó una serie de informes políticos bien documentados que culminaron en una serie de recomendaciones de alto nivel destinadas a "transformar los sistemas económicos y co-crear una guía de diseño de política económica para cambiar el éxito de la sociedad más allá del crecimiento del PIB y, en su lugar, ofrecer un bienestar compartido".[47] Ninguna de las recomendaciones del Consejo resultará extraña a las personas activistas de la salud pública, muchos de las cuales llevan mucho tiempo defendiendo la justicia fiscal y ambiental, la equidad económica, la igualdad de género, los derechos humanos colectivos, la soberanía alimentaria y unos gobiernos debidamente financiados que protejan y amplíen el espacio para la participación pública en la elaboración de políticas.

En 2022, la colaboración del Club de Roma publicó su informe *Earth4All*,[48] que se hacía eco de gran parte de las recomendaciones del Consejo de la OMS. En él se identificaban 5 grandes cambios (eliminar la pobreza, reducir la desigualdad, empoderar a las mujeres, transformar los sistemas alimentarios y transformar los sistemas energéticos) – hay poco desacuerdo con estas aspiraciones de alto nivel– y 17 directrices políticas específicas para lograrlos. Siguiendo la modelización que el Club de Roma hizo 50 años antes en su estudio sobre el *Límite del Crecimiento*,[49] *Earth4All* proyecta dos escenarios. El primer escenario (denominado "Demasiado poco y demasiado tarde") muestra las posibles consecuencias de continuar el desarrollo mundial siguiendo la misma dinámica que de 1980 a 2020, en la que las personas líderes políticas y la industria hablan de boquilla de reducir las emisiones mientras se obsesionan con el crecimiento. Las tasas de participación laboral y la confianza en el gobierno disminuyen, se produce un aumento constante de la huella ecológica y una pérdida creciente de biodiversidad. La pobreza persiste en la mayor parte del mundo, con una desigualdad desestabilizadora en el mundo rico y un aumento espectacular del Índice de Tensión Social. En 2100, la temperatura mundial supera los 2,5 C, sobrepasando la mayoría de los umbrales críticos de los ecosistemas. El segundo escenario (el "Gran Salto") supone que los gobiernos comienzan a adoptar las 17 reformas políticas del Informe, lo que lleva a un resultado más optimista en 2100, con la pobreza prácticamente eliminada, la desigualdad disminuyendo, el calentamiento global estabilizándose por debajo del nivel de 2,0 C y un "índice de bienestar" que sigue subiendo.

Pero, ¿es probable que los Estados acepten el desafío que supone una economía del bienestar para las prácticas consumistas y depredadoras del capitalismo? Probablemente no. A pesar de que algunos países han mostrado cierto interés por el concepto, de que existe una Alianza para la Economía del Bienestar con más de 200 organizaciones miembros y de que algunas agencias de la ONU (incluida la OMS) lo promueven, hay demasiadas pruebas históricas de que los Estados están en connivencia con los intereses a corto plazo del capital, en lugar de desafiarlos por la fuerza, aparte de lanzar algunas migajas políticas ligeramente redistributivas en dirección a los personas marginadas. El Estado moderno que surgió tras el Tratado de Westfalia de 1648, que puso fin a las guerras religiosas de Europa, surgió al mismo tiempo que el capitalismo; Estado y mercado han estado unidos desde entonces. Muchos economistas heterodoxos consideran que los treinta años de posguerra que comprimieron las obscenas desigualdades de la "Edad Dorada" de antes de la guerra fueron una anomalía capitalista que probablemente no se repetirá. Y, recordemos, este periodo de posguerra fue también el amanecer del consumo masivo, excesivo y destructor del planeta.

Pocas iniciativas de economía del bienestar denuncian explícitamente el capitalismo (incluido el Consejo de Economía de la Salud para Todas las personas de la OMS, aunque la colaboración *Earth4All* se acerca) o adoptan políticas fiscalmente desafiantes. También existe el riesgo de la performatividad, de que a los gobiernos se les ocurran algunos indicadores nuevos mientras el planeta se cuece, el capitalismo neoliberal se transforma en capitalismo autoritario, mercantilista radical u oligárquico, y el Reloj del Juicio Final del consejo asesor del *Boletín de los Científicos Atómicos* se mueve a 90 segundos de la medianoche, lo más cerca que ha estado nunca. Más del 80% de los países del mundo están "reconstruyendo peor", no mejor, con el gasto en salud y social en declive, los impuestos volviéndose regresivos, y la política laboral y los ingresos yendo en la dirección equivocada[50] – siendo las mujeres las que llevan la peor parte de los impactos asociados a estas dinámicas.

Al mismo tiempo, el lenguaje positivo de abundancia, bienestar y cordialidad de las economías del bienestar coincide con lo que las encuestas nos dicen que quieren muchos pueblos del mundo: una economía organizada en torno al bienestar, en lugar de en torno al crecimiento y la acumulación de capital. Con un fuerte énfasis en vivir en armonía con la naturaleza, una economía del bienestar tiene resonancia mundial, desde el *buen vivir* latinoamericano hasta el *ubuntu* sudafricano, el *lagom* sueco y los valores asociados con el budismo y el confucianismo.

Fundamentalmente, como subrayó el *Llamamiento a la Accion* de la 5ª Asamblea Mundial por la Salud de los Pueblos, organizada a Mar del Plata por el Movimiento por la Salud de los Pueblos de PHM:

> El capitalismo es infinito en su afán de lucro y consumo, pero el mundo en que vivimos es absolutamente finito, y sus límites físicos están siendo atacados y rebasados. Sólo un cambio radical que sustituya el modo de producción, consumo y vida generado por el capitalismo puede invertir esta tendencia destructiva.[51]

Para generar este cambio e invertir nuestra espiral descendente de degradación ambiental e injusticia social, es fundamental adoptar la política del ecosocialismo, en la que los principios de la economía socialista se entrelazan con el feminismo agroecológico del buen vivir y otros sistemas de conocimiento indígenas. Muchas de las reivindicaciones del ecosocialismo coinciden con las de las personas defensoras de las economías del bienestar, pero el ecosocialismo pretende explícitamente anular (y no sólo reformar) los elementos fundamentales del capitalismo.

> Al sintetizar los principios básicos de la ecología y la crítica marxista de la economía política, el ecosocialismo ofrece una alternativa radical a un statu quo insostenible. Rechazando una definición capitalista del "progreso" basada en el crecimiento del mercado y la expansión cuantitativa... aboga por políticas fundadas en criterios no monetarios, como las necesidades sociales, el bienestar individual y el equilibrio ecológico.[52]

Desde el punto de vista estratégico, muchos movimientos ecosocialistas defienden la importancia de la acción prefigurativa, combinando una crítica enérgica y continua de la ideología capitalista imperante (como en esta edición y en ediciones anteriores de *Global Health Watch*) con la creación y el apoyo inmediatos a formas localizadas de sistemas económicos no mercantilizados (no capitalistas) (por ejemplo, sistemas de intercambio locales o no monetarios, diversas formas de cooperativas, proyectos de sostenibilidad ambiental). Tales iniciativas "prefiguran" el aspecto que podría tener un sistema económico transformado, si se lograra mediante la revolución, la evolución o la necesidad ecológica a escala política.

A corto plazo, sin embargo, nuestra economía política mundial aún tiene que liberarse de forma sustancial de las depredaciones de un capitalismo en transformación. Los próximos años serán difíciles. El mundo ya ha pasado por esto. El filósofo y activista italiano Antonio Gramsci, en sus Cuadernos de la cárcel, escritos cuando el colapso del mercado de valores de 1929 condujo a la Depresión de los años treinta, tras una brutal guerra mundial de la que los países beligerantes aún no se habían recuperado, señalaba lo siguiente:

> El viejo mundo agoniza y el nuevo lucha por nacer. Ahora es el momento de los monstruos.

Aunque se cita a menudo, es una cita ligeramente errónea o una versión popularizada de lo que Gramsci escribió en realidad:

> Lo viejo agoniza y lo nuevo no puede nacer: en este interregno se producen los más variados fenómenos morbosos.

Los fenómenos mórbidos a los que se refiere Gramsci incluyen el fascismo surgido de una crisis del capitalismo (y más tarde el nazismo en Alemania), pero también en su época un giro hacia una posición comunista de ultraizquierda que legitimó el ascenso de Stalin al poder autoritario.[53] Sea como fuere, y tanto si se trata de autoritarismo de derechas como de izquierdas, el mensaje que debemos llevarnos a casa es que era (entonces) "una época de monstruos" y es (ahora) en la que nos encontramos de nuevo.

Pero Gramsci también escribió sobre el activismo que necesitaba el nuevo mundo en su lucha por nacer, y así fue:

> Pesimista por intelecto, pero optimista por voluntad.

Y lo único que sostiene esa voluntad es el apoyo de otras personas dispuestas y capaces de decir la verdad, a pesar de los nuevos riesgos que ello pueda entrañar.

Es importante reconocer los esfuerzos que tantas personas han hecho, y siguen haciendo, para alumbrar un nuevo mundo de bienestar o economías ecosocialistas y el ethos y las prácticas del buen vivir.

En los numerosos capítulos que siguen de esta nueva edición hemos intentado arrojar luz sobre los esfuerzos activistas, exitosos o no, en la lucha permanente por la salud y la supervivencia planetaria.

Lista de referencias

1. Vargas, Elon Musk on pace to become world's first trillionaire by 2027, report says, The Guardian, Sep 8, 2024, https://bit.ly/41JhbMq
2. Richardson et al., Earth beyond six of nine planetary boundaries, 2023, Science Advances, 9(37), doi 10.1126/sciadv.adh2458, https://bit.ly/4hYOFeM
3. Center for Climate Integrity, Deception Documents, (nd), https://bit.ly/3QPxQaP
4. International Institute for Sustainable Development, Carbon Minefields Oil and Gas Exploration Monitor, Oct 24, 2024, https://bit.ly/4hGYi1f

5. Noor & Carrington, Cop29 climate finance deal criticized as 'travesty of justice' and 'stage-managed', The Guardian, Nov 24, 2024, https://bit.ly/4ca1CB9

6. Vince, The century of climate migration: why we need to plan for the great upheaval, The Guardian, Ago 18, 2022, https://bit.ly/3FCA6jw

7. World Health Organization: Regional Office for Europe, Declaration of Alma-Ata, 1978, World Health Organization. Regional Office for Europe, WHO/EURO:1978-3938-43697-61471, https://bit.ly/4j5j3F9

8. Amin, A note on the concept of delinking, Review (Fernaud Braudel Center) 10(3),435-44,1987, https://www.jstor.org/stable/40241067

9. Adler, Gandikota-Nellutla & Galant, Comprehensive Program of Action on the Construction of a New International Economic Order: a handbook for an insurgent South in the 21st century, Progressive International, Sep 22, 2024, https://bit.ly/3FJaqla

10. Lebow, Price Competition in 1955, Journal of Retailing, 31(1)

11. Jahan & Mahmud, What is Capitalism? International Monetary Fund, (nd), https://bit.ly/42iYNdt

12. Global Economy, China: Foreign Direct Investment, percent of GDP, 2024, https://bit.ly/3DUxOvq

13. Global Economy, Foreign Direct Investment, percent of GDP – Country rankings, 2023, https://bit.ly/4i856pb

14. Harvey, The New Imperialism, Oxford: Oxford University Press, 2003

15. Watts, BlackRock accused of contributing to climate and human rights abuses, The Guardian, Nov 20, 2024, https://bit.ly/42iaTDz

16. Mercer, Mercer CFA Institute Global Pension Index 2022 calls for super mindset shift, Oct 11, 2022, https://bit.ly/3QQAWeH

17. International Swaps and Derivatives Association, Key trends in the size and composition of OTC derivative markets in the first half of 2023, Dec 2023, https://bit.ly/3E3W7X0

18. Ortiz & Cummins, Austerity: The new normal – A renewed Washington consensus 2010-24, SSRN, Oct 1, 2019, https://bit.ly/4jqU2ob

19. Ortiz & Cummins, End Austerity, A Global Report on Budget Cuts and Harmful Social Reforms in 2022-25, ActionAid (et al), Sep 2022 https://bit.ly/4iMeYWC

20. Armine Yalnizyan, The care economy is the foundation of the economy, CCPA Monitor, otoño 2024, https://bit.ly/4j8RF9m

21. Harvey, Vulture funds prey on developing countries, ROAR News, Feb 27, 2023, https://bit.ly/3FI2ssC

22. International Monetary Fund, World Economic Outlook: Policy Pivot, Rising Threats, Oct 2024, https://bit.ly/443aVR9

23. Zhu, Charted: $315 trillion in global debt, by sector, Visual Capitalist, Sep 9, 2024, https://bit.ly/42l3dR6

24. Ghosh, SDRs are the great untapped source of climate finance, Project Syndicate, Dec 12, 2023, https://bit.ly/3XBMnea

25. Oxfam International, A billionaire emits a million times more greenhouse gases than the average person, Oxfam International, Nov 7, 2022, https://bit.ly/41KUmYO

26. Castelvecchi, Will AI's huge energy demands spur a nuclear renaissance? Nature 635, 19-20, Oct 25, 2024, https://bit.ly/3QQq4xy

27. World Trade Organization, Goods barometer rises above trend, signaling upturn in trade volume, WTO Trade Barometer, Sep 4, 2024, https://bit.ly/41KflWa

28. Ekbladh, No, the world isn't heading toward a new Cold War – it's closer to the grinding world order collapse of the 1930s, The Conversation, Ago 23, 2024, https://bit.ly/4hQuMGG

29. Meadows, Meadows, Randers, & Behrens, The Limits to Growth: A Report for the Club of Rome's Project on the Predicament of Mankind. Hanover, Dartmouth College: Dartmouth Libraries; 1972

30. Kyriakopoulou, Kyriacou & Pearson, How does trade contribute to climate change and how can it advance climate action? Grantham Research Institute on Climate Change and the Environment, Jun 12, 2023, https://bit.ly/3QQd8HT

31. Kanth, Trade: BRICS rejects CBAMS, UNCTAD embraces carbon pricing policies, Third World Network Info Service on Climate Change, Oct 28, 2024, https://bit.ly/4j3lDv9

32. Rustad, Siri Aas, Conflict Trends: A Global Overview, 1946-2023. PRIO Paper. Oslo: PRIO 2024, https://bit.ly/3DJEzAl

33. Labonté R, Martin G, Storeng K. Editorial: Whither globalization and health in an era of geopolitical uncertainty? Globalization and Health 2022;18(87), https://bit.ly/4i88hND

34. Ball, 12 predictions for global geopolitics for 2019 through 2025-and beyond, Global Security Review, 2019, https://bit.ly/42jU2jR

35. Tennis, Russia ramps up global elections interference: Lessons for the United States, Center for Strategic and International Studies, Jul 20, 2020, https://bit.ly/3DSkUOG

36. The Globalist, BRICS vs, the G7, The Globalist, Oct 23, 2024, https://bit.ly/42bTAD9

37. Dolgin & Turner, De-dollarisation: More BRICS in the wall, ING Think, Oct 23, 2024, https://bit.ly/3QR5j4M

38. Associated Press, Trump threatens BRICS nations with 100% tariff if they replace US dollar, AP Press, Nov 30, 2024, https://bit.ly/3Y5w5u1

39. Black, Liu, Parry & Vernon-Lin, IMF fossil fuel subsidies data: 2023 update, IMF Working Papers, Ago 24, 2023, https://bit.ly/42b9jT3

40. Greenfield, Global spending on subsidies that harm environment rises to $2.6tn, report says, The Guardian, Sep 18, 2024, https://bit.ly/4239sHV

41. QERY, Trade Unions Worldwide, Abr 2024, https://bit.ly/3FLxtMf

42. World Bank datasets. The dataset for untaxed income may be retrieved from https://bit.ly/3RlktiK. The dataset for global GDP may be retrieved from https://bit.ly/3QOgpHR. Access Nov 24, 2024

43. Turchin, The deep historical forces that explain Trump's win, The Guardian, Nov 30, 2024, https://bit.ly/3XB0HUd

44. Garay, Towards a WISE – Wellbeing in Sustainable Equity – New Paradigm for Humanity, Policies for Equitable Access to Health (blog), Dec 13, 2023, https://bit.ly/3FJSaIn

45. Tax Justice Network, United Nations General Assembly votes overwhelmingly to begin historic, global tax overhaul, Nov 27, 2024, https://bit.ly/3FLxVKr

46.\ Dixson-Decleve & McLeod, 21st century wellbeing economics: The road to recovery, renewal & resilience, The Club of Rome Economic Recovery, Renewal & Resilience Series (volume 1), Feb 2021, https://bit.ly/43Z1xhh

47. WHO Council on the Economics of Health for All. Health for All – Transforming Economies to Deliver What Matters: Final Report of the WHO Council on the Economics of Health for All. Geneva: World Health Organization; 2023. https://www.who.int/publications/m/item/health-for-all--transforming-economies-to-deliver-what-matters

48. Club of Rome, Earth4All Report: Sep 2022-Sep 2023, 2023, https://bit.ly/3XZOx7h

49. Meadows, Meadows, Randers & Behrens III, The Limits to Growth, A report for the Club of Rome, 1972, https://bit.ly/3E4JM5F

50. Kamande, Walker, Martin & Lawson, The commitment to reducing inequality index 2024, Oxfam Report, Oct 2024, https://bit.ly/4l110ln

51. Movimiento por la Salud de los Pueblos, ASP5 Mar del Plata, Llamado a la Acción, 2024, https://bit.ly/42l601y

52. Lowy, Why ecosocialism: For a red-green future, Great Transition Initiative, Dec 2018, https://bit.ly/43Mmc8z

53. Achcar, Morbid symptoms: What did Gramsci really mean? Notebooks: The Journal for Studies on Power, 1(2), 379-387, Feb 14, 2022, https://bit.ly/4c38RKO

La Vida en el Centro: Ecofeminismos y Feminismos Ecoterritoriales en la Disputa por la Vida

Introducción

El mundo vive un momento de profundización de los eventos extremos relacionados con una crisis ecológica y climática generalizada. Se observan con más frecuencia las inundaciones, incendios, crisis hídricas y energéticas, sequías y la pérdida de biodiversidad. Todas estas catástrofes ya venían siendo experimentadas por las comunidades, los pueblos y territorios que están en áreas donde los extractivismos, como la agricultura y ganadería intensivas, la megaminería, el fracking y otros tipos de extractivismo predatorios, así como falsas soluciones, como complejos eólicos y fotovoltaicos, están presentes. Las alertas respecto de las consecuencias de la crisis climática -que en los últimos años se hacen más visible a todos los sectores de la sociedad- siempre estuvieron presentes, sin embargo la invisibilidad y en ocasiones la negación respecto de las vivencias y opiniones de los grupos indígenas, campesinos y comunidades afectada, no permitía que se comprendiera en toda su magnitud la dimensión de la crisis.

La crisis actual posee diversas dimensiones. Se podría decir que vivimos una "crisis integral", esto significa que no se puede pensar solo en una crisis ambiental, es necesario comprender la crisis en su integralidad para entender cómo llegamos a este estado de colapso de los sistemas de funcionamiento del mundo. En este sentido, la crisis económica y política no puede ser separada de la ambiental, y tampoco se puede dejar de pensar en la crisis ética que nos afecta como civilización.

Esta crisis ética está íntimamente relacionada a la falta de cuidado con el medio ambiente, a la separación entre los seres humanos y la Naturaleza, y, sobre todo, al lugar otorgado a las tareas de cuidado dentro del sistema capitalista. No es por casualidad que los sistemas de cuidado y los trabajos reproductivos, o sea, aquellos que no están directamente relacionados a la producción de bienes y servicios, ocupan un lugar secundario en las sociedades.

La falta de reconocimiento de la necesidad de cuidados invisibiliza la causa central de los problemas que afectan a los seres humanos y no humanos, y el entorno donde viven. Es ésta la ética que se puede encontrar en comunidades que están más vinculadas al entorno natural y que tienen una relación íntima con los territorios, como es el caso de las comunidades originarias y campesinas (véase el Capítulo A3). Asimismo los feminismos territoriales, populares, comunitarios y campesinos vienen, desde hace varias décadas, cuestionando la lógica productivista que pone la vida y su sustentabilidad en segundo plano, y que delegan a las mujeres y cuerpos feminizados las tareas de cuidado.

Desde esta ética compartida, de poner la vida en el centro del debate, los ecofeminismos plantean un quehacer distinto de aquellos que sólo reivindican derechos económicos, políticos, sociales y reproductivos. Los ecofeminismos entienden como entidades indisociables el cuidado de la vida humana y de los ecosistemas, y plantean que es necesario refundar las lógicas civilizatorias, siendo necesario entender que los seres humanos somos parte de la Naturaleza.

Tal comprensión sólo es posible si la relación es existente, es decir, si nos concebimos como humanidad no ajena a la Naturaleza, vínculo que históricamente se ha perdido en las sociedades modernas, en que la Naturaleza ha sido cosificada. Del mismo modo, son los territorios colonizados en que esta relación es mucho más nítida y se mantiene, por ello la necesidad de descolonizar el imaginario es fundamental para los ecofeminismos. Este proceso de descolonización tiene un fuerte componente antirracista, ya que se comprende que los procesos de colonización fueron llevados adelante a través del genocidio de pueblos originarios y afro-descendientes, operando a su vez como ecocidio, como destrucción de los ecosistemas.

El proceso de colonización no sólo dominó a pueblos y territorios, sino que puso las poblaciones y los territorios colonizados en un lugar subalterno. Es un proceso que todavía sigue presente, y los ecofeminismos entienden que el extractivismo es una de las caras de esta continuidad. Las enormes desigualdades presentes en estas regiones del mundo, como es el caso de América Latina y África, es una consecuencia de esta lógica colonialista que condena a estas poblaciones a la pobreza y a vivir en condiciones inhumanas.

En este sentido, los feminismos interseccionales, que entienden el cruce entre el género, la clase y la raza, son fundamentales para la construcción de una lucha feminista integral, justa y que abarque a todas las realidades existentes en el mundo. La dimensión transfronteriza de los feminismos, que desafía las lógicas capitalistas de división mundial, es una potente herramienta contra lo que el Movimiento de Mujeres y Diversidades Indígenas por el Buen Vivir nombran "terricidio".

El terricidio es el asesinato constante de territorios, formas de vida e imaginarios que plantean una vida plena, sana y en armonía con la Naturaleza. Para los ecofeminismos, esta práctica política, comunitaria y afectiva es una insistencia en la supervivencia, una propuesta para vivir en un mundo en crisis, y desde donde pensar y habitar las posibles salidas.

El extractivismo como colonialidad de la Naturaleza y terricidio

La colonialidad de la Naturaleza[1,2], entendida como la imposición de un imaginario moderno donde la Naturaleza es percibida como portadora de materias primas y recursos naturales, cosificándola, también responde a una colonialidad de género[3], donde las mujeres han sido concebidas como Naturaleza, habitando lo salvaje, lo irracional, lo liminal, y con ello fundamentando el control y disciplinamiento de los cuerpos feminizados de pueblos originarios, afro, migrantes, campesinas y de sectores urbanos populares. Es así que el extractivismo, entendido como la extracción ilimitada e intensiva de elementos naturales para la generación de ganancias mediante su exportación y circulación en los mercados globales[4], no sólo refleja dinámicas patriarcales sino que refuerza el patriarcado, en que sus efectos se intensifican ante vidas precarizadas y cruzadas por diversas violencias estructurales.[5] Por ello hablamos de repatriarcalización de los territorios.

El extractivismo corresponde al modo en que el capitalismo operó y sigue operando en continentes como el americano, Abya Yala, nominación de las comunidades originarias kuna de Panamá para referirse a esta territorialidad, y que permite lo que autores van a llamar la acumulación originaria, que se sostiene mediante una acumulación, de tierras y sujetos, por desposesión[6] mediante la explotación de mano de obra esclavizada y precarizada y de la propia Naturaleza. Es así que el ideario de desarrollo y la consolidación de economías centrales del Norte Global han sido a costa de la colonialidad y el despojo de cuerpos, pueblos y territorios del Sur Global. Como dijeran Brand y Wissen (2021) el modo de vida imperial de las sociedades modernas se basa en la explotación y degradación de los llamados "otros", donde, para sostener sus estándares de vida, requieren perpetuar la precariedad estructural de pueblos en sacrificio, que fueron concebidos como Tercer Mundo.[7]

El extractivismo ha generado diversos procesos de desterritorialización, desplazamiento y migración, en un contexto actual de profundización del ecocidio, poniendo en riesgo la propia existencia de la humanidad, de diversas especies y de la Naturaleza, por lo que como se señala en la introducción, el Movimiento de Mujeres Indígenas por el Buen Vivir, de Puelmapu (territorio mapuche en Argentina) ha optado por hablar más bien de terricidio.

Se habla de terricidio al asesinato no sólo de los ecosistemas tangibles y de los pueblos que lo habitan, sino también al asesinato de todas las fuerzas que regulan la vida en la tierra, a lo que llamamos ecosistema perceptible. Entendemos que el terricidio es consecuencia del modelo civilizatorio dominante, que está poniendo en riesgo nuestro futuro en el planeta y que hoy se manifiesta a través del cambio climático y sus consecuencias.[8]

Feminismos eco-territoriales en Abya Yala

En esta última década, se han ido posicionando miradas ecofeministas, que se han situado como feminismos eco-territorialesi desde la defensa territorial y la organización, resistencia e imaginación colectiva de mujeres y disidencias* y

---

*Identidades, prácticas culturales, movimientos sociales y políticos que cuestionan la heterosexualidad como norma social hegemónica.

feminismos, en torno a diversas conflictividades socioambientales, y (re)creando alternativas al extractivismo desde experiencias de gestión comunitaria de las aguas, de soberanía y autodeterminación alimentaria y energética tanto en territorios urbanos como rurales, así como también a través de la consolidación de circuitos cortos de economías territoriales.[10]

Es así que nos encontramos con experiencias como la Asamblea de Mujeres y Disidencias del Movimiento por el Agua y los Territorios en Chile (MAT), Mujeres y la Sexta en México, que han desarrollado propuestas de gestión comunitaria de las aguas, considerando la gestión por cuenca y sub-cuenca, integrando saberes ancestrales, donde las mujeres cumplen roles, y se reconoce públicamente su labor, tanto en la administración como en los cuidados de los diversos cuerpos de agua.

Hablamos de experiencias políticas feministas y ecologistas de diferentes partes de América Latina, llamada también Abya Yala, en el marco de una crisis ecológica y climática que ponen en cuestión nuestra propia existencia, a partir del proceso creciente de feminización y descolonización de las luchas en el continente en torno a la defensa de los cuerpos, la tierra y el territorio, de lucha contra la matriz de opresión colonial de raza, de sexo, de clase.

Los feminismos eco-territoriales se posicionan desde otras cosmovisiones que no sean antropócentricas, en que la montaña, el río, los animales son parte de una red de relaciones, del tejido de la vida, contrarias a las lógicas de despojo del capitalismo.[11]

Uno de los puntos a destacar en estos feminismos es la reivindicación de una justicia restaurativa (véanse los Capítulos B4 y E2), tanto de los ecosistemas como de una justicia para y desde los pueblos, a partir de la experiencia de los juicios éticos, populares y feministas, ante necesidad de otra justicia, feminista, comunitaria, plurinacional, en defensa de las mujeres, las disidencias, la esde prácticas antirracistas y antiextractivistas que evidencien las tramas de las injusticias.[12]

El extractivismo también es patriarcado

Los feminismos eco-territoriales buscan visibilizar la vinculación entre extractivismo y patriarcado, visibilizando las violencias estructurales asociadas a la explotación y degradación de los territorios y su afectación en los cuerpos que ahí habitan, en que, por ejemplo, las mujeres han sido las más afectadas por la ecológica y climática. Es por ello que podemos decir que las problemáticas socioambientales son también violencia estructural de género.[13] Por ejemplo, los impactos de la situación de escasez hídrica y la contaminación de las aguas se profundizan en las mujeres, niñeces y disidencias, ya que son quienes más cumplen roles asociados al cultivo y cuidado de los cultivos. Son las mujeres quienes más realizan labores de riego, y las más vinculadas con la tierra y la productividad de sus diversos ciclos, y del mismo modo quienes cumplen el rol de reproducir el agua. Por la misma razón es que observan el monocultivo como amenaza directa a sus cuerpos, tanto por la aplicación de los agro-tóxicos, plaguicidas, como por la degradación ambiental.

Las actividades extractivistas impactan la vida, los territorios y las propias dinámicas de autocuidado de las mujeres. Cuando se habla de escasez hídrica, se invisibilizan a las mujeres que están menstruando, las que están amamantando y quienes necesitan el agua todo el tiempo como forma de gestionar sus cuidados y las de otras personas, además de la chacra y los animales, relegándolas al cuidado y al trabajo doméstico debido a la intensificación de la precarización de sus vidas que genera la instalación y perpetuación del extractivismo.[14]

Las negociaciones y resolución de los conflictos socioambientales también son capturadas por lógicas patriarcales. Cuando ingresan las empresas extractivas, si es que informan de sus actividades, mayoritariamente son los hombres de las localidades o territorios afectados los notificados. Lo mismo sucede cuando se realizan negociaciones para detener una obra o aminorar sus impactos socioambientales. Las mujeres son reducidas al espacio privado y a la desinformación permanente, mientras que los varones de sus organizaciones son quienes negocian. Del mismo modo, diversas mujeres movilizadas en Abya Yala señalan que en las propias organizaciones mixtas se invisibiliza su presencia, siendo mayoritariamente hombres los que imponen las decisiones, los cursos de acción, tiempos, sin considerar las otras formas de organizar la vida. Por ello hoy no sólo se disputa la salida de proyectos extractivistas sino también la importancia del reconocimiento del quehacer de las mujeres en la defensa territorial.

Colocar la vida en el centro desde el cuerpo/territorio

Una de las consignas emblemáticas de los feminismos en Abya Yala ha sido colocar en el centro la vida, lo que incluye también la consideración de las vidas no humanas, como plantas, animales, espíritus y muertos, quienes son considerados como parte de la red de la vida, como señalara Lolita Chávez, miembro del Consejo de Pueblos K'iche's por la Defensa de la Vida, Madre Naturaleza, Tierra y Territorio (CPK).

Es en ese marco de existencia, que serán las mujeres, quienes históricamente han estado vinculadas a los cuidados y a la reproducción de la vida, las primeras en vivenciar los efectos del extractivismo, siendo este punto el punto de partida de los feminismos ecoterritoriales latinoamericanos, "la defensa de las condiciones de vida frente a la amenaza de la contaminación y/o la denuncia de los impactos sobre la salud, el aire y el ambiente".[15]

Las mujeres y disidencias de diversos pueblos y territorios se irán entretejiendo en torno a entramados comunitarios[16], en tanto espacio de cuidado y solidaridad, para enfrentar las condiciones de precarización y violencia estructural que traen las actividades extractivistas, siendo al mismo tiempo las primeras en salir a protestar y en organizarse ante la instalación y expansión de estos proyectos. Estos entramados comunitarios no sólo dan cuenta de una subjetividad colectiva sino posibilitan la reproducción material y simbólica de la vida colectiva, y las propias condiciones de existencia en el tiempo.

Lo comunitario deviene en la fuerza política desde donde se construye resistencia y organización para la vida, a través de la conformación de un cuerpo

Figura 1: Mapa cuerpo-territorio

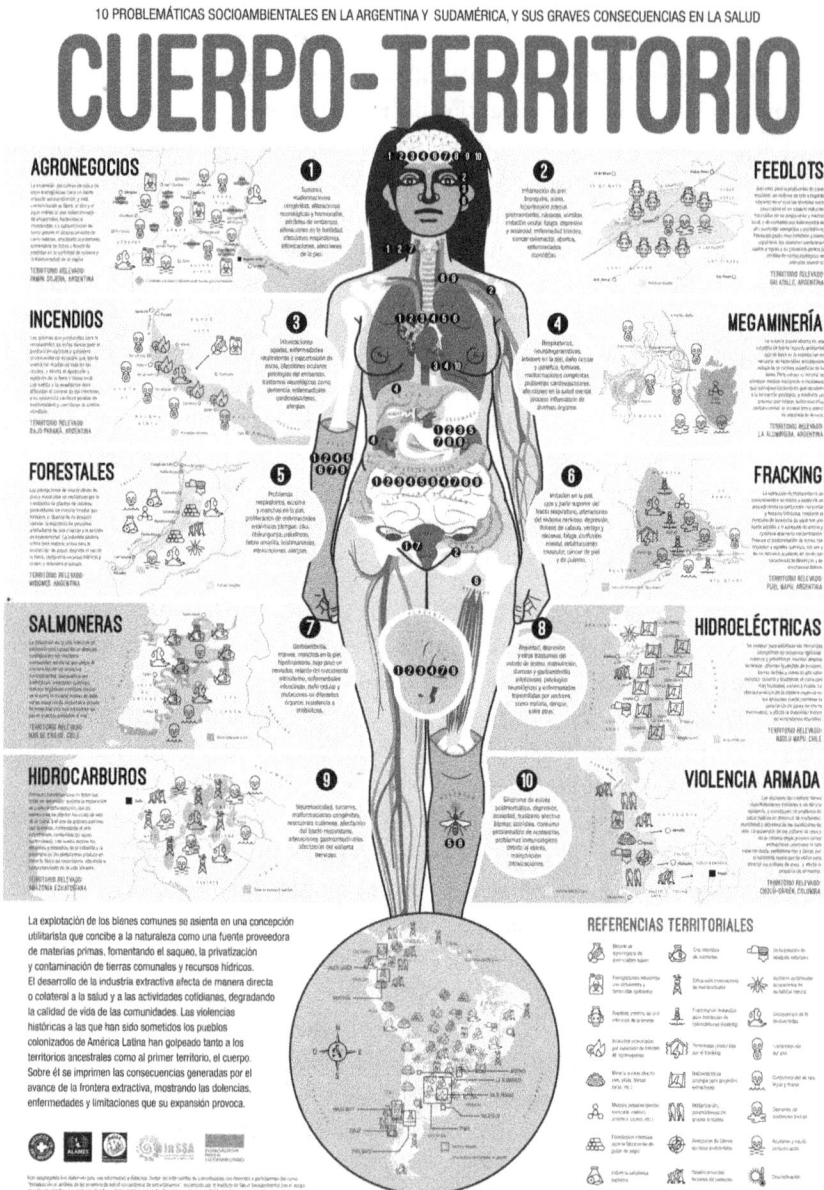

Instituto de Salud Socioambiental, Universidad Nacional de Rosario (Argentina)

Descarga el Póster Cuerpo-Territorio: https://bit.ly/445DT2o

que traspasa el orden de lo individual, deviniendo en un cuerpo comunitario[17], constituido por saberes y quehaceres colectivos, que también es político, el cual ha sido nombrado y construido a partir de discursos que han justificado su opresión, explotación y enajenación. Hoy los cuerpos de mujeres, niñas y disidencias devienen en cuerpos/territorios con historia, memoria y conocimientos al cual habitar trenzando las dimensiones emocional, espiritual y racional.[18]

Uno de los mayores aportes para pensar la defensa de las aguas y los territorios viene de un giro epistemológico dado desde los feminismos comunitarios en Bolivia y Guatemala, incorporando la noción de cuerpo-territorio, y también la triada cuerpo-tierra-territorio, siendo una de las mayores referentes Lorena Cabnal, parte de la Red Ancestral de Sanadoras del Feminismo Comunitario, Tzk'at.[19]

Para Cabnal (2010), la noción del cuerpo-territorio permite la recuperación consciente de "nuestro primer territorio cuerpo", como un acto político emancipatorio y en coherencia feminista con "lo personal es político", "lo que no se nombra no existe".[20] El cuerpo ha sido un territorio en disputa por el patriarcado, el colonialismo, el racismo y el capitalismo, para ejercer su dominio desde y sobre el cuerpo de las mujeres, niñas y disidencias, y por ello la necesidad de subvertir este mandato.

La potencia transgresora, transformadora, y creadora que posee la disputa por los cuerpos y territorios ha dado pie a una posible sanación colectiva mediante la recuperación espiritual y de los saberes ancestrales de las abuelas[21], facilitando procesos de reconexión no sólo con la propia corporalidad sino también con la Naturaleza. Por otra parte hablar de territorio-tierra es reconocer y situar en un espacio determinado la vivencia, el habitar y la vida misma de los cuerpos, que constituyen un cuerpo comunitario, territorio-tierra cruzado históricamente por el extractivismo y hoy las falsas soluciones, degradando, despojando y contaminando el cuerpo-territorio, además de perpetuar las violencias estructrurales.

Frente a lo descrito, se ha reivindicado no sólo como herramienta metodológica sino también política, la realización de mapeos corporales desde donde identificar las dolencias y consecuencias del extractivismo en los cuerpos de mujeres y disidencias en territorios en conflictos socioambientales a causa de actividades extractivistas como de falsas soluciones -como las que plantean salidas a través de la financiarización de la Naturaleza y otros proyectos ecocapitalistas y contaminantes- , para luego mapear desde el mismo cuerpo las posibilidades de construcción de alternativas y de buenos vivires (véase el Capítulo A3).

Muchos de estos mapeos se inician mediante el dibujo de una silueta de una participante, donde cada persona luego va colocando palabras, dibujos o íconos en al algún punto del cuerpo en que se viven o expresan dolencias físicas y mentales producto de la actividad extractivista que les aqueja.

Hacia una ética y política de los cuidados

Los feminismos eco-territoriales han ido delineando una ética y política de los cuidados desde los buenos vivires, centrándose en el autocuidado para la defensa de los territorios, pero además haciendo mención a cómo las defensoras nos cuidamos, la necesidad de pensar el cuidado como colectivo, comunitario y como parte de la defensa de la Naturaleza.

Para sostener la defensa de las aguas y los territorios se requiere del autocuidado de la salud física, mental, espiritual y de la alimentación, promoviendo el uso y cuidado de huertas en el campo y en la ciudad, conociendo las plantas y hierbas que sanan y cuidando de las vidas animales, lo que se relaciona con la soberanía y la autodeterminación alimentaria, considerando tanto la producción, distribución y consumo de los alimentos, el cuidado de las semillas.[22]

Se asume como otro elemento esencial el cuidado de manera conjunta, asumiendo el trabajo organizacional de manera colectiva, buscando espacios de sanación y contención comunitaria desde los buenos vivires de los pueblos, promoviendo un vivir sabroso con nuestras tradiciones y entorno, asumiendo una alegre rebeldía (principio zapatista) desde la organización, reivindicando las prácticas de cuidados de los diversos pueblos que habitan y confluyen en esta lucha, además de consolidar redes y circuitos cortos de economías territoriales para la producción y reproducción de la vida más allá de las prácticas del capitalismo neoliberal, y hoy del capitalismo verde.

El cuidado del cuerpo-tierra-territorio implica el despliegue de saberes y prácticas tradicionales-ancestrales, como lo son conversar con las abuelas de los territorios, ceremoniar con y para las aguas, y el compartir experiencias de siembra del agua como mecanismo para favorecer la reproducción del agua, y de la vida de los ecosistemas. Pero también requiere de incentivar una gestión y manejo paritario del agua desde una perspectiva feminista territorial, popular, campesina e indígena.

Es por ello que se vuelve urgente disputar los sentidos comunes para la generación de procesos de reexistencia, desde la creación de las condiciones de existencia de pueblos y especies a través de la (re)territorialización comunitaria.

Lista de referencias

1 Albán A, Rosero J. Colonialidad de la naturaleza: ¿imposición tecnológica y usurpación epistémica? Interculturalidad, desarrollo y re-existencia. Nómadas. 2016;45:27–41. Disponible en: https://bit.ly/3Hl3R93

2 Nogales H. Colonialidad de la naturaleza y de la mujer frente a un planeta que se agota. Ecología Política - Cuadernos de debate Internacional. 2018;54:8–11. Disponible en: https://bit.ly/4duoBaH

3 Lugones M. Colonialidad y género. Tábula Rasa. 2008;9:73–101. Disponible en: https://bit.ly/3SdSylz

4 Gudynas E. Extractivismos. Ecología, economía y política de un modo de entender el desarrollo y la Naturaleza. Cochabamba: Centro de Documentación e Información Bolivia (CEDIB); 2015. Disponible en: http://bit.ly/43apT7b

5 Fernández F. Extractivismo y patriarcado: la defensa de los territorios como defensa de la soberanía de los cuerpos. Red Chilena Contra La Violencia Hacia Las Mujeres; 2019 p. 29-37. (Violencia estructural y feminismo).

6 Harvey D. El Nuevo Imperialismo. Madrid: AKAL; 2004.

7 Brand U, Wissen M, Jungwirth B. Modo de vida imperial: Vida cotidiana y crisis ecológica del capitalismo. Buenos Aires: Tinta Limón; 2021. 230 p.

8   Movimiento de Mujeres Indígenas por el Buen Vivir. Campamento climático. CLASCO. 2020. Disponible en: https://bit.ly/3FeDAJ9

9   Svampa M. Feminismos ecoterritoriales en América Latina Entre la violencia patriarcal y extractivista y la interconexión con la naturaleza. Madrid: Fundación Carolina; 2021. Report No.: 59 (2a época). Disponible en: https://bit.ly/3SQcXgA

10 Fernández F, Puente F. Trazar horizontes de futuro: herramientas para una ecología política feminista y popular. En: Fernández y Puente (Coords) Feminismos ecoterritoriales en América Latina. Buenos Aires: Fundación Rosa Luxemburgo; 2024. p. 3-8.

11 Fernández F, Puente F. Trazar horizontes de futuro: herramientas para una ecología política feminista y popular. En: Fernández y Puente (Coords) Feminismos ecoterritoriales en América Latina. Buenos Aires: Fundación Rosa Luxemburgo; 2024. p. 3-8.

12 Korol C. Los feminismos en el debate sobre la "justicia". La experiencia sobre los juicios éticos, populares y feministas. En: Fernández y Puente (Coords) Feminismos ecoterritoriales en América Latina. Buenos Aires: Fundación Rosa Luxemburgo; 2024. p. 103-22.

13 Fernández F. La defensa de las aguas en el Chile neoliberal: de la hidropolítica del despojo a la gestión comunitaria de las aguas. PAPELES de relaciones ecosociales y cambio global. 2023;163:115-24.

14 Fernández F. La lucha por la desprivatización del agua y su gestión comunitaria desde un feminismo ecoterritorial. Reflexiones desde la experiencia de la Asamblea de Mujeres y Disidencias del MAT. En: Fernández y Puente (Coords) Feminismos ecoterritoriales en América Latina. Buenos Aires: Fundación Rosa Luxemburgo; 2024. p. 189-204.

15 Svampa M. Feminismos ecoterritoriales en América Latina Entre la violencia patriarcal y extractivista y la interconexión con la naturaleza. Madrid: Fundación Carolina; 2021. Report No.: 59 (2a época). Disponible en: https://bit.ly/3SQcXgA

16 Gutiérrez R. Producir lo común. Entramados comunitarios y formas de lo político. Re-visiones. 2020;10. Disponible en: https://bit.ly/3H4Rk9K

17 Guzmán A. ¿Qué es feminismo para las feministas comunitarias? Cuadernillo de formación: Aguaceros. 2020 Sep;3:5-8. Disponible en: https://bit.ly/4dt8kTr

18 Gómez D. Mi cuerpo es un territorio político. Brecha Lésbica; 2012. (Voces descolonizadoras). Report No.: Cuaderno 1. Disponible en: https://bit.ly/3ST5ddG

19 Svampa M. Feminismos ecoterritoriales en América Latina Entre la violencia patriarcal y extractivista y la interconexión con la naturaleza. Madrid: Fundación Carolina; 2021. Report No.: 59 (2a época). Disponible en: https://bit.ly/3SQcXgA

20 Cabnal L. Acercamiento a la construcción de la propuesta de pensamiento epistémico de las mujeres indígenas feministas comunitarias de Abya Yala. ACSUR-Las Segovias; 2010 p. 22. (Feminismos diversos: el feminismo comunitario). Disponible en: https://bit.ly/4k83lKj

21 Cabnal L. Acercamiento a la construcción de la propuesta de pensamiento epistémico de las mujeres indígenas feministas comunitarias de Abya Yala. ACSUR-Las Segovias; 2010 p. 10-25. (Feminismos diversos: el feminismo comunitario). Disponible en: https://bit.ly/4k83lKj

22 Fernández F. La lucha por la desprivatización del agua y su gestión comunitaria desde un feminismo ecoterritorial. Reflexiones desde la experiencia de la Asamblea de Mujeres y Disidencias del MAT. En: Fernández y Puente (Coords) Feminismos ecoterritoriales en América Latina. Buenos Aires: Fundación Rosa Luxemburgo; 2024. p. 189-204.

Saberes Ancestrales y Populares para el Buen Vivir

C omo integrantes del Movimiento por la Salud de los Pueblos Latinoamérica (MSP-LA) tenemos el convencimiento de que el Buen Vivir –el Vivir Bien– es el camino para salir del sistema depredador que agrede nuestro planeta. Las formas de vivir que generan estos proyectos políticos están presentes en las sabidurías de los pueblos originarios* de todos los continentes. Es posible y apremiante reconocer y fortalecer las memorias ancestrales y regenerar creativamente modelos de convivencia más armónicos, más cooperativos y más dignos para las comunidades.

La crisis civilizatoria que atravesamos como humanidad requiere con urgencia de cambios profundos que están siendo inspirados, impulsados y convocados por estas maneras de vivir, presentes en la cotidianidad de los pueblos originarios, en sus prácticas, en sus lenguas y en sus maneras de luchar y de resistir.[1]

Los saberes ancestrales que cuidan la vida, existen en todos los territorios de nuestro planeta. En América Latina, así como en otras regiones, se viven fuertes procesos de reivindicación y reconocimiento de las prácticas que las expresan. Al comprender en profundidad las cosmovisiones de los pueblos que desde siempre han habitado nuestro planeta, reconocemos que hay otras maneras de mirar y vivir, que surgen de sentirnos pertenecientes a una fuerza superior a nosotras/os que al mismo tiempo nos constituye, es decir, de saber que somos naturaleza.

Como expresión de sus saberes, nuestros pueblos originarios custodian, en sus prácticas, diversidad de maneras de concebir la salud, que tienen en común la comprensión de salud como el devenir del bienestar colectivo. Desde estas sabidurías, la salud es la vida. Estas maneras de *sentipensar*† la salud, a la cuales adherimos como integrantes del MSP-LA, superan la visión mecanicista, individualista, medicalizada y mercantilizada de las concepciones hegemónicas.

A partir de estas concepciones de salud, es claro que el derecho a la salud no es solamente el derecho a la atención médica, y que salud no es igual a medicina, ya que salud se refiere al Buen Vivir, al Vivir Sabroso, al Küme Monguen, al Lekil Kujlejal, al Tinemi Yek, al Teko porá en el yvy mara'ey y otras expresiones propias de los pueblos en toda nuestra Casa Grande, la Madre Tierra. Maneras propias de sentir la salud que implican el reconocimiento de las capacidades

---

*Optamos en este escrito por referirnos a "pueblos originarios", teniendo en cuenta que en nuestras regiones es un término en discusión, así como "pueblos nativos" y "pueblos indígenas", y con este hacemos referencia a los pueblos nacidos en el lugar en el que habitan antes de procesos de invasión y colonización.

†Acción de pensar y sentir al mismo tiempo.

propias que toda persona y comunidad tiene para organizarse en salud, hacer cumplir sus derechos, cuidar la naturaleza y permanecer en bienestar.

Considerando que los procesos organizativos comunitarios han basado su trabajo y sus luchas en diferentes escenarios territoriales y sectoriales, defendiendo los saberes propios y ancestrales como fundamento de su desarrollo como pueblos, es posible y necesario avanzar en la comprensión intersectorial y plurinacional de la defensa del derecho a la salud desde el territorio, de manera articulada con la reivindicación de los saberes y de las experiencias de los pueblos. Cosmovisiones ancestrales que conllevan la reciprocidad y la convivencia armoniosa entre todos los seres, requieren el reconocimiento y la defensa de los Derechos de la Madre Tierra.

La diversidad de concepciones de salud presentes en nuestros territorios exige la creación de espacios amplios y permanentes para el diálogo de saberes, que posibiliten la construcción de políticas biocéntricas desde el sentimiento de pertenencia a la Madre Tierra.

En el Buen Vivir milenario está la esperanza. Las cosmovisiones emancipadoras originarias se revitalizan, se reconstituyen y pueden ser la base de los proyectos políticos de los pueblos, después de más de 520 años de resistencia. En el camino hacia la libre autodeterminación y autonomía de los pueblos, desde nuestro movimiento buscamos, incorporando estas prácticas, aportar para construir la soberanía de la salud en nuestros territorios.

El Buen Vivir es un proyecto político de vida, una cosmovisión; es el proceso de satisfacción y bienestar colectivo para potenciar la vida en equilibrio de la Madre Tierra y el Cosmos, para lograr la armonía y la continuidad entre naturaleza y sociedad. El Buen Vivir es otra manera de concebir la vida y de vivirla. Esta manera colectiva y ancestral de pararse frente a la vida es profundamente ecológica, espiritual, política y económica. No es nada nuevo, no es una moda y es mucho más que un modelo intelectual y que una propuesta académica-política. Su fuerza radica en que es una práctica de vida que implica la posibilidad de aprender de realidades, experiencias, prácticas y valores presentes desde tiempos inmemoriales en cada rincón del planeta, escurriéndose triunfal a través de las grietas de esta civilización capitalista.[2]

La vida como centro del sentir, pensar y hacer de nuestros pueblos, lo que constituye el llamado paradigma biocéntrico[3], es el camino que, desde sus luchas, saberes y prácticas cotidianas, está haciendo posible el cambio cultural que como trama de vida requerimos, para lograr el Buen Vivir de todas y todos. La lucha global por la salud y la vida se enraíza en las visiones ancestrales y populares, la posibilidad de un nuevo mundo está en entender estas raíces que conciben la vida como un todo, generando relaciones más saludables y armoniosas.

El sentimiento de pertenencia a la Madre Tierra se expresa en iniciativas y escenarios, tales como:

- Propuestas pedagógicas hacia el cambio cultural como: Las 7 A de la ALE-GREMIA*[4] (amor, aire, albergue, alimento, arte, agua, aprendizaje) y la AMISTOSOFÍA†[5]

- La Educación Popular en salud como política pública y forma de hacer que preserve y dialogue con los saberes populares y ancestrales y con el desarrollo de una pedagogía del cuidado que promueva un mayor respeto por la naturaleza, la autonomía y el compromiso con un proyecto de salud popular.

- Redes y solidaridades entre los pueblos.

- Organizaciones territoriales y saberes ancestrales y populares articulados con ciencias dignas.

- Experiencias de Salud Comunitaria y Salud en manos de la Comunidad que desde la participación popular construyen políticas biocéntricas para un encuentro armónico con la Madre Tierra.

> *Compartimos un pensamiento, más allá de nuestras doctrinas, religiones, creencias. Tenemos en claro qué queremos y cuál es el significado de la filosofía del Buen Vivir, que está expresado en la sagrada chakana‡, es la diversidad cultural, de vida y de todos los pueblos... Con la responsabilidad histórica de defender el territorio y la soberanía de los pueblos, como un eslabón más de la cadena de la vida, de esto que llamamos pacha madre, pachamama... espacio y tiempo. Espacio que debemos ocupar en el tiempo que nos toca vivir. El Buen Vivir no es de un individuo, no es de un solo pueblo, refiere a todos los elementos de la vida.* Marcos Pastrana es del Consejo de Ancianos del Pueblo Diaguita, de Tafí del Valle, Tucumán, Argentina.[6]

Con el propósito de continuar aportando a la transformación de la realidad y al cuidado de la vida desde el reconocimiento de las sabidurías ancestrales, proponemos los siguientes escenarios de reflexión colectiva, que surgen del proceso de construcción y vivencia de la quinta Asamblea Mundial por la Salud de los Pueblos: "Sistemas de salud interculturales y sistemas propios de salud", "Mujeres custodias de los saberes ancestrales y populares", "Desde la producción y el consumo a la reciprocidad y la sostenibilidad" y "Guerra y migraciones, despojo y resistencia de saberes y prácticas ancestrales".

---

* "Alegría que circula por la sangre".

† "Sabiduría desde la amistad".

‡ La chakana o cruz andina, vocablo de origen quechua, significa "escalera hacia lo más elevado". El símbolo es una escalera de cuatro lados, representa un medio de unión entre el mundo humano y lo que está más arriba o más grande. Los cuatro brazos principales de la chakana representan los 4 puntos cardinales, los 4 elementos (tierra, agua, aire y fuego), pero también las cuatro estaciones.

Figura 1: Chakana

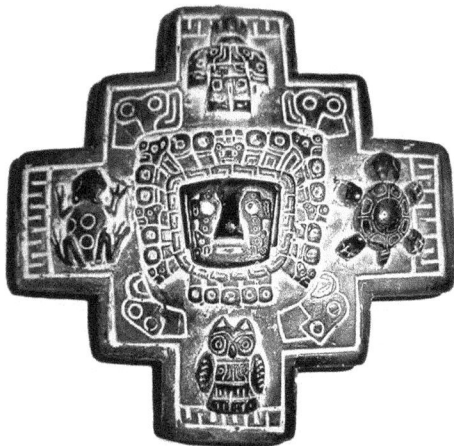

https://bit.ly/44SEwNt

Sistemas de salud interculturales y sistemas propios de salud

Enraizadas en los saberes ancestrales de nuestros pueblos, estamos impulsando colectivamente la construcción de un nuevo paradigma que llamamos biocéntrico. Desde esta perspectiva, se nos abre la posibilidad de crear, pensar con esperanza y experimentar que existen respuestas ante la crisis de la existencia.

Las transformaciones son urgentes para que estas concepciones propias ocupen un lugar central en los sistemas de salud actuales, lo cual impulsa cambios profundos en los mismos sistemas. Justamente, el concepto de diálogo de saberes plantea la necesidad de mutua transformación de las miradas y formas de organización, y no solamente la sumatoria de concepciones.

Los saberes ancestrales y populares se fundamentan en el sentimiento de pertenencia a la Madre Tierra, que se expresa en modelos de producción y de consumo basados en la solidaridad, el respeto a la biodiversidad, el apoyo mutuo, la reciprocidad, la participación y la horizontalidad. Estos saberes se expresan en multiplicidad de prácticas de salud, que se defienden y fortalecen en las luchas de los pueblos en sus territorios. Estas prácticas de salud suelen ser invisibilizadas y excluidas en la mayoría de los sistemas de salud, aunque son fundamentales para sostener la vida y la dignidad de nuestros pueblos.[7]

Los saberes ancestrales y propios que requieren ser reconocidos y fortalecidos superan el concepto hegemónico de salud basado en la enfermedad, la fragmentación, la homogeneización y la expropiación de los cuerpos y los territorios; el cual es funcional a las corporaciones farmacéuticas y al orden económico global imperante.[8]

El derecho a la salud es un derecho humano fundamental, es el derecho a vivir en plenitud. Desde el Buen Vivir, desde este paradigma biocéntrico, construimos nuevos conceptos de salud que tienen que ver con la 'salud de los ecosistemas'[9],

Figura 2: Ceremonia de apertura de la V Asamblea Mundial por la Salud de los Pueblos (ASP5); Mar del Plata, Argentina, abril 2024

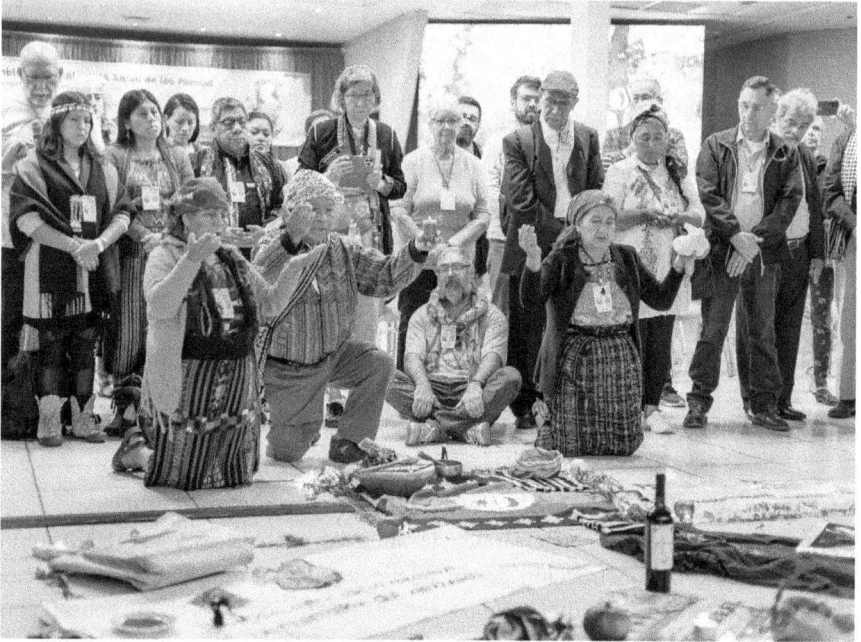

Movimiento por la Salud de los Pueblos

la 'salud en manos de la comunidad', la 'salud integral'. La salud como un proceso vital, integrador de nuestro ser con el Todo.[10]

Este nuevo enfoque requiere repensar y transformar el concepto de salud y salud pública, concebido como la salud del pueblo. Es fundamental establecer un diálogo transdisciplinario que incorpore los diversos saberes y prácticas, promoviendo el uso de las distintas formas ancestrales de sanación de cada pueblo. Debemos fomentar prácticas saludables que incluyan la medicina natural, el uso de plantas, semillas, flores, la alimentación saludable, los masajes y los rituales, respetando cada manera de sanar de los pueblos. Estas prácticas nos recuerdan que el cuerpo-territorio tiene la capacidad de autoorganizarse y sanarse, y que la salud no debe depender exclusivamente de un sistema o de determinadas personas (médicos, enfermeros, etc.), sino que es, ante todo, una responsabilidad propia y comunitaria.

Es necesario advertir que hay prácticas milenarias utilizadas por el sistema neoliberal, marco desde donde se piratea el conocimiento ancestral milenario para mercantilizarlo. Se debe hacer un alto a esta barbarie y poner en su lugar a las prácticas milenarias para el Buen Vivir de los pueblos.

Además de integrar estas prácticas milenarias con las provenientes de otras medicinas de modo que se complementen en beneficio de las personas y sus ambientes, se busca la transformación de todos los sistemas de la sociedad, incluyendo los sistemas de salud, a la luz del paradigma biocéntrico.

¿Cómo entretejemos en complementariedad los saberes ancestrales y populares con el saber médico y el sistema de salud oficial? Nuestros pueblos custodian en sus prácticas, concepciones integrales de salud que superan la visión mecanicista, individualista, medicalizada y mercantilizada de las concepciones hegemónicas. Urgen transformaciones que permitan el protagonismo de estas concepciones propias en los actuales sistemas de salud.

Desde el reconocimiento de nuestra diversidad cultural ¿quiénes son las y los trabajadores de la salud? Sabedores, Sabedoras, Sanadores, Sanadoras, Parteras, Médicas y Médicos Tradicionales, y muchas y muchos más, son protagonistas de la salud de nuestras comunidades. La transmisión de conocimientos, saberes y prácticas a futuras generaciones es fundamental para la continuidad de la vida de la humanidad. Necesitamos cuidar a quienes cuidan y formar personal de salud en la interculturalidad.

Repensar las concepciones y prácticas de los sistemas de salud implica superar el enfoque centrado en la enfermedad y situar la salud como un proceso integral, aprendiendo de las culturas originarias. Es esencial quitar el poder que sobre la vida y la muerte se adjudican los sistemas de salud y sus trabajadores, volviendo a reconocer que la salud está en manos de las personas y de las comunidades. Es imperativo reconfigurar la salud como un fenómeno colectivo y contra-hegemónico.

Los sistemas de salud deben profundizar en la concepción de la salud en manos de la comunidad y diseñar estrategias que prioricen la atención primaria como el cuidado primordial, no solo de las personas, sino de todas las formas de vida.

Debatir el carácter singular de los sistemas de salud en un marco de pluridiversidad cultural es clave. Necesitamos sistemas inclusivos que consideren a las personas con discapacidad, la población LGTBIQ+ y que reconozcan la diversidad cultural, incluyendo las llamadas medicinas alternativas y complementarias. Esto abarca también la salud mental desde diferentes perspectivas interculturales.

Mujeres custodias de los saberes ancestrales y populares

Las concepciones integrales de salud reconocen la importancia de las prácticas de cuidado comunitario, las cuales están profundamente arraigadas en las cosmovisiones y tradiciones de los pueblos originarios. En este contexto, el rol de las mujeres es fundamental, son ellas quienes preservan y transmiten de generación en generación los conocimientos ancestrales que promueven el bienestar integral de sus comunidades. Estas prácticas no solo se limitan al cuidado de la salud física, sino que abarcan dimensiones espirituales, emocionales y sociales, ofreciendo un enfoque holístico integral, que va más allá de la medicina convencional.

Las mujeres, como custodias de estos saberes, desempeñaron históricamente un papel central como machis, sanadoras, curanderas, yerbateras, parteras y comadronas. Estas figuras, muchas veces invisibilizadas, son pilares de los sistemas de salud ancestrales y populares. Su labor no se reduce únicamente a la atención del parto o la administración de plantas medicinales, sino que representa un compromiso profundo con la vida, la cultura y la espiritualidad de sus comunidades. En su mayoría son líderes espirituales que conectan el presente con las fuerzas de la naturaleza y los ancestros.[11]

Durante la pandemia de COVID-19, su trabajo cobró una relevancia especial. Muchas de estas mujeres se convirtieron en guardianas de la vida en medio del aislamiento y la crisis sanitaria, cuidando de manera silenciosa y, en muchos casos, anónima a sus comunidades. Desde el acompañamiento emocional hasta la creación de jarabes, tinturas y tratamientos basados en sus conocimientos, su labor fue un ejemplo de resiliencia, solidaridad y creatividad comunitaria.

A pesar de todo, aún persisten desafíos para el reconocimiento y dignificación de estas mujeres. La reivindicación de sus derechos y la valoración de sus saberes implica abrir espacios de diálogo e intercambio, donde sus voces y experiencias sean escuchadas y respetadas. Se hace urgente visibilizar su lucha por preservar la salud y la vida desde una perspectiva integral y sostenida, en un mundo donde sus esfuerzos han sido históricamente desestimados.[12]

Reconocer a las mujeres como defensoras de la vida y promotoras de luchas es también abrazar la diversidad de conocimientos y perspectivas que enriquecen a nuestras sociedades. Su trabajo encarna la sostenibilidad de la vida y debe ser dignificado, no solo desde lo simbólico, sino también mediante políticas públicas, iniciativas comunitarias y el fortalecimiento de sus capacidades y liderazgos. De este modo, su legado podrá ser reconocido, respetado y transmitido para las generaciones futuras.

> *Bueno, yo le contaba que la comunidad está organizada por autoridades y una de las autoridades que representa a la comunidad es el lonko [cabeza, autoridad] filosófico, es la autoridad máxima -digamos- de la comunidad, quién organiza las ceremonias, el willipun. Acá en la comunidad en abril todos los años se organiza el willipun, la rogativa que le llamamos. En el rewe es donde se fortalece la cultura, donde se fortalece el kimün [conocimiento] mapuche, donde se relaciona, -lo que decimos nosotros- la cosmovisión que tenemos con el mundo, con el wallmapu [territorio ancestral Mapuche], decimos. Entonces el lonko es el que lleva adelante el willipun con las pillañküshe [anciana sabia y guardiana de la memoria colectiva], calfu malen, calfu wentru son todas autoridades que en esta ceremonia nos representan y nos acompañan en este fortalecimiento cultural que tenemos. Se hace una vez al año. Y bueno, en todos los territorios se hacen ceremonias justamente para pedir y agradecer al wallmapu, al mundo, a itrofil mongen, decimos nosotros, a la biodiversidad por cada cosa que nos da, por cada lawen [remedio o planta medicinal] que nos da, por cada alimento que nos da.*

Entonces para eso se hace la ceremonia. Nosotros creemos en la naturaleza, creemos en la relación que tenemos con ella. Nos fortalecemos gracias al mapuzugun, a nuestro idioma, al che zugun [idioma Mapuche] y esa es nuestra cosmovisión. Así vemos el mundo: que los pájaros nos dan seña, los ríos nos dan seña y cada elemento tiene su gnen [espíritu], un newen*. Ese newen tenemos que fortalecerlo, y ese gnen tenemos que cuidarlo. Entonces en este territorio donde tenemos diversas vidas, diversas fuerzas, estamos prácticamente relacionados con todos ellos. – Clara González ha sido gran referente de la comunidad mapuche del Paraje Payla Menuco, provincia de Neuquén, Argentina. Kimeltufe, maestra de lengua y cultura mapuche.

Desde la producción y el consumo a la reciprocidad y la sostenibilidad

Desde sus orígenes, la agricultura, la forma de producción respetando los ciclos naturales y las semillas, fue protegida por las culturas ancestrales. Desde las sabidurías y manos de las abuelas y abuelos, de generación en generación, nos legaron la agricultura en herencia, nos enseñaron a cuidar y preservar las semillas, y a continuar así con la vida en nuestro planeta.

Hace más de 10.000 años, posiblemente una mujer, decidió guardar una semilla de un fruto silvestre y plantarla cerca de su hogar para tenerla a su disposición. A partir de ahí, en diferentes partes del mundo, agricultores y agricultoras fueron desarrollando distintas variedades de cultivos que dieron el sustento alimenticio a las comunidades. Estas prácticas, que se multiplicaron a partir del cuidado de cada semilla, de la elaboración propia de cada alimento y del compartir de las familias agricultoras, se realizaron en armonía con la naturaleza posibilitando no solo la alimentación de los pueblos sino también la recreación de condiciones de salud socioambiental y fortaleciendo la soberanía alimentaria. En este acontecimiento de guardar, intercambiar y multiplicar la semilla, que parece muy simple, se conserva la memoria y todo el conocimiento ancestral asociado de miles de años.[13]

Sin embargo, la desaparición de la agricultura biodiversificada ha llevado a la pérdida de conocimientos campesinos. Las personas que trabajan con monocultivos a menudo se ven atrapadas en un pensamiento único que limita su conexión con la naturaleza y las prácticas agroecológicas. En un contexto donde grandes corporaciones buscan privatizar las semillas y controlar los sistemas alimentarios, es crucial recordar que "las semillas son patrimonio de los pueblos, al servicio de la comunidad y no mercancía de las corporaciones".

Antes de ser convertidas en mercancías, las semillas han sido el eje fundamental del sustento, la soberanía y la autonomía de los pueblos; ellas formaban parte

---

*Newen significa fuerza, pero es una palabra que trasciende lo que específicamente denota. Es una energía profunda que se presenta como los espíritus que protegen las montañas y los saberes ancestrales.

del enorme acervo comunitario y cultural de los pueblos campesinos e indígenas de todo el mundo, fruto del trabajo colectivo y acumulado de generación en generación. Los campesinos y especialmente las campesinas no han dejado desaparecer sus semillas, sembrando aún en los contextos más desfavorables semillas propias ya sea para usos especiales (festividades) como para el autoconsumo.[14]

Pensar la producción desde la propuesta del Buen Vivir es profundizar en los conceptos de agroecología, ya que ésta conserva los bienes naturales elementales de la producción de alimentos tales como el suelo, agua y biodiversidad. Estas acciones se basan en el respeto a las comunidades rurales (quienes aportan el material genético mejor adaptado a las condiciones locales) y a los principios éticos y humanos en la realización de estas actividades. La agroecología reincorpora la agricultura a las comunidades, valora y dignifica el trabajo campesino y recupera la diversidad de formas de vivenciar la comunidad. Propone la no dependencia de insumos externos, eliminando la utilización de agrotóxicos, protege y guarda las semillas nativas y criollas para que en un futuro se evite el uso de productos transgénicos. La agroecología garantiza una alimentación/nutrición adecuadas y de esta manera favorece la salud integral de las comunidades.

La agroecología es una ciencia renovada y en construcción, un paradigma de cuyos principios y bases epistemológicas nace la convicción de que es posible reorientar el curso alterado de procesos de uso y de manejo de bienes naturales, de forma a ampliar la inclusión social, reducir los daños ambientales y fortalecer la soberanía alimentaria. La agroecología recupera y potencia los saberes ancestrales sobre la producción.

La salud integral abarca mucho más que el bienestar físico; implica la conexión con la tierra, el equilibrio con la naturaleza, y el reconocimiento de los saberes ancestrales y populares que han sostenido la vida comunitaria durante generaciones. En este contexto, prácticas como los mercados saludables, las huertas agroecológicas comunitarias y educativas, y la economía popular reflejan un modelo de autogestión que promueve un enfoque holístico de la salud, basado en la solidaridad, el respeto mutuo y la soberanía alimentaria. Estas iniciativas no solo procuran el acceso a alimentos y medicinas naturales, sino que también generan espacios de encuentro y aprendizaje colectivo, fortaleciendo el tejido social y resguardando la memoria ancestral. Son prácticas que se van multiplicando en nuestros territorios y que generan esperanza.[15]

Las plantas ocupan un lugar central en las cosmovisiones ancestrales y en este nuevo paradigma. Las plantas son consideradas aliadas, son "plantas hermanas" que se brindan como alimento y remedio, compañeras que acompañan a las personas, familias y comunidades en los procesos de salud-enfermedad, donde también van indicando el clima, el estado del suelo, lo que vendrá en un nuevo ciclo, etc. Por lo tanto, no se depredan sino se respetan como otras formas de vida. La relación con las plantas, basada en un profundo conocimiento ancestral, ha sido transmitida de generación en generación, siendo un pilar fundamental de la autogestión de la salud comunitaria. En tiempos de crisis, como lo evidenció la pandemia, las bondades que ofrecen las plantas para fines medicinales se reafirmaron como una alternativa accesible y poderosa frente a las limitaciones del sistema médico convencional.[16]

Figura 3: Taller de plantas saludables a la V Asamblea Mundial por la Salud de los Pueblos (ASP5); Mar del Plata, Argentina, abril 2024

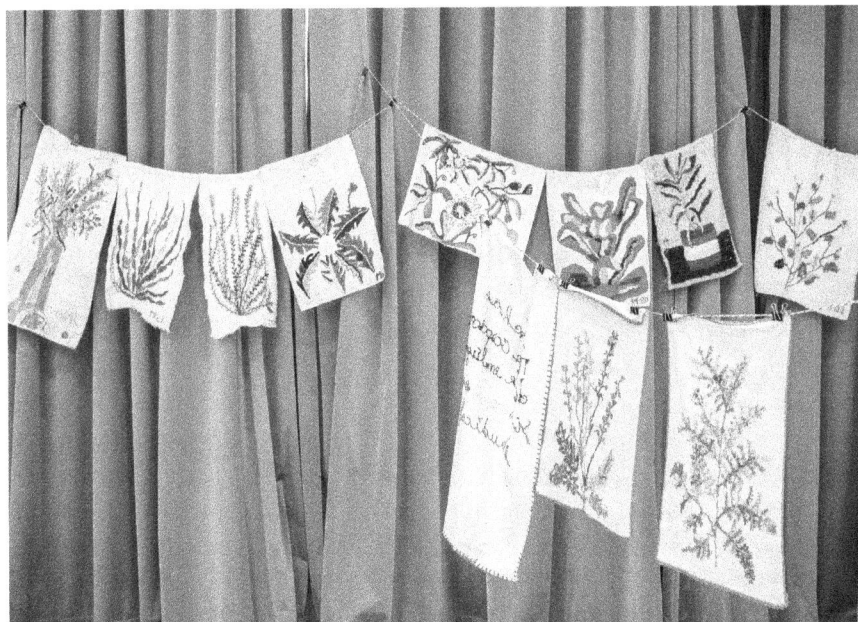

Movimiento por la Salud de los Pueblos

La espiritualidad, tal como lo expresa Leonardo Boff, "es la actitud humana que nos lleva a colocar la vida en el centro de nuestra existencia", constituye una dimensión central en la cosmovisión del Buen Vivir. Este enfoque es profundamente político, económico, ecológico y ante todo, espiritual, pues busca restaurar el equilibrio y situar la vida como eje de nuestras prácticas y relaciones. El paradigma biocéntrico, que coloca la vida en todas sus formas como prioridad, se modela y recrea desde esta perspectiva.[17]

La agroecología es, en sí misma, una expresión de esta espiritualidad. Aunque abarca dimensiones sociales, económicas y ambientales, su esencia reside en la búsqueda de una relación armónica y respetuosa con todas las formas de vida. Promueve el sentido de plenitud y trascendencia a partir de la integración con la naturaleza, restableciendo flujos, ciclos y relaciones entre los componentes de los agroecosistemas y el cosmos. En este sentido, la agroecología contribuye a un equilibrio dinámico, tejiendo conexiones entre la sociedad, la naturaleza y el cosmos en un proceso de enriquecimiento mutuo.

Los pueblos ancestrales han impregnado sus ceremonias relacionadas con los ciclos agrarios de un profundo significado espiritual. Estas prácticas, llevadas a cabo de manera colectiva, expresan gratitud, renuevan energías y fortalecen los lazos comunitarios. A través de rituales y celebraciones, las comunidades mantienen su conexión con la tierra, el agua, los astros y el cosmos, buscando siempre el equilibrio y la armonía. Por ejemplo, la cultura guaraní celebra momentos claves relacionados con los ciclos del año. El "ara pyau" o "tiempo nuevo", que coincide con la primavera austral, marca el fin de las heladas y es una época crucial para los pueblos del maíz. Le siguen el "ara mbyte" o "tiempo del medio" durante el verano, y el "ara yma" o "tiempo antiguo" en otoño e invierno. En el tiempo de las primeras cosechas de maíz, la comunidad guaraní lleva a cabo la ceremonia de presentación de los frutos y semillas para ser bendecidos, conocida como Ñemongarai de mbojape, junto con la ceremonia de asignación de nombres a los niños y niñas, Mitá ery. Estas tradiciones refuerzan la conexión espiritual y ecológica con su entorno, preservando saberes que trascienden generaciones y continúan modelando la vida comunitaria en armonía con la naturaleza.[18]

Guerra y migraciones, despojo y resistencia de saberes y prácticas ancestrales

Teniendo como horizonte el Buen Vivir, nuestros pueblos han vivido la salud como fuerza de resistencia anticolonial, frente al modelo imperialista que genera guerras, destrucción y muerte en nuestro planeta.

Como testimonio de esta realidad, presentamos el siguiente texto que aborda las denuncias de represión y las luchas por la libertad que enfrentan sanadores, sanadoras, líderes y lideresas de diversos territorios, quienes defienden saberes ancestrales en contextos de conflicto, migración y exilio forzado. Se expresa cómo la guerra impacta en la salud, el tejido comunitario y la cosmovisión de los pueblos, generando desplazamientos, pérdidas y transformaciones profundas. A través del análisis de procesos como los Acuerdos de Paz en Guatemala, se examina el incumplimiento de compromisos asumidos para el reconocimiento de derechos indígenas y la perpetuación de estructuras de desigualdad. Finalmente, se resalta la resistencia y resiliencia de los pueblos originarios, que, frente a siglos de opresión, continúan reconstruyendo su identidad, sus prácticas culturales y su visión de vida en armonía con la tierra.

El impacto de la guerra en los pueblos afecta primeramente la salud, por el miedo que se impone, preocupación por el desplazamiento, por el abandono de las casas y las parcelas de cultivo, por la separación con miembros de las familias, por la pérdida de familiares, la carencia de alimentos y lo mínimo a donde sobrevivir. Además se sufre el abandono de elementos de identidad, el abandono forzado de prácticas de la cosmovisión que tiempos anteriores se realizaba incluso, de forma discreta, por la presión de las religión impuesta, por la inseguridad a donde se llega como lugar de refugio. Todo se va juntando, el miedo, la angustia, la inseguridad y se sufre de nerviosismo y otras alteraciones que enferman, años de vivir en la incertidumbre, en la desconfianza, en el cambio de ambiente, de clima. Hay que iniciar un proceso para saber adaptarse.

En el caso de Guatemala, después de 36 años de conflicto armado, por la presión nacional y la presión internacional se prepararon los acuerdos de paz. Los temas de desmovilización de las partes beligerantes, los temas de derechos de población civil donde se incluye los derechos de los pueblos indígenas, los cuales son:

1. *Identidad de los pueblos indígenas;*
2. *Lucha contra la discriminación que aborda los derechos de la mujer indígena;*
3. *Derechos culturales;*
4. *Derechos civiles, políticos, sociales y económicos;*
5. *Comisiones paritarias;*
6. *Recursos.*

Antes del conflicto se traía una práctica de cosmovisión en el territorio atendiendo cientos de centros ceremoniales activos, atendidos por guías que provenían de la herencia ancestral, pero también de la resistencia, pues se demuestra que varios guías sin conocer el Popol Vuj* en forma física, lo manejaban por la transmisión de la capacidad oral. Esta fortaleza sufrió el impacto de la guerra porque muchos abuelos fueron eliminados cortando la transmisión oral, no es fácil cuantificar la pérdida; recordemos también que los tentáculos de la contrainsurgencia llegaron por medio de las patrullas de autodefensa civil, miembros de las comunidades que los manipularon para controlar a la organización insurgente, porque su objetivo era "quitarle el agua al pez". Pero también hubo personas que no traicionaron a sus comunidades, acá se nota otra manifestación de resistencia en medio de la represión. Hoy lo que se viene recuperando, realmente es con gran esfuerzo, que nos ayuda para volver a reconstruirnos y reconstituirnos.

Apenas se dieron pasos para la reconstitución, porque en el 2010 las organizaciones mayas se preparaban para la

---

*Popol Vuj: libro sagrado del pueblo Maya.

† Cuenta larga es la denominación de un calendario vigesimal mesoamericano no repetitivo, empleado por varias culturas de Mesoamérica.

conmemoración del oxlajuj baqtun, un periodo de trece veces cuatrocientos, dando el total de 5.200 años de la cuenta larga†. Esto ayudó a recordar los períodos milenarios del Pueblo Maya, pero el gobierno junto con el INGUAT (Instituto Guatemalteco de Turismo) lo vieron como una oportunidad de folklorización del evento y se propusieron realizar eventos folklóricos en varios centros ceremoniales históricos. Pero en el pueblo del quiché no permitieron que el centro histórico de Kumarkaj fuera utilizado, rechazaron la propuesta demostrando que existen lugares de resistencia donde no se permite la folklorización ni la neocolonización.

Lo que hace quinientos años los castellanos destruyeron a sangre y fuego, después ha habido lugares donde se restableció la cosmovisión de la resistencia enfrentándose posteriormente a la imposición de la evangelización. Hoy los herederos de los castellanos, por medio de la folklorización siguen explotando a los pueblos, no nos olvidemos de la arremetida que provocan los neopentecostales, que se suma a la "supuesta pacificación", esa deshumanización solo les permite ver como recursos a los pueblos y sus bienes históricos. Lo que no se esperaban es que los pueblos, a pesar de toda la opresión, resurgen, reviven, reexisten y se reconstituyen con la propuesta del Buen Vivir."
– Leopoldo Méndez Martínez "Tata Polo", abuelo y sanador del pueblo Kaqchikel de Guatemala, facilitador, promotor y defensor de la vida, cosmovisión Maya y el Buen Vivir, en ámbitos académicos, comunitarios y políticos.

Desafíos[19]

El gran desafío que tenemos es, sin duda, encontrar un modelo de desarrollo que no genere desequilibrios naturales ni sociales y que a su vez respete nuestra salud, la de la madre tierra y de todas las formas de vida, desafío que nos urge resolver considerando que cada vez somos más cantidad de seres humanos en el planeta y que los niveles de contaminación, enfermedades, diferencias sociales y destrucción aumentan exponencialmente.

Otro desafío crucial es profundizar un proceso de transformación que sea descolonizador y despatriarcalizador. Esto implica poner énfasis en la descolonización intelectual, como paso necesario para descolonizar la economía, la política, la educación y la sociedad en su conjunto[20] (véase el Capítulo B5).

Asimismo, es necesario hacer realidad los derechos de la naturaleza; que significan alentar políticamente su paso de objeto a sujeto, como parte de un proceso centenario de ampliación de los sujetos del derecho. Lo central de los derechos de la naturaleza es rescatar el derecho a la existencia de los propios seres humanos. Los derechos de la naturaleza necesitan, y a la vez originan, otro tipo de definición de ciudadanía, que es necesario construir en lo social pero también en lo ambiental. El concepto original de ciudadanía propone al individuo independiente y aislado de su contexto social. Las libertades individuales con que nos seduce el sistema patriarcal-capitalista-mercantil niegan el entramado social humano, la necesidad que tenemos unos de otros, nuestro ser colectivo, el nosotros en lugar del yo.

Proponemos profundizar en el concepto de cuidadanía[21], que defiende y cuida la vida colectivamente, creando vínculos sociales inspirados en la matrística, dejando de lado el de ciudadanía, por obsoleto e individualista. La matrística es una cultura donde el centro es la cooperación, la participación, el cuidado, la atención, la alegría.[22]

En ese sentido, la construcción del Buen Vivir es un camino imprescindible para encontrar respuestas globales a los retos que tiene que enfrentar la humanidad.

El Buen Vivir o vivir bien en tanto cultura de la vida en plenitud, con diversos nombres y variedades, ha sido conocido y practicado en diferentes períodos en las diferentes regiones de la madre tierra. Este concepto no solo tiene un anclaje histórico en el mundo indígena; se puede sustentar también en otros principios filosóficos: ecológicos, feministas, cooperativistas, marxistas, humanistas. Por lo tanto, es necesario asumir el reto de construir esta utopía en otros lugares del planeta inclusive en los países industrializados.

Es importante fortalecer los espacios locales, y apoyar aquellos grupos que han sostenido durante mucho tiempo formas diferentes de relación con el entorno, para que se hagan cada vez más fuertes. Al mismo tiempo, es necesario generar respuestas globales que permitan desmantelar instituciones y prácticas que fomentan la especulación financiera, y evitar que la humanidad caiga en una pesadilla tecnológica totalitaria. Para ello, requerimos nuevos niveles de organización plural a escala mundial, desde donde se puedan plantear soluciones globales de manera clara y profunda. En este contexto, el Buen Vivir o los buenos convivires se presenta como una propuesta para toda la humanidad: una humanidad descolonizada, reconstituida y liberada de las estructuras de dominación con un ser cosmogónico y no antropocéntrico.

Lista de referencias

1 Gudynas E. Debates sobre el desarrollo y sus alternativas en América Latina: una breve guía eterodoxa. En: Lang M, Mokrani D, editores. Más allá del desarrollo, grupo permanente de trabajo como alternativas al desarrollo, Fundación Rosa Luxemburgo y AbyaYala. Quito: El Conejo; 2011.

2 Marin S, Bobatto M. Aproximaciones al Buen Vivir, Sumak Kawsay, Sumajqamaña, Ützʼ K.ʼaslemal, Lekilkujlejal, Kümemongen, Yvymaráʼey -La tierrasin Males-, Vida en Plenitud, TinemisujsulYek, Tʼbanilchunclal. [internet]. Cuenca: Equipo comunicándonos; MSP; 2017. Disponible en: https://bit.ly/4kdVaMI

3 Payan S. Dimensiones y escenarios de los paradigmas. Cuad. Emancipación [internet]. 2009(4):1-15. Disponible en: https://bit.ly/4iQn3ZE

4 Monsalvo J. 1. ?Que es la alegremia? Alta Alegremia [Internet]. 2009; Disponible en: https://bit.ly/44NlCrB

5 Weinstein L. Cuadernos de la internacional de la esperanza [Internet]. Disponible en: https://bit.ly/3ShUskS

6 Memorias de los Encuentros de Salud Popular Laicrimpo Salud.

7 3º Cumbre Continental de los Pueblos Originarios de Abya Yala; 26-30 mar. 2007; Iximche (Guatemala); 2007 (internet). Disponible en: https://bit.ly/4k0ttGQ

8 Bobatto M, Orlando F, Segovia G y Gabriel Viudes S. Salud de los Ecosistemas, una visión contra hegemónica. Fundación Rosa Luxemburgo, Laicrimpo, Raom; 2022. Disponible en: https://bit.ly/4mt1Wj2

9 Monsalvo J. Salud de los ecosistemas: un pensamiento articulador [internet]. Alta alegremia; 2013. Disponible en: https://bit.ly/4lWWC78

10 Bobatto M. Prácticas emancipadoras del Buen Vivir: 30 años del Movimiento Nacional y Latinoamericano de Salud Laicrimpo. Fundación Rosa Luxemburgo; 2020. Disponible en: https://bit.ly/4micVvw.

11 Foro Internacional de Mujeres indígenas. Mujeres Indígenas en la primera línea de defensa de derechos individuales y colectivos; 2023. Disponible en: https://bit.ly/4jGZcwK

12 Fuks A. Mujeres rurales: que defender el territorio no cueste vida. LATFEMl 2023. Disponible en: https://bit.ly/4jJ3O5q

13 Lizarraga P, Kostlin L, Reyes LV, Segovia G, Frank F, Ortt E, Sand J. Sembrando vida, memoria y comunidad para los pueblos desde los territorios. Ciudad Autónoma de Buenos Aires: Fundación Rosa Luxemburgo; Junio 2024

14 Segovia G. Sustentabilidad y agroecología. Posadas Argentina: UNAM Facultad de Humanidades y Cs. Sociales; 2007

15 Sarandón SJ, Marasas ME. Breve historia de la agroecología en la Argentina: orígenes, evolución y perspectivas futuras. Agroecología. 2015: 10(2), 93–102. Disponible en: https://bit.ly/3SKRQwb

16 Marin S, Marcus A. Principios fundamentales de la Red Jarilla de Plantas Saludables de la Patagonia. Buenos Aires: Ediciones de la Bruja; 2011.

17 Boff L. Ecología: grito de la Tierra, grito de los pobres. Buenos Aires: Editorial Lumen; 1997.

18 Lizarraga P, Kostlin L, Reyes LV, Segovia G, Frank F, Ortt E, Sand J. Sembrando vida, memoria y comunidad para los pueblos desde los territorios. Ciudad Autónoma de Buenos Aires: Fundación Rosa Luxemburgo; Junio 2024

19 Bobatto M, Segovia B, Marin S. El Buen Vivir, camino del MSP hacia otra alternativa al desarrollo. Revista Saude Debate Rio de Janeiro. 2020. V. 44, N. ESPECIAL 1, P. 24-36. Disponible en: https://bit.ly/4kxXZrv

20 Acosta A. Sólo imaginando otros mundos, se cambiará éste. Reflexiones sobre el Buen Vivir. UNAD [internet]. 2010. 2(1):10-17. Disponible en: https://bit.ly/4k5U3yl

21 Isabel A. Transformar la ciudadania en cuidadania [Internet]. Naciendo en casa. 2020. Disponible en: https://bit.ly/3Sht8TY

22 Maturana H, Pörksen RB. Del Ser al Hacer. Los orígenes de la biología del conocer. Bogotá, DC: Lom Ediciones; 2004

SECCIÓN B
Sistemas de Salud

Privatización y Financierización de los Sistemas de Salud: Retos y Alternativas Públicas

Introducción

¿**P**or qué sigue aumentando la desigualdad en el acceso a la atención en salud en todo el mundo? ¿Por qué, por un lado, los servicios públicos de salud de la mayoría de los países carecen de recursos, personal y, a menudo, son insuficientes, mientras que, por otro, los hospitales privados con ánimo de lucro y las industrias de la salud siguen expandiéndose, a pesar de que sus servicios y productos están fuera del alcance de la mayoría de la población? Para responder a estas preguntas, necesitamos comprender las transformaciones subyacentes en el sector de la salud que se han dado durante más de tres décadas, y que se han acelerado en los últimos años. En el centro de estas transformaciones se encuentran los procesos de privatización de la salud y su consiguiente financierización y corporatización.

Privatización de la salud: breve recapitulación

La privatización se refiere a la transferencia de la propiedad, la gestión o la prestación de servicios de salud de entidades públicas a privadas. Es un proceso mediante el cual los agentes privados participan más en la prestación y financiación de los servicios de salud.*

La privatización activa puede implicar el traspaso total de activos de la salud pública, como hospitales públicos, clínicas u otras infraestructuras que se venden o arriendan directamente a entidades privadas; la subcontratación de servicios, como los de diagnóstico o ambulancias, que se contratan a proveedores privados; y las Asociaciones Público-Privadas (APP), en las que empresas privadas de salud construyen, financian y gestionan infraestructuras o servicios en virtud de contratos de largo plazo con los gobiernos. La privatización pasiva es menos visible, pero igualmente perjudicial, y es el resultado del abandono político, la falta de financiación y otras políticas perjudiciales que reducen la capacidad y el alcance del sistema público de salud. Con el tiempo, esta falta de financiación de la salud pública obliga a los pacientes a buscar en el sector privado. Esto suele ir unido a la erosión de la confianza en lo público debido a la percepción de un deterioro de la calidad de la salud pública desfinanciada, largos periodos de espera, falta de recursos en los centros públicos y aumento de los pagos directos, que pueden estar asociados a la imposición de tarifas formales a los usuarios, o derivarse de la necesidad de adquirir medicamentos,

---

*Véase GHW6 - Capítulo B3, Atención en salud y COVID-19: *Privatización furtiva* para una descripción y un análisis detallados de las variantes de privatización.

exámenes y servicios especializados de proveedores privados debido a la insuficiente disponibilidad en el sistema público.

La privatización pasiva y sus efectos se utilizan a menudo como justificación de la privatización activa, aquí los gobiernos argumentan que la participación del sector privado es necesaria para colmar las lagunas del deficiente funcionamiento del sistema público de salud. La privatización conduce invariablemente a un aumento de las desigualdades en el acceso a la atención en salud y a la privación de asistencia, especialmente para los sectores más pobres y marginados de la población.

Los cambios en la política mundial desde los años 80 y 90, promovidos principalmente por instituciones internacionales como el Banco Mundial y el Fondo Monetario Internacional (FMI), han sentado las bases para la privatización a gran escala y continua de la atención en salud y los servicios sociales en todo el mundo. Los programas de ajuste estructural (PAE) impuestos por el FMI y el Banco Mundial en respuesta a las crisis de deuda de los países del Sur Global de los años 80 y 90, apoyados por el influyente informe del Banco Mundial Invertir en salud (1993), desempeñaron un papel clave en la configuración de dichos procesos. Bajo la presión de estas poderosas influencias, los presupuestos de salud públicos se han visto limitados y reducidos, y el sistema privado de salud comercial se ha promocionado como más "eficiente" y se ha posicionado como una solución a los problemas del sistema público. Esto ha llevado a la expansión masiva de hospitales, clínicas y centros de diagnóstico privados en la mayoría de los países de renta baja y media (PRBM).[1]

Creado en 1948,[2] el Servicio Nacional de Salud británico (NHS) fue uno de los primeros sistemas de salud públicos del mundo en prestar asistencia médica a toda la población. Financiado con fondos públicos a través de los impuestos generales, el NHS también se caracteriza por la prestación pública de atención en salud. Sin embargo, desde la década de 1990, el papel de los agentes privados en la atención en salud financiada con fondos públicos (vía tercerización o subcontratación) ha aumentado gradualmente, al igual que en varios otros países de renta alta.[3] La proporción de los presupuestos del NHS gastados en proveedores privados aumentó del 3,9 % en 2008/09 al 7,3 % en 2018/19.[4] Un estudio reciente sugiere que se trata de una subestimación y que, cuando se analiza el gasto a nivel local, el presupuesto del NHS gastado en proveedores privados es de al menos el 18 %.[5]

Sin embargo, Goodair y Reeves constatan que la subcontratación de la prestación en salud en el NHS inglés está asociada a una disminución de la calidad de la atención.[6] Combinada con unas listas de espera excesivas para recibir tratamiento, la privatización de la atención en salud también puede reducir su accesibilidad.[7] Durante la pandemia de COVID-19, uno de cada cuatro pacientes tuvo que pagar para acceder al tratamiento[8]. Entre 2019 y 2022, el número de cirugías de rodilla con cargo a los y las pacientes aumentó del 13 % al 23 %.

La privatización de la salud establece un ciclo continuo con los procesos de financierización y corporatización, transfiriendo cada vez más la salud del control público al privado y ampliando los mercados de la salud. Este marco político ha restringido

Figura 1: Protesta contra la privatización del NHS, 2023

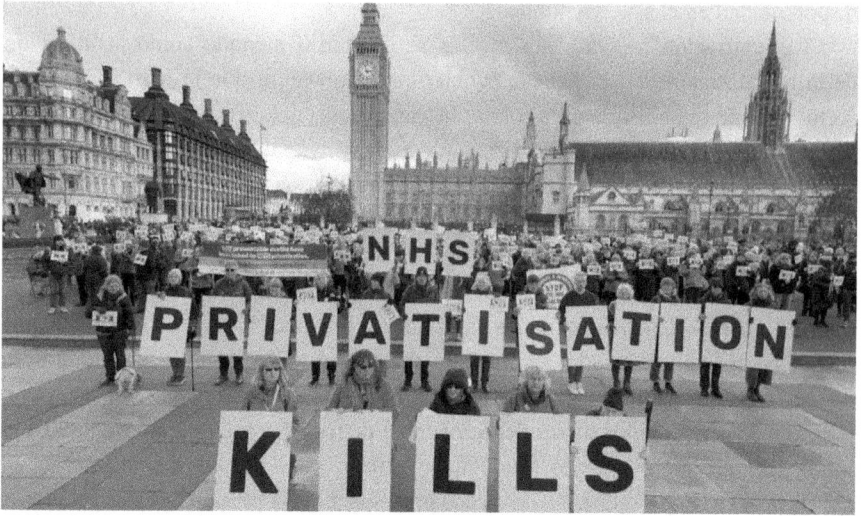

We Own It

los servicios de salud pública, al tiempo que ha fomentado los flujos mundiales de capital que han ampliado masivamente las inversiones en el sistema de salud privado.

Financierización acelerada de la atención en salud

La financierización del sistema de salud se refiere al creciente papel de los mercados financieros, las empresas de inversión y el capital especulativo en el sector. Aunque el aumento de las inversiones financieras ha acompañado a la privatización de la salud desde la década de 1980, empezó a acelerarse en muchos PBI y PIM a principios de la década de 2000. La financierización transforma la manera en que se gestiona y organiza el sector de la salud, pasando de centrarse en la prestación de servicios a convertir a los proveedores en una clase de activos financieros, vinculados a un interés abrumador por maximizar el rendimiento para los inversores. Esto implica

> ...la transformación de la atención en salud en activos comercializables para los inversores mundiales... La financierización de la salud representa una nueva fase de la generación de capital que se basa en los anteriores ciclos de privatización y reforma a la salud neoliberal, pero que es distinta de ellas...[9]

La financierización de la salud está impulsada por una serie de poderosos actores financieros, entre los que se encuentran empresas globales de capital privado, corporaciones transnacionales y capitalistas de riesgo, además de estar fuertemente promovida por Instituciones Financieras de Desarrollo (IFD) como la Corporación Financiera Internacional (CFI), intermediarios financieros e instituciones financieras regionales y nacionales.

La financierización del sistema de salud hace hincapié en maximizar los beneficios a corto plazo para los inversores, en lugar de reforzar el sistema o mejorar los resultados a largo plazo para los y las pacientes. Los inversores internacionales adquieren hospitales, empresas farmacéuticas y nuevas empresas de tecnología en salud por la oportunidad que representan maximizar los beneficios, y a menudo extraen valor (reduciendo servicios, despidiendo personal, aumentando los costos de los pacientes y contrayendo préstamos para otros fines de inversión) antes de vender el activo (a menudo endeudado) al cabo de unos años. Por ejemplo, según un informe de 2025, los especuladores privados franceses del mercado inmobiliario han comprado edificios y terrenos de centros públicos y privados de salud (por ejemplo, hospitales, clínicas y residencias de personas mayores), obligando a estas instituciones a pagar sustanciosos alquileres a sus nuevos arrendadores durante muchos años. El informe calcula que "las residencias de personas mayores, hospitales y clínicas privadas de toda Francia pueden haber pagado en 2023 unos 2.500 millones de euros a inversores inmobiliarios privados: el equivalente a los salarios anuales de más de 82.000 profesionales de enfermería".[10]

La financierización del sector salud tiene importantes repercusiones negativas también para el personal de la salud, los sistemas públicos de salud y la sociedad. Para comprender mejor estos procesos, resulta útil examinar las operaciones y repercusiones de uno de los mayores inversores financieros en el sector salud de los PBI y los PIM: la Corporación Financiera Internacional (CFI).

Inversiones de la Corporación Financiera Internacional en el sector privado de la salud

La Corporación Financiera Internacional (CFI), que forma parte del Grupo del Banco Mundial, es el mayor y más influyente instituto de financiación del desarrollo que, a través de sus préstamos e inversiones en el sector privado, está reconfigurando las políticas de la salud en los PBI y los PIM. Las inversiones de la IFC están estrechamente alineadas con la estrategia del Grupo del Banco Mundial para promover la atención en salud del sector privado con el fin de aumentar y mejorar el acceso a unos servicios asequibles y de calidad. En los últimos 25 años, la IFC ha invertido más de 9.000 millones de dólares en el sector de la salud privada, con una cartera comprometida actual de 3.600 millones de dólares.[11]

La CFI ha llevado a cabo una amplia gama de inversiones en salud en África, como Lenmed Hospital Group, el proveedor de radiología *Bergman and Ross and Partners Inc.* (BRP) en Sudáfrica; *Quest Medical Imaging* y *Accra Medical Centre* en Ghana; y un préstamo de 12,7 millones de dólares al *Avenue Group* en Kenia. Varias empresas de la CFI en África tienen como socios a empresas indias de salud, como *ISO Health* en Kenia, *Life Healthcare Ltd.*, en Sudáfrica (la segunda mayor empresa de salud en Sudáfrica) y *CIEL Healthcare* en Mauricio. En América Latina, las inversiones de la CFI incluyen préstamos de 25 millones de dólares al Grupo Conclina en Ecuador y de 27 millones de dólares a CienoGroup en Colombia, un conglomerado empresarial orientado a la atención en salud. La CFI ha realizado inversiones en *Rede D'Or* en

Brasil y Hospitaria Tenedoria en México, y recientemente ha invertido 20 millones de dólares en el Grupo Farmanova Intermed, una empresa farmacéutica de América Central. La amplia gama de graves problemas asociados a las inversiones de la CFI en el sistema de salud quedan ejemplificados por sus numerosos proyectos en India, que han sido ampliamente analizados por Oxfam en su informe *"First, do no harm"* (véase el Cuadro B1.1).

Cuadro B1.1: Las inversiones de la CFI en el sistema de salud privado de la India: ¿más perjudiciales que beneficiosas?[12]

Desde la década de 1990, la CFI ha realizado 18 inversiones directas en proveedores privados de atención en salud en India, donde su cartera de inversiones en hospitales y clínicas asciende actualmente a 523 millones de dólares. Además, la CFI ha realizado al menos 22 inversiones en el sector indio de la salud mediante fondos de capital privado (Private Equity, PE) que actúan como intermediarios (a diferencia de los bancos y otras instituciones de inversión, los fondos de PE se gestionan de forma privada con escasa regulación pública o rendición de cuentas). La CFI también ha prestado apoyo consultivo a 14 proyectos de asociación público-privada (APP) en el sector de la salud en India.

Se han detectado varios problemas graves en los proyectos de la salud indios apoyados por la CFI. Muchos proyectos de APP han finalizado sus periodos contractuales sin que se hayan dado a conocer los resultados, lo que impide una rendición de cuentas efectiva. Numerosas APP también han sufrido importantes retrasos y sobrecostos. Las APP apoyadas por la IFC a menudo atan a los gobiernos a acuerdos a largo plazo con entidades privadas que no se adaptan a las cambiantes necesidades del sistema de salud y suelen causar cargas fiscales insostenibles.

La CFI depende en gran medida de los intermediarios financieros, pero su falta de transparencia, sobre todo en lo que respecta a los fondos de PE, sigue siendo un problema importante. Muchos fondos de PE no revelan todos los detalles de sus inversiones, lo que dificulta la evaluación del verdadero impacto de los proyectos o el control del cumplimiento de las normas ambientales y sociales. Otro gran motivo de preocupación es el amplio uso que hacen los intermediarios de los paraísos fiscales (como Mauricio y las Islas Caimán), que están implicados en el 68% de los fondos de capital de inversiones de salud de la CFI en India. Estos fondos suscitan gran preocupación por las pérdidas financieras fiscales debidas a la evasión masiva de impuestos, con lo que India pierde anualmente más de 10.000 millones de dólares que podrían haber financiado servicios críticos de salud pública.

La CFI también ha invertido directamente en la salud privada en India, pero estas inversiones revelan una gran falta de transparencia. Sólo unos pocos proyectos tienen como objetivo explícito mejorar la atención de las poblaciones desatendidas.

Continúa en la página siguiente

Recuadro B1.1 continuado

La información sobre la creación de empleo o el impacto de estas inversiones en el desarrollo es mínima, sobre todo en lo que respecta a la mejora del acceso o la asequibilidad de la atención en salud para los grupos vulnerables. La mayoría de los hospitales en los que invierte la CFI están situados en grandes ciudades, y sólo el 4,2% en poblaciones más pequeñas. Las inversiones de la CFI dan prioridad a la rentabilidad frente a las deficiencias en el acceso a la atención en salud.

Se ha constatado que los hospitales privados que han recibido inversiones de la CFI violan gravemente los derechos de los pacientes, con importantes quejas por sobrefacturación, negligencia médica y prácticas poco éticas. A pesar de que la CFI se ha centrado en mejorar la seguridad y los derechos de los y las pacientes, se han denunciado numerosas violaciones, incluidas más de 60 quejas oficialmente confirmadas contra los hospitales Apollo, Max y Fortis de la India, en los que la CFI ha participado repetidamente. Estas quejas se refieren en gran medida a la manipulación de precios, la negativa a tratar a los y las pacientes durante la pandemia de COVID-19 y la sobrefacturación por servicios y suministros médicos.

El enfoque de la CFI en las inversiones en salud parece estar haciendo más mal que bien, primero al promover gigantes de la salud privada en un contexto peligrosamente desregulado, y después al no diseñar ni mantener mecanismos adecuados de impacto y rendición de cuentas. Las inversiones acentúan las desigualdades de la salud en India al seguir dando prioridad a las grandes zonas urbanas (sobre todo a las ciudades con más de un millón de habitantes) y al centrarse en los y las pacientes con ingresos elevados, en un momento en que las zonas rurales y los pobres necesitan urgentemente mejores servicios. La CFI no reconoce ni aborda el impacto de su apoyo a la gran expansión del sector de la salud privada sobre la viabilidad del sistema público de salud. En ese país, la CFI ha facilitado la expansión de cadenas de hospitales corporativos a pesar de la extensa jurisprudencia y la amplia cobertura en los principales medios de comunicación de la sobrefacturación, el amaño de precios, la negativa a tratar a los pacientes y los múltiples fallos de gobernanza corporativa de estas cadenas de hospitales, incluidos el fraude y la negligencia médica.

Una dinámica similar puede observarse en el caso de la importante inversión en la salud privada de la DEG alemana, la tercera mayor IFD del mundo en 2021. A lo largo de dos décadas, la DEG ha canalizado fondos sustanciales hacia hospitales privados, aunque los datos sobre su impacto siguen siendo limitados. Un estudio de SATHI examinó las inversiones hospitalarias apoyadas por la DEG en la India, centrándose en la transparencia y el impacto en los y las pacientes, revelando opacidad en las operaciones de la DEG que dependen en gran medida de intermediarios financieros.[13] La DEG carece de una política de divulgación sólida y no publica detalles exhaustivos de los proyectos apoyados. En el puesto 11° entre las IFD en el Índice de Transparencia 2023, con una puntuación de 27,7/100, DEG demuestra una necesidad apremiante de mejorar la transparencia.[14]

Numerosos/as pacientes han presentado quejas ante el organismo regulador de los establecimientos clínicos del Estado en relación con un hospital en el que ha invertido la DEG.[15] De las 36 presentadas entre 2017 y 2022, 11 se referían a sobrefacturación, 13 a negligencia médica y las 12 restantes a reclamaciones de seguros privados, planes de seguro médico estatales y protocolos de tratamiento. El hospital se enfrentó a acusaciones de estar implicado en un fraude de trasplantes de riñón en 2014-15, por lo que el Estado suspendió su licencia para procedimientos de trasplante de riñón.[16] Durante la segunda oleada de la pandemia de COVID-19, el hospital adquirió muchas máquinas de oxigenación por membrana extracorpórea (ECMO) con ayuda a gran escala de la DEG para los y las pacientes de COVID. Sin embargo, al parecer el hospital utilizó estas sofisticadas máquinas con fines lucrativos, cobrando a los y las pacientes en estado crítico hasta 60.000 INR (668 euros) diarios en la Unidad de Cuidados Intensivos. Estos resultados contrastan con las afirmaciones de la DEG de garantizar un acceso equitativo y asequible a la atención en salud mediante tales inversiones.[17] Por el contrario, sugieren que el apoyo de la DEG a los hospitales privados está alimentando la creciente comercialización y corporatización del sistema indio de salud.

Corporatización de la salud privada

La corporatización de la salud se refiere a la reestructuración de sistemas u organizaciones de salud para adoptar principios corporativos, centrándose en la generación de ingresos y la maximización de beneficios. La corporatización puede afectar tanto a la salud pública como a la privada; aquí nos centraremos en la privada.

La corporatización del sistema de salud privado está estrechamente relacionada con los procesos de financierización y se refiere a la transformación de las instituciones de salud privadas mediante la adopción de prácticas corporativas y su funcionamiento como empresas con ánimo de lucro. Este proceso implica cambios importantes en comparación con la atención en salud prestada anteriormente por médicos/as individuales, clínicas familiares, residencias de personas mayores, hospitales independientes más pequeños y organismos sin ánimo de lucro o benéficos que tradicionalmente han desempeñado un papel importante en la prestación de atención en salud en muchos países. Implica la adopción de prácticas típicas de las empresas con ánimo de lucro, como la gestión jerárquica, un mayor énfasis en la generación de ingresos, un marketing agresivo y estrategias orientadas al mercado, la imposición de objetivos clínicos y la restricción de la toma de decisiones por parte de los/as médicos/as implicados/as en la atención clínica, al tiempo que se les subordina a profesionales administrativos, todo ello impulsado por un fuerte énfasis en la rentabilidad.

La corporatización de la salud suele tener una influencia mucho más amplia que la mera expansión y funcionamiento de los hospitales corporativos; este proceso, impulsado por el capital financiero, tiende a remodelar todo el panorama de salud, incluidos otros proveedores privados, las prácticas de gestión imperantes

Cuadro B1.2: Pagar antes de ser tratado: el impacto de los proveedores del sector privado en Costa de Marfil[18]

En los países francófonos de África Occidental se ha investigado poco sobre la privatización y comercialización de la atención en salud. Para colmar esta laguna, el GI-ESCR, en colaboración con el Mouvement Ivoirien des Droits Humains (MIDH), llevó a cabo una investigación cartográfica en la que se examinaban las repercusiones de la privatización y la comercialización de la atención en salud en Costa de Marfil, aplicando una perspectiva de derechos humanos. Las conclusiones del informe sobre la ciudad de Bouaké (la segunda ciudad más grande) y los suburbios de Cocody y Yopougon en el distrito de Abiyán (la ciudad más grande) pusieron de relieve importantes retos.

En Costa de Marfil hay más de 3.000 proveedores privados de atención en salud, de los cuales 92 % opera ilegalmente, sin la debida autorización del Ministerio de Salud. Esto plantea serias dudas sobre la seguridad y la calidad de la atención prestada. Además, el 64,7 % de los centros de salud privados son inaccesibles para las personas con discapacidad. Preocupantemente, los y las pacientes tienen que pagar antes de ser atendidos, lo que es contrario a la ética médica, según la Ley de la Asociación Médica de Costa de Marfil de 2021. Esta tendencia también se experimentó en los hospitales públicos, donde algunos centros se niegan a tratar a pacientes en casos de emergencia si carecen de recursos económicos.

La falta de financiación del sistema público de salud agrava estos problemas. Costa de Marfil sólo destina el 6,66 % de su presupuesto nacional a la salud, muy por debajo del 15 % recomendado por la Declaración de Abuja. Esto ha hecho que se dependa de la ayuda exterior para programas de salud específicos y que las personas tengan que desembolsar importantes cantidades de su propio bolsillo. Además, aunque en 2019 se introdujo un plan nacional de seguro de enfermedad (Couverture Maladie Universelle), que sería obligatorio a partir de 2022, el plan aún no se ha aplicado. El 87 % de personas encuestadas señaló que los proveedores de atención en salud no aceptan la tarjeta del seguro nacional como forma de pago.

Algunos hallazgos y retos en Costa de Marfil reflejan los de Kenia y Nigeria. En los tres países, la escasa regulación y supervisión ha permitido que numerosos centros de salud privados operen ilegalmente o con personal no cualificado, prestando una atención deficiente. Además, los tres Estados no han cumplido el compromiso de la Declaración de Abuja. Esta escasez crónica de financiación, unida a las políticas gubernamentales, ha intensificado los problemas causados por el crecimiento no regulado de los agentes privados, que afectan de manera desproporcionada a las poblaciones marginadas, en particular a las de nivel socioeconómico más bajo. Por ejemplo, la Política de Salud de Kenia 2014-2030 refuerza el papel del sector privado como financiador y proveedor, incluso mediante exenciones fiscales que incentivan la expansión de la salud privada. La Política Nacional de Salud de Nigeria de 2016 y el Plan Nacional de

Continúa en la página siguiente

Recuadro B1.2 continuado

Desarrollo de Salud (2018-2022) hacen hincapié en las asociaciones público-privadas en la atención en salud, lo que permite aún más el dominio del sector privado sin suficiente supervisión.

Para enfrentar estos problemas, los Estados deben invertir en una financiación sostenible de la salud pública que garantice el acceso universal a unos servicios de salud públicos de calidad. Esto incluye aumentar los ingresos nacionales mediante una fiscalidad justa y destinar al menos entre el 5% y el 6% del Producto Interior Bruto (PIB) a la salud pública. Además, los gobiernos deben reforzar la regulación y supervisión de los proveedores privados de salud para garantizar el cumplimiento de las normas de seguridad, calidad y ética.

Invirtiendo en la salud pública y aplicando una estricta supervisión de los agentes privados, Costa de Marfil, Kenia y Nigeria pueden acercarse a la realización del derecho a la salud de todas las personas.

Como consecuencia del informe GI-ESCR en Costa de Marfil, el Ministerio de Salud ordenó el cierre de 1.022 centros de salud privados ilegales el 6 de diciembre de 2023 (mientras que el plan ministerial publicado a principios de 2023 preveía legalizar sólo 500 centros privados no autorizados).

---

y la cultura de todo el sector de la salud. La corporatización de la salud es una manifestación visible de transformaciones más profundas, vinculadas al cambio del marco institucional básico del sector, asociado a la financierización.

Impactos corrosivos de la financierización y la corporatización en el sector salud

Los procesos de financierización y corporatización de la salud, profundamente entrelazados, se extienden ahora en el contexto de la privatización en curso. Muchas de las siguientes tendencias, que surgieron como manifestaciones de la privatización, se están exacerbando:

1. Comercialización y sobremedicalización: Los hospitales corporativos, movidos por el afán de lucro, suelen realizar procedimientos, diagnósticos y tratamientos innecesarios, lo que conduce a la sobremedicalización. El costo de los tratamientos en los hospitales corporativos suele ser mucho más elevado que en los hospitales públicos o privados más pequeños. El crecimiento del sector privado corporativizado provoca la inflación de los precios de la atención en salud, lo que agrava aún más las desigualdades en salud.

2. Descuido de la atención primaria, impacto negativo en otros proveedores de atención: Los sistemas de salud corporativizados tienden a centrarse en la atención terciaria de alto costo, en lugar de hacerlo en la atención preventiva, primaria y comunitaria. Por lo general, esto lleva a descuidar la atención primaria y a convertir a los proveedores de primera línea en "agentes" que derivan casos a hospitales privados. También suele haber un impacto negativo en los hospitales sin ánimo de lucro, que pueden verse obligados, debido a la cambiante dinámica del mercado, a adoptar prácticas de tipo corporativo o ser adquiridos por cadenas de hospitales corporativos. En tanto los hospitales rurales y sin ánimo de lucro pueden verse abocados al cierre o a la reducción de tamaño debido a la naturaleza cambiante de un mercado de salud corporativizado.

3. Erosión de la autonomía de los/las profesionales médicos/as en los hospitales corporativos y aumento de la desconfianza: Los/as médicos/as que ejercen en hospitales corporativos pueden verse sometidos a "objetivos" de rendimiento, con presiones de la dirección para que admitan a más pacientes o realicen un mayor número de procedimientos o investigaciones para maximizar los ingresos. Estas presiones suelen prevalecer sobre el estado clínico real del paciente y el juicio científico del médico, que podría recomendar un tratamiento más prudente. Cada vez se imponen más restricciones a la autonomía profesional de los y las trabajadores/as de la salud acompañadas de tendencias de inflación de costos, mala praxis médica y creciente desconfianza en las relaciones médico-paciente.[19]

4. Crecimiento de los seguros de salud comerciales, aumento del gasto de bolsillo: La expansión de los seguros de salud comerciales se basa en el aporte de capital financiero, y su afán de lucro da lugar a primas elevadas, complejos procesos de reclamación y exclusiones, lo que hace que la atención en salud sea cada vez más inasequible. Los planes de seguros de salud financiados con fondos públicos también se promueven a menudo como una forma de fomentar el crecimiento del sector privado al tiempo que ofrecen cierta "cobertura", especialmente para los pobres. Sin embargo, una parte significativa de la población puede permanecer sin seguro o con un seguro insuficiente, cuando la cobertura ofrecida es inadecuada y los gastos de bolsillo siguen siendo elevados.

5. El continuo desplazamiento de la salud pública a la privada y el aumento de las APP: El desplazamiento hacia la salud privada va acompañado de un descenso de la inversión en el sistema público de salud. Diversas APP dan prioridad al beneficio sobre la atención al paciente, lo que repercute en la asequibilidad y el acceso equitativo a servicios de calidad. El discurso y las prácticas dominantes de la "cobertura universal en salud" proyectan la lógica de las APP a todo el sistema. La cobertura universal en salud se proyecta efectivamente como un gigantesco conglomerado de proveedores privados, que contaría con el apoyo de fondos públicos y una gestión orientada a las empresas.

6. Impacto en la educación médica y la mano de obra: La comercialización de la educación médica y el auge de las facultades de medicina privadas hacen que la educación médica sea inasequible para la mayoría de los y las aspirantes, ya

Figura 2: En los planes de seguro de salud financiados por el gobierno se afirma que las personas recibirán atención gratuita, pero acaban incurriendo en elevados gastos de bolsillo, mientras que el sector privado recibe dinero del gobierno y también cobra a los/las pacientes.

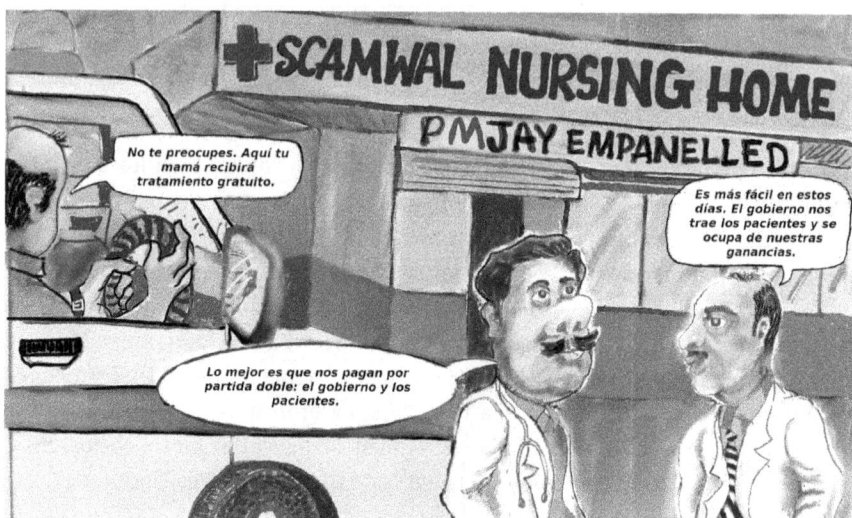

Ilustración de Indranil para GHW7

que las plazas privadas están "reservadas" para aquellos/as que pueden pagar enormes cuotas. Esto provoca cambios en el perfil de los médicos y las médicas emergentes, al tiempo que fomenta el ánimo de lucro por encima de la atención al paciente y afecta a la ética del personal de la salud. La poderosa atracción de los hospitales corporativos puede reducir la disponibilidad de personal cualificado (sobre todo médicos/as especialistas) para los hospitales públicos y de beneficencia, que podrían encontrarse faltos de personal al estar en condiciones de ofrecer pagos relativamente modestos.

En general, la financierización y la corporatización profundizan los procesos desencadenados por la privatización de la atención en salud y aceleran su conversión

Cuadro B1.3: Seguros de salud fragmentados y privatizados: un obstáculo para la atención en salud en Estados Unidos EE.UU.

Estados Unidos gasta mucho más en salud que cualquier otro país y, sin embargo, sus resultados, como la esperanza de vida y el acceso a la atención médica, van a la zaga de los de otros países ricos. Las distorsiones de la atención impulsadas por los beneficios generan costos exorbitantes y socavan la atención en salud. Paradójicamente,

Continúa en la página siguiente

Recuadro B1.3 continuado

aunque las aseguradoras y los proveedores privados dominan la salud estadounidense, el gasto público representa más de dos tercios del gasto total en salud,[20] y de gran parte de las enormes ganancias generadas por el sistema. En efecto, el sistema de salud estadounidense está financiado con fondos públicos, pero controlado por el sector privado.

La cobertura en Estados Unidos es fragmentaria e insegura. Veintiséis millones de personas carecen de seguro en algún momento y deben pagar la atención por sí mismas o recurrir a la caridad, y decenas de millones con seguro tienen que hacer frente a facturas médicas inasequibles que su seguro no cubre. Alrededor de 70 millones de personas están cubiertas por el programa público *Medicaid* para los pobres, y un número similar por el programa público *Medicare* para las personas mayores. Pero incluso los programas de seguros financiados con fondos públicos se están privatizando rápidamente: el gobierno paga ahora las primas a las aseguradoras privadas, que a su vez son responsables de pagar los servicios. Esta afluencia de fondos públicos ha impulsado los beneficios de las aseguradoras privadas, que ahora obtienen hasta el 90 % de sus beneficios de *Medicare* y *Medicaid*.[21] En *Medicare*, los gastos generales (incluidos los beneficios) de las aseguradoras privadas ascendieron a una media de 2.257 dólares por afiliado en 2020,[22] frente a los gastos generales de sólo 245 dólares por afiliado en el resto del segmento de Medicare, administrado públicamente. La privatización del seguro público aumentó los costos de Medicare en unos 78.000 millones de dólares sólo en 2023, por encima de los costos de un programa totalmente público.[23]

Los intereses empresariales también dominan cada vez más la atención en salud. Un ejemplo: *UnitedHealthcare*, la mayor aseguradora del país que cubre a 50 millones de estadounidenses (y con unos beneficios de 32.400 millones de dólares en 2023)[24] ahora emplea o "afilia" a 90.000 médicos/as,[25] y es propietaria de una cadena de atención domiciliaria con 527 centros.[26] Recientemente, actores aún más perniciosos han entrado en los mercados de atención en salud: las empresas de capital privado *(private equity)*. Estas firmas gastaron más de medio billón de dólares en la compra de hospitales y otros recursos de salud en Estados Unidos entre 2018 y 2023.[27] Las empresas de capital privado han vendido los inmuebles y edificios de cientos de los hospitales y residencias de personas mayores que han comprado, cargando a los hospitales y residencias con onerosos pagos de alquiler por instalaciones que una vez fueron de su propiedad, y llevándolos a la quiebra.

Aunque parece improbable que en los próximos cuatro años se produzcan avances importantes en la desmercantilización de la atención en salud en Estados Unidos, ni siquiera el poder financiero de las empresas puede frenar por mucho tiempo las demandas de cambio en un contexto de insatisfacción poderosa y cada vez mayor con el *statu quo* de la atención en salud.

Cuadro B1.4: Fondos públicos que financian a proveedores privados: la expansión de las asociaciones público-privadas (APP) en Canadá

En Canadá, el consenso político general de las últimas seis décadas ha creado un modelo de financiación del sistema de salud con un único pagador público (seguro público), gestionado individualmente por cada provincia. Los servicios necesarios desde el punto de vista médico son gratuitos para los y las residentes legales y se financian con los impuestos generales. Eludir el sistema público para recibir atención médicamente necesaria mediante el pago privado ha estado históricamente regulado de forma estricta por motivos de equidad y, en consecuencia, es casi inexistente. Aunque gran parte del personal de la salud puede estar contratado por los ministerios de salud, los/as médicos/as (gracias a su poder profesional) siguen siendo en gran medida contratistas independientes, negocian contratos con instituciones individuales y facturan sus servicios al plan de seguro médico público. Los hospitales han surgido históricamente de la tradición colonial de la iglesia, evolucionando más tarde hacia instituciones más seculares.

Este *statu quo* se ha mantenido a pesar de la resistencia y la presión significativas, a menudo por parte de actores del propio sistema de salud, como los grupos de presión de médicos/as. Las políticas gubernamentales de austeridad impulsadas por el dogma neoliberal a partir de la década de 1990 desfinanciaron sistemáticamente el sistema de salud hasta puntos cercanos al colapso en todas las épocas y lugares. En anteriores ciclos de crisis, las entidades que buscaban sacar provecho del sector salud han ofrecido sistemáticamente el capital privado como solución a los males del sistema de salud.

Sin embargo, al igual que en otras partes del mundo, la crisis de la oferta laboral de servicios de salud en Canadá se ha agudizado especialmente a raíz de la pandemia de COVID-19. Como la opinión pública se ha resistido tradicionalmente a un sistema de "dos niveles" que permitiría a las personas más ricas eludir una lista de espera pública mediante el pago privado (aunque este consenso se está erosionando rápidamente sobre todo en provincias como Quebec), las entidades se han vuelto ahora adeptas a seguir una estrategia política de ofrecer sus servicios al sistema público y comercializarse como asociaciones público-privadas. Los ministerios de salud suelen pagar a estas empresas para que presten servicios al público, cubiertos con presupuesto del gobierno.

Las firmas de capital privado han aprovechado esta oportunidad para desviar activamente los beneficios de las arcas públicas, invirtiendo en empresas que prestan servicios de diagnóstico en laboratorio o radiología a cambio de una tarifa de clínicas ambulatorias. Pero ahora, los centros quirúrgicos privados se han convertido en uno de los principales focos de inversión de estas empresas, en un intento de reducir las listas de espera para intervenciones quirúrgicas, que se han disparado recientemente.

Continúa en la página siguiente

Recuadro B1.4 continuado

Aunque estos centros ya existían antes de la pandemia de COVID-19, eran pequeños y se dedicaban a cirugías privadas con cargo al paciente, que conseguían eludir las normativas creadas para limitar la espera pública a través de su capacidad de pago. Ahora se han adaptado al marco legislativo canadiense y se presentan como socios del sistema público para ayudar a que las operaciones se realicen de forma más eficaz. Pero hay pruebas considerables de que estas asociaciones no se traducen en una mejora de los tiempos de espera, a la vista de varios experimentos anteriores en todo Canadá. Aunque las clínicas privadas suelen hablar de su impacto en la "demanda" de servicios de salud al "aliviar" la lista de espera pública, no abordan el lado de la "oferta". La mano de obra de la salud es un recurso escaso y, al restar horas de trabajo a los clínicos del sistema público, agravan la escasez de atención en salud en el sistema público, provocando un deterioro de la calidad de la atención al público en general.

---

en una mercancía en lugar de un bien social. En comparación con las primeras fases de la privatización, en las que predominaban los proveedores más pequeños y caritativos, ahora la salud está totalmente desvinculada de la sociedad y se han roto la confianza y las relaciones médico-paciente. Los hospitales corporativos impersonales tratan a los/as médicos/as y al personal de salud como "piezas de recambio" que pueden sustituirse a voluntad, al tiempo que disuelven los vínculos tradicionales con los/las pacientes, en los que solía confiarse más debido a los lazos familiares y comunitarios.

Los procesos de financierización-corporatización están estrechamente relacionados con las transformaciones tecnológicas de la salud, incluido el gran crecimiento de las tecnologías de salud digitales (véase el capítulo B2). Estos sectores tecnológicos se consideran "oportunidades interesantes" para las empresas y el capital, por lo que son lugares privilegiados para la financierización. Estos sectores atraen al capital privado e incluso al capital de inversiones a la salud, lo que ejemplifica la convergencia de variedades específicas de tecnología y capital financiero.

Debido a estos procesos, que han extendido su dominio global en las últimas décadas, la dinámica básica del sector de la salud y el objetivo subyacente a la prestación de atención en salud han sufrido una gran transformación, en la que la maximización de los beneficios para los inversores y accionistas ejerce una lógica aplastante e implacable. La financierización de la atención en salud se basa en los grandes cambios que se han producido en las últimas décadas en la escala y los patrones de flujo del capital globalizado, que ha penetrado en todos los sectores de la economía y cada vez más en el sector de la salud, al tiempo que ha abrumado a los y las profesionales de salud, a los gobiernos y a toda la sociedad.

Avanzar en los derechos de salud, desafiar la privatización y la comercialización

La privatización, la comercialización y la financierización de la atención en salud tienen importantes implicaciones para los derechos humanos. En concreto, el derecho a la salud significa que toda persona tiene derecho a toda la gama de servicios necesarios para llevar una vida sana, y que estos servicios deben estar disponibles y ser accesibles, aceptables y de la mayor calidad posible.[28] Este derecho también se aplica cuando intervienen agentes privados en la atención en salud.

El marco de los derechos humanos es una herramienta importante para evitar que se produzcan los tipos de situaciones descritas en este capítulo.[29] Por ejemplo, los Principios Rectores de la ONU sobre las Empresas y los Derechos Humanos detallan el deber de los estados de *respetar, proteger y cumplir* los derechos humanos cuando intervienen terceros en sectores como la asistencia social y la atención en salud, así como la *responsabilidad de las empresas* de respetar los derechos humanos.[30] En virtud de estos principios, los estados están obligados a supervisar y regular estrictamente a los proveedores privados de manera significativa. Además, aunque la legislación internacional sobre derechos humanos no prohíbe la participación privada en la atención en salud, los órganos institucionales de tratados de derechos humanos de las Naciones Unidas ofrecen cada vez más a los estados orientaciones claras en este ámbito. Estos órganos son comités de expertos que supervisan la aplicación de los tratados de derechos humanos. Por ejemplo, un artículo en el que se analizan los procedimientos de presentación de informes de los Estados ante algunos de estos comités a lo largo del periodo 1990-2023 ha concluido que la participación de agentes privados en la atención en salud, cuando es necesaria, como mínimo no debe:

- Disminuir la accesibilidad, aceptabilidad, disponibilidad y calidad de la atención en salud;
- Dar lugar a la discriminación de cualquier grupo o a mayores desigualdades;
- Dar lugar a un uso subóptimo del máximo de recursos disponibles;
- Disminuir la capacidad de un sistema de salud para prevenir, responder y controlar las pandemias.[31]

Las tendencias actuales de tercerización o subcontratación de la atención en salud financiada con fondos públicos con proveedores privados deben invertirse, y los derechos humanos deben primar siempre sobre los beneficios y los enfoques de la atención en salud basados en el mercado. La sociedad civil desempeña un papel fundamental en este sentido, vigilando y desvelando el impacto sobre los derechos humanos de cualquier plan de privatización de la salud y la asistencia social,* o cuestionando las violaciones de derechos por parte de los proveedores privados comerciales.

*Para un ejemplo de estas buenas prácticas en la sociedad civil, véase: Just Fair, "Evidence received to inform our 2025 report to CESCR" (2025), disponible en: https://bit.ly/4cP8d40

Cuadro B1.5: Acción social contra la explotación de los hospitales comerciales en la India

Durante la pandemia de COVID-19, surgió un movimiento a gran escala en el estado indio de Maharashtra, que permitió a las personas a las que se había cobrado de más y a las redes de la sociedad civil exigir justicia mediante auditorías y reembolsos por facturas excesivas de hospitales privados. Desde entonces, este proceso ha desencadenado una acción social más amplia, impulsando el cumplimiento de la normativa y la aplicación de los derechos de los pacientes.

Reclamación de reembolsos a hospitales que cobran de más, campañas por la responsabilidad de la salud privada[32]

Mientras Maharashtra lidiaba con el mayor número de casos de COVID del país, los hospitales privados ignoraban con frecuencia las tasas de tratamiento exigidas por el gobierno. Para sacar a la luz esta situación, las redes de la sociedad civil *Jan Arogya Abhiyan* (Movimiento por la Salud de los Pueblos – Maharashtra) y *Corona Ekal Mahila Punarvasan Samiti* (red de viudas que perdieron a sus maridos a causa del COVID) encuestaron a 2.579 familias, revelando que al 75 % se les había cobrado de más, con facturas que en promedio triplicaban las tarifas reguladas. Estos datos alimentaron las "Asambleas de la Ira", en las que las viudas y familias de COVID compartieron públicamente testimonios de devastación financiera, seguidos de un diálogo con el ministro de Salud del estado, que ordenó auditorías y reembolsos sin precedentes para las personas a las que se les había cobrado de más durante 2021-22. Los y las activistas de la salud facilitaron el proceso de auditoría, analizando meticulosamente casi 500 facturas hospitalarias complejas e identificando numerosas infracciones. Como resultado, 63 familias de pacientes recibieron reembolsos por un total de más de INR1,6 millones, mientras que muchas otras consiguieron acuerdos informales. Este logro puso de relieve el poder de la movilización social para convertir una "normativa sobre el papel" en la realización de los derechos de los y las pacientes.

Tras los esfuerzos de devolución, grupos de la sociedad civil de diversas partes de Maharashtra han seguido presionando para conseguir mejoras sistémicas mediante campañas en defensa de los derechos de los pacientes. En las ciudades de Pune, Nashik y Sangli se han organizado talleres, visitas a hospitales y asambleas de pacientes para sacar a la luz las lagunas generalizadas en la aplicación de la normativa. Entre las nuevas reivindicaciones figuran la exposición obligatoria de los cuadros de tarifas hospitalarias, la adhesión a la Carta de Derechos del/de la Paciente y la creación de Células de Resolución de Reclamaciones (GRC) para los y las pacientes. Las continuas gestiones con las autoridades municipales han conseguido que muchos hospitales privados muestren por primera vez las tarifas y establezcan GRC con números de teléfono gratuitos. Estas campañas han reforzado el principio de que la regulación de la atención en salud debe combinarse con una acción social

Continúa en la página siguiente

Recuadro B1.5 continuado

impulsada por la rendición de cuentas para salvaguardar los derechos de salud.

Acción legal nacional para la regulación de la sanidad privada

Paralelamente a los esfuerzos de base, el Movimiento por la Salud de los Pueblos de India (Jan Swasthya Abhiyan o JSA) presentó en 2021 un Litigio de Interés Público (LIP) ante el Tribunal Supremo, exigiendo la aplicación de la Ley de Establecimientos Clínicos y la Carta de Derechos de Pacientes.[33] El ILP aboga por la normalización de las tarifas hospitalarias, los protocolos de tratamiento y unos mecanismos eficaces de reparación de agravios. La directiva del Tribunal Supremo al Ministerio de Sanidad de la Unión en 2024, en la que se pide un marco para la regulación de las tarifas en los hospitales privados, es un resultado significativo. Mientras que varias asociaciones de hospitales privados, representadas por abogados de alto nivel, se han opuesto con argumentos contundentes a la regulación de las tarifas, JSA ha ampliado el proceso para exigir la regulación presentando testimonios expertos de 100 médicos/as que apoyan la normalización de las tarifas.[34] Además, JSA ha colaborado con organizaciones nacionales de consumidores, lo que ha llevado a la presentación de una petición de apoyo a la aplicación de una normativa orientada al consumidor.

Estas acciones públicas demuestran que las normativas de arriba para abajo pueden no ser suficientes para garantizar los derechos en un contexto de atención en salud privatizada y en gran medida no regulada. Los movimientos dinámicos que colectivizan las quejas individuales, las vinculan a la reforma sistémica y promueven la acción legal pueden superar eficazmente las violaciones de derechos, al tiempo que reivindican la atención en salud como un bien social.

Un ejemplo reciente de movilización de la sociedad civil contra estas dinámicas es una carta abierta publicada por la coalición de Servicios Públicos de África en enero de 2025 en la que se pide al Banco Mundial que abandone las inversiones en hospitales con ánimo de lucro y que investigue las prácticas de los centros financiados por él.[35] Estos esfuerzos pueden verse reforzados por las críticas a las prácticas de inversión de las instituciones financieras internacionales que proceden del sistema de la ONU. Por ejemplo, en diciembre de 2023, la profesora Attiya Waris (experta independiente sobre las consecuencias de la deuda externa y de las obligaciones financieras internacionales conexas de los Estados para el pleno goce de todos los derechos humanos, sobre todo los derechos económicos, sociales y culturales) y el Dr. Tlaleng Mofokeng (relator especial sobre el derecho de toda persona al disfrute del más alto nivel posible de salud física y mental) presentaron una carta en la que criticaban la "falta de rendición de cuentas y transparencia de las inversiones de la Corporación Financiera Internacional (CFI) en atención en salud y los consiguientes riesgos para el respeto de los derechos humanos".[36] La carta pide a la CFI que reconsidere varios instrumentos financieros -por ejemplo, los bonos de impacto en el desarrollo, las asociaciones público-privadas y la inversión a través de intermediarios de la CFI- que carecen de responsabilidad y transparencia, y que han socavado el acceso de las poblaciones pobres y marginadas a los servicios de salud.

Es esencial que los gobiernos rindan cuentas de sus obligaciones en materia de derechos humanos conforme al derecho internacional, incluso cuando contratan servicios de salud financiados con fondos públicos. Las movilizaciones en este sentido podrían incluir:

- Dar prioridad al refuerzo de los servicios de salud públicos para todas las personas.

- Divulgar y exigir ampliamente los derechos a la salud, incluidos los derechos de los y las pacientes, para garantizar que todas las personas disfruten del nivel más alto posible de salud física y mental, sin discriminación por su condición de inmigrantes ni por ninguna otra característica protegida, en cualquier entorno de salud público o privado.

- Desarrollar políticas y estrategias de salud que tengan en cuenta la naturaleza interrelacionada de la realización de los derechos, y que reconozcan y aborden el impacto de la pobreza sobre la salud mental y física.

- Garantizar que cualquier participación de agentes privados en la atención en salud, en caso de que se considere, sea conforme con las obligaciones del estado en materia de derechos humanos sobre el derecho a la salud.

- Hacer campaña en favor de una regulación eficaz de los proveedores privados de atención en salud, que incluya la regulación de las tarifas, la garantía de unos niveles de atención prestados según protocolos adecuados y el respeto de los diversos derechos de los y las pacientes

- Reformar la legislación fiscal nacional e internacional para que las empresas con ánimo de lucro estén obligadas a informar sobre toda la financiación pública que reciban, incluso en forma de exenciones fiscales, pagos por servicios prestados, subvenciones o ingresos por alquiler de propiedades.

El impulso mundial del capital hacia la privatización, la financierización y la corporatización de la salud está convirtiendo agresivamente la atención en salud en una industria con ánimo de lucro, alimentando las desigualdades y erosionando los sistemas públicos. Sin embargo, estos procesos destructivos se enfrentan a crecientes críticas y oleadas de resistencia. Desde movimientos de pacientes de base, hasta recursos legales y campañas públicas, las comunidades y los profesionales de la salud se oponen a los efectos de la comercialización y el dominio corporativo. Estos esfuerzos deben fortalecerse y conectarse en todo el mundo, forjando un movimiento colectivo que exija sistemas de salud desmercantilizados y centrados en las personas, que estén al servicio de la sociedad y no de los beneficios.

Lista de referencias

1 Sriram V, Yilmaz V, Kaur S, Andres C, Cheng M, Meessen B. El papel de los actores del sector salud privado en la prestación de servicios de salud y los procesos de políticas de financiación en países de ingresos bajos y medios: una revisión de alcance. BMJ Glob Health. 2024 Feb;8(Suppl 5):e013408. Disponible en: https://bit.ly/3YS9fXe

2 Delamothe T. Principios fundacionales. BMJ. 2008 mayo 31;336(7655):1216-8. Disponible en: https://bit.ly/3RIXq1L/

3 Toth F. Políticas de salud de los últimos 20 años: Reformas y contrarreformas. Health Policy. 2010 Abr;95(1):82-9. Disponible en: https://bit.ly/4lO5NXH

4 Iacobucci G. ¿Se está privatizando el SNS? BMJ. 2019 Nov 5;l6376.

5 Calnan M. ¿Cuáles son los costes de la privatización en el sistema de salud del Reino Unido? Observatorio Económico [Internet]. 2023 Dic 12; Disponible en: https://bit.ly/3EwHgFP

6 Goodair B, Reeves A. El efecto de la privatización de la salud en la calidad de la atención. The Lancet Public Health. 2024 Mar;9(3)e199-206. Disponible en: https://bit.ly/4jNh1tq

7 Anandaciva S. La revisión Darzi del rendimiento del NHS señala por qué es necesario un cambio radical. The Kings Fund. 2024. Disponible en: https://bit.ly/3ERrll

8 Rowland D. La investigación sobre la COVID es la última oportunidad para llegar al fondo del contrato de 2000 millones de libras con el sector hospitalario privado durante la pandemia. Centro para la Salud y el Interés Público. 2024. Disponible en: https://bit.ly/3SbXRBP

9 Hunter, BM, Murray SF. Deconstrucción de la financierización de la en salud. Desarrollo y cambio. 2019 Sep;50(5),1263-1287. Disponible en: https://bit.ly/4jQ90nz

10 CICTAR, Santé Sociaux. La especulación inmobiliaria en el corazón del sistema de salud francés: El caso de Ramsay Santé. Centre for International Corporate Tax Accountability and Research (CICTAR) y Santé Sociaux; 2025 Ene. Disponible en: https://bit.ly/42RHKOR

11 Corporación Financiera Internacional. El trabajo de la CFI en la salud. n.d. Disponible en: https://bit.ly/44KDfYO

12 Taneja A, Sarkar A. En primer lugar, no hacer daño: Examinar el impacto del apoyo de la CFI a la salud privada en la India [Internet]. Oxfam Internacional; 2023 jun. Disponible en: https://bit.ly/3RIXZZr

13 Marathe S, Shukla A. Desarrollo perverso: Examen de la participación de las instituciones financieras de desarrollo alemanas en el sector de la salud privada en la India. Development. 2024 Jun;67(1-2):100-7.

14 Índice de Transparencia DFI 2023. Publique lo que financia; 2023. Disponible en: https://bit.ly/3EQjAMw

15 Marathe S, Shukla A. ¿Apoyo a los pacientes o a los beneficios? Análisis de la participación de las agencias de desarrollo alemanas en el sector de la salud privada indio [Internet]. SATHI; 2023 jun. Disponible en: https://bit.ly/3RClnb3

16 Ídem

17 Ídem

18 De Falco R, Douabou A. Acceso a la atención en salud en Costa de Marfil: una investigación-acción participativa [Internet]. Iniciativa Global por los Derechos Económicos, Sociales y Culturales; 2024. Disponible en: https://bit.ly/4jzJi7k

19 Marathe S, Hunter BM, Chakravarthi I, Shukla A, Murray SF. Los impactos de la corporatización de la atención en salud en la práctica médica y los profesionales en Maharashtra, India. BMJ Glob Health. 2020 Feb;5(2):e002026. Disponible en: https://bit.ly/435v08q

20 Gaffney A, Woolhandler S, Himmelstein DU. Tendencias centenarias en la financiación y propiedad de la atención en salud estadounidense. Milbank Quarterly. 2023 Jun;101(2):325-48.

21 Asociación Nacional de Compañías de Seguros. Informe de Análisis de la Industria de Seguros de Salud de Estados Unidos: Resultados Anuales 2021. Asociación Nacional de Compañías de Seguros; 2022. Disponible en: https://bit.ly/3RFsAqH

22 Ortaliza J, Biniek J, Hinton E, Neuman T, Rudowitz R, Cox C. Rendimiento financiero de las aseguradoras sanitarias en 2023. KFF. 2024 Jul 2; Disponible en: https://bit.ly/43nbBjw

23 Comisión Asesora de Pagos de Medicare. Informe al Congreso: Política de pagos de Medicare. Washington, DC: Comisión Asesora de Pagos de Medicare; 2024 mar. Disponible en: https://bit.ly/44lrjwJ

24 Comisión de Bolsa y Valores de los Estados Unidos. Informe anual 2023 de UnitedHealth Group. Washington, DC: Comisión de Bolsa y Valores de Estados Unidos; 2023. Disponible en: https://bit.ly/4iCw608

25 Wilson R. Optum cuenta ahora con 90.000 médicos/as. Becker's Hospital Review. 2023 Nov 29; Disponible en: https://bit.ly/4jSTTK9l

26 Donlan A. Se cierra el acuerdo LHC Group-Optum por valor de 5.400 millones de dólares. Home Health Care News. 2023 Feb 22; Disponible en: https://bit.ly/3Ymg2bH

27 Jain N, Murphy K, Podpolny D, Klingan FR, Kapur V, Boulton A. Mercado de capital privado en salud 2023: Resumen del año y perspectivas. Bain & Company; 2024 ene. Disponible en: https://bit.ly/4jSgmab

28 Asamblea General de las Naciones Unidas. Pacto Internacional de Derechos Económicos, Sociales y Culturales [Internet]. 3 de enero de 1974. Disponible en: https://bit.ly/3YRQAL6

29 De Falco R. El derecho a la salud en el Reino Unido. London: Just Fair; 2024 dic. Disponible en: https://bit.ly/3Ylxkpl

30 Ruggie J. Proteger, respetar y remediar: un marco para las empresas y los derechos humanos: informe del Representante Especial del Secretario General sobre la cuestión de los derechos humanos y las empresas transnacionales y otras empresas comerciales. Ginebra: Consejo de Derechos Humanos de las Naciones Unidas; 2008. Informe n°: A/HRC/8/5. Disponible en: https://bit.ly/3Etipmk

31 De Falco R, Hodgson TF, Mcconnell M, Kayum Ahmed A. Evaluación del marco de derechos humanos sobre los actores privados de la atención en salud y la desigualdad económica. Derechos humanos en materia de salud. 2023 dic;25(2):125-39. Disponible en: https://bit.ly/3ENjUM5

32 Shukla A. La regulación de los hospitales privados durante la COVID recibe un «refuerzo» de responsabilidad social, The Leaflet. 27 de abril de 2022. Disponible en: https://bit.ly/42YaGor

33 Shukla A. Una ley bloqueada durante una década: Viejos imperativos y nuevas iniciativas para la regulación de la salud privada, El Folleto. 2025 Ene 13. Disponible en: https://bit.ly/42RKyeR

34 Sharma G. Tarifas estandarizadas y aplicación de los derechos de pacientes en los hospitales privados de la India, Nivarana (Plataforma de Salud Pública de la India). 9 de diciembre de 2024. Disponible en: https://bit.ly/4iIhCMn

35 Finch G, Taggart K, Kocieniewski D. Las ONG africanas piden al Banco Mundial que abandone las inversiones en hospitales. Bloomberg News. 2025 Jan 30; Disponible en: https://bit.ly/3Sa7fWC

36 Waris A, Mofokeng T. Carta: Mandatos del Experto Independiente sobre las consecuencias de la deuda externa y de las obligaciones financieras internacionales conexas de los Estados para el pleno goce de todos los derechos humanos, sobre todo los derechos económicos, sociales y culturales y del Relator Especial sobre el derecho de toda persona al disfrute del más alto nivel posible de salud física y mental [Internet]. 2023. Disponible en: https://bit.ly/3GuqBTP

Inteligencia Artificial, Tecnologías Digitales y Salud

Introducción

G*lobal Health Watch 6* fue la primera edición que dedicó un capítulo a la salud digital. Aunque mucho ha cambiado desde entonces, las preocupaciones fundamentales siguen siendo similares: las tecnologías digitales, incluida la inteligencia artificial (IA), deben ser gestionadas por los Estados para proteger el derecho a la salud y evitar el aumento de las desigualdades. La preocupación por la vigilancia masiva —incluida la de las actividades políticas— sigue siendo especialmente relevante ante el auge de los regímenes autocráticos (véase el Capítulo A1).

La Organización Mundial de la Salud (OMS) define la salud digital como "el campo del conocimiento y la práctica asociados al desarrollo y uso de las tecnologías digitales para mejorar la salud", caracterizado por las interacciones entre las tecnologías de la información y la comunicación (TIC) y el ámbito de la salud. Un término anterior de uso común, cibersalud, fue ampliado y rebautizado como salud digital para incorporar nuevas tecnologías, como la robótica, la genética y la IA, con expectativas crecientes en torno a esta última que impulsan una adopción más intensiva (véase el Recuadro B2.1).[1]

Recuadro B2.1: Comprender la IA

El desarrollo de la inteligencia artificial (IA) comenzó en la década de 1950, cuando el matemático británico Alan Turing sentó sus bases conceptuales. Las primeras investigaciones fueron financiadas en gran medida por instituciones militares, sobre todo por medio de la Agencia de Proyectos de Investigación Avanzada (ARPA, por sus siglas en inglés), con sede en Estados Unidos, que colaboraba con universidades como Stanford y el MIT. Sin embargo, la financiación disminuyó en la década de 1970, cuando el interés se desplazó hacia tecnologías emergentes como los computadores personales e Internet. La investigación en IA persistió y volvió a despertar interés en la década de 2000, impulsada por el aumento de la potencia de cálculo, los grandes conjuntos de datos y los avances en el aprendizaje automático, un subconjunto de la IA que permite a los sistemas mejorar su rendimiento mediante el análisis de datos.

Las técnicas de IA se clasifican principalmente en IA simbólica y Machine Learning (ML). La IA simbólica se basa en reglas predefinidas para realizar tareas y a veces se denomina sistema experto, mientras que el aprendizaje automático permite a los sistemas aprender de los datos y hacer generalizaciones. La eficacia de la IA basada en

Continúa en la página siguiente

Recuadro B2.1 continuado

ML depende de tres componentes críticos: potencia de cálculo, conjuntos de datos y algoritmos. Los algoritmos son la estructura codificada de los modelos de IA, pero requieren grandes cantidades de datos para reconocer patrones y crear inferencias. El entrenamiento de estos modelos implica amplios cálculos matemáticos, lo que requiere potentes recursos informáticos. Los avances en la tecnología de microprocesadores y en la recopilación de datos, especialmente a través de Internet y de los dispositivos conectados (lo que técnicamente se denomina "Internet de las Cosas" o IoT por sus siglas en inglés), han mejorado significativamente las capacidades de la IA, y se espera que la computación cuántica impulse futuros avances.

Desde el punto de vista de la infraestructura, la IA depende de centros de datos y microprocesadores de alto rendimiento. Las grandes empresas tecnológicas, a menudo denominadas GAFAM (Google, Amazon, Facebook, Apple y Microsoft), dominan el almacenamiento y procesamiento de datos, mientras que los microchips avanzados son producidos por unos pocos fabricantes como TSMC y NVIDIA. El reciente auge de la IA Generativa (GenAI, por su sigla en inglés), que puede generar texto, imágenes y otros medios, se atribuye en gran medida a los Modelos de Lenguaje Amplio (LLM por su sigla en inglés). Estos modelos utilizan técnicas de aprendizaje profundo que implican múltiples capas computacionales para procesar datos y generar contenidos similares a los humanos. Sin embargo, su complejidad los hace difíciles de interpretar, lo que plantea problemas de transparencia y toma de decisiones.

El primer LLM ampliamente adoptado fue ChatGPT-4, lanzado por OpenAI en 2022. Desde entonces, empresas como Microsoft y Meta han desarrollado sus propios modelos. A pesar del creciente interés de las startups y las instituciones de investigación, los modelos fundacionales siguen estando controlados por unos pocos proveedores importantes que, a su vez, dependen de un número aún menor para el hardware especializado. Como resultado, el ecosistema de la IA está configurado por un pequeño número de actores dominantes, lo que genera importantes dependencias técnicas, económicas y de infraestructuras.

Fornazin et al. (2021) realizaron un extenso análisis bibliométrico de las oleadas que dieron lugar al desarrollo de la salud digital, comenzando en los años sesenta con el surgimiento de la informática médica.[2] Identifican cinco oleadas en este campo, cada una asociada a tecnologías particulares: la primera corresponde a los orígenes de la informática médica (1961-1989); la segunda, a su consolidación en los años noventa, con tecnologías como los sistemas de apoyo a la decisión clínica (CDSS, por sus siglas en inglés), los sistemas de archivo y comunicación de imágenes (PACS, por sus siglas en inglés) y la telemedicina.

En la primera década del siglo XXI, la OMS comenzó a trabajar activamente con tecnologías digitales, a medida que el campo de la informática en salud consolidaba su expansión mediante la adopción de historias clínicas electrónicas (HCE) y sistemas de información en salud (SIS).

Figura 1: Imagen generada por IA con la pregunta
"La IA en un futuro próximo en la atención en salud"

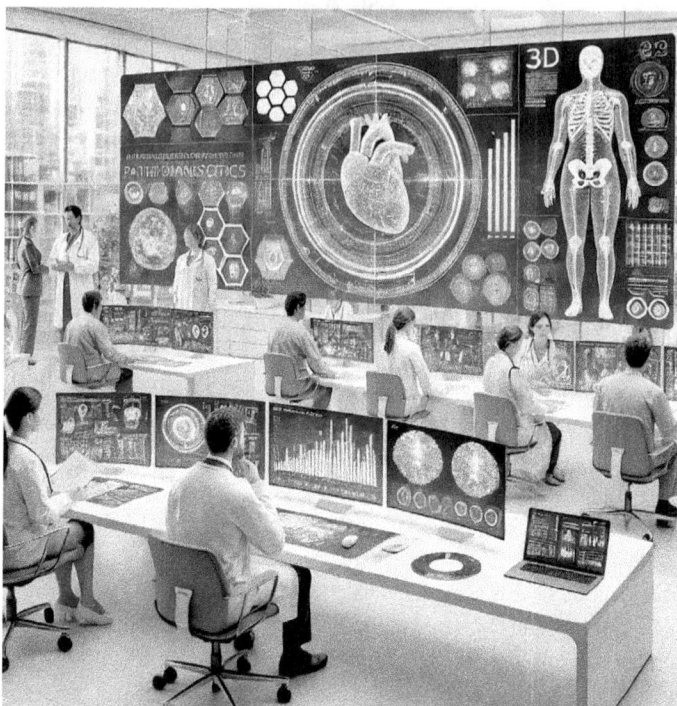

ChatGPT; obsérvense los rasgos racializados de los y las profesionales de la salud, que revelan el sesgo de la IA entrenada en ML que se basa en conjuntos de datos sesgados.

La cuarta oleada se dio en la década siguiente, con la creciente relevancia de los conceptos de salud electrónica (e-health) y salud móvil (m-health), que condujeron a la adopción generalizada de estrategias de e-salud en múltiples países. Este periodo concluyó con un hito disruptivo: la pandemia de COVID-19, que relajó restricciones normativas sobre el uso de tecnologías digitales —especialmente en el caso de la telemedicina— y aceleró su adopción. La quinta y actual oleada, correspondiente a la salud digital, surge de la ampliación del concepto de e-salud para incluir tecnologías emergentes como el Internet de las Cosas (IoT) y la inteligencia artificial (IA).

Posibles aplicaciones de la salud digital y la IA en la salud

Existe una amplia bibliografía que explora las potenciales aplicaciones de la salud digital y, en particular, de la inteligencia artificial (IA), comenzando con la publicación de documentos orientadores de la OMS sobre su uso.[3,4] Como suele ocurrir con las nuevas tecnologías, las innovaciones en salud digital pueden tener un gran potencial si se orientan al bien público, pero también pueden ser mal utilizadas o formar parte de una euforia tecnológica exagerada que pretende resolver todos los problemas del sistema de salud en nombre de la eficiencia, sin abordar adecuadamente las cuestiones estructurales subyacentes. Parte del análisis crítico desarrollado en este capítulo consiste en reconocer que estas tecnologías presentan un conjunto de posibilidades que pueden ser aprovechadas para el bien común si se regulan y gestionan de forma adecuada.

El uso de la IA en la salud digital ofrece diversas ventajas: entre las más citadas se encuentran la mejora en los diagnósticos, el aumento del acceso y la reducción de los tiempos de espera. La telesalud puede utilizarse para alcanzar a comunidades remotas, especialmente en zonas rurales, y la IA podría desplegarse para reproducir conocimientos médicos en contextos con recursos limitados. Estos beneficios pueden materializarse en distintas áreas de los sistemas de salud: atención clínica, gestión de servicios, investigación y desarrollo, y formación y educación del personal sanitario.[5]

En el ámbito asistencial, la IA permite tratamientos más personalizados y la ampliación de la cobertura mediante la automatización de decisiones y acciones. En la gestión de los sistemas de salud, los sistemas basados en IA pueden optimizar procedimientos, mejorar la eficiencia y facilitar la toma de decisiones relacionadas con la asignación de recursos. La inteligencia artificial generativa (GenAI) también puede aplicarse para asistir a profesionales como médicas y médicos en tareas administrativas, como el registro de lo expresado por las y los pacientes, conectándolo directamente con sus historias clínicas electrónicas, e incluso ofreciendo opciones de tratamiento.[6]

La IA posee además un potencial transformador en el descubrimiento de nuevos fármacos y terapias. A través del análisis de grandes volúmenes de datos, como las historias clínicas electrónicas, los sistemas de IA pueden identificar nuevas aplicaciones terapéuticas y contribuir al monitoreo poscomercialización de medicamentos. A un nivel más fundacional, permite predecir e identificar estructuras moleculares, acelerando los avances en la investigación biomédica. Un ejemplo destacado es el Premio Nobel de Química de 2024, que reconoció el papel de la IA en el avance de la investigación farmacológica básica.[7] Asimismo, la IA tiene aplicaciones significativas en la formación y capacitación del personal de salud. Puede ofrecer plataformas de aprendizaje interactivas y adaptativas, así como simulaciones que fortalezcan las competencias profesionales, asegurando que las y los trabajadores estén mejor preparadas/os para enfrentar los desafíos en constante evolución del sector.

Nuevos motivos de preocupación

Información personal de salud

El uso de tecnologías digitales en salud implica el tratamiento de grandes volúmenes de información personal relacionada con el estado de salud de una persona. Esto puede incluir datos sobre genética, comportamiento sexual, hábitos de consumo e incluso geolocalización, especialmente cuando se combinan con otros conjuntos de datos. Cada vez más, esta información se considera una extensión del cuerpo humano, lo que justifica otorgarle las mismas consideraciones éticas y protecciones jurídicas vinculadas a la dignidad humana.[8] Estas protecciones suelen estar fundamentadas en marcos de derechos humanos, particularmente en la obligación de los Estados de abstenerse de violar el derecho a la salud y de proteger a las personas frente a violaciones cometidas por terceros. La protección de los datos personales de salud es esencial debido a su carácter sensible y a su potencial de uso indebido, lo que puede generar discriminación y daños. Davis (2020) y Sekalala (2020) abordaron algunos ejemplos de estas problemáticas en el contexto de la pandemia de COVID-19, cuando los gobiernos incrementaron la vigilancia y establecieron alianzas con grandes empresas tecnológicas.[9] Dos preocupaciones centrales en este contexto son la ciberseguridad y el uso indebido de datos.

La ciberseguridad implica proteger la información personal de salud frente a filtraciones y accesos no autorizados. Las violaciones de datos pueden tener graves consecuencias, sobre todo para las poblaciones vulnerables, como las personas con enfermedades crónicas o las personas embarazadas. La exposición de esos datos puede dar lugar a estigmatización, discriminación o repercusiones en el lugar de trabajo, lo que pone de relieve la necesidad crítica de medidas de ciberseguridad sólidas.

Por uso indebido se entiende el uso indebido intencionado de información personal de salud por parte de gobiernos o empresas de forma contraria a los intereses y la autonomía de la persona titular de los datos. Los regímenes autoritarios pueden reutilizar los datos de la salud con fines de vigilancia masiva o represión. Esto coincide con el concepto de "reutilización" de la Organización Mundial de la Salud (OMS), según el cual los datos se utilizan para fines distintos de los inicialmente previstos, a menudo en detrimento de la persona.

En el ámbito empresarial, un ejemplo común es la denegación de cobertura de seguros basada en enfermedades preexistentes. En algunos casos, se emplean sistemas de IA para puntuar a las personas en función de sus datos de salud, lo que conduce a un aumento de las primas o a la denegación total de la cobertura. Este concepto de "puntuación de salud" está arraigado en las prácticas del sector de los seguros, pero ahora es técnicamente factible con la IA, lo que hace temer que se agrave la desigualdad. Al socavar el principio de riesgo compartido —en el que los recursos se reparten para ayudar a las personas de forma equitativa—, estas prácticas amenazan la ética fundamental de los sistemas de seguros. En Brasil, las compañías de seguros de salud intentaron aprobar una medida de este tipo, que actualmente está expresamente prohibida por la legislación del país.

Los datos de la salud también son valiosos para otras actividades económicas. El marketing es una de ellas. Aunque recibir anuncios personalizados puede no parecer tan perjudicial como negarse a recibir atención médica, sigue constituyendo un uso indebido de la información personal de salud, ya que a menudo vulnera la autonomía y los intereses del individuo. También puede utilizarse para la investigación y el desarrollo de nuevos modelos de inteligencia artificial. Esos usos se denominan uso secundario de los datos, y es imprescindible una normativa que garantice una protección adecuada. Una encuesta realizada en Corea, por ejemplo, expresaba el desacuerdo de la gente sobre el uso secundario de sus propios datos de salud.[10]

Prejuicios de la IA

El sesgo es una de las principales preocupaciones en el uso de la IA y puede ser potencialmente perjudicial en el contexto de la salud. Las aplicaciones de IA basadas en ML básicamente reproducen lo que deducen de los conjuntos de datos utilizados como entrada para crear generalizaciones. Desde un punto de vista técnico, hay varios tipos de sesgo que pueden afectar a un modelo de IA.[11]

El sesgo de los datos se produce cuando los conjuntos de datos no son representativos o están sesgados. Los conjuntos de datos no representativos excluyen a una parte significativa de la población que utilizará el sistema de IA, lo que puede restarle eficacia. Un buen ejemplo es una aplicación para detectar lesiones de cáncer de piel entrenada en una población con piel más clara. A un nivel más amplio, las poblaciones del Norte Global y los entornos de altos recursos disponen de datos bien documentados y accesibles, mientras que las poblaciones rurales, las comunidades indígenas y las de entornos de bajos recursos suelen estar subrepresentadas.

El problema de los conjuntos de datos sesgados se refiere a la reproducción de prácticas arraigadas en el racismo,[12] desigualdades basadas en el género,[13] discriminación por ingresos y otras formas de discriminación. Las diferentes desigualdades presentes en la atención en salud pueden maximizarse con el despliegue de la IA.

El sesgo externo se refiere a factores ajenos al propio sistema de IA que influyen en su despliegue e impacto. Un ejemplo es el sesgo contextual,[14] que surge cuando un sistema de IA se implanta en un entorno para el que no ha sido diseñado. Por ejemplo, un sistema de IA desarrollado en un hospital del Norte Global para ayudar en la prescripción de tratamientos podría tener un rendimiento deficiente en entornos de bajos recursos donde los tratamientos recomendados no son viables.

Impacto de la IA en el ambiente

Otro impacto relevante de la inteligencia artificial (IA) es su efecto sobre el ambiente y, por ende, sobre las sociedades humanas. Numerosas publicaciones —incluida esta edición de Global Health Watch— reconocen los efectos del cambio climático en la salud humana y destacan esta crisis como uno de los principales desafíos a los que se enfrenta la humanidad.

La dependencia de los sistemas de IA —especialmente de la IA generativa— respecto a los centros de datos constituye una de las causas principales de esta preocupación ambiental. Estos centros consumen grandes cantidades de energía para operar, así como agua dulce para su sistema de enfriamiento. Actualmente, se estima que consumen en conjunto alrededor del 6 % de toda la energía producida por el ser humano. Dhanani (2024) recopiló diversas fuentes que permiten dimensionar la huella ambiental actual de la IA generativa.[15] Incrementar nuestra dependencia de una tecnología que amplifica la huella de carbono podría ser una decisión cuestionable para la humanidad, especialmente si dicha tecnología se aplica en usos dañinos o triviales. Además, los centros de datos pueden generar impactos locales significativos, como el aumento de la temperatura del aire y de los cuerpos de agua circundantes, así como la producción de contaminación acústica.

Personal de la salud

Las tecnologías digitales en salud, si bien resultan útiles, también conllevan riesgos adicionales, especialmente en lo que respecta a la dinámica del mercado laboral. Una de las principales preocupaciones es la llamada uberización del trabajo, en la que los contratos estables y de largo plazo se reemplazan por acuerdos laborales bajo demanda. En este modelo, las plataformas permiten a instituciones de salud —como hospitales— contratar a trabajadoras y trabajadores por turnos, en lugar de mantener relaciones laborales permanentes. Este cambio puede incrementar la inseguridad laboral, reducir las prestaciones y disminuir la remuneración global del personal sanitario.

La uberización del trabajo en el sector salud está estrechamente vinculada a tendencias más amplias impulsadas por la expansión de la industria tecnológica y la financierización de los servicios de salud (véase el Capítulo B1). Este fenómeno ya ha sido ampliamente documentado en los Estados Unidos,[16] particularmente en el ámbito de la enfermería. Las plataformas que ofrecen mano de obra bajo demanda suelen presentarse como innovaciones orientadas a la eficiencia, que permiten a los proveedores privados minimizar salarios y maximizar ganancias. Sin embargo, este modelo acarrea importantes consecuencias para la estabilidad laboral, la calidad del empleo y la equidad, ya que privilegia la eficiencia financiera por encima del bienestar de las y los profesionales de la salud (véase el Capítulo C3). Gurumurthy et al. (2022) también advierten sobre el uso de estas plataformas para recopilar y utilizar datos del personal de salud sin su consentimiento, lo que agrava aún más las asimetrías de poder y vulnera derechos laborales fundamentales.[17]

Poder empresarial y comercialización

La práctica institucional de cuantificar acciones e información no es un fenómeno reciente. En el ámbito de la salud, la recolección y cuantificación de datos ha sido, durante décadas, una herramienta clave para el diseño de políticas públicas y el avance de la ciencia médica. Sin embargo, con el desarrollo de las tecnologías digitales, este proceso se intensifica y se transforma en un activo crucial para la concentración de mercado y la acumulación de poder corporativo.[18]

El debate sobre la recogida y cuantificación exponencial de datos abarca distintas perspectivas. Por un lado, hay quienes sostienen que los datos cuantificados pueden ofrecer soluciones a problemas anteriormente considerados irresolubles, por lo que su expansión debería ocupar un lugar central en las políticas públicas y en los modelos de negocio. Por otro lado, se advierte que esta lógica de cuantificación beneficia principalmente a los actores corporativos, al convertir los datos en activos rentables.

Este fenómeno, conocido como datificación, ha avanzado considerablemente en el sector salud, impulsado por una firme creencia en el potencial de las tecnologías de big data para generar beneficios económicos —como precios más competitivos y reducción de costos— así como ventajas sociales, tales como mayor acceso a servicios de salud, disminución de tiempos de espera y análisis predictivos para la prevención.

El entusiasmo por estos beneficios se ha convertido en un elemento central de los debates y estrategias destinadas a consolidar un ecosistema mundial de salud digital. Organismos e instituciones del sector, como la Organización Mundial de la Salud (OMS), han subrayado que el uso de tecnologías basadas en datos resulta fundamental para alcanzar los Objetivos de Desarrollo Sostenible (ODS) de las Naciones Unidas. Desde 2005, la OMS ha promovido estrategias para digitalizar el sector salud a escala global, mediante directrices y recomendaciones para la implementación de tecnologías digitales y la promoción del intercambio de datos sanitarios a diversos niveles.

Para llevar adelante estas estrategias, los gobiernos han recurrido a empresas privadas encargadas de recolectar, almacenar y procesar datos de salud, una tendencia que se intensificó durante la pandemia de COVID-19, como documenta Storeng (2021).[19] Estas corporaciones tecnológicas, en su mayoría con sede en países económicamente poderosos, operan bajo una lógica monopólica, concentrando y controlando infraestructuras digitales esenciales no solo para la salud, sino también para múltiples esferas de la vida social.

Este control abarca desde los cables submarinos por donde circulan los datos, hasta los centros de almacenamiento y procesamiento, pasando por los proveedores de Internet —que pueden realizar vigilancia del comportamiento— y las plataformas digitales que median las interacciones y recogen datos en tiempo real, incluidos los datos utilizados en el desarrollo de modelos de IA. Mediante la extracción y el análisis de la información derivada de las enormes cantidades de datos que almacenan, estas corporaciones obtienen información profunda sobre las personas, lo que les permite influir y moldear comportamientos utilizando sistemas algorítmicos para determinar cómo interactúan las personas usuarias, con quién y en qué entornos dentro de sus plataformas. Alphabet (matriz de Google) y Amazon Web Services (AWS) ejemplifican este dominio, al operar en todas las capas del ecosistema digital.

En un sistema en el que los datos se han convertido en un insumo clave para el desarrollo empresarial y el crecimiento de los beneficios, las grandes corporaciones han reconocido que las plataformas digitales sirven como el espacio virtual indispensable para impulsar sus actividades socioeconómicas. Las redes sociales son un ejemplo claro: espacios privados en los que las personas usuarias aceptan condiciones de uso que incluyen la cesión de datos generados por sus interacciones, ya sea a través de publicaciones públicas o mensajes privados. Esta información alimenta los modelos de negocio, desde estrategias de marketing hasta el desarrollo de sistemas de inteligencia artificial.

Algunas plataformas también proporcionan infraestructura para el almacenamiento y procesamiento de datos —la llamada computación en la nube—, fundamentales para la digitalización de las esferas económica, política y social. Dado el creciente volumen de interacciones digitales y la recopilación masiva de rastros digitales, estas plataformas se han convertido en otro servicio muy rentable en los modelos de negocio de las grandes empresas tecnológicas. En el sector salud, el impacto de esta estructura es visible tanto en el Norte como en el Sur Global.

Una de las consecuencias más significativas de este panorama es el poder casi sin precedentes que estas empresas han adquirido, lo que les permite utilizar los datos para sus propios fines e incluso establecer relaciones estratégicas con los estamentos políticos y legislativos de los países en los que operan y configurando normativas que a menudo favorecen sus intereses corporativos. Un ejemplo son las intensas actividades de lobby de empresas como Meta (propietaria de Facebook e Instagram) y Alphabet (propietaria de Google) en Estados Unidos y la Unión Europea para socavar las propuestas regulatorias como la Ley de Servicios Digitales (DSA) o el Reglamento General de Protección de Datos (GDPR).

En países del Sur Global, como Brasil, este poder se acentúa debido a la dependencia de los gobiernos respecto a la infraestructura tecnológica, lo que refuerza las desigualdades de poder y complica la supervisión de sus prácticas. Más recientemente, el papel de las grandes tecnológicas estadounidenses en la financiación o promoción de la elección de Donald Trump en 2024 es una cara de esta moneda; la otra es cómo las grandes tecnológicas pueden ser cooptadas por líderes políticos como Trump para servir a sus intereses políticos personales.*

En el sector de la salud, este problema se refleja en cómo los Estados se están convirtiendo en clientes y financiadores de los modelos de negocio de las grandes empresas tecnológicas, a menudo de forma acrítica. En lugar de invertir en infraestructuras y plataformas digitales públicas, pasan a confiar en soluciones proporcionadas por estas empresas privadas, comprometiendo la soberanía tecnológica y volviéndose vulnerables a los monopolios digitales. Tres ejemplos ilustran esta dinámica: la digitalización de la asistencia social en Dinamarca, que creó situaciones de bloqueo con proveedores privados,[20] la asociación entre Google Cloud y el Servicio Nacional de Salud (NHS) en el Reino Unido y la colaboración

---

*El RGPD no está exento de algunos problemas. Como se expone en el Capítulo E2, ha sido utilizado por particulares para emprender acciones judiciales contra organizaciones de activistas ambientales (los llamados mandamientos judiciales "SLAPP", o "demanda estratégica contra la participación pública").

entre AWS Cloud y el Sistema Único de Salud (SUS) en Brasil.[21] En el Reino Unido, la transferencia de datos sensibles del NHS a la empresa estadounidense Palantir suscita preocupaciones sobre la privacidad y la gestión ética de los datos. En Brasil, el Sistema Único de Salud (SUS) utiliza los servicios de Amazon para alojar la Red Nacional de Datos de Salud (RNDS), el principal sistema de interoperabilidad de datos de la salud del país. Estas decisiones políticas refuerzan la dependencia de actores extranjeros y pueden limitar la capacidad estatal para garantizar la seguridad, la transparencia y el uso de los datos con fines sociales, no comerciales.

Figura 2: Activistas en el Reino Unido contra la participación de Palantir en el NHS

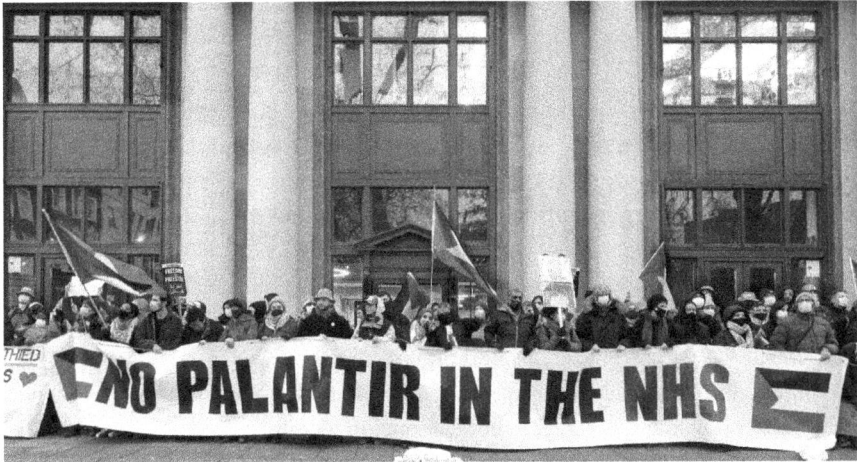

Talia Woodin/Medact

Con todo este poder, estas empresas no solo dominan el presente, sino que también moldean el futuro mediante análisis predictivos que a menudo se presentan como infalibles, pero que rara vez se cuestionan debido a la falta de estudios sobre los posibles errores y las consecuencias de este escenario. Además, el entorno de la innovación está fuertemente influenciado por las tecnologías basadas en datos, como la IA, que avanzan principalmente gracias a los recursos y la infraestructura que poseen estas empresas. El monopolio en el campo de la innovación tiende no sólo a mantenerse, sino también a ampliarse.

También es importante comprender este escenario en relación con la potencia de cálculo, en particular la importancia de los microprocesadores, que representan la dimensión física de la innovación tecnológica digital. Estos componentes, fabricados principalmente en silicio, son esenciales para los cálculos que realizan los ordenadores y dispositivos digitales. El control de esta producción se concentra en un reducido número de empresas a escala mundial, siguiendo la lógica monopolística de las Big Techs. Otras infraestructuras esenciales, como los microchips, también siguen la lógica monopolística de estas corporaciones.

El escenario mundial de la salud digital

La transformación digital de la salud ha dado lugar a diferentes iniciativas en todo el mundo para orientar y dirigir la adopción de tecnologías digitales en la atención en salud. Esta sección explora los principales actores en el ámbito mundial, que son las organizaciones internacionales que trabajan con la salud digital, y las tendencias legales en términos de regulación que están influyendo en la forma en que las jurisdicciones abordan el tema.

Actores globales

En cuanto a las organizaciones internacionales, la OMS, en colaboración con la Unión Internacional de Telecomunicaciones, ha venido publicando documentos de orientación para ayudar a los países a adoptar las tecnologías, especialmente la IA. El documento más importante es la Estrategia Mundial de Salud Digital 2020-25, recientemente ampliada hasta 2027. Esta estrategia define principios generales para la salud digital y fomenta mucho la participación con el sector privado.

Otra organización que ha desempeñado un papel importante a escala internacional es la Organización de Cooperación y Desarrollo Económicos (OCDE), que ha liderado diferentes iniciativas para debatir e influir en la adopción de la IA en la salud. Otras iniciativas pretenden influir en los países para que apliquen y armonicen su normativa sobre salud digital, por ejemplo, la Global Partnership for AI, una organización impulsada por la OCDE para reunir a países y personal académico. La naturaleza de la salud digital también invita a los y las activistas a comprender mejor las dimensiones de la gobernanza de Internet.[22] Las nuevas tecnologías también han influido en la adopción de marcos jurídicos que, aunque diferentes en cada jurisdicción, se inspiran en marcos internacionales normalizados, que se examinan a continuación.

Tendencias jurídicas

La regulación de la privacidad y la protección de datos personales fue la primera gran respuesta normativa internacional a los retos de la economía digital. El Reglamento General de Protección de Datos (RGPD) de la Unión Europea se ha convertido en un referente mundial, inspirando leyes similares en diversas jurisdicciones para promover la transparencia, la responsabilidad y un mayor control individual sobre los datos personales.* Una importante excepción a esta tendencia es Estados Unidos, que carece de una ley federal integral de protección de datos. Su Ley de Portabilidad y Responsabilidad de los Seguros De Salud, aprobada en 1996, no satisface las necesidades de la economía digital, lo que genera inquietud sobre el uso de datos de la salud por parte de empresas con sede en Estados Unidos.

---

*La presencia en primera fila durante la toma de posesión de la segunda presidencia de Donald Trump (20 de enero de 2025) de los "tech bros" estadounidenses, los consejeros delegados de las mayores corporaciones tecnológicas del mundo y los hombres más ricos del planeta, fue una imagen impactante de la malsana vinculación entre el poder político, financiero y tecnológico.

A pesar de la adopción generalizada de normativas de protección de datos, persisten importantes limitaciones. En algunas regiones, los esfuerzos por promulgar leyes sólidas de protección de datos se han estancado. Por ejemplo, los intentos de India de aprobar una ley integral de protección de datos, que incluya derechos para las personas interesadas y protecciones comunitarias, no han prosperado, dejando un vacío normativo en uno de los mayores mercados digitales del mundo

Incluso cuando se promulgan tales leyes, su aplicación sigue siendo incoherente. La legislación brasileña sobre protección de datos, por ejemplo, se ha enfrentado a problemas de aplicación debido a la escasez de recursos de los organismos reguladores y a las dificultades para garantizar su cumplimiento en todos los sectores.

Más allá de los problemas de aplicación, una crítica fundamental a los marcos de protección de datos existentes es su enfoque predominantemente individualista. Como ha señalado Anita Gurumurthy (2024), esta perspectiva a menudo no tiene en cuenta las dimensiones colectivas de los datos y sus implicaciones sociales más amplias.[23] La economía digital no extrae valor únicamente de puntos de datos individuales, sino de conjuntos de datos agregados y, sin embargo, la normativa actual no aborda adecuadamente esta realidad.

Mientras que las leyes de protección de datos se centran en el tratamiento de datos personales, la regulación de la IA se refiere principalmente a los resultados de los sistemas de IA, es decir, cuándo y cómo pueden desplegarse. Los modelos de regulación de la IA pueden clasificarse en función de su alcance (general frente a sectorial) y su fundamento (basado en derechos frente a basado en riesgos). A nivel general, existe un debate en curso sobre la regulación integral de la IA a través de amplios marcos legislativos como la Ley de IA de la UE, aprobada por el Parlamento Europeo en 2024. Otros países están estudiando actualmente su propia legislación sobre IA.

En cambio, la regulación sectorial se centra en ámbitos concretos en los que las aplicaciones de IA tienen un impacto significativo. Un ejemplo destacado es la regulación del software como dispositivo médico (SaMD, por sus siglas en inglés), aplicaciones de software utilizadas en la atención clínica que deben cumplir normas de seguridad y eficacia similares a las que rigen los medicamentos y las vacunas. Desde 2021, las agencias reguladoras han estado explorando formas de supervisar los SaMD impulsados por IA, en particular los que utilizan el aprendizaje automático. El desafío radica en regular las aplicaciones basadas en IA "no fijas" que evolucionan continuamente a medida que aprenden de nuevos datos. Para los productos que requieren autorización de comercialización, esto plantea dificultades, ya que su seguridad y eficacia deben reevaluarse con el tiempo. Además, las normativas sectoriales tienen limitaciones inherentes. En el caso de la IA médica, la normativa se centra principalmente en las aplicaciones de atención clínica, excluyendo otras áreas críticas impulsadas por la IA, como la gestión de la salud pública, la investigación y el desarrollo y la toma de decisiones administrativas.

Los enfoques reguladores de la IA suelen dividirse en dos categorías: los basados en los derechos y los basados en los riesgos. Aunque estos conceptos no siempre están estrictamente definidos y a menudo se solapan, representan filosofías distintas de gobernanza. La regulación basada en los derechos toma como punto de partida los derechos fundamentales, garantizando que los sistemas de IA no infrinjan los derechos individuales o colectivos. Según este modelo, las empresas deben diseñar los sistemas de IA de forma que respeten los principios legales y éticos desde el principio, mientras que la regulación basada en los riesgos se centra en identificar y mitigar los riesgos específicos asociados a las aplicaciones de IA. Este enfoque evalúa los sistemas de IA en función del daño potencial que podrían causar y desarrolla salvaguardias en consecuencia. Un ejemplo es el Foro Internacional de Reguladores de Dispositivos Médicos (IMDRF, por sus siglas en inglés), una organización basada en las autoridades reguladoras, con la participación de la industria de dispositivos médicos en sus grupos de trabajo, que trabaja para crear normas uniformes para los SaMD basados en IA.

Enfoque de economía política de la salud digital

En los últimos años han surgido nuevos enfoques teóricos, tanto en el ámbito académico como en los movimientos de la sociedad civil, con el objetivo de diagnosticar de forma más precisa los problemas emergentes vinculados a la salud digital, especialmente desde una perspectiva de economía política. Uno de estos enfoques es el del colonialismo de los datos. En este marco, los datos son entendidos como un recurso crítico, análogo a una nueva forma de materia prima. Los países del Norte Global, gracias a su mayor acceso a datos, regímenes de propiedad e infraestructuras tecnológicas, están consolidando su dominio, generando así una nueva modalidad de colonialismo. En ella, los países con menos recursos continúan dependiendo de Estados más poderosos y tecnológicamente avanzados, que actúan como centros globales de desarrollo tecnológico e innovación en inteligencia artificial (IA). Esta dinámica representa una extensión del colonialismo económico tradicional, donde las regiones periféricas siguen insertas en la economía mundial como proveedoras de recursos —en este caso, de datos. Khauja (2024) denomina a este fenómeno acumulación primitiva de datos, en referencia directa al concepto marxista de acumulación primitiva de capital.[24]

Otro enfoque teórico, también basado en una crítica de corte colonial, es el del colonialismo digital. Este describe cómo el Norte Global determina qué tecnologías se despliegan y utilizan en el Sur Global, sin tener en cuenta necesariamente sus necesidades o contextos específicos (véase el Capítulo B5). Sekalala y Chatikobo (2024) resaltan este punto al analizar cómo la agenda de salud digital muchas veces ignora los contextos locales y trata la tecnología como una suerte de "varita mágica".[25] Esta problemática se ve agravada por el creciente poder de las grandes corporaciones tecnológicas sobre los Estados.

Un tercer concepto teórico que aborda esta complejidad desde la perspectiva estatal es el de plataformización. Este término se refiere al proceso de digitalización de los servicios públicos inspirado en las prácticas habituales del sector privado. En este contexto, surgen nuevas formas de mediación que conectan las distintas etapas de la prestación de servicios públicos, a la vez que se externalizan partes de su ejecución a empresas privadas, generalmente mediante contratos establecidos con autoridades gubernamentales.

Este fenómeno se basa en la recolección masiva de datos poblacionales, la transformación de los y las ciudadanos/as en consumidores, y la privatización de las infraestructuras estatales como forma de generar ingresos financieros. Aunque la adopción de métodos empresariales por parte del Estado no es reciente y se remonta a iniciativas impulsadas por la lógica del Estado gestor. Sin embargo, la plataformización introduce innovaciones tecnológicas propias de plataformas digitales privadas, marcando así una nueva etapa en la imitación de prácticas corporativas por parte de la gestión pública.[26,27]

Otro enfoque relevante es la reivindicación de la soberanía digital. Este concepto, aunque polisémico, ha cobrado fuerza en el debate público. Rikap et al. (2024), en su manifiesto por la soberanía digital, proponen una serie de acciones para proteger a las personas frente al poder corporativo que domina los ecosistemas digitales.[28]

Finalmente, Gurumurthy y Chami[29,30] presentan una mirada feminista y crítica sobre el impacto de tecnologías como las aplicaciones menstruales, señalando cómo los marcos jurídicos actuales –basados en enfoques individualistas de la protección de datos– resultan insuficientes frente a la expansión del capitalismo digital. Esta crítica se alinea con la teoría del capitalismo de vigilancia de Shoshana Zuboff, que denuncia la extracción y mercantilización de datos conductuales para producir inferencias predictivas.[31] También se articula con el análisis de Cecilia Rikap (2021) sobre los monopolios intelectuales impulsados por datos, en el que se explica cómo las grandes corporaciones tecnológicas consolidan su poder económico e intelectual mediante el control de la información.[32]

Estas perspectivas coinciden en destacar las limitaciones de los actuales modelos de gobernanza de datos y en subrayar la necesidad de marcos regulatorios alternativos, basados en enfoques colectivos, críticos y equitativos.

Oportunidades

Más allá de las perspectivas teóricas utilizadas para diagnosticar el panorama actual, resulta esencial explorar acciones concretas que puedan fomentar cambios en la gobernanza política de la salud digital. Una vía clave de intervención es el aprovechamiento de los marcos jurídicos para configurar el entorno normativo, tanto a través de los procesos legislativos como mediante litigios judiciales y administrativos.

Con el rápido avance de la inteligencia artificial (IA), se ha intensificado el debate sobre su regulación, evocando discusiones similares a las que tuvieron lugar hace algunos años en torno a las leyes de protección de datos personales. De modo paralelo, la salud digital se encuentra hoy en el centro de los debates regulatorios, en particular en lo que respecta al desarrollo de plataformas de salud digital, infraestructuras de datos y modelos de gobernanza. Este contexto representa una oportunidad crucial para incidir en estos debates políticos y abogar por una regulación de la salud digital que sea equitativa, transparente y basada en los derechos.

Al mismo tiempo, los marcos jurídicos existentes —como los diseñados para proteger la privacidad y los datos personales— siguen siendo relativamente recientes y subutilizados por parte de las organizaciones de la sociedad civil. No obstante, ofrecen oportunidades importantes para el litigio de interés público, la defensa estratégica y otras intervenciones legales orientadas a mejorar la rendición de cuentas y la equidad en la gobernanza de la salud digital. Además, existen mecanismos jurídicos que, aunque no fueron concebidos específicamente para este ámbito, como los acuerdos de distribución de beneficios, pueden ser reutilizados de manera creativa para fomentar resultados más justos.

El enfoque de participación en los beneficios, consagrado en el Protocolo de Nagoya y aplicado con eficacia en el sistema de prevención, preparación y respuesta ante pandemias (PPRP) (véase el Capítulo D2), podría servir como modelo para la gobernanza de los datos y de la innovación en salud digital. La aplicación de los principios de participación en los beneficios al procesamiento y uso de datos sanitarios permitiría redistribuir las ganancias económicas y tecnológicas derivadas de estos activos, asegurando que las comunidades y partes interesadas —y no únicamente las empresas privadas— se beneficien de la innovación.

Por último, una recomendación central para los movimientos sociales y los gobiernos, especialmente en el ámbito local, es invertir en alfabetización digital y en el desarrollo de capacidades en tecnologías de la información. Gran parte del dominio corporativo en salud digital se debe a la pérdida de capacidades tecnológicas y regulatorias por parte de los Estados frente a las empresas privadas. El fortalecimiento de la experiencia del sector público en materia de gobernanza de datos, inteligencia artificial y gestión de infraestructuras digitales es clave para recuperar la soberanía tecnológica y garantizar que los ecosistemas de salud digital sirvan al interés público y no únicamente a intereses comerciales.

Lista de referencias

1 World Health Assembly. WHA 71.7 Digital health. Geneva: World Health Organization; 2018 [cited 2024 Dec 15]. Disponible en: https://bit.ly/4jOUg8A

2 Fornazin M, Penteado BE, de Castro LC, de Castro Silva SL. From Medical Informatics to Digital Health: A Bibliometric Analysis of the Research Field. In AMCIS 2021 Ago (pp. 18-18)

3 World Health Organization. Global strategy on digital health 2020-2025. Geneva: World Health Organization; 2021. License: CC BY-NC-SA 3.0 IGO; World Health Organization. Ethics and governance of artificial intelligence for health: WHO guidance. [S.l.]: WHO; 2021 [cited 2024 Dec 15]. Disponible en: https://bit.ly/3RGwaRC

4 World Health Organization. Ethics and governance of artificial intelligence for health: Guidance on large multi-modal models. [S.l.]: WHO; 2024 [cited 2024 Dec 15]. Disponible en: https://bit.ly/44ckw8t

5 World Health Organization. Ethics and governance of artificial intelligence for health: WHO guidance. [S.l.]: WHO; 2021 [cited 2024 Dec 15]. Disponible en: https://bit.ly/3RGwaRC

6   World Health Organization. Ethics and governance of artificial intelligence for health: WHO guidance. [S.l.]: WHO; 2021 [cited 2024 Dec 15]. Disponible en: https://bit.ly/3RGwaRC

7   Abriata LA. The Nobel Prize in Chemistry: past, present, and future of AI in biology. Commun Bio. 2024 Oct 29;7(1):1409. Disponible en: https://bit.ly/4iG31kw

8   Mofokeng T. Digital innovation, technologies and the right to health. United Nations Human Rights Council; 2023 Apr 21 [cited 2025 Mar 8]. Report No.: A/HRC/53/65. Disponible en: https://bit.ly/3EL96Ov

9   Davis SL. The trojan horse: Digital health, human rights, and global health governance. Health Hum Rights. 2020 Dec;22(2):41; Sekalala S, Dagron S, Forman L, Meier BM. Analyzing the human rights impact of increased digital public health surveillance during the COVID-19 crisis. Health Hum Rights. 2020 Dec;22(2):7

10 Jung J, Kim H, Lee SH, Park J. Survey of Public Attitudes Toward the Secondary Use of Public Healthcare Data in Korea. Healthc Inform Res. 2023 Oct 31; 29(4):377-85. Disponible en: https://bit.ly/4jSC65N

11 Obermeyer Z, Nissan R, Stern M, Eaneff S, Bembeneck EJ, Mullainathan S. Algorithmic bias playbook. Center for Applied AI at Chicago Booth; 2021 Jun. Disponible en: https://bit.ly/3GvUz9T

12 Hussain SA, Bresnahan M, Zhuang J. The bias algorithm: how AI in healthcare exacerbates ethnic and racial disparities–a scoping review. Ethnicity & Health. 2025 Feb 17;30(2):197-214. Disponible en: https://bit.ly/3YpN62u

13 Lau PL. AI gender biases in women's healthcare: Perspectives from the United Kingdom and the European legal space. In: Gill-Pedro E, Moberg A, editors. YSEC Yearbook of Socio-Economic Constitutions 2023. Cham: Springer Nature Switzerland; 2024. P.247-74. Disponible en: https://bit.ly/42S4EWl

14 Price II, N. Medical AI and contextual bias. Harv. JL & Tech. 2019;33(1):65-116.

15 Dhanani R. Environmental impact of generative AI – 20 stats & facts [Internet]. The Sustainable Agency; 2024 Sep 27. Disponible en: https://bit.ly/4iXHpAl

16 Wells KJ, Spilda FU. Uber for nursing: how an AI-powered gig model is threatening health care. Roosevelt Institute; 2024 Dec 17 [cited 2025 Mar 8]. Disponible en: https://bit.ly/4lReUqj

17 Gurumurthy A, Chami N, Chatterjee S, Shah S. Workers' data rights in the platformized workplace: a new frontier for the labor agenda. IT for Change; 2022 Jun [cited 2025 Mar 8]. Disponible en: https://bit.ly/4iDREJC

18 Viljoen S. A relational theory of data governance. The Yale Law Journal. 2021 Nov; 131(2): 370-81. Disponible en: https://bit.ly/4jOUH2I

19 Storeng KT, de Bengy Puyvallée A. The Smartphone Pandemic: How Big Tech and public health authorities partner in the digital response to Covid-19. Global Public Health. 2021 Sep 2;16(8-9):1482-98. Disponible en: https://bit.ly/42RBuX9

20 Collington R. Disrupting the welfare state? Digitalisation and the retrenchment of public sector capacity. New Political Economy. 2022 Mar 4;27(2):312-28. Disponible en: https://bit.ly/44gVHs6

21 Rachid R, Fornazin M, Castro L, Gonçalves LH, Penteado BE. Digital health and the platformization of the Brazilian Government. Science & Collective Health. 2023 Jul;28(7):2143-53. Disponible en: https://bit.ly/42BNo8Q

22 Kurbalija J. An introduction to internet governance. Geneva, Switzerland. DiploFoundation; 2016 Nov 8

23 Gurumurthy A. Towards Feminist Futures in the Platform Economy: Four Stories from India. Epistemic Rights in the Era of Digital Disruption. 2024 [cited 2025 Mar 10]. P.113-26. Disponible en: https://bit.ly/3GLWyqE

24 Khauaja P. Dependência e Soberania nas Tecnologias de Inteligência Artificial: uma análise a partir dos conceitos de acumulação primitiva de dados e Data Processing Inequality. Liinc Rev. 2024 Dec 3;20(2). Disponible en: https://bit.ly/3ScXcQA

25 Sekalala S, Chatikobo T. Colonialism in the new digital health agenda. BMJ global health. 2024 Feb 1;9(2):e014131. Disponible en: https://bit.ly/44LWaCv

26 Rachid R, Fornazin M. From the UK to Brazil: digital health and the platformization of public health systems [Internet]. Society for Social Studies of Science; 2024 Feb 19 [cited 2025 Mar 9]. Disponible en: https://bit.ly/4jUVb7q

27 Rachid, R; Fornazin, M.; Castro, L.; Gonçalves, L.; Penteado, B.. Digital health and the platformization of the Brazilian Government. Science & Collective Health. 2023 Jul;28(7):2143-53. Disponible en: https://bit.ly/42BNo8Q

28 Rikap C, Durand C, Paraná E, Gerbaudo P, Marx P. Reclaiming Digital Sovereignty: A roadmap to build a digital stack for people and the planet. 2024 Dec 3. Disponible en: https://bit.ly/42Nif16

29 Gurumurthy A, Chami N. Beyond data bodies: New directions for a feminist theory of data sovereignty. SSRN Journal [Internet]. 2023 [cited 2025 Mar 28]. Disponible en: https://bit.ly/42YuRCH

30 Gurumurthy A. Towards Feminist Futures in the Platform Economy: Four Stories from India. Epistemic Rights in the Era of Digital Disruption. 2024 [cited 2025 Mar 10]. P.113-26. Disponible en: https://bit.ly/3GLWyqE

31 Zuboff S. Surveillance capitalism and the challenge of collective action. New Labor Forum. 2019 Ene;28(1):10-29. Disponible en: https://bit.ly/4jwZ2I5

32 Rikap C. Capitalism, Power and Innovation: Intellectual Monopoly Capitalism Uncovered. London: Routledge; 2021. 295 p.

CAPÍTULO 83

Construyendo Sistemas de Salud Equitativos: Una Propuesta Transformadora desde una Perspectiva Interseccional de Género

Introducción

El enfoque transformador de género se refiere a las prácticas, intervenciones o políticas que no sólo pretenden abordar las desigualdades de género, sino también cuestionar y cambiar activamente las estructuras, normas y relaciones de poder subyacentes que perpetúan la discriminación de género. Dicho enfoque va más allá de simplemente proporcionar igualdad de oportunidades o mejorar el acceso a los recursos y servicios para todas las personas. Implica modificar las estructuras y comportamientos sociales que crean o mantienen desigualdades arraigadas en dinámicas de poder y normas sociales. En este sentido, los servicios públicos transformadores de género se refieren a servicios diseñados y prestados intencionadamente para cuestionar y transformar normas, roles y dinámicas de poder desiguales arraigadas en la estructura social.

La idea de unos servicios de salud transformadores desde el punto de vista del género surgió como respuesta al reconocimiento de que los sistemas y servicios de salud a menudo perpetúan las desigualdades, sobre todo en ámbitos como la salud reproductiva, los derechos sexuales y la atención materna; y de que esto debe cambiar. Aunque el concepto de transformación de género ha sido adoptado por las principales instituciones de desarrollo que no promueven necesariamente el fortalecimiento de los servicios públicos, como el Banco Mundial y ONU Mujeres, sus raíces se encuentran en la teoría feminista, la igualdad de género y los marcos de interseccionalidad que pretenden cuestionar las relaciones de poder en la sociedad.

Adoptando un enfoque de transformación de género para evaluar el impacto social de los sistemas de salud con una perspectiva de género más holística, este capítulo presenta tres estudios de caso del Sur Global, uno de África (Nigeria), uno de Asia (India) y uno de América Latina (Paraguay). Los estudios de caso se centran en la respuesta del sistema de salud a la violencia de género y las necesidades de salud reproductiva con una mirada crítica a las relaciones de poder en juego. Los estudios de caso ampliados fueron publicados originalmente en 2023 por la Internacional de Servicios Públicos, una federación mundial que reúne bajo su paraguas a sindicatos de trabajadores y trabajadoras de la salud, como parte de un esfuerzo por comprender cómo el concepto de servicios de salud transformadores de género puede ayudar a abogar por una salud pública de mayor calidad.[1]

Este capítulo pretende continuar este esfuerzo examinando conjuntamente los tres casos y extrayendo lecciones y propuestas para reforzar los servicios de salud pública.*

Recuadro B3.1: ¿Qué significa un enfoque transformador de género en los sistemas de salud?

Las definiciones sobre lo que significan políticas de género y el enfoque de género varían de un país a otro, pero el objetivo posible es el mismo: eliminar la desigualdad de género. Es útil desarrollar definiciones de lo que se entiende como enfoque de género aplicado a los sistemas de salud distinguiendo entre políticas ciegas al género, sensibles al género y transformadoras del género, ya que esto crea un continuo gradual, como una posible vía para que los sistemas de salud alcancen un enfoque transformador del género.

- Las políticas de salud "ciegas al género" son aquellas que no tienen en cuenta las desigualdades basadas en el género y sus efectos sobre la salud. Las políticas "ciegas al género" olvidan o ignoran las normas de género en juego. Por lo tanto, no ven ni abordan las relaciones de poder basadas en el género y sus efectos en la salud.

- Las políticas de salud "sensibles al género" reconocen el papel de las normas de género en su relación con la salud, pero no cuestionan ni desafían las estructuras de poder que las sustentan. No incorporan acciones que aborden las conexiones más profundas entre las normas sociales de género, las desigualdades y la salud.

- Las políticas de salud "transformadoras del género" cuestionan la jerarquía de poder que sustenta las desigualdades de género, cuyas consecuencias afectan al acceso de las mujeres a una salud integral y a su mantenimiento, así como a la discriminación que repercute negativamente en el estado de salud y sus resultados. Implican la creación de acciones sistémicas que aborden las estructuras patriarcales dentro de los sistemas de salud, las políticas públicas y la sociedad en general. Además, las políticas de salud transformadoras de género promueven la rendición de cuentas de la relación entre las personas y las instituciones públicas, con el objetivo de proporcionar servicios de salud integrales y equitativos que desafíen las normas legislativas y culturales que sostienen la desigualdad, en lugar de conformarse con ellas y confirmarlas.

---

*Los estudios de caso se referían principalmente a mujeres cisgénero afectadas en los sistemas de salud. Sin embargo, el enfoque de este capítulo entiende que las exclusiones y la discriminación son de naturaleza interseccional. Por ello, las conclusiones sobre los sistemas de salud transformadores de género consideran a las mujeres en toda su diversidad: cisgénero, transgénero y no binaria, además de reconocer que las exclusiones también afectan (de forma similar y con sus particularidades) a los colectivos de la diversidad LGTBQIA+.

Figura 1: Concentración en apoyo del derecho al aborto en la 5ª Asamblea Popular de la Salud (Mar del Plata, Argentina, 2024)

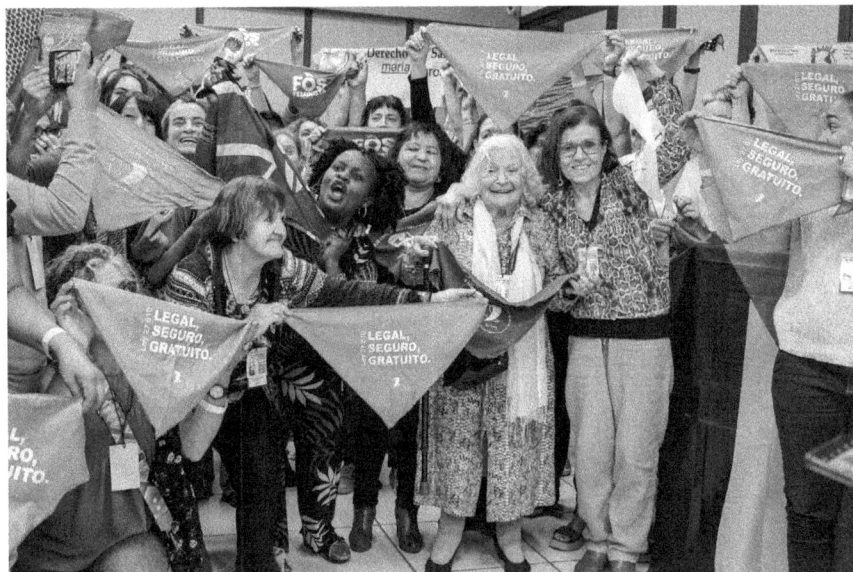

Movimiento por la Salud de los Pueblos (MSP)

Datos del Sur Global

Respuesta del sistema de salud a las personas supervivientes de violencia en Paraguay

Paraguay es un pequeño país suramericano con una población aproximada de 6,3 millones de habitantes y un sistema político democrático que se ha enfrentado a importantes retos en términos de estabilidad y gobernanza. Estos desafíos se han traducido en un marco institucional frágil y una burocracia ineficiente. La población sufre las consecuencias de unas instituciones públicas con poca capacidad para satisfacer las necesidades de la población, la falta de recursos, la corrupción y el clientelismo político.

El presupuesto nacional ha reflejado históricamente estas dificultades, ya que los gobiernos (con excepción del gobierno 2008-2012 del presidente Fernando Lugo, depuesto por un golpe de Estado) han limitado el gasto social y priorizado las condiciones macroeconómicas que favorecen el ingreso de capitales transnacionales y la acumulación de capital de empresas nacionales en sectores exportadores, principalmente ganadería y soja. El sistema tributario se ha mantenido en la tasa más baja de toda la región, afectando la capacidad de los gobiernos de turno para garantizar servicios públicos de calidad.

En materia de salud, Paraguay enfrenta serios problemas de acceso y calidad. Aunque el presupuesto de salud ha aumentado en los últimos años, alcanzando una inversión pública media del 4% del PIB, sigue siendo insuficiente para atender las necesidades de una población dispersa y a veces alejada, y es inferior a las recomendaciones de la Organización Mundial de la Salud de un mínimo del 6 % del PIB.[2] La infrafinanciación del sistema de salud obliga a la población a pagar por su salud con un gasto de bolsillo de alrededor del 38% de la inversión total en salud, lo que sitúa a Paraguay como uno de los países con mayor gasto de bolsillo per cápita de la región.[3] Las disparidades en infraestructura en salud entre zonas urbanas y rurales son notorias. La estrategia de Atención Primaria de Salud (APS), con una cobertura poblacional inferior al 30%, se concentra en zonas rurales con establecimientos de salud que no reúnen las condiciones suficientes para resolver los problemas de salud de la población, mientras que los hospitales y centros de salud mejor equipados se encuentran principalmente en la capital, Asunción, y en algunas otras ciudades cercanas. La falta de especialistas en medicina, unida a la escasa capacidad de respuesta de los sistemas de derivación y referencia, impone importantes barreras al acceso a la atención en salud. Además, la disponibilidad y el costo de los medicamentos son un reto constante, que afecta de forma desproporcionada a los sectores más vulnerables de la población, especialmente a las mujeres, que requieren un mayor acceso debido a cuestiones relacionadas con su salud sexual y reproductiva.

En este contexto, Paraguay ha implementado una política interinstitucional de prevención y atención a mujeres afectadas por violencia de género, donde el sistema público de salud, a través de los servicios de salud sexual y reproductiva, juega un rol fundamental como puerta de entrada. Según la última encuesta nacional realizada en 2021, ocho de cada diez mujeres paraguayas han sufrido algún tipo de violencia a lo largo de su vida, y el 60,9% ha sido víctima de violencia sexual, siendo el 77% de ellas mujeres jóvenes de entre 18 y 29 años.

El mandato de los servicios públicos de salud incluye la protección integral de los derechos sexuales y reproductivos (DSSR), con base en los tratados internacionales ratificados por el país. En este marco internacional de derechos humanos y otras normativas nacionales como la ley contra todas las formas de violencia hacia las mujeres (N° 5777/2016), la política de salud sexual y reproductiva estableció un protocolo para la atención en el sistema de salud de víctimas de violencia sexual. El protocolo define conceptos clave como género, violencia y tipos de violencia; e identifica una amplia gama de condiciones, factores de riesgo y pautas obligatorias que los y las profesionales de la salud deben seguir en el proceso de atención. También señala explícitamente los procesos y acciones dentro de los propios servicios de salud que pueden victimizar y revictimizar a las mujeres, de modo que se tomen las medidas necesarias para garantizar la protección de sus derechos durante las intervenciones biopsicosociales y asegurar el funcionamiento orgánico, coherente y eficaz del sistema.

Un estudio de caso realizado por la Internacional de Servicios Públicos y publicado en 2023, en el que se detallaba el recorrido terapéutico de una mujer víctima de violencia que había sufrido una agresión sexual, reveló que las políticas contra la violencia de género, incluso cuando se diseñan con un enfoque sensible a las cuestiones de género, pueden seguir teniendo efectos perniciosos para las mujeres.[4] Cuando una mujer víctima de violencia de género llega a los servicios públicos de salud en el primer nivel de atención, este nivel es incapaz de proporcionar un abordaje adecuado y se limita a derivar a las víctimas a hospitales de niveles superiores que suelen estar situados a mayor distancia. Cuando las mujeres llegan a estos hospitales, la calidad de la atención se ve seriamente afectada por la falta de recursos adecuados, como la falta de medicamentos profilácticos o de profesionales de la salud mental. A esto se suma la insuficiente formación y sensibilización de los y las profesionales médicos/as y del resto del personal hospitalario. A pesar de la existencia de normativas y procesos formativos, muchos de estos profesionales no ajustan su atención a las necesidades específicas de las víctimas ni a sus condiciones de vulnerabilidad (como empobrecimiento, desconocimiento o falta de apoyo familiar). Además, reproducen estereotipos patriarcales que revictimizan a las mujeres, sometiéndolas a comentarios que las responsabilizan de las agresiones recibidas o ponen en duda sus relatos cuando se resisten a presentar una denuncia formal. En ocasiones, esto provoca que las víctimas no tengan acceso oportuno a la atención médica necesaria para prevenir infecciones de transmisión sexual y embarazos no deseados, y que no sean derivadas adecuadamente a otras instituciones de apoyo social que puedan acompañarlas.

La intervención de las organizaciones feministas en el sistema de salud ha sido, en muchos casos, crucial para que las víctimas reciban la atención necesaria. Sin embargo, esta atención no siempre sigue los protocolos establecidos y no siempre garantiza una protección integral frente a la violencia de género. Las barreras, tanto visibles como invisibles, en los servicios públicos de salud crean una notable desconexión entre las políticas normativas de salud sexual y reproductiva sensibles al género y su aplicación efectiva.

Respuesta del sistema de salud a las personas supervivientes de la violencia de género en la India

El movimiento feminista de India ha desempeñado un papel importante a la hora de poner de relieve los problemas de la violencia de género y la discriminación. Esto ha llevado a una mayor concienciación y defensa, lo que ha dado lugar a una mayor movilización y a reformas legales. A pesar de la prevalencia mundial de la violencia de género, a menudo se pasa por alto en los debates sobre salud pública y en las respuestas sistémicas. Es necesario abordar esta carencia para mejorar la información, los mecanismos de intervención y la coordinación multisectorial dentro de los sistemas de salud. Se requiere un enfoque transformador de género para abordar las lagunas sistémicas y garantizar una atención sanitaria integral a las mujeres, las niñas y las personas de género no binario.

A pesar de que en la India existen políticas claras que obligan al sistema de salud a abordar la violencia de género, se presentan desafíos en su implementación y existen deficiencias en la respuesta sistémica. Un análisis que utiliza un marco de interseccionalidad de género puede aportar información valiosa sobre estos retos e identificar las brechas existentes. Aunque se han hecho esfuerzos por examinar cómo factores como la raza, la casta, la clase social, la religión, la orientación sexual, la discapacidad, la edad y el trabajo se entrecruzan para incrementar la vulnerabilidad ante la violencia, el sistema de salud aún no ha integrado plenamente estas percepciones. Es importante destacar que, a pesar de esta comprensión, persisten barreras para las personas supervivientes que buscan atención médica y justicia, lo que subraya la necesidad de una mayor aplicación de los análisis interseccionales, en particular dentro de las políticas y los sistemas de salud. Los marcos legales y de políticas en la India, junto con las directrices y protocolos nacionales, destacan el papel de los y las profesionales de salud en la respuesta a la violencia sexual y doméstica. Sin embargo, es necesario mejorar la implementación y el cumplimiento de estas directrices para garantizar un apoyo efectivo a las personas que han sufrido violencia de género.

En la actualidad, el sistema de salud de India da prioridad al "cumplimiento médico-legal" frente a la atención integral de las personas supervivientes de la violencia de género. Aunque se han producido algunas mejoras en determinados centros de salud, las políticas y prácticas generales carecen de la exhaustividad necesaria. Por ejemplo, ciertas formas de violencia, como la violación conyugal, a menudo se pasan por alto porque no encajan claramente en las definiciones legales. Incluso sin una acusación penal o el reconocimiento de un delito, las necesidades de salud y los traumas a los que se enfrentan las personas supervivientes siguen siendo importantes. El hecho de que una persona superviviente de una agresión sexual dentro de una relación matrimonial no pueda iniciar un proceso penal contra su agresor (marido) no significa que deba negársele la atención y el apoyo necesarios para hacer frente a las repercusiones de salud de esa agresión. Aunque el Tribunal Supremo de India ha reconocido las necesidades de salud de las personas supervivientes de violación marital, el sistema de salud sigue demostrando parcialidad e ignorancia en sus prácticas.[5] Este descuido provoca importantes brechas en la atención en salud a las personas supervivientes.

Además, el énfasis en los aspectos médico-legales pone un énfasis desproporcionado en la identificación de las lesiones físicas y la recogida de pruebas forenses. Esto es problemático, ya que deja de lado otras dimensiones críticas de la violencia, como el abuso emocional, psicológico y económico. Además, a menudo se pasan por alto las realidades a las que se enfrentan las personas supervivientes, como el retraso en la denuncia debido al estigma social, la culpabilización de las víctimas y la falta general de conocimiento sobre los sistemas y las disposiciones disponibles. El discurso actual sobre las respuestas a la violencia de género tiende a basarse excesivamente en la criminalización y la medicalización como soluciones primarias. En consecuencia, las personas supervivientes se encuentran con brechas sistémicas durante sus interacciones con el sistema sanitario que afectan a su salud y a sus derechos humanos. Hay una necesidad acuciante de reforzar los servicios de salud pública para que sean sensibles a las complejidades de la violencia de género y puedan hacer frente a los importantes desafíos que enfrentan las mujeres, las niñas y las personas de género no binario, como un primer paso hacia los servicios transformadores de género.

Es importante subrayar que el sistema de salud está en una posición ideal para asumir un papel mucho más importante en la lucha contra el estigma y la normalización de la violencia. Esto puede lograrse mediante un enfoque proactivo dirigido a adoptar servicios de salud pública transformadores en materia de género que no sólo respondan a las necesidades de las personas supervivientes, sino que también contribuyan a crear una conciencia pública que cuestione el estigma y la normalización de la violencia. De este modo, el sistema de salud puede establecer una respuesta de prevención de la violencia como aspecto fundamental de la atención primaria de la salud.

El reciente incidente de violencia sexual y asesinato de una joven doctora en la ciudad india de Calcuta* ha reiterado los debates sobre la Ley POSH de 2013 -Acoso sexual a las mujeres en el lugar de trabajo (prevención, prohibición y reparación)-. El incidente plantea una pregunta importante: ¿por qué, después de casi una década, seguimos exigiendo que esta ley se aplique de forma efectiva en el sector de salud en todo el país? Aunque las protestas actuales se han centrado sobre todo en exigir castigos para los agresores, muchas jóvenes médicas y otras personas piden también que se reexamine el propio sistema, al tiempo que reclaman justicia y mejores instalaciones y seguridad en los campus médicos y hospitales.[6]

El cierre patronal relacionado con la pandemia COVID-19 en la India también fue un testimonio significativo de estas realidades sobre el terreno. El cierre exacerbó los problemas de las personas supervivientes de la violencia de género, ya que muchos se habían quedado aislados con sus agresores. Con un acceso limitado a servicios de apoyo, transporte y espacios sociales, las personas que buscaban ayuda se enfrentaban a importantes barreras. Según los informes, esta situación había provocado un aumento de la violencia y efectos adversos sobre la salud que requerían servicios de salud integrales, como atención de emergencia, asistencia médico-legal, asesoramiento psicológico y servicios de salud sexual y reproductiva, todos ellos interrumpidos durante el cierre.[7]

Una comprensión interseccional de la violencia de género y de las respuestas del sistema de salud subraya la necesidad de un enfoque integral de la salud de la mujer. La normalización de la violencia de género puede dar lugar a que no se denuncie y se silencie, por lo que resulta esencial abogar por un enfoque de tolerancia cero. Este silencio, que aún prevalece, a menudo se alinea con las

---

*El incidente tuvo lugar en agosto de 2024 en el hospital donde trabajaba la médica en formación.

normas sociales de estigmatización y control patriarcal en torno a la sexualidad y la reproducción de las mujeres. La violencia de género está fuertemente asociada a resultados adversos en materia de salud sexual y reproductiva (SSR). A la vez que se hace hincapié en las opciones reproductivas y la autonomía, es crucial reconocer que la salud reproductiva y sexual de la mujer no sólo está determinada por las opciones individuales e ideas previas s, sino también por diversos factores dentro de las experiencias de su ciclo vital, su familia y su comunidad. El impacto debilitador de la violencia y la influencia fortalecedora de la salud deben considerarse conjuntamente. Hay que centrarse en ofrecer oportunidades a través de la educación sanitaria, leyes de apoyo y acceso garantizado a una atención sanitaria de calidad para todos. En esencia, las intervenciones contra la violencia de género no deben limitarse a abordar únicamente la violencia, sino que también deben tener como objetivo mejorar los conocimientos, las capacidades y la igualdad de oportunidades de las identidades marginadas para mejorar sus resultados en materia de SSR y salud en general.

Adoptar un enfoque transformador de género en la salud pública permite examinar cuestiones antiguas e históricamente significativas que a menudo se pasan por alto en el análisis y la defensa de la salud pública y los derechos.

Servicios de salud reproductiva en Nigeria

Nigeria es la nación africana más poblada, con una población cercana a los 228 millones de habitantes en 2023. En 2024, ocupaba el puesto 125 de 146 países en el Índice Global de Brecha de Género, según lo publicado por el Foro Económico Mundial (FEM).[8] Esta baja clasificación refleja los obstáculos generalizados que dificultan el cumplimiento de los derechos de las mujeres, los estereotipos de género y las normas socioculturales que las afectan negativamente en muchos ámbitos, como la prestación, el acceso y la aceptación de una atención de calidad, especialmente servicios de salud materna y reproductiva como la planificación familiar, la atención prenatal y el uso de anticonceptivos.

La falta de acceso a servicios adecuados de salud reproductiva tiene graves consecuencias para la salud de las mujeres nigerianas. Mientras que casi el 100 % de las muertes maternas en el mundo se producen en países del Sur Global, más de la mitad de estas muertes se producen en el África subsahariana, siendo Nigeria responsable de casi el 20 % de todas las muertes maternas del mundo. La tasa de mortalidad materna de Nigeria es una de las más altas del mundo.[9] Se ha demostrado que el aborto inseguro es una de las principales causas de mortalidad materna, a lo que contribuye la necesidad insatisfecha de anticonceptivos.[10] El acceso a anticonceptivos modernos entre las mujeres en edad reproductiva es bajo, se estima entre el 12 % y el 20 %, y hay una alta prevalencia de embarazos no deseados.[11,12] En comparación con países de renta similar, los resultados de salud del país son malos, con diferencias drásticas entre ricos y pobres, poblaciones urbanas y rurales y distintas regiones.[13] El sistema está gravemente infrafinanciado y depende en gran medida del gasto de bolsillo, lo que deja a la población con el riesgo siempre presente de gastos catastróficos.* La atención primaria de salud constituye el 88 % de los centros de salud del país,[14] pero se ven más afectados por esta infrafinanciación debido a la descentralización de su gestión en favor de las autoridades gubernamentales locales, las estructuras de gobierno más débiles del país.[15] Estas limitaciones también afectan al acceso a los servicios de salud reproductiva.

A pesar de las leyes, políticas y marcos jurídicos para promover la salud y los derechos reproductivos de las mujeres, las lagunas en su aplicación se suman a la debilidad del sistema de salud y, combinadas con las desigualdades de género y los bajos niveles de datos fiables sobre atención en salud, dan lugar a un acceso deficiente a los servicios de salud reproductiva.[16] Las leyes regresivas, como las restrictivas leyes sobre el aborto, suponen una barrera adicional para acceder a los servicios de salud reproductiva. Según la legislación nigeriana, el aborto es ilegal salvo cuando el embarazo pone en peligro la vida de la madre, aunque algunos estados, como el de Ogun, permiten el aborto a las víctimas de violación e incesto. La penalización del papel del profesional de salud en la práctica del aborto es un fuerte factor disuasorio.

Los servicios públicos son igualadores sociales, ya que desempeñan un papel fundamental en la redistribución del poder y los recursos. Al aplicar los principios básicos de igualdad y equidad pueden contribuir significativamente al cambio social transformador. El diseño de programas clave de salud sexual y reproductiva en el estado de Lagos tiene el potencial de avanzar hacia enfoques transformadores de género. Frente a las leyes restrictivas sobre el aborto, los costos prohibitivos, el escaso acceso a servicios de salud seguros y la intensa estigmatización social que impiden a las mujeres acceder a un aborto seguro y legal, los esfuerzos hacia reformas que liberalicen el aborto unidas a políticas de salud progresistas proporcionan pasos hacia la mejora de los servicios de salud reproductiva. La enmienda de la Asamblea Legislativa del Estado de Lagos al Código Penal del Estado de Lagos de 2011 amplió los motivos legales por los que se puede abortar: preservación de la vida de la madre y preservación de la salud física de la mujer (Sección 201). A esto se añadieron en 2022 unas Directrices que proporcionan una guía para normalizar y capacitar a los y las profesionales médicos/as para salvar la vida de las mujeres cuya continuación del embarazo supone un peligro para su vida y su salud física. Ambas son el resultado de los esfuerzos concertados de las personas defensoras de los derechos de la mujer.†

Sin embargo, el fuerte estigma social al que se enfrentan los derechos de las mujeres se manifestó en grupos religiosos que presionaron al gobierno del

---

* En 2021, el gasto sanitario de Nigeria representaba el 4% de su producto interior bruto (PIB), muy por debajo del 15% recomendado, y del cual el gasto sanitario de bolsillo suponía alrededor del 77%.

† Como Women Advocates Research and Documentation Centre (WARDC, por sus siglas en inglés) - https://bit.ly/3GwqVRY

estado de Lagos para que revocara las directrices, que fueron suspendidas apenas un mes después de su presentación. Un fuerte movimiento social dio lugar a acciones como peticiones y conferencias de prensa en las que se expresaba la preocupación por la suspensión de la directriz sobre el aborto. El 23 de agosto de 2023, más de 800 personas se manifestaron ante la Casa de Gobierno para presionar al gobernador del estado de Lagos, Babajide Sanwo-Olu, para que levantara la suspensión de las directrices.[17] Más de dos años después, se sigue presionando intensamente para que se restablezcan.*

El camino hacia unos sistemas de salud transformadores desde el punto de vista del género también requiere reforzar el propio sistema de salud, en calidad, accesibilidad y universalidad. Aproximadamente entre el 60 % y el 70 % de las mujeres de Nigeria son dependientes económicamente[18], lo que significa que su capacidad para ejercer la autonomía en la toma de decisiones sobre su salud materna y reproductiva depende de la aprobación y el apoyo financiero de su familia antes de acceder a la atención sanitaria. Dar prioridad a la atención sanitaria materna también se ve dificultado por el sistema de desequilibrio de poder que permite a los hombres controlar la movilidad de las mujeres. La disponibilidad de servicios geográficamente accesibles y gratuitos también son elementos importantes.

Por último, en Nigeria y en todo el mundo, las desigualdades de género profundamente arraigadas y las normas restrictivas se vieron exacerbadas por la pandemia, lo que provocó un aumento de la violencia de género[19] violencia de pareja y la interrupción de los servicios de salud, ampliando la brecha en el acceso de las mujeres a los servicios y recursos de salud.[20]

Principales conclusiones de las experiencias nacionales

Las definiciones de políticas de género y de integración de la perspectiva de género varían de un país a otro, pero el objetivo es el mismo: eliminar la desigualdad de género. Es útil desarrollar definiciones de lo que se entiende como enfoque de género aplicado a los sistemas de salud distinguiendo entre políticas ciegas al género, sensibles al género y transformadoras del género (véase el Recuadro B3.1), ya que esto crea un continuo gradual, como una posible vía para que los sistemas de salud alcancen un enfoque transformador del género. Esta puede ser una herramienta útil para evaluar las políticas públicas y reflexionar sobre los pasos que hay que dar para alcanzar nuestro objetivo.

El sistema público de salud como puerta de entrada de las mujeres al sistema de protección. El sistema de salud pública es la principal puerta de acceso de las mujeres a las respuestas institucionales en materia de salud sexual y reproductiva y violencia de género. Sin embargo, la escasa financiación de los servicios de salud pública en los tres países estudiados significa que todos tienen brechas en su capacidad para responder a estas necesidades. Las y los profesionales de

*El 8 de marzo de 2024, 150 organizaciones instaron al gobierno de Lagos a restablecer las directrices suspendidas sobre interrupción segura del embarazo. Véase https://bit.ly/3Sb21K9

la salud tienen una responsabilidad social con sus comunidades, pero también pueden aportar sus propios prejuicios al sistema de salud. Aquí es donde las políticas y directrices se vuelven cruciales para garantizar que la prestación de servicios se basa en los principios de los derechos humanos y la igualdad. A la inversa, la falta de respuesta adecuada y la denegación de servicios por parte del sistema de salud conducen a una revictimización de las víctimas, como se ha demostrado en los tres países.

Cambiar las leyes no es suficiente, pero es un primer paso. Existen brechas sistemáticas entre las directrices escritas (normativas) y su aplicación en la práctica, que reflejan las barreras invisibles creadas por las construcciones sociales del patriarcado y otras jerarquías. El papel de los movimientos sociales, especialmente el movimiento de mujeres y los movimientos comunitarios, se convierte en fundamental para cambiar el *statu quo* basado en la exclusión y la desigualdad. Estas intervenciones han propiciado cambios a distintos niveles, desde el desplazamiento de un escalón a otro (India) hasta la mejora del acceso a los servicios a nivel local (Paraguay) o incluso la exigencia de responsabilidades a las instituciones públicas (Nigeria).

Propuestas para una salud con perspectiva de género

¿Qué pueden hacer los servicios de salud pública para transformar la perspectiva de género?

A partir de los estudios de caso y de las investigaciones y experiencias de muchos otros países, hay varios objetivos a los que deben aspirar las políticas y prácticas de salud transformadoras de género:

1. Promover la autonomía y la capacidad de decisión de las mujeres

Según datos del UNFPA, sólo el 55 % de las mujeres pueden tomar decisiones sobre su salud sexual y reproductiva. Los servicios de salud pública transformadores de género son aquellos que crean las condiciones para que las mujeres puedan tomar decisiones autónomas sobre sus vidas y sus cuerpos, sin barreras patriarcales o sexistas. El objetivo es que el 100 % de las mujeres tengan acceso a servicios de salud sexual y reproductiva de calidad.

2. Prevención y eliminación de la violencia de género

La Base de Datos Mundial de las Naciones Unidas sobre la Violencia contra la Mujer calcula que más del 30 % de las mujeres de todo el mundo sufren violencia física o sexual al menos una vez en su vida.[21] Unos servicios de salud transformadores de género identifican las distintas formas de violencia que afectan a las mujeres, cuidan de su salud cuando entran en los servicios, garantizan un buen tratamiento y evitan la revictimización. Asumen un papel protagonista en la prevención primaria, la atención y la rehabilitación. Garantizan medidas eficaces y reducen las estadísticas de violencia mediante medidas eficaces de prevención y apoyo a las víctimas.

3. Acceso equitativo a los recursos y servicios de salud sexual y reproductiva

Los problemas de salud sexual representan el 20 % de la carga mundial de mala salud de las mujeres. Una política sanitaria transformadora garantiza el acceso equitativo a los métodos anticonceptivos y a los servicios de salud reproductiva. Independientemente de la interseccionalidad de género, clase, etnia o lugar de residencia, el acceso es universal y territorializado. Los servicios se adaptan a las necesidades locales y se eliminan las barreras de acceso.

4. Reconceptualizar la calidad asistencial como un derecho exigible

La protección de los derechos de la mujer sigue siendo una deuda mundial. Existen diferencias significativas dentro de los países, pero también entre ellos. Las políticas transformadoras de género deben redefinir la calidad de los servicios de salud como un derecho exigible, garantizando que sean técnicamente adecuados, humanizados y empáticos.

5. Contribuir al empoderamiento y la emancipación

El patriarcado, las relaciones machistas y un Estado que reproduce las relaciones de poder basadas en la desigualdad de género perpetúan los procesos de empoderamiento tutelado, en los que las mujeres tienen acceso a ciertos derechos mientras no socaven el sistema patriarcal. Una política sanitaria de género transformadora contribuye al empoderamiento no tutelado. Crea condiciones para la emancipación de las mujeres, reconociéndolas como ciudadanas plenas e iguales, capaces de definir sus proyectos de vida y sus propias relaciones con el Estado.

¿Qué pueden hacer los servicios de salud pública para transformar la perspectiva de género?

Los servicios de salud pueden contribuir de varias maneras a la transformación de las desigualdades de género, tanto en sus propios servicios asistenciales como, de forma más general, en otras instituciones públicas y privadas.

1. Construir una alianza social

En una alianza estable entre el sistema de salud público, las mujeres, los movimientos y las organizaciones sociales son y deben convertirse en promotores del cambio social para una estructura con igualdad de género.

2. Reforzar la estrategia de atención primaria

Es necesario construir sistemas de salud con estructuras sólidas en los territorios, basados en una Atención Primaria de la Salud (APS) fortalecida y alineada con los principios de Alma Ata, enfatizando la importancia de la salud integral. Estos sistemas deben ser transformadores, ya que en contextos donde persisten la desigualdad, la violencia y los proyectos de vida truncados por las injusticias de género, no es posible lograr una salud integral.

La infraestructura con la que cuentan los sistemas de salud en la estrategia APS es insuficiente y, en muchos sistemas, no tienen las condiciones para atender a las mujeres, y mucho menos para generar espacios de promoción colectiva de la salud, por lo que es fundamental dotar al sistema de la infraestructura necesaria.

En este camino, los equipos de salud dentro de la APS juegan un papel fundamental debido a la confianza que han ganado dentro de la comunidad y pueden promover y liderar espacios de encuentro con mujeres organizadas y/o contribuir a su organización, acompañando los procesos de empoderamiento de las mujeres sobre sus cuerpos y territorios. De igual forma, la creación de espacios conformados por hombres contribuirá al empoderamiento de sus cuerpos y a la deconstrucción de masculinidades violentas, así como al conocimiento sobre el cuerpo de las mujeres, sus derechos y el respeto a su autonomía.

3. Reconceptualizar la calidad de los sistemas de salud con participación social
La reconceptualización del concepto de calidad en los sistemas públicos de salud y sus políticas requiere de la participación activa de las mujeres y las personas pertenecientes a colectivos de la diversidad. Los Estados están llamados a diseñar mecanismos de participación efectiva, donde la calidad se traduzca en derechos exigibles, contribuyendo a reducir la desigualdad y asegurando que las necesidades y experiencias de esta población sean consideradas para la mejora continua.

4. Aplicar sistemáticamente un enfoque interseccional al diseño, la ejecución y la evaluación de las políticas
Las políticas de salud sólo pueden alcanzar sus objetivos si se aplican desde un enfoque interseccional. Las mujeres son diversas y las políticas deben reconocer esta rica diversidad de experiencias y necesidades, y tener en cuenta factores como la clase, la etnia, la orientación sexual y el territorio para dar respuestas de salud adecuadas y diferenciadas.

5. Proporcionar formación continua al personal de salud
Eliminar las estructuras patriarcales y construir sistemas que transformen la desigualdad de género implica un gran esfuerzo que incluye la reeducación de los y las profesionales de la salud en atención de calidad, respeto a los derechos de las mujeres e igualdad de género, así como el desarrollo de políticas internas que sancionen las prácticas machistas que reproducen la violencia dentro de los sistemas, junto con políticas que promuevan y refuercen estos cambios. Las políticas de capacitación del personal deben ser continuas, no esporádicas o intermitentes, para evitar la pérdida de competencias en los sistemas debido a la rotación y movilidad del personal de salud.

6. Promover proactivamente alianzas interinstitucionales desde el sistema de salud
Los sistemas de salud deben ser proactivos en la generación de alianzas interinstitucionales e intersectoriales, aunque muchas veces el liderazgo de las acciones puede ser de otras instituciones, como en el caso de la interacción del sistema público de salud con el sector educativo. Esta alianza intersectorial busca fortalecer la educación en igualdad y derechos humanos, con especial énfasis en la educación sexual integral que puede contribuir a mejorar las relaciones eróticas, afectivo-sexuales y familiares, y a la construcción de sociedades menos violentas.

Asimismo, las organizaciones sociales y el sistema de salud conocen los territorios y sus problemáticas, mientras que instituciones como la policía, la fiscalía, los ministerios de la mujer, la familia, asuntos sociales, etc. tienen las condiciones para contribuir a la prevención y garantía de justicia frente a la violencia de género. El diseño de políticas intersectoriales e interinstitucionales lideradas y/o promovidas por sistemas de salud transformadores, respetuosos de los derechos de las mujeres y colectivos de la diversidad, acompañados en el territorio por organizaciones sociales, puede influir positivamente en el trabajo de otras instituciones. Estas sinergias pueden contribuir a remover las estructuras machistas de estas instituciones y socavar las estructuras patriarcales del Estado, sembrando las semillas para que las instituciones diseñen y promuevan políticas transformadoras de género.

Conclusión

Los servicios públicos de salud transformadores de género representan una oportunidad histórica para remodelar las estructuras sociales que perpetúan la desigualdad y la discriminación. A través de estos estudios de casos de Nigeria, India y Paraguay, se pone de manifiesto que, aunque los sistemas de salud se enfrentan a retos estructurales, como la falta de financiación, la persistencia de normas patriarcales y la brecha entre política y aplicación, hay avances significativos que demuestran la viabilidad de este enfoque. La transformación de género en la salud no consiste únicamente en garantizar un acceso equitativo a los servicios; implica desmantelar las dinámicas de poder que marginan a las mujeres y a los colectivos de la diversidad, y replantear la calidad de la atención como un derecho exigible.

Una de las conclusiones centrales es que la autonomía de las mujeres en la toma de decisiones sobre su salud sexual y reproductiva debe ser un pilar fundamental de cualquier política transformadora. Sin embargo, esto no puede lograrse sin una sólida alianza entre los sistemas de salud, los movimientos sociales y las comunidades. La participación activa de estos actores es crucial para garantizar que las políticas no sólo sean sensibles al género, sino que también desafíen las normas sociales que perpetúan la violencia y la exclusión y se conviertan en transformadoras del género.

Además, la formación continua del personal de salud en enfoques interseccionales y derechos humanos es esencial para evitar la revictimización y garantizar una atención empática y de calidad. Los casos analizados muestran que, incluso en contextos de recursos limitados, la formación y la sensibilización pueden marcar una diferencia significativa en la experiencia de las personas afectadas por la discriminación interseccional.

Por lo tanto, los sistemas de salud que transforman la perspectiva de género no pueden funcionar de forma aislada. Requieren alianzas interinstitucionales e intersectoriales que aborden múltiples dimensiones de la desigualdad, desde la educación hasta la justicia. Las experiencias de Nigeria, donde la movilización social logró avances en la liberalización del aborto, y Paraguay, donde las organizaciones feministas han sido clave en la atención a las víctimas de la violencia, subrayan la importancia de las organizaciones sociales como motor del cambio.

Por último, la transformación de género en el sistema de salud no es sólo un objetivo posible, sino que es una obligación ética y política. Los Estados tienen la responsabilidad de liderar este proceso, pero su éxito dependerá de su capacidad para integrar a todos los actores sociales en un esfuerzo colectivo por construir sistemas de salud que no sólo curen, sino que también empoderen y emancipen. El camino por recorrer es complejo, pero los avances logrados en diversos contextos demuestran que, con voluntad política y compromiso social, es posible avanzar hacia una salud pública verdaderamente transformadora..

Lista de referencias

1 Montufar M, Aye B, Barria S. Emphasis on Gender-Transformative Approaches to Women's Health: Studies on India, Paraguay, and Nigeria. Public Services International. 2023. Disponible en: https://bit.ly/4jT9Gso

2 PAHO. Fiscal Space For Health in Latin America and the Caribbean. Washington, DC: Pan American Health Organization; 2020. Amnistía Internacional.

3 Amnistía Internacional. Paraguay: La deuda de la salud. Amnistía Internacional; 2024 mayo. Informe nº: AMR 45/7965/2024. Disponible en: https://bit.ly/4mzaJQE

4 Martin M. Política de salud sexual y reproductiva en la atención a víctimas de violencia. Paraguay: Internacional de Servicios Públicos; 2023 nov. Disponible en: https://bit.ly/3ZshIAD

5 Mathew A. Activists hail SC judgment stressing on rights-based perspective for women to seek abortion. National Herald. 2022 Sep 29. Disponible en: https://bit.ly/4cSygYj

6 Bajoria J. Doctor's Rape, Murder in India Sparks Protests. Human Rights Watch. 15 Ago 2024; Disponible en: https://bit.ly/42zeSfq

7 Sama. People are under lockdown, gender based violence is not: Responding to the crisis of gender based violence amidst the lockdown. Sama - Resource Group for Women and Health. 2020. Disponible en: https://bit.ly/45pKQfM

8 Abimbola O. Nigeria moves five spots to 125th on global gender ranking. Punch. 2024 Jun 19; Disponible en: https://bit.ly/3Gq04qD

9 WHO. Maternal health in Nigeria: generating information for action. World Health Organization: Departmental update. 2019 Jun 25. Disponible en: https://bit.ly/3ZwERlz

10 Akande OW, Adenuga AT, Ejidike IC, Olufosoye AA. Unsafe abortion practices and the law in Nigeria: time for change. Sexual and Reproductive Health Matters. 1 Ene 2020; 28(1):1758445. Disponible en: https://bit.ly/3Ykaj6e

11 Oyinlola FF, Kupoluyi JA, Adetutu OM. Changes in unmet need for family planning among married women of reproductive age in Nigeria: A multilevel analysis of a ten-year DHS wave. Bolarinwa O, editor. PLoS ONE. 2 Ago 2024; 19(8):e0306768. Disponible en: https://bit.ly/3S9z9C3

12 Solanke BL, Adetutu OM, Rahman SA, Soladoye DA, Owoeye MO. Prevalence and determinants of unmet need for contraception among women in low and high-priority segments for family planning demand generation in Nigeria. Arch Public Health. 21 Nov 2022; 80(1):239. Disponible en: https://bit.ly/3GwPL4c

13 Abubakar I, Dalglish SL, Angell B, Sanuade O, Abimbola S, Adamu AL, et al. The Lancet Nigeria Commission: investing in health and the future of the nation. The Lancet. 2022 Mar;399(10330):1155-200. Disponible en: https://bit.ly/4jTxmwU

14 Omotosho O. Socioeconomic and Policy Context of the Nigerian Health Care Financing System: A Literature Review. International Affairs and Global Strategy. 2017;53:8-16. Disponible en: https://bit.ly/42wXWGj

15 Ajisegiri WS, Abimbola S, Tesema AG, Odusanya OO, Peiris D, Joshi R. The organisation of primary health care service delivery for non-communicable diseases in Nigeria: A case-study analysis. Shivashankar R, editor. PLOS Glob Public Health. 1 Jul 2022;2(7):e0000566. Disponible en: https://bit.ly/3Gxp7bt

16 Akiyode-Afolabi A. Linking Sexual and Reproductive Health with Gender-Transformative Quality Public Services [Internet]. Public Services International; Nov 2023. Disponible en: https://bit.ly/44MDe6F

17 Akiyode-Afolabi A. Linking Sexual and Reproductive Health with Gender-Transformative Quality Public Services [Internet]. Public Services International; Nov 2023. Disponible en: https://bit.ly/44MDfaJ

18 World Bank. Gender data portal. Disponible en: https://bit.ly/42A3csS

19 Roy CM, Bukuluki P, Casey SE, Jagun MO, John NA, Mabhena N, et al. Impact of COVID-19 on Gender-Based Violence Prevention and Response Services in Kenya, Uganda, Nigeria, and South Africa: A Cross-Sectional Survey. Front Glob Womens Health. 27 Ene 2022;2:780771. Disponible en: https://bit.ly/435GOaM

20 Fawole OI, Okedare OO, Reed E. Home was not a safe haven: women's experiences of intimate partner violence during the COVID-19 lockdown in Nigeria. BMC Women's Health. 2021 Dec;21(1):32. Disponible en: https://bit.ly/3EHL7Qs

21 UN. Global database on violence against women [Internet]. Disponible en: https://bit.ly/42NNKbk

CAPÍTULO 84

La Medicina Abolicionista Como Herramienta de Justicia en Salud

Introducción

¿En qué se parece un policía a un/a médico/a? ¿Una prisión a un hospital? ¿O un/a enfermero/a de salud mental a un/a "funcionario/a de prisiones"?

Los sistemas de justicia penal y de atención en salud son servicios públicos que aparecen en extremos diferentes de un espectro; uno se ocupa supuestamente de la atención y el bienestar, el otro de la delincuencia y el castigo. Sugerimos que tienen más en común de lo que podría parecer en un principio, y que romper su relación puede ayudar a transformar la sociedad en pos de visiones liberadoras de la salud y la atención en salud.

En este capítulo se presenta un enfoque abolicionista de la salud, tanto como herramienta analítica como marco de acción, que las personas activistas de la justicia en salud suelen pasar por alto. La "medicina abolicionista" proporciona una lente crítica a través de la cual entender el panorama actual de la salud comunitaria y su relación con el mantenimiento del orden y el encarcelamiento. También sirve de andamiaje para la reorganización de la salud comunitaria. El capítulo destaca dos estudios de caso en los que se aplican los principios de un enfoque abolicionista de la salud comunitaria.

La coerción del capital: las historias compartidas de la biomedicina y la policía

Los linajes de la biomedicina y la policía están entrelazados con la aparición del capitalismo global y su Estado moderno. Para comprender la importancia de un marco abolicionista para la salud liberadora, debemos leer ambas como parte de esta brutal historia. El eje de estas historias es la raza. La raza, nacida del colonialismo, es una característica necesaria del capitalismo global, más que una aberración fortuita.[1] Las historias de la biomedicina y la policía tienen una importancia integral por dos motivos importantes: la **producción y la imposición de la jerarquía racial** y la **disciplina de una mano de obra mundial racialmente segmentada.**

Producción y aplicación de la jerarquía racial

A través de diferentes estrategias, tanto la biomedicina como la policía producen un "otro" desviado y *racializado*, generando la diferenciación jerárquica de grupos que es fundamental para el capitalismo. La biomedicina creó una base biológica para la raza, anunciada por el estudio pseudocientífico y la práctica de la eugenesia, que sigue influyendo en la atención en salud actual, ya sea en nuestros algoritmos clínicos o en la forma en que el Estado trata a las personas discapacitadas.[2] De hecho, la eugenesia se ha preocupado por vincular el "defecto mental" con "el crimen, la prostitución [y] el pauperismo" desde principios del siglo XX.[3] Las personas practicantes de la medicina colonial, especialmente en el continente africano, reivindicaban un motivo "civilizador" más benévolo que sus colegas eugenistas, situando los componentes etiológicos críticos de las enfermedades tropicales en la supuesta inferioridad moral, cultural e intelectual de los "africanos".[4] Las tecnologías coercitivas que las aplicaban se probaban a menudo en circunstancias brutales antes de ser importadas a la metrópoli, lo que se conoce como el bumerán imperial. Eugene Fischer, profesor colonial de medicina y eugenesia, llevó a cabo experimentos de esterilización forzosa en mujeres Herero en lo que hoy es Namibia, antes de trasladar su trabajo a la Alemania nazi para aplicarlo directamente en los campos de concentración.[5] Mientras tanto, el mantenimiento del orden (re)produjo formas de categorización legal y cultural; la constitución racial de "comunidades sospechosas" es evidente en los orígenes coloniales del mantenimiento del orden, ya sea en la primera formulación de la Royal Irish Constabulary, o en los refinamientos de las técnicas policiales en Kenia, Argelia y Filipinas.[6,7]

Disciplinar el trabajo racializado

La policía y la biomedicina han funcionado como instrumentos esenciales para disciplinar la mano de obra en un proceso de producción global organizado racialmente. El capitalismo transformó el mundo cercando tierras y obligando a sectores de las personas desposeídas a trabajar en la industria, donde los beneficios dependían de la maximización de la producción por unidad de tiempo. En dialéctica con la categorización racial descrita anteriormente, las poblaciones fueron marcadas para diferentes destinos biológicos.[8] Las personas trabajadoras asalariadas "libres", las contratadas y las esclavizadas fueron obligadas a trabajar, pero la variedad de formas de explotación y resistencia produjo diferentes formas de vigilancia, desde los códigos y las patrullas de personas esclavas hasta las Ordenanzas Coolie y la policía metropolitana.[9,10] Mientras tanto, aquellas personas consideradas bioculturalmente incapaces de realizar un trabajo "adecuado" se enfrentaron a la muerte masiva impuesta por la vigilancia de los cercados, como en el caso de la Irish Constabulary o los Rangers y Mounties.[11,12]

La institucionalización -el almacenamiento masivo de las personas consideradas "enfermas mentales"- se desarrolló en este contexto. Sólo las más sanas sobrevivían en las fábricas. Simultáneamente, la provisión informal de cuidados a través de redes sociales desapareció a medida que las personas campesinas agrícolas se convertían en una clase trabajadora con un control aún menor de su tiempo.[13] En este contexto, como escribe Frazer-Carroll, el manicomio -que empleaba "tratamientos" bárbaros- amenazaba el destino de quienes no podían, o no querían, ceder a las exigencias de quienes poseían los medios de producción.[14] El uso de diagnósticos médicos para la disciplina laboral se extiende más allá de la psiquiatría y las disciplinas psíquicas; la biocertificación -el medio por el que se utiliza la biomedicina para verificar las alegaciones de enfermedad con el fin de acceder a recursos estatales como los pagos de la seguridad social- controla férreamente a las personas y, cuando es posible, las dirige de vuelta al trabajo. En el capitalismo, la enfermedad es simplemente nuestro alejamiento de la productividad.[15]

Policías como personas trabajadoras de la salud – personas trabajadoras de la salud como policías

Estas historias nos llevan a las realidades actuales de las prisiones, la vigilancia policial y la salud. La mayoría de las personas que lean esto sabrán lo perjudicial que es la actividad policial para la salud, ya sea en forma de brutalidad policial directa, tácticas de vigilancia o traumas consecuentes.[16] Las cárceles producen enfermedades debido a las malas condiciones de vida y de trabajo, a la falta de acceso a la atención en salud y a su profundo impacto en la salud mental. Los regímenes policiales fronterizos matan y mutilan, sus prácticas de deten- ción de inmigrantes no difieren de las prisiones y a menudo están gestionados por los mismos conglomerados multinacionales de seguridad, como G4S y Geo Group. Las fuerzas policiales y paramilitares han aplastado los movimientos del Sur Global que tenían -o pretendían de otro modo- transformar sus servi- cios e infraestructuras públicas, a menudo con consecuencias en salud mortales (véase el Capítulo B1). Chile es un ejemplo sorprendente, donde el Estado sigue lidiando con el legado del régimen de Pinochet, instaurado por Estados Unidos, y su desmantelamiento de los programas de salud comunitaria establecidos por su predecesor socialista, Allende.

Se ha prestado menos atención a la invasión maligna de la policía y las pri- siones en la atención en salud. Esta invasión tiene mucho sentido si recordamos las funciones de categorización y control sociopolítico que comparten estos dos brazos del Estado, al servicio de la protección del capital y su acumulación. Podemos entender esto en tres capas, como se representa en la Figura 1.

La securitización militarizada de la salud es la primera capa y la más visible, y refigura la salud pública como una cuestión de seguridad nacional, en lugar de como una cuestión de bienestar y florecimiento colectivos. La salud tiene desde hace tiempo importancia en la política exterior; durante las invasiones de Irak y Afganistán, por ejemplo, constituyó la base de las denominadas estrategias de contrainsurgencia.[18] Más recientemente, la pandemia de COVID-19 aumentó los poderes de la policía en todo el mundo, hasta el punto de que se convirtieron en árbitros de las medidas de cuarentena y bloqueo, dirigidas desproporcionadamente contra las personas sin hogar y con viviendas precarias, los y las profesionales del sexo y las personas pobres, en nombre de la salud pública. Otros ejemplos incluyen la presencia de la policía en las salas de urgencias de los hospitales, o el despliegue de la policía como primeros intervinientes en emergencias de salud mental.

La segunda capa se encuentra dentro de la propia atención en salud. El juramento hipocrático que afirma el compromiso con la confidencialidad y la autonomía del/

Figura 1: Niveles visibles y ocultos de carceralidad en la atención en salud. Adaptación del "modelo iceberg" del pensamiento sistémico

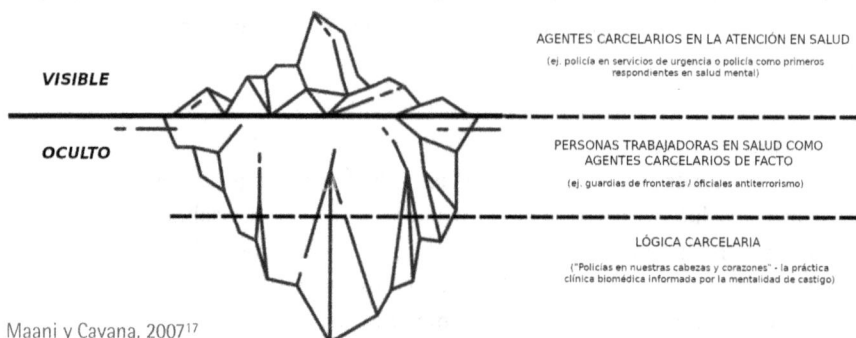

VISIBLE

OCULTO

AGENTES CARCELARIOS EN LA ATENCIÓN EN SALUD

(ej. policía en servicios de urgencia o policía como primeros respondientes en salud mental)

PERSONAS TRABAJADORAS EN SALUD COMO AGENTES CARCELARIOS DE FACTO

(ej. guardias de fronteras / oficiales antiterrorismo)

LÓGICA CARCELARIA

("Policías en nuestras cabezas y corazones" - la práctica clínica biomédica informada por la mentalidad de castigo)

Maani y Cavana, 2007[17]

de la paciente se ha visto ampliamente erosionado por obligaciones legales que (re) convierten a las personas trabajadoras de la salud en agentes de policía, agentes antiterroristas y guardias de fronteras. El poroso intercambio de información entre agencias gubernamentales significa que las personas con un estatus migratorio inseguro o que consumen sustancias criminalizadas corren el riesgo de ser deportadas o encarceladas. Las empresas de tecnología de vigilancia a las que se han adjudicado contratos para gestionar datos públicos -como Palantir- han disuelto aún más los cortafuegos que deberían existir entre los distintos organismos gubernamentales, y entre los sectores público y privado (véanse los Capítulos B2 y A1).[19]

En estos ejemplos, el personal de la salud y el de los servicios policiales, penitenciarios o de control de fronteras se entienden como entidades coludidas, pero distintas. Sin embargo, los marcos de castigo también subyacen a la propia práctica clínica dominante: una tercera capa. El personal de la salud y los sistemas de salud suelen asignar la atención y los recursos en función del "merecimiento" asignado y no de la necesidad clínica. En muchos de estos casos, se culpa a los/las pacientes de su enfermedad, al tiempo que se descree de sus síntomas. Ciertos/as pacientes -discriminados/as por raza, clase, sexo y capacidad- despiertan compasión, mientras que otros/as despiertan desprecio y son acusados/as de fingir síntomas.

Los ejemplos abundan. Las personas consideradas obesas reciben sistemáticamente una peor atención en salud, tanto por parte del personal médico como de un sistema que atribuye la responsabilidad personal como principal factor determinante.[20] La obesidad "clínicamente" definida no es un buen indicador de la salud, y su origen es multifactorial; los factores de riesgo son diversos y abarcan desde los traumatismos en los primeros años de vida hasta la contaminación atmosférica y los trastornos mentales. Sin embargo, a pesar de la aceptación generalizada de sus raíces pseudocientíficas, el índice de masa corporal sigue utilizándose como herramienta clínica básica que designa el acceso a cuidados que cambian la vida, como los tratamientos de fertilidad o las prótesis articulares para la artritis. Las mujeres racializadas se ven afectadas de forma desproporcionada en todas las especialidades clínicas.[21] Otras cohortes culpables y desestimadas incluyen a las personas con adicciones y a aquellas con diagnósticos particulares de salud mental, como trastornos de la personalidad. En estos casos, con frecuencia se atribuyen erróneamente a estos diagnósticos otras afecciones médicas importantes, lo que se denomina "eclipsamiento del diagnóstico". Las consecuencias clínicas de esta negligencia sistemática pueden ser fatales.

Para las personas activistas de la justicia en salud es imperativo incorporar un enfoque crítico e integrado que trabaje para descoser las costuras de la coacción y la violencia que entretejen los mundos de la medicina y la policía. Para ello, recurrimos a la tradición abolicionista.

Entonces, ¿qué es la abolición?

Inicialmente un término nacido de la oposición organizada a la trata transatlántica de esclavos, el movimiento abolicionista contemporáneo se refiere al desmantelamiento del "complejo industrial-penitenciario" (CIP), que comprende "intereses superpuestos del gobierno y la industria que utilizan la vigilancia, el mantenimiento del orden y el encarcelamiento como soluciones a problemas económicos, sociales y políticos".[22] El CIP tiene una lógica estructuradora central: la carceralidad. La carceralidad se refiere al uso o la amenaza de castigo mediante diferentes formas de violencia para ejercer el control disciplinario. La abolición del CIP busca romper estos ciclos de violencia y construir una sociedad de instituciones que afirmen la vida y que funcionen para transformar las causas profundas de los comportamientos criminalizados: la privación material desproporcionada, secundaria al capitalismo racializado.[23]

No existe una "teoría" global de la abolición del CIP. Esto refleja, en parte, que se trata de un movimiento que surgió de la base y no del mundo académico. Sin embargo, existen varias facetas que suelen estructurar su práctica, como se expone en la tabla 1.

Tabla 1: Algunos principios básicos de la abolición del CIP

PRINCIPIOS BÁSICOS DE UNA POLÍTICA ABOLICIONISTA	
Análisis de las causas	Las políticas abolicionistas exigen que rastreemos los comportamientos criminalizados hasta las condiciones subyacentes que obligan a la violencia, y que entienden la policía y las prisiones como la respuesta óptima. Propone que el proceso de criminalización oculta la complejidad de las situaciones y desvía la responsabilidad hacia las personas y no hacia los sistemas y estructuras generales.

Continúa en la página siguiente

Tabla 1 continuada

PRINCIPIOS BÁSICOS DE UNA POLÍTICA ABOLICIONISTA	
Ensayo + experimentación	Fundamentalmente, la abolición del CIP se compromete con la práctica perpetua de "ensayar el orden social que está naciendo".[24] La abolición es propositiva. El llamamiento a "abolir" pretende crear un espacio para posturas, orientaciones y enfoques del conflicto diferentes, a veces nuevos, aunque a menudo no lo sean.
Justicia transformadora (es decir, contra el castigo)	Nuestras respuestas, comúnmente socializadas, al daño percibido culpan a la persona, o a su comunidad, y la castigan. El poder judicial es el que más visiblemente aplica esta lógica, pero también es el modelo de la dinámica de nuestras respuestas interpersonales al daño y la violencia. La abolición imagina y practica un mundo sin estas lógicas carcelarias del castigo. En su lugar, se inclina por marcos como la justicia transformadora, que atiende a las víctimas, a las personas agresoras y a la comunidad que las rodea en un intento de romper los ciclos de violencia y prevenir las condiciones que pueden producir daños en el futuro.
Perspectivas críticas sobre el Estado	Las personas abolicionistas son críticas con el potencial radical del Estado. Al ver al Estado no como una entidad abstracta o amorfa distinta de la sociedad, sino entendiendo ambas como una y la misma cosa, podemos complicar cómo actúa el Estado, en interés de quién y por qué. Podemos refutar la idea de que el Estado pueda ser realmente benevolente o de que pueda hacerlo sin querer algo a cambio (por ejemplo, trabajo).

¿Cuál es el papel de la abolición en la lucha por la salud?

¿En qué consiste, pues, un enfoque abolicionista de la salud?

Los mundos de la abolición y la justicia en salud no se unieron explícitamente hasta 2020. Gran parte de los escritos existentes sobre un enfoque abolicionista de la salud -también denominada medicina abolicionista- se refieren al contexto estadounidense. Se centra desproporcionadamente en el racismo policial, sobre todo en forma de brutalidad directa, como amenaza para la salud pública. Este capítulo fomenta una comprensión más amplia de la medicina abolicionista.[25]

La medicina abolicionista implica, obviamente, rechazar la entrada de la policía en la atención en salud. Esto significa exigir, por ejemplo, que no haya policías en los servicios de urgencias ni en ningún otro lugar de los hospitales. Significa no compartir datos entre la salud y los servicios de inmigración o la policía. Significa que la policía no sea la primera en responder a las crisis de salud

Tabla 2. Ámbitos clave de los enfoques abolicionistas de la salud

Salud mental	Existe una sólida tradición de compromiso crítico con la carceralidad de la psiquiatría y las disciplinas psiquiátricas en general, desde dentro y fuera de las esferas de la atención en salud, que se remonta al movimiento antipsiquiátrico de la década de 1960. Aunque los detalles varían, estas tradiciones entienden en general que la detención y la contención involuntarias (tanto físicas como químicas), omnipresentes en la psiquiatría convencional, son formas claras de encarcelamiento punitivo, y en distintos grados piden su abolición en la práctica.
	El modelo de Trieste (Italia), fundado por una de las figuras clave del movimiento contra la institucionalización, el Dr. Franco Basaglia, representa un prototipo de larga tradición de atención mental comunitaria anticarcelaria.[26] Las unidades móviles de respuesta a las crisis de salud mental son otro ejemplo, como *Crisis Assistance Helping out on the Streets* (CAHOOTS), que comenzó en el estado norteamericano de Oregón en 1989, con programas similares en gran parte del país y de Europa.[27]
Atención en salud autónoma	La atención en salud autónoma se refiere a la atención en salud prestada fuera de las estructuras estatales formales, donde la toma de decisiones es horizontal y la atención es gestionada por y para la comunidad. Esto es algo que las personas Zapatistas de Chiapas han estado desarrollando concretamente durante varias décadas.[28]
	Las Clínicas Médicas Gratuitas del Pueblo, dirigidas por el Partido de las Panteras Negras en 13 ciudades de Estados Unidos en las décadas de 1960 y 1970, prestaron asistencia a las comunidades negras que habían sido sistemáticamente abandonadas en todo el país.[29] En Nueva York, los Young Lords, un grupo revolucionario fundado en la década de 1960 por jóvenes radicales de clase trabajadora de origen puertorriqueña, crearon el Movimiento de Unidad Revolucionaria por la Salud (HRUM).[30] Sus reivindicaciones giraban en torno a una salud pública expansiva y liberadora.
	Todos estos movimientos entendían la atención en salud como un lugar crítico de lucha material que, si se dejaba en manos del Estado o de personas ajenas a comunidades específicas, no proporcionaría a la atención en salud una orientación hacia una mayor autonomía y libertad de la comunidad.

Continúa en la página siguiente

Tabla 2 continuada

Acceso a la atención en salud para las personas criminalizadas	La criminalización del acceso a la atención en salud por parte de grupos estructuralmente marginados -por ejemplo, personal trabajador del sexo, personas inmigrantes indocumentadas o personas consumidoras de drogas intravenosas- tiene graves repercusiones para la salud. En este sentido, las acciones que interrumpen la vigilancia y persecución del acceso de estas comunidades a la atención en salud constituyen medicina abolicionista. Puede tratarse de clínicas -como las de Médicos del Mundo- que prestan asistencia gratuita en salud y sin preguntas a las personas solicitantes de asilo, o de clínicas móviles para profesionales del sexo.
Reducción de daños	Una parte de las prácticas de la medicina abolicionista se enmarcan en lo que en términos de salud pública se conoce como "reducción de daños". Aquí, entendemos el término no en términos políticos estériles e instrumentales, sino como "reducción liberadora de daños", una práctica de autodefensa y ayuda mutua de base de larga tradición dirigida por y para personas negras trans y queer, personas trabajadoras del sexo y personas consumidoras de drogas intravenosas.[31] Aunque estas prácticas suelen realizarse a través de redes informales, existen algunos ejemplos de trabajo formalmente organizado en Sudáfrica, como el Programa de Consumo de Sustancias Orientado a la Comunidad e, históricamente, el trabajo de la Coalición contra el SIDA para Desatar el Poder (ACT UP).[32,33]
Justicia reproductiva	El control coercitivo y la violación de los cuerpos que dan a luz ha formado parte del ejercicio del poder colonial y neocolonial y sigue siendo un problema vivo en la mayor parte del mundo. La justicia reproductiva se define como "el derecho humano a mantener la autonomía corporal personal, a tener hijos, a no tenerlos y a criar a los hijos que tengamos en comunidades seguras y sostenibles".[34] Los ejemplos de medicina abolicionista en este sentido incluyen el trabajo de organizaciones como Women on the Waves, que trata de ampliar el acceso a los servicios de aborto, y otras como el Centro de Recursos Feministas de Bombay y las asistentes a los Encuentros Feministas Latinoamericanos y del Caribe, que se organizaron y resistieron a las medidas neocoloniales de control de la población a través de la llamada "planificación familiar".[35]

mental, y significa apoyar los enfoques de reducción de daños en el consumo de sustancias, en lugar de la criminalización.

Al reconocer las similitudes más profundas entre la atención en salud biomédica y el CIP, surgen otros elementos importantes de la medicina abolicionista. La medicina abolicionista se toma tiempo para comprender a las personas y las comunidades en su contexto e historia más amplios, y para trazar el curso de la enfermedad con un análisis político, en lugar de reducir a las personas a sustitutos de diagnósticos y categorías sociales. El apoyo es compasivo y no punitivo.

La medicina abolicionista también entiende la necesidad de una atención distributiva, en la que el poder de decisión y el acceso a los recursos curativos no se concentren en unas pocas personas, y devuelve a las comunidades la autonomía para la organización y prestación de la atención en salud. La medicina abolicionista es propositiva y experimental, y se compromete fundamentalmente con una redistribución del poder. Exige que el personal de la salud, especialmente médicos/as, ejerzan menos influencia disciplinaria.

¿De quién podemos aprender?

Las comunidades han practicado la medicina abolicionista en todo el mundo desde que existen las prácticas de dominación y explotación. A continuación, señalamos cuatro ámbitos clave de la atención en salud que exigen especialmente un enfoque abolicionista, junto con algunos ejemplos documentados dentro de cada uno de estos ámbitos. En particular, la mayoría de los estudios de casos documentados en la literatura se centran en prácticas de Europa y Estados Unidos.

Casos

Sin embargo, como sugiere la sección anterior, el ámbito de la medicina abolicionista no está estrictamente definido ni es prescriptivo. Hay muchos ejemplos de medicina abolicionista en la práctica que pueden no definirse como tales, pero que cumplen algunos o todos los elementos importantes de la misma. A continuación se presentan dos ejemplos.

Estudio de caso I: atención en salud en Rojava (Kurdistán)

¿De qué se trata?

Rojava -también conocida como Administración Autónoma del Norte y Este de Siria (AANES)- es un territorio autónomo multiétnico de facto en lo que actualmente es el Kurdistán Occidental ocupado. Se rige por una estructura de confederalismo democrático, de la que fue pionero el revolucionario exiliado y fundador del Partido de los Trabajadores Kurdos (PKK), Abdullah Öcalan.

Para entender su atención en salud, es importante conocer un poco la política de Rojava. Los tres pilares básicos de la "Revolución de Rojava" son la democracia directa, la liberación de la mujer y la ecología social. En ellos se afirma que "la atención en salud, tal y como ha sido mercantilizada por la modernidad capitalista, ha creado una demanda de servicios dudosos y ha hecho a la gente dependiente de ellos".[36]

Hay tres intenciones clave para la atención en salud en Rojava:[37]

1. Resolver el problema de las relaciones entre la salud y el poder/el partido

2. Criticar y reconstruir la relación entre la sociedad y el personal médico

3. Devolver a la sociedad la propiedad de la salud

En el confederalismo democrático, el poder y la toma de decisiones están descentralizados. La unidad más pequeña e importante es la comuna, que comprende entre 10 y 150 familias. Funcionan como democracias directas y reciben el 70% de la financiación central. Las personas representantes de la comuna pasan a formar parte de unidades mayores: barrio, distrito y cantón. En cada nivel de gobierno existen diferentes comités que se ocupan de las principales necesidades de la sociedad. El comité de salud es uno de ellos.

Cada uno de estos comités de salud organiza una asamblea de salud o *meclîsa tendurustî*. Estas asambleas cuentan con participantes de todas las disciplinas y no sólo incluyen a personas trabajadoras de la salud (médicos/as, enfermeros/as, farmacéuticos/as, etc.), sino también a periodistas, representantes sindicales intersectoriales, dirigentes municipales y representantes de personas heridas de guerra. También se reúnen representantes de distintas etnias, no sólo kurdos, sino también arameos, asirios, yazidíes y árabes. En estas asambleas se toman las decisiones clave. La rendición de cuentas es fundamental: el público puede asistir a todas las reuniones, que se graban en vídeo y por escrito. La atención en salud se presta a través de una combinación de hospitales y centros de salud comunitarios de bajo costo, aunque no se rechaza a nadie por falta de capacidad de pago.

Además de la atención en salud propiamente dicha, la educación en salud es una prioridad central, y forma parte de la estrategia que pretende descentralizar los conocimientos de la salud. Los seminarios y talleres están muy extendidos como parte de los programas de educación popular, que se llevan a cabo en entornos que van desde las casas de la gente (mala gel) hasta las escuelas secundarias y los centros juveniles. En ellos se tratan temas como los primeros auxilios básicos en caso de emergencia médica e intervenciones más avanzadas.[38]

¿En qué sentido es un ejemplo de medicina abolicionista?

Rojava constituye uno de los mayores estados abolicionistas del mundo (se calcula que 4,7 millones de personas viven en sus territorios autónomos) gracias a sus estructuras de autodefensa y resolución de conflictos.[39] La autonomía es quizá el principio estructurador más importante de Rojava, y lo que anima el elemento abolicionista de esta "medicina" es su práctica (y sus aspiraciones) en materia de atención en salud en la región.

La salud se construye como algo comunitario, más que público o privado, con la intención explícita de interrumpir la relación entre la salud y el poder del Estado. Se entiende claramente que el capitalismo ha mercantilizado la salud, desviando la atención de la prevención. El énfasis en la educación en salud también es poderoso. Aumentar los niveles de formación médica entre la población general libera de conocimientos a las personas profesionales de la salud y facilita una mayor autonomía en la toma de decisiones a todos los niveles.

¿Qué preguntas nos plantea esto como activistas por la justicia en salud?

- ¿Qué se hace posible cuando se centra realmente la autonomía de las comunidades, en lugar de su control?

- ¿Qué ocurre cuando las decisiones sobre salud y atención en salud las toman personas ajenas a la simple asistencia sanitaria?

Estudio de caso II: la clínica asistencial - Pará, Brasil

¿De qué se trata?

La historia de las disciplinas "psi" en Brasil está llena de matices. Nacidas del vientre de la dictadura militar en la segunda mitad del siglo XX - y del camino capitalista hacia el "desarrollo nacional" que ésta propugnaba - estas disciplinas se suscribían a un modelo biológico que localizaba la responsabilidad del malestar emocional en los individuos, y eran accesibles principalmente a las personas ricas, a través de consultas privadas.[40] A medida que crecía el poder de los movimientos sociales en la década de 1980, el campo se encontró rápidamente en un discurso crítico con las tradiciones más radicales tanto de la psicología de la liberación como de la psicología comunitaria. Esto se manifestó como un movimiento distribuido de psicoterapia que no reivindicaba ningún líder y estaba *destinado a la gente*, tipificado por una práctica emergente denominada *"psicanálise na rua"* (literalmente "psicoanálisis en la calle").[41]

De esta tierra surgió la *Clínica do Cuidado*, a orillas del río Xingú, en la Amazonia brasileña. Surgió como respuesta específica a la violenta desposesión de las comunidades ribereñas por parte de intereses estatales y empresariales para construir la central hidroeléctrica de Belo Monte a principios y mediados de la década de 2010. Más de 20.000 personas fueron desalojadas, la mayoría reubicadas en viviendas urbanas alejadas de las riberas de las que la mayoría dependía para su subsistencia cultural.

La clínica era móvil y se basaba en dos principios fundamentales: la escucha y el testimonio. Rechazaba un análisis medicalizado estructurado en torno al diagnóstico de salud mental y evitaba intencionadamente un marco centrado únicamente en el "sufrimiento" individual. En su lugar, se orientaba "a favorecer o desencadenar un proceso de duelo, a reposicionar las identificaciones grupales, a narrar el sufrimiento, a dirigirlas a las nuevas prácticas de resistencia social y a los nuevos métodos de tratamiento disponibles, a recomponer las situaciones críticas en términos interpersonales resultantes de la instalación y la fragmentación de las familias y sus modos de vida".[42] Fundamentalmente, la atención estaba profundamente impregnada de un análisis político que comprendía la perspectiva material e histórica de los problemas de salud mental a los que se enfrentaba la comunidad.

¿En qué sentido es un ejemplo de medicina abolicionista?

La *Clínica do Cuidado* operaba en lugares de contestación y expropiación, en estrecha colaboración con los movimientos sociales locales. La clínica rechazó explícitamente el marco limitado de la (bio)medicalización para dar sentido a las experiencias e impactos de la desposesión, resistiéndose al uso de categorías diagnósticas directas y a la gestión concomitante que caracteriza a la atención en salud mental convencional. El sistema de derivación era informal, y las redes existentes de ayuda mutua y atención proporcionaban recomendaciones sobre quién podría beneficiarse de la aportación de la clínica. Representa una atención experimental y receptiva que no dependía de la estructura ni de la financiación del Estado. Además, el enfoque terapéutico era fundamentalmente *estructural*. Era lo suficientemente amplio como para mantener la experiencia colectiva del desplazamiento no sólo junto a la de la persona, sino *en relación* con ella. Y los encuentros clínicos se mantenían dentro de una perspectiva crítica en relación con el trabajo, la explotación y la desposesión económica.

¿Qué preguntas nos plantea esto como activistas por la justicia en salud?

- ¿Y si nos centráramos en dar testimonio y testificar como condiciones óptimas para la curación y la transformación, en lugar de en criterios diagnósticos?
- ¿Qué constituye la espacialidad de una clínica y qué es posible cuando la clínica es una entidad colectiva, en lugar de centrarse en el individuo?
- ¿Cómo pueden estos enfoques de la salud mental avivar una conciencia revolucionaria colectiva que haga más posible la acción política organizada para transformar la atención en salud?

Conclusión

La medicina abolicionista nos llama a orientarnos hacia la contrahegemonía, exigiéndonos que rechacemos las normas -raza, género, capacidad corporal- que estructuran las relaciones de explotación. Rastrear las historias íntimas de la biomedicina, la policía y las prisiones nos llama la atención sobre su interdependencia duradera, no sólo en nuestro actual sistema de atención en salud, sino en toda la sociedad. Aunque la terminología es incipiente, las comunidades llevan generaciones construyendo y practicando alternativas abolicionistas a las formas coercitivas de atención en salud.

Una medicina abolicionista pone en diálogo las esferas de la justicia en salud y la abolición del CIP expuestas anteriormente. Proporciona un análisis político coherente de la atención en salud y del CIP como formas comparables de violencia estatal carcelaria. Esto invita a la solidaridad entre espacios que pueden estar compartimentados: activistas de la salud que luchan por la equidad en salud (especialmente la equidad racial en la salud), por un lado, y personas organizadoras anti-policía/prisiones, por otro. Es una oportunidad para construir poder a través de las luchas y para proliferar un análisis de la justicia en salud fuera del espacio tradicional de las personas trabajadoras de la salud, al tiempo que se profundiza en el análisis de la violencia por parte de los y las activistas de la salud.

En esencia, tal y como se establece en la declaración de Alma Ata y en los sucesivos movimientos mundiales por la salud de los pueblos, la medicina abolicionista habla de una orientación política que da prioridad a la asistencia frente a la coerción, en la que se escuchan y satisfacen las necesidades de todas las personas miembras de la comunidad. Habla de una democratización *de quién* controla los medios y el establecimiento de prioridades de los sistemas de la salud y asistenciales para la comunidad, lejos de proveedores con ánimo de lucro. Y lo que es más importante, sus reivindicaciones incluyen explícitamente la desfinanciación y el desmantelamiento de la policía y del CIP. La medicina abolicionista propone una visión liberadora de la salud anticapitalista, autónoma e internacionalista, y nos invita a ponerla en práctica ahora.

Lista de referencias

1. Singh NP. On Race, Violence, and So-Called Primitive Accumulation. Soc Text. 2016 Sep 1;34(3):27–50. Disponible en: https://bit.ly/4ju3siW

2. Vyas DA, Eisenstein LG, Jones DS. Hidden in Plain Sight – Reconsidering the Use of Race Correction in Clinical Algorithms. N Engl J Med. 2020 Ago 27;383(9):874–82. Disponible en: https://bit.ly/42TCZEq

3. Lombardo PA. "Ridding the Race of His Defective Blood" – Eugenics in the Journal, 1906-1948. N Engl J Med. 2024 Mar 6;390(10):869–73. Disponible en: https://bit.ly/43kGnsn

4. Tilley H. Medicine, Empires, and Ethics in Colonial Africa. AMA J Ethics. 2016 Jul 1;18(7):743–53. Disponible en: https://bit.ly/43dxYYw

5. Russell A. 20th Century's First Genocide: Hereros. Aegis Trust. 2015 [citado 2025 Feb 16]. Disponible en: https://bit.ly/3RNABKl

6. Makalintal, J. Dismantling the Imperial Boomerang: A Reckoning with Globalised Police Power. Longreads: Transnational Institute; 2021 May [ciitado 2025 Feb 16]. Disponible en: https://bit.ly/44gnKI5

7. Elliott-Cooper A. Black Resistance to British Policing. Manchester University Press; 2021. Disponible en: https://bit.ly/3EVS1kX

8. Wolfe P. Traces of History: Elementary Structures of Race. Verso Books; 2016. Disponible en: https://bit.ly/4d1SP4H

9. Storch RD, Engels F. The Plague of the Blue Locusts: Police Reform and Popular Resistance in Northern England, 1840-57. Int Rev Soc Hist. 1975 Apr;20(1):61–90.

10. Li TM. The Price of Un/Freedom: Indonesia's Colonial and Contemporary Plantation Labor Regimes. Comp Stud Soc Hist. 2017;59(2):245–76. Disponible en: https://bit.ly/3RJDETK

11. Bhandar B. Colonial Lives of Property: Law, Land, and Racial Regimes of Ownership. Duke University Press; 2018. Disponible en: https://bit.ly/4lVqbpB

12. Graybill AR. Policing the Great Plains: Rangers, Mounties, and the North American Frontier, 1875-1910. Nebraska Paperback; 2007. Disponible en: https://bit.ly/3RKCeII

13. Oliver M. The Politics of Disablement – New Social Movements. In: The Politics of Disablement. London: Macmillan Education UK; 1990 [citado 2025 Feb 16]. p. 112–31. Disponible en: https://bit.ly/4k2Gb7D

14. Frazer-Carroll M. Mad World: The Politics of Mental Health. Pluto Press; 2023. Disponible en: https://bit.ly/42Ybn10

15. Frazer-Carroll M. Mad World: The Politics of Mental Health. Pluto Press; 2023. Disponible en: https://bit.ly/42Ybn10

16. Bor J, Venkataramani AS, Williams DR, Tsai AC. Police killings and their spillover effects on the mental health of black Americans: a population-based, quasi-experimental study. The Lancet. 2018 Jul 28;392(10144):302–10. Disponible en: https://bit.ly/44fdJeb

17. Maani KE, Cavana RY. Systems thinking, system dynamics: managing change and complexity. 2. ed., repr. Rosedale: Pearson Prentice Hall; 2010. 278 p.

18. Ricks TE. Health care in insurgency and counter-insurgency: Some lessons from others. Foreign Policy. 2015 [citado 2025 Feb 16]. Disponible en: https://bit.ly/3GPunHp

19. Health Workers for a Free Palestine (UK). How is your health data linked to Israeli occupation?. Shado Magazine. 2023 [citado 2025 Feb 16]. Disponible en: https://bit.ly/3Z0r6LE

20. McPhail D, Orsini M. Fat acceptance as social justice. CMAJ Can Med Assoc J. 2021 Sep 7;193(35):E1398–9. Disponible en: https://bit.ly/3GCG9ox

21. Strings S. How the Use of BMI Fetishizes White Embodiment and Racializes Fat Phobia. AMA J Ethics. 2023 Jul 1;25(7):535–9. Disponible en: https://bit.ly/4jWXQgO

22. Critical Resistance. Critical Resistance. 2022 [cited 2025 Feb 16]. What is the PIC? What is Abolition? Disponible en: https://bit.ly/3GPuz9B

23. Davis AY, Dent G, Meiners ER, Richie BE. Abolition. Feminism. Now. Vol. 2. Haymarket Books; 2022.

24. Wilson Gilmore R, Gilroy P. In conversation with Ruth Wilson Gilmore. [citado 2023 Sep 23]. Disponible en: https://bit.ly/4k13pLr

25. Kaner E. Abolition Medicine: Dismantling Carceral Logics in Healthcare. NSUN website. 2021 [citado 2023 Sep 17]. Disponible en: https://bit.ly/3RH7rwt

26. Foot J. Franco Basaglia and the radical psychiatry movement in Italy, 1961–78. Crit Radic Soc Work. 2014 Ago 1;2(2):235–49. Disponible en: https://bit.ly/4k2XOnW

27. Waters R. Enlisting Mental Health Workers, Not Cops, In Mobile Crisis Response. Health Aff (Millwood). 2021 Jun;40(6):864–9. Disponible en: https://bit.ly/4jw3IOo

28. Rebrii, A. Zapatistas: Lessons in community self-organisation in Mexico. openDemocracy. 2020 [citado 2023 Sep 17]. Disponible en: https://bit.ly/3YWCdFm

29. Bassett MT. Beyond Berets: The Black Panthers as Health Activists. Am J Public Health. 2016 Oct;106(10):1741–3. Disponible en: https://bit.ly/4ju54t0

30. Fernández J. The Young Lords' Public Health Revolution: Fifty years ago, the Young Lords occupied Lincoln Hospital in the Bronx and won concrete advances in services and patients' rights. Their legacy of radical health activism illuminates the inhumanity of for-profit medicine and the urgency of winning free healthcare for all. NACLA Rep Am. 2020;52(3):339–47. Disponible en: https://bit.ly/4lVAnP2

31. Hassan S. Saving our own lives: a liberatory practice of harm reduction. Haymarket Books; 2022.

32. Scheibe A, Shelly S, Hugo J, Mohale M, Lalla S, Renkin W, et al. Harm reduction in practice – The Community Oriented Substance Use Programme in Tshwane. Afr J Prim Health Care Fam Med. 2020 May 6;12(1):2285. Disponible en: https://bit.ly/4lSMFb7

33. Johnson S, Sue KL. Drawing on Black and Queer Communities' Harm Reduction Histories to Improve Overdose Prevention Strategies and Policies. AMA J Ethics. 2024 Jul 1;26(7):580–6. Disponible en: https://bit.ly/44Q8ilZ

34. Ross L. Understanding reproductive justice. In: McCann CR, Kim SK, Ergun E, editors. Feminist theory reader: local and global perspectives. New York, NY: Routledge; 2020. p. 77–82.

35. Bracke MA. Contesting 'Global Sisterhood': The Global Women's Health Movement, the United Nations and the Different Meanings of Reproductive Rights (1970s–80s). Gend Hist. 2023;35(3):811–29. Disponible en: https://bit.ly/42Vkr6R

36. Knapp M, Flach A, Ayboğa E, Graeber D, Abdullah A, Biehl J. Health Care. In: Revolution in Rojava. Pluto Press; 2016 [citado 2024 Dec 10]. p. 185–91. (Democratic Autonomy and Women's Liberation in Syrian Kurdistan). Disponible en: https://bit.ly/3YTfBpd

37. Woodbine. Fight Like Hell for the Living. 2017 [citado 2025 Feb 17]. Disponible en: https://bit.ly/3EQ89of

38. Knapp M, Flach A, Ayboğa E, Graeber D, Abdullah A, Biehl J. Health Care. In: Revolution in Rojava. Pluto Press; 2016 [citado 2024 Dec 10]. p. 185–91. (Democratic Autonomy and Women's Liberation in Syrian Kurdistan). Disponible en: https://bit.ly/3YTfBpd

39. Salih MA. Syria's Kurdish Northeast Ratifies a New Constitution. New Lines Magazine. 2024 [citado 2025 Feb 17]. Disponible en: https://bit.ly/3EK7pRy

40. Castro L, Guzzo RSL. Community and Politics: Decolonizing Psychology in Brazil. Community Polit Decolonizing Psychol Braz. 2024 Jan 1 [citado 2025 Feb 17]. Disponible en: https://bit.ly/4jXbpNp

41. Neto AC, Guimarães T. A experiência brasileira da psicanálise na rua. Teoría Crítica Psicol. 2019 Mar 19;12:290–1.

42. Katz I, Dunker CIL, Rezende R de N. Care Clinic on the Banks of the Xingu River:A Psychoanalytic Intervention with the Riverine Population Seriously Affected by Belo Monte. Rech En Psychanal. 2019;27(1):49a–58a.

CAPÍTULO 85

Descolonizar la Salud Mundial

Introducción

En los últimos años hemos presenciado un aumento en el interés y el debate sobre el "colonialismo" y la "colonialidad"[1,2,3] en muchas de las principales revistas y foros académicos sobre salud mundial. Gran parte de este reciente interés en los círculos de la salud mundial surgió a raíz de conversaciones sociales más amplias, como las protestas estudiantiles, en varios campus universitarios, en contra de los monumentos y placas que celebran a las personas implicadas en el imperialismo europeo y la trata de esclavos; así como las críticas sobre el eurocentrismo de gran parte de la literatura y la práctica académicas, incluso en los campos de la medicina y la salud pública.[4]

Paralelamente a este interés por los legados del colonialismo, se produjo un aumento de la atención y la indignación por el racismo, precipitado en parte por el estremecedor asesinato de George Floyd a manos de la policía estadounidense en 2020. En todo el mundo, las manifestaciones antirracistas contribuyeron a llamar la atención sobre la existencia de estructuras de poder racializadas, incluso dentro de la comunidad de salud mundial.[5]

Para quienes trabajan sobre los determinantes sociales de la enfermedad y las desigualdades en salud, este aumento del interés por el colonialismo, la colonialidad, el racismo y la inequidad fue bienvenido, ya que llamó la atención sobre un amplio corpus de epidemiología social que describe cómo la distribución desigual de los recursos sociales, económicos, políticos y culturales entre los distintos grupos de población subyace a las desigualdades estructuradas y sistémicas en la salud y el acceso a la atención en salud. Es importante destacar que la conversación también llamó la atención sobre las desigualdades y las expresiones de colonialidad dentro de las estructuras y los sistemas de la propia salud mundial, lo que a su vez dio lugar a llamamientos a descolonizar la salud mundial.

Sin embargo, cabe señalar que el enfoque de los círculos de salud mundial sobre el colonialismo y la salud ha evolucionado y se ha ampliado con el tiempo. Inicialmente, los debates sobre la descolonización del colonialismo en la salud mundial se centraron en los legados de la forma específica y los contornos geográficos del colonialismo europeo que comenzó en el siglo XVI y finalizó en la segunda mitad del siglo XX con la formación de un aluvión de nuevos Estados independientes en Asia, África y la región del Pacífico. Así pues, gran parte de la atención se centró en las estructuras y relaciones poscoloniales entre estos nuevos Estados independientes y sus poblaciones y sus antiguos colonizadores, y en el concepto de colonialidad. Colonialidad es un término utilizado para describir cómo las actitudes, suposiciones, valores, ideas y cultura de las sociedades colonizadoras europeas – incluidas las ideas racistas sobre la superioridad blanca y/o cristiana – siguen influyendo en las sociedades poscoloniales y contribuyen a perpetuar la dominación eurocéntrica u occidental.

Sin embargo, el colonialismo puede – y debe – utilizarse como término genérico para referirse a cualquier situación en la que un grupo de personas utiliza el poder para dominar, subyugar y/o explotar a otro grupo o grupos de personas para permitir la apropiación indebida o la extracción de recursos a gran escala y de forma sistemática.[6] El colonialismo está estrechamente ligado al capitalismo. El capital financiero, por ejemplo, contribuyó a crear el poder económico, militar y tecnológico que permitió la expansión del colonialismo europeo en los siglos XVIII y XIX, mientras que la necesidad del capitalismo de encontrar constantemente nuevas fuentes de beneficios impulsa aún más la colonización. De hecho, gran parte del colonialismo contemporáneo se organiza en torno a una forma globalizada de capitalismo que está mediada por poderosas instituciones y corporaciones financieras transnacionales con control sobre grandes partes de una economía globalizada.[7]

Así pues, el término colonialismo puede aplicarse no sólo a otros periodos o ejemplos de conquista imperial (por ejemplo, los imperios mogol, mongol y otomano); sino también a las formas actuales y nuevas de capitalismo extractivo que no se manifiestan como relaciones coloniales entre grupos de personas definidos por su nacionalidad, raza, religión, etnia o localidad; o que implican el control directo o la ocupación de tierras y pueblos extranjeros.

Como señaló el primer Presidente de Ghana, Kwame Nkrumah, cuando acuñó el término neocolonialismo, las antiguas potencias coloniales seguían extrayendo recursos y riqueza de los nuevos Estados independientes,[7] a través de formas indirectas de control político y económico. Este control incluía la captura privada de activos y mercados; la creación de sistemas monetarios, comerciales y de inversión mundiales ventajosos[3]; y la corrupción de los gobiernos y estructuras postindependientes que trabajaban para preservar los sistemas de explotación establecidos durante el periodo colonial. La gran salida neta de recursos del África subsahariana hacia beneficiarios de países de renta alta, unida a la aparición de una élite africana, es una prueba de neocolonialismo (Figura 1).[8,9]

Figura 1: Fuga anual de capitales de África (2020)

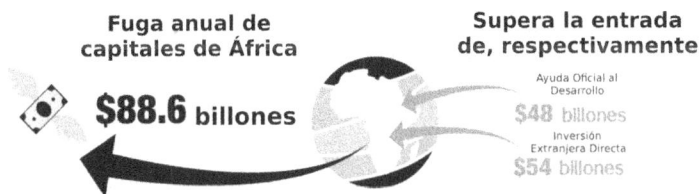

Fuga anual de capitales de África

$88.6 billones

Supera la entrada de, respectivamente

Ayuda Oficial al Desarrollo
$48 billones

Inversión Extranjera Directa
$54 billones

Combatir los flujos financieros ilícitos para el desarrollo sostenible en África, Ginebra: Naciones Unidas, 2020.
Nota: entre 30.000 y 52.000 millones de dólares de fuga de capitales son ilícitos (ilegales).

En la economía globalizada actual, el poder extractivo que ejercen las poderosas instituciones financieras privadas y las empresas transnacionales se ha visto apuntalado por un proceso de desregulación financiera y de crecimiento del volumen y la movilidad del capital financiero privado. Esto ha permitido la propiedad y el control privado de los activos y ha dado lugar a que poderosas fuerzas políticas impulsen las políticas públicas hacia una comercialización y privatización cada vez mayores, incluso de instituciones y servicios públicos que antes se consideraban exclusiva o generalmente públicos (por ejemplo, la educación, la salud, los servicios públicos como el agua y el alcantarillado, e incluso las prisiones y la policía). Esto amplía aún más las oportunidades de extracción y acumulación de riqueza privada.[10,11] Otros elementos del colonialismo financiero y empresarial globalizado son el fortalecimiento de los derechos de propiedad intelectual, que puede equipararse a una colonización del conocimiento, y la habilitación de enormes cantidades de evasión fiscal y flujos financieros ilícitos mediante la escasa regulación de los bancos y la tolerancia de regímenes bancarios secretos (véase el Capítulo C4).

En el mundo actual, cada vez más digitalizado, muchos recursos valiosos son intangibles y nos obligan a reflexionar sobre nuevas formas de colonialismo. La propiedad privada y el control de las plataformas digitales globales, el conocimiento y los grandes conjuntos de datos subyacen a un tipo de colonización digital o virtual mediante la cual se extrae riqueza de miles de millones de personas a través de acuerdos de búsqueda de rentas inevitables y explotadoras. Aunque el control directo de la tierra y otros recursos naturales tangibles sigue siendo importante, como demuestran las recientes apropiaciones de tierras,[12,13] la colonización virtual del mundo digital por parte de empresas tecnológicas monopolísticas, y las formas manipuladoras y altamente individualizadas de capitalismo de vigilancia y marketing depredador que permite la digitalización[14] deben considerarse partes importantes del colonialismo contemporáneo.

Los efectos del colonialismo contemporáneo son considerables y observables en la parte cada vez mayor de los beneficios en todos los sectores económicos, de la que disfruta una pequeña élite transnacional, mientras las personas trabajadoras experimentan salarios a la baja y condiciones laborales cada vez más precarias y deterioradas. En la actualidad, mientras cientos de millones de personas siguen sumidas en la pobreza extrema[15] según una estimación, 10 hombres poseen más riqueza que los 3.100 millones de personas más pobres del mundo.[16] Aunque el patrón de distribución de la riqueza actual sigue reflejando las líneas de fractura social del colonialismo del siglo XIX y principios del XX, el colonialismo contemporáneo se caracteriza por la existencia de una estructura de clases globalizada con una élite que trasciende las identidades nacionales, raciales y religiosas, junto a un número creciente de personas empobrecidas en los países de renta alta.

Para ayudar a relacionar esta perspectiva más amplia del colonialismo con la salud mundial, se ha publicado recientemente un marco en tres partes que ofrece a la comunidad de salud mundial un marco más completo para emprender análisis y acciones tanto decoloniales como anticoloniales.[17] Las tres partes de este marco son: a) el colonialismo dentro de la salud mundial; b) la colonización de la salud mundial; y c) el colonialismo a través de la salud mundial (Figura 1). Estas tres partes ponen de relieve diferentes aspectos de la relación entre colonialismo y salud mundial, aunque también interactúan entre sí. La primera parte se refiere a los desequilibrios de poder dentro de la comunidad de salud mundial; la segunda, al complejo de actores, instituciones, políticas y programas de la salud mundial que en sí mismos son objeto de colonización; y la tercera, a la contribución de los sistemas de salud internacionales y nacionales a las formas contemporáneas de colonialismo.

Figura 2: Tres enfoques del análisis anticolonial de la salud mundial[18]

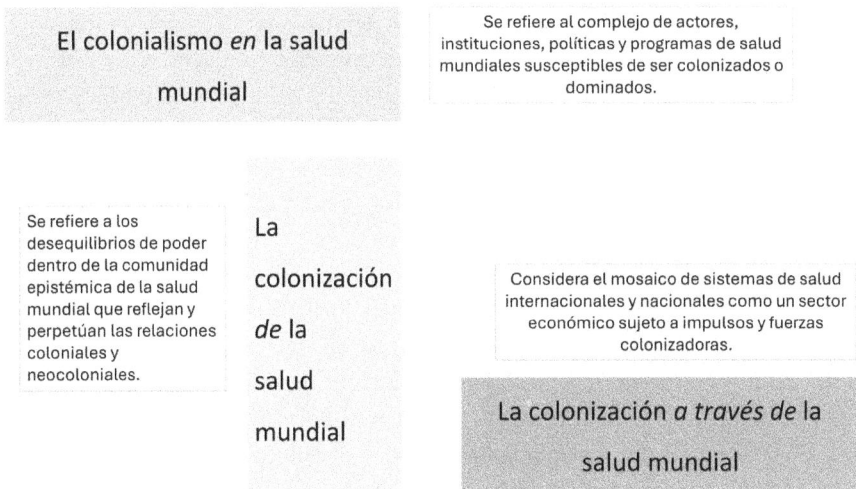

El colonialismo *en* la salud mundial

Se refiere al complejo de actores, instituciones, políticas y programas de salud mundiales susceptibles de ser colonizados o dominados.

Se refiere a los desequilibrios de poder dentro de la comunidad epistémica de la salud mundial que reflejan y perpetúan las relaciones coloniales y neocoloniales.

La colonización *de* la salud mundial

Considera el mosaico de sistemas de salud internacionales y nacionales como un sector económico sujeto a impulsos y fuerzas colonizadoras.

La colonización *a través de* la salud mundial

El colonialismo en la salud mundial

La primera parte del marco considera la salud mundial como una comunidad de organizaciones e individuos en la que las asimetrías de poder y las relaciones desiguales reflejan y reproducen mentalidades y acuerdos coloniales y neocoloniales. Entre ellos destacan los desequilibrios de poder entre las instituciones privilegiadas y con más recursos de los países de renta alta y sus homólogas de los países de renta baja, que no sólo reflejan desigualdades políticas y económicas, sino también acuerdos de explotación en la práctica de la salud mundial.

Gran parte de la literatura reciente que relaciona colonialismo y salud mundial se ha centrado en la descolonización de la salud mundial académica. Entre las cuestiones que se han destacado figuran la financiación y la realización de investigaciones sobre la salud mundial que reproducen los desequilibrios de poder entre las instituciones del Norte Global y sus homólogas del Sur Global, en particular mediante la práctica de la "investigación paracaidista" (término utilizado para describir la práctica de investigadores externos que se dejan caer en países y comunidades de bajos ingresos durante breves periodos de tiempo para recopilar datos de investigación y luego se marchan), y la mala distribución de los beneficios derivados de las publicaciones, la autoría, las citas, los *"kudos"* y el conocimiento patentable.[19] Otra cuestión que se destaca es el olvido y la marginación de los sistemas de conocimiento y las culturas indígenas, y la cosificación de las tradiciones epistémicas eurocéntricas, por lo que se pide la adopción de marcos epistemológicos menos jerárquicos y más pluralistas.[20]

En el centro de estas relaciones coloniales dentro de la salud mundial se encuentran los principales financiadores de la salud mundial, incluidos los principales proveedores bilaterales de ayuda al desarrollo para la salud (DAH por sus siglas en inglés) de Estados Unidos y Europa, así como fundaciones privadas como la Fundación Bill y Melinda Gates (BMGF por sus siglas en inglés) y el Wellcome Trust. Una crítica importante a estos financiadores es que refuerzan la colonialidad y reproducen las asimetrías de poder al privilegiar a los actores e instituciones del Norte Global frente a los del Sur Global, incluso cuando la financiación se refiere a los retos de salud del Sur Global. Esto ocurre no sólo en el ámbito de la investigación académica, sino también en el de la elaboración de políticas y la ejecución de programas, donde se financia a institutos de investigación, grupos de reflexión y organizaciones no gubernamentales (ONG) de países de renta alta para que desarrollen y apliquen soluciones e intervenciones en los países más pobres. Estas soluciones suelen ser a través de canales verticales y descendentes de ayuda al desarrollo que fragmentan y socavan los esfuerzos coherentes de fortalecimiento de los sistemas de salud,[21] o que imponen las normas culturales de los países de renta alta a las comunidades de los países más pobres.[22]

Y lo que es quizás más importante, los altos niveles de dependencia de los países con renta baja, de la ayuda al desarrollo de los países de renta alta crean un entorno en el que es más fácil ignorar las injusticias actuales de la economía política neocolonial. Además, el complejo de la ayuda internacional de ONG y organizaciones benéficas internacionales, financiado y gestionado en gran medida por instituciones del Norte Global, proyecta la benevolencia occidental y crea dependencias de la ayuda que contribuyen a ocultar o legitimar la realidad de una economía política global en la que existe un flujo neto de recursos que salen del Sur Global hacia beneficiarios situados en su mayoría en el Norte Global. El complejo de la ayuda internacional y mundial actual puede considerarse el equivalente moderno de los misioneros europeos del siglo XIX, que a menudo actuaban como el brazo benévolo y caritativo de una empresa colonial que incluía formas directas y violentas de subyugación y opresión.

Colonización de la salud mundial

La segunda parte del marco se ocupa de representar las estructuras y los sistemas de gobernanza de la salud mundial como un terreno que ciertos actores (poderosos) con intereses e ideas particulares pueden colonizar. Del mismo modo que el ecosistema académico y de investigación sobre salud mundial puede ser colonizado por actores dominantes del Norte Global, el sistema de gobernanza de la salud mundial también es vulnerable a la colonización.[23]

De hecho, el debilitamiento de la OMS debido a la erosión de su presupuesto básico y la dependencia de una financiación condicionada basada en subvenciones, el aumento de la influencia del Banco Mundial y el FMI sobre la política de los sistemas de salud y la aparición de asociaciones público-privadas como forma de gobernanza de la salud mundial han contribuido a una considerable concentración del poder mundial en materia de salud en manos de unos pocos actores. Aunque los modelos de gobernanza multisectorial pretenden ofrecer oportunidades de participación a partes interesadas anteriormente desatendidas, incluidas las organizaciones de la sociedad civil, suelen ampliar las oportunidades de los actores privados más poderosos para ejercer su influencia sobre las políticas públicas, cooptando al mismo tiempo a otras partes interesadas en el proceso.[24]

En las dos últimas décadas, la BMGF se ha convertido en el actor más influyente en el ámbito de la salud mundial por ser una de las mayores fuentes de financiación de la salud mundial, incluida la segunda mayor fuente de financiación de la Organización Mundial de la Salud (OMS), y por su capacidad para influir en el pensamiento y las actividades de una amplia y estratégica red de beneficiarios que incluye departamentos académicos de salud mundial, grupos de reflexión, periodistas, ONG, importantes asociaciones de salud mundial, empresas privadas e incluso el Banco Mundial. La BMGF actúa como financiador proactivo y como actor político activo y poderoso en el debate público, influyendo en los gobiernos y las políticas públicas.

El resultado es un ecosistema mundial en salud dominado por un enfoque que hace hincapié en el papel de las intervenciones biotecnológicas selectivas y comercializables (a menudo empaquetadas como innovaciones), así como un modo filantrocapitalista de ayuda al desarrollo en el que los actores comerciales no sólo se presentan como socios para el desarrollo, sino que también se espera que amplíen sus mercados y oportunidades para generar beneficios.

Sorprendentemente, en los años transcurridos desde que la Fundación se activó en el ámbito de la salud mundial y Bill Gates dimitió de Microsoft y dedicó todo su tiempo a la Fundación, tanto ésta como Bill Gates han visto crecer sus recursos financieros y su poder. Por tanto, no sería extraño considerar la salud mundial como una disciplina epistémica y una comunidad de actores e instituciones que ha sido colonizada por la BMGF, con Bill Gates desempeñando el papel de un emperador moderno que no sólo ha acumulado más riqueza financiera para sí mismo y su fundación, sino también más poder social y político, todo ello a expensas de los demás.

El colonialismo a través de la salud mundial

La última parte del marco está relacionada con el hecho de que la atención en salud es un sector económico de un billón de dólares, que contribuye al sistema más amplio del colonialismo corporativo y financiarizado de dos maneras. En primer lugar, las políticas y las narrativas mundiales en salud, incluidos los modos de filantrocapitalismo mencionados anteriormente, pueden contribuir a abrir el sector a las políticas de privatización y comercialización que permiten a los actores financieros y corporativos hacerse con los mercados y extraer beneficios y riqueza de los/as consumidores/as y los gobiernos del sector de salud.

La pandemia de COVID-19 ilustró este potencial. El poder de las empresas farmacéuticas oligopolísticas y sus patrocinadores financieros, apoyados por un régimen de derechos de propiedad intelectual que protege amplios derechos de monopolio y regímenes jurídicos que privilegian la confidencialidad comercial por encima de la responsabilidad pública, generaron miles de millones de dólares de beneficios en a partir de una emergencia mundial en salud que dejó a cientos de millones de hogares económicamente abrumados.i En los últimos años también se ha producido una creciente financiarización y privatización del sector de salud, creando mayores oportunidades para que las empresas proveedoras de servicios de salud controlen segmentos cada vez mayores de los sistemas de salud nacionales y mundiales con el fin de obtener beneficios para sus accionistas, inevitablemente a expensas de los ministerios de sanidad, los pacientes y trabajadores/as de primera línea, a través de una presión a la baja sobre los salarios y una mayor precariedad en las condiciones de empleo (ver Capítulos A1 y B1).[26] El control cada vez mayor de unas pocas grandes empresas tecnológicas sobre la creciente industria de la salud digital también ofrece oportunidades para una actividad comercial explotadora. Una gran proporción de los beneficios generados por las empresas transnacionales a partir de los sistemas de salud se canaliza a su vez a través de paraísos fiscales y elaborados sistemas de evasión fiscal, lo que contribuye a la hiperconcentración de la riqueza entre una superélite mundial, al tiempo que priva a las instituciones y servicios públicos de unos ingresos vitales.

La segunda forma en que el sistema de salud mundial contribuye al colonialismo corporativo y financiarizado es actuando como coartada para los mismos actores que participan y se benefician de una economía política extractiva e injusta. Vemos, por ejemplo, en la celebración y lionización de Bill Gates como experto en salud pública una legitimación de multimillonarios que no rinden cuentas como solucionadores de problemas globales, en lugar de como beneficiarios de un sistema capitalista rapaz, o como actores políticos con una agenda y una influencia no democrática sobre las políticas públicas. Del mismo modo, al adoptar programas de responsabilidad social corporativa e invitar a representantes empresariales y financieros a formar parte de los consejos de administración de las asociaciones público-privadas, la sanidad mundial es esencialmente cómplice del "lavado de salud" de actores que actualmente pueden incurrir en prácticas atroces o poco éticas de marketing, evasión fiscal o presión política.

Conclusión

Esta exploración de los vínculos entre colonialismo y salud mundial en esta edición de *Global Health Watch* tiene una serie de implicaciones para los y las activistas de la salud preocupados/as por promover la equidad en salud en todo el mundo.

Aunque gran parte del material de este capítulo hace referencia a cuestiones sobre la equidad en salud que se han tratado en ediciones anteriores, el uso de la lente del colonialismo para examinar los motores estructurales y sociales de las desigualdades en salud mundiales es relativamente novedoso y brinda la oportunidad de subirse a la ola actual de interés por la decolonialidad de una forma más holística.

En concreto, este capítulo trata de combinar los esfuerzos para combatir los legados del colonialismo histórico con los esfuerzos para resistir a las formas contemporáneas de colonialismo globalizado que están mediadas a través de las empresas transnacionales, las instituciones financieras privadas y las fundaciones privadas. Además, el marco que aquí se presenta desafía a los y las investigadores/as, profesionales y tecnócratas de la salud mundial a considerar cómo el propio sistema de salud mundial ha sido colonizado, y cómo el sector de salud está implicado en el sistema globalizado de colonialismo corporativo y financiarizado.

Cualquier agenda anticolonial dentro de la salud mundial debe, por tanto, implicar acciones que cuestionen los desequilibrios de poder no sólo entre los actores e instituciones de la salud mundial en el Norte Global con sus homólogos en el Sur Global, sino también el desequilibrio de poder entre los poderosos actores privados, las instituciones públicas y el público en general, así como entre los actores de la salud arraigados en la ideología neoliberal y conservadora de la atención primaria de salud selectiva y aquellos comprometidos con una agenda más integral, como ejemplifica el llamamiento de la Declaración de Alma Ata de 1978 a un Nuevo Orden Económico Internacional (véase el Capítulo A1).

Dicha agenda incluiría desafíos anticoloniales a la extracción de riqueza poco ética y atroz que se lleva a cabo a través del sector de salud, así como el apoyo a esfuerzos más amplios para reformar el sistema financiero internacional y acabar con la influencia corruptora de los flujos financieros ilícitos y los altos niveles de evasión fiscal que permiten y perpetúan la extracción de riqueza y la desigualdad.

Una agenda para descolonizar la salud mundial también debe tratar de restaurar la autoridad y las capacidades de la OMS, al tiempo que promueve formas prácticas de corregir los déficits democráticos en el sistema más amplio de gobernanza a nivel mundial, por ejemplo, permitiendo la participación de las voces de base y los movimientos sociales en los debates sobre la salud mundial; mejorando la representación de las perspectivas de los países de bajos ingresos en los grupos de trabajo técnicos y en las conferencias de salud mundial; y creando mecanismos para supervisar y responsabilizar más a los poderosos actores de la salud mundial.

Esto puede exigir que los actores de la salud mundial cuestionen sus propias posiciones y comportamientos, y examinen críticamente si están legitimando tácitamente a actores que participan en prácticas explotadoras y extractivas, o si han respaldado modelos de desarrollo capitalistas caritativos o filantrópicos que son explotadores, o que actúan para blanquear la reputación de actores que participan en el extractivismo colonial o neocolonial.

Lista de referencias

1. Khan M, Abimbola S, Aloudat T, Capobianco E, Hawkes S, Rahman-Shepherd A. Decolonising global health in 2021: a roadmap to move from rhetoric to reform. BMJ Global Health. 2021 Mar 1;6(3):e005604. Disponible en: https://bit.ly/3E29N5G

2. Affun-Adegbulu C, Adegbulu O. Decolonising Global (Public) Health: from Western universalism to Global pluriversalities. BMJ Global Health 2020;5:e002947. Disponible en: https://bit.ly/4hQGP6F

3. Abbasi K. Decolonising medicine and health: brave, hopeful, and essential BMJ 2023; 383 :p2414. Disponible en: https://bit.ly/3Yc11ZD.

4. Ahmed AK. #RhodesMustFall: How a Decolonial Student Movement in the Global South Inspired Epistemic Disobedience at the University of Oxford. Afr Stud Rev. 2020 Jun; 63(2):281–303. Disponible en: https://bit.ly/3XBeABN

5. Hernandez J, Mueller B. Global anger grows over George Floyd death, and becomes an anti-Trump cudgel. New York Times. 2020 Jun 1; Disponible en: https://bit.ly/4iO1WaW

6. McCoy D, Kapilashrami A, Kumar R, Rhule E and Khosla R, 2024. Developing an agenda for the decolonization of global health. Bull World Health Org. 2024 Feb 1;102(02):130–6, Disponible en: https://bit.ly/4lqlnZo

7. Nkrumah N. Neo-Colonialism: The Last Stage of Imperialism. Reprinted. London: Panaf; 2004. 280 p.

8. Sharples N, Jones T, Martin C, 2017. Honest Accounts? The true story of Africa's billion-dollar losses. 2014 Jul. Disponible en: https://bit.ly/3XEG89w

9. Hickel J, Sullivan D, Zoomkawala H. Plunder in the Post-Colonial Era: Quantifying Drain from the Global South Through Unequal Exchange, 1960–2018. New Political Economy. 2021 Nov 2;26(6):1030–47. Disponible en: https://bit.ly/4lhCUmy

10. Storm S, 2018. Financialization and Economic Development: A Debate on the Social Efficiency of Modern Finance. Development and Change. 2018 Mar;49(2): 302–29. Disponible en: https://bit.ly/41VBnLf

11. Gallagher KP and Kozul-Wright R, 2021. A New Multilateralism for Shared Prosperity: Geneva Principles for a Global Green New Deal. Global Development Policy Center: Boston University and United Nations Conference on Trade and Development; 2019. Disponible en: https://bit.ly/4hODu85

12. Zoomers A. Globalisation and the Foreignisation of Space: Seven Processes Driving the Current Global Land Grab. The Journal of Peasant Studies. 2010 Apr;37(2):429–47.

13. Borras SM, Mills EN, Seufert P, Backes S, Fyfe D, Herre R, et al. Transnational Land Investment Web: Land Grabs, TNCs, and the Challenge of Global Governance. Globalizations. 2020 May 18;17(4): 608–28.

14. Zuboff, S. The age of surveillance capitalism. London, England: Profile Books; 2019.

15. Riddell R, Ahmed N, Maitland A, Lawson M, Taneja A. Inequality Inc. Oxfam International; 2024 Jan [cit-ed 2024 Aug 23] p.11-2. (Methodology Note, Table 1.6). Disponible en: https://bit.ly/4jcwsLC.

16. Ahmed N, Marriott A, Dabi N, Lowthers M, Lawson M, Mugehera L. Inequality Kills: The unparalleled action needed to combat unprecedented inequality in the wake of COVID-19. Oxfam; 2022 Jan. Disponible en: https://bit.ly/4hZwcPd

17. McCoy D, Kapilashrami A, Kumar R, Rhule E, Khosla R. Developing an agenda for the decolonization of global health. Bull World Health Org; 2024 Feb 1;102(02):130–6. Disponible en: https://bit.ly/4lqlnZo

18. McCoy D, Kapilashrami A, Kumar R, Rhule E, Khosla R. Developing an agenda for the decolonization of global health. Bull World Health Org; 2024 Feb 1;102(02):130–6. Disponible en: bit.ly/4lqlnZo

19. Kumar R, Khosla R, McCoy D. Decolonising global health research: Shifting power for transformative change. Banerjee A, editor. PLOS Glob Public Health. 2024 Apr 24;4(4): e0003141. Disponible en: https://bit.ly/3FQB63B

20. Büyüm AM, Kenney C, Koris A, Mkumba L, Raveendran Y. Decolonising global health: if not now, when? BMJ Glob Health. 2020 Aug;5(8):e003394. Disponible en: https://bit.ly/4jdL798

21. Spicer N, Agyepong I, Ottersen T, Jahn A, Ooms G. 'It's far too complicated': why fragmentation per-sists in global health. Global Health. 2020 Jul 9;16(1):60. Disponible en: https://bit.ly/3XEVDy7

22. Levich J. The Gates Foundation, Ebola, and global health imperialism. Am J Econ Sociol. 2015 Sep 7;74(4):704–42. Disponible en: https://bit.ly/4iSyv7U

23. Iwunna O, Kennedy J, Harmer A. Flexibly funding WHO? An analysis of its donors' voluntary contributions. BMJ Glob Health. 2023 Apr;8(4):e011232. Disponible en: https://bit.ly/43DLWDR

24. Transnational Institute. Multistakeholderism: a critical look. Amsterdam: Transnational Institute; 2019 Mar. Disponible en: https://bit.ly/3DPVpO1

25. Marriott A, Maitland A. The great vaccine robbery. Boston: Oxfam America; 2021 Jul. Disponible en: https://bit.ly/3FQBlM3

26. Marriot A. Sick development. how rich-country government and World Bank funding to for-profit private hospitals causes harm, and why it should be stopped. Oxfo

SECCIÓN C
Más Allá de la Atención en Salud

Guerra, Conflictos y Desplazamientos

Introducción

La guerra, los conflictos y los desplazamientos no son nuevos en las sociedades, pero la escala de destrucción humana y ecológica que provocan aumenta con las capacidades tecnológicas de los grupos beligerantes. A escala mundial, y sólo por las cifras, los costos de salud y humanos alcanzaron su cenit durante la Segunda Guerra Mundial, aunque siglos antes las guerras en Asia (las invasiones mongolas y las guerras dinásticas chinas) también tuvieron múltiples millones de víctimas. Desde la Segunda Guerra Mundial, los conflictos han sido más regionales que globales, y a menudo han implicado a hegemonías regionales rivales, o se consideran en su totalidad o en parte como "guerras indirectas" entre dos o más del actual puñado de "grandes potencias" del mundo (es decir, Estados Unidos, China, India y Rusia -véase el Capítulo de Introducción-). El número de víctimas mortales de los conflictos regionales aumenta rápidamente, con más de 237.000 muertes relacionadas con conflictos en 2022, la cifra más alta de los últimos treinta años.[1]

Estas cifras dicen poco de las repercusiones emocionales y psicosociales de la guerra, los conflictos y los desplazamientos; también de la destrucción y la contaminación tóxica del medio ambiente, cuyas consecuencias para la salud pueden tardar años en manifestarse. La guerra de Ucrania ha provocado una contaminación química generalizada del aire, el agua y el suelo, y ha dañado un tercio de las zonas protegidas desde el punto de vista medioambiental.[2] Los primeros cuatro meses de bombardeos sobre Gaza (hasta enero de 2024) liberaron más emisiones de gases de efecto invernadero que las cantidades anuales de Nueva Zelanda y otros 135 países.[3]

Al documentar los costos humanos de la guerra, este capítulo también intenta adentrarse en las fuerzas que conducen al conflicto. Comienza analizando el contexto geopolítico de la guerra y la creación deliberada de conflictos e inestabilidad. Se centra en la región de Oriente Medio y Norte de África (OMNA), pero incluye análisis de países "invadidos en nombre de la democracia" y un examen de los aspectos económicos de la guerra y las respuestas humanitarias y de reconstrucción. El balance de salud de cuatro países de la región (Libia, Yemen, Sudán y Palestina) completa el capítulo, que concluye con los desafíos a la paz a los que se enfrentan actualmente las personas activistas.

El contexto geopolítico de la guerra

Comprender el contexto geopolítico es esencial para analizar las causas que subyacen a la aparición y evolución de los conflictos bélicos a lo largo de la historia. El contexto geopolítico implica estructuras y dinámicas de poder internacionales y regionales, dominación y dependencias económicas, y legados históricos, todo lo cual se entrelaza e impulsa el inicio y la escalada de las hostilidades.

Las estrategias geopolíticas abarcan enfoques y tácticas que los países pueden emplear para afirmar o ampliar su influencia y gestionar los entresijos de las relaciones mundiales. Las grandes potencias utilizan sus capacidades militares, su poderío económico, sus esfuerzos diplomáticos, su influencia cultural y sus avances tecnológicos para configurar la geopolítica internacional.[4,5,6] Por ejemplo, Estados Unidos de América (EE.UU.) mantiene su alcance estratégico a través de una vasta red mundial de bases militares y alianzas, incluida la Organización del Tratado del Atlántico Norte (OTAN);[7] China se esfuerza por extender su influencia económica por Asia, África y Europa, a través de iniciativas como *Belt and Road*;[8] y Rusia capitaliza los recursos energéticos y las intervenciones militares para recuperar aspectos del papel mundial de la Unión Soviética.[9] Rusia también ha intervenido militarmente en muchas de las antiguas repúblicas soviéticas para mantener su esfera de influencia, siendo la más reciente la invasión de Ucrania con la intención de reabsorber gran parte o toda Ucrania dentro del territorio ruso (véase el Recuadro C1.1).

Recuadro C1.1: La guerra en Ucrania

Uno de los principales conflictos de los últimos tres años es la guerra en curso en Ucrania, que comenzó con la invasión del país a gran escala por parte de Rusia en febrero de 2022, ocho años después de haber recuperado Crimea como parte de Rusia. Hay narrativas contrapuestas en relación con la guerra, con un análisis que la ve como un esfuerzo del presidente ruso Vladimir Putin para reafirmar y fortalecer el control sobre la histórica "esfera de influencia" de Rusia, que incluye todas las antiguas repúblicas soviéticas o al menos las que aún no están alineadas con la OTAN.[10] Para los países europeos, esto representa una vuelta a la política de la Guerra Fría, en la que ya no se podía presumir de su seguridad nominal en las décadas posteriores a la disolución de la URSS. La amenaza de la expansión militar rusa se hizo palpable.

En contraposición a la afirmación del entonces presidente estadounidense, Biden, de que la invasión rusa fue un "ataque no provocado", se argumenta que la OTAN y los propios Estados Unidos fueron en realidad los provocadores al ampliar el número de miembros de la OTAN hacia el este, justo contra las fronteras rusas. Esto era algo que habían prometido al presidente soviético Mijaíl Gorbachov que no harían, cuando Gorbachov disolvió la alianza militar del Pacto de Varsovia.[11] Estados Unidos, en particular, promovía el ingreso de Ucrania y Georgia en la OTAN para cercar y contener el posible expansionismo ruso y, junto con Francia, Alemania y el Reino Unido, socavó un posible acuerdo de paz entre Rusia y Ucrania poco después de que comenzara la guerra.

Continúa en la página siguiente

Recuadro C1.1 continuado

Hay poco acuerdo sobre las raíces geopolíticas de la guerra ruso-ucraniana y sobre cómo se podría poner fin a la guerra. Lo mismo ocurre con las estimaciones de los costes humanos de la guerra, con un número de tropas muertas (en junio de 2025) que varía entre 111.000 y 250.000 (Rusia), y entre 60.000 y 100.000 (Ucrania).[12] Se calcula que el número de heridos se acerca al millón. Alrededor de 13.000 civiles ucranianos también han muerto a causa del conflicto,[13] con 6 millones que han huido para escapar de la guerra y el reclutamiento militar, y 4 millones más de personas desplazadas internas.[14] Como escribió recientemente el economista europeo Mario Pianta:

> Tres años después de que comenzara la guerra en Ucrania, hay que poner fin a esta lógica de guerra. Un nuevo acuerdo entre Trump y Putin no traerá una paz duradera a Ucrania. Pero Europa no puede seguir una agenda de guerra a cualquier precio, ni debe perseguir las peligrosas ambiciones de convertirse en una (pequeña) potencia militar y nuclear. De poco sirve la nostalgia de una alianza atlántica fracturada. El futuro de Europa depende ahora de su capacidad para poner fin a la guerra en Ucrania, iniciar negociaciones y construir un orden de paz duradero en el continente, a través de medios políticos, no de una escalada militar.

En las últimas décadas, Estados Unidos ha llevado a cabo el mayor número de intervenciones militares, ya sea de forma independiente o como parte de una coalición.[15] El destacado papel de EEUU en las operaciones militares mundiales se atribuye a la protección y el mantenimiento de su plutocracia global, y las intervenciones militares desempeñan un papel crucial a la hora de asegurar las rutas comerciales y el acceso a los recursos naturales.[16] Muchas de sus intervenciones se han producido en regiones ricas en petróleo, minerales raros y otros recursos estratégicos que EEUU necesita para mantener su estatus de primera superpotencia mundial, y para evitar el ascenso de potencias regionales que podrían desafiar su influencia geopolítica global.[17,18]

La creación de conflictos militares e inestabilidad política

Las principales potencias coloniales mundiales y regionales persisten en fomentar deliberadamente conflictos internos o regionales controlados para mantener su influencia, manipular los acontecimientos políticos y legitimar intervenciones militares o económicas. Esta táctica, a menudo denominada "inestabilidad controlada" o "caos controlado", sirve a múltiples objetivos estratégicos. Fomentar las divisiones dentro de un país o una región -según criterios étnicos, sectarios o políticos- impide la aparición de autoridades u oposiciones unificadas y permite a las potencias externas mantener su influencia política sobre las naciones fragmentadas.[19]

El uso imperialista de la Primavera Árabe

La Primavera Árabe, que comenzó en 2010, consistió en oleadas masivas de levantamientos alimentados por demandas de libertad política, justicia social y reformas económicas. Las potencias imperialistas* aprovecharon estratégicamente estos movimientos para impulsar agendas económicas neoliberales y aplicar estrategias neocoloniales que reforzaran sus intereses geopolíticos y económicos en la región. Esta influencia se manifestó a través de varios mecanismos clave, como la reestructuración económica, la intervención política y la participación militar. Tras las revueltas, instituciones financieras internacionales como el Fondo Monetario Internacional y el Banco Mundial abogaron por reformas económicas caracterizadas por la liberalización del mercado, la desregulación y la reducción de la intervención estatal. Estas políticas provocaron con frecuencia un aumento del desempleo, mayores desigualdades sociales e inestabilidad económica, lo que alimentó la decepción con los resultados de las revoluciones.[20]

Las potencias imperialistas emplearon otras estrategias para mantener su influencia en el panorama político y económico de la región, como las intervenciones militares, el apoyo a los regímenes, la ampliación de la presencia corporativa occidental y el fortalecimiento de la dependencia neocolonial.

Intervención militar en Libia

Los países de la OTAN intervinieron militarmente en Libia en 2011, derrocando a Muamar Gadafi[†] y abriendo las cuantiosas reservas de petróleo de la nación a las empresas occidentales. Esta intervención precipitó una inestabilidad generalizada, permitiendo la proliferación de grupos armados y fomentando la aparición de una economía de señores de la guerra. El caos resultante permitió a entidades como la Arkenu Oil Company, vinculada al comandante militar Khalifa Haftar y a su hijo, líderes de uno de los grupos armados, exportar petróleo por valor de más de 600 millones de dólares desde su creación en 2023. Este hecho supone una ruptura con el anterior monopolio de la Corporación Nacional del Petróleo y subraya la creciente influencia de las facciones armadas en el sector petrolero libio.[21]

La fragmentación del panorama político libio ha agravado aún más la situación. El país sigue dividido entre gobiernos rivales en el este y el oeste, cada uno respaldado por diversos grupos armados que compiten por el control de los recursos de la nación. Esta división ha propiciado la aparición de una economía de guerra

---

* Las potencias imperialistas son países que ejercen dominio sobre otros. En general, se considera que las potencias imperialistas del siglo XX son Estados Unidos, Reino Unido, Alemania, Francia, Italia, Países Bajos, Rusia, Bélgica, Japón, Turquía (Imperio Otomano), Portugal y España.

† Muamar Gadafi gobernó Libia de 1969 a 2011 tras liderar un golpe de Estado contra el rey Idris. Su gobierno combinó el nacionalismo árabe, el socialismo y su ideología única, esbozada en el Libro Verde. El reinado de Gadafi fue testigo del crecimiento económico, pero también de la represión. Los rebeldes apoyados por la OTAN lo derrocaron y mataron durante el levantamiento libio de 2011.

caracterizada por el contrabando, la extorsión y la explotación ilícita de los recursos del Estado, ya que los grupos armados y las redes criminales sacan provecho de la inestabilidad del país. La competencia por el control de las instalaciones petrolíferas se ha intensificado, y facciones rivales se han apoderado de terminales clave para ejercer su influencia y generar ingresos.[22,23,24] El comercio ilícito de petróleo ha agudizado aún más las divisiones en Libia, y los grupos armados se benefician de las actividades de contrabando que alimentan los conflictos internos y obstaculizan los esfuerzos de reconciliación nacional. La implicación de los grupos armados en el sector petrolero y los incentivos económicos resultantes han perpetuado el conflicto, dificultando el establecimiento de una Libia unificada y pacífica.

En resumen, la intervención de la OTAN en Libia ha tenido efectos profundos y duraderos en el panorama político y económico del país. El objetivo (anunciado) de proteger a las personas civiles tuvo como consecuencia previsible la potenciación de los grupos armados y la desestabilización del país, y la riqueza petrolífera de Libia se convirtió tanto en una bendición como en una maldición en las consiguientes luchas de poder.

Apoyo selectivo a los regímenes

Mientras abogaban por las reformas democráticas en algunos países, las potencias imperialistas seguían apoyando a los regímenes autoritarios en otros, siempre que estos estuvieran alineados con los intereses occidentales. Este enfoque selectivo puso al descubierto los falsos llamamientos a favor de las transiciones democráticas y puso de relieve la priorización de los objetivos geopolíticos, por ejemplo, proteger a las fuerzas de ocupación israelíes y el interés económico en la región, por encima de la promoción de la democracia o incluso de salvar vidas. Los gobiernos occidentales mantuvieron estrechos vínculos con los dirigentes egipcios, saudíes y emiratíes, reconociendo su papel fundamental en la estabilidad regional, los mercados energéticos y el comercio mundial. Esta relación perduró a pesar del gobierno autoritario del país y de su resistencia a cualquier reforma democrática, lo que refleja los intereses estratégicos de Occidente en preservar alianzas con regímenes conservadores.[25]

Expansión de la presencia e influencia de las empresas occidentales

Tras la Primavera Árabe, las empresas transnacionales (ETN) occidentales ampliaron su presencia en la región de Oriente Medio y Norte de África (OMNA), aprovechando la liberalización del mercado y la privatización de activos estatales. Esta afluencia de inversión extranjera directa a menudo dio prioridad a la repatriación de beneficios frente al desarrollo económico local, lo que condujo a la explotación de la mano de obra y los recursos locales y perpetuó la dependencia económica. A pesar de la mayor presencia de las ETN, los beneficios económicos generalizados previstos para las poblaciones locales a menudo no se materializaron. Por ejemplo, en Egipto, la privatización de empresas estatales se tradujo con frecuencia en despidos y reducciones salariales, agravando el desempleo y la desigualdad social. Del mismo modo, en Túnez, la afluencia de inversión extranjera no redujo significativamente las elevadas tasas de desempleo, especialmente entre las personas jóvenes. Estos resultados subrayan los retos que plantea la aplicación de reformas económicas neoliberales en la región OMNA y ponen de relieve la necesidad de políticas que equilibren la inversión extranjera con la promoción de un crecimiento económico integrador y la equidad social.[26]

Fortalecimiento de la dependencia neocolonial

La combinación de reformas económicas, intervenciones militares y expansiones corporativas sirvió para afianzar las relaciones neocoloniales en la región. Tras la Primavera Árabe, varias naciones de la región OMNA dependían cada vez más de los préstamos de las instituciones financieras internacionales para hacer frente a los retos económicos (por ejemplo, Túnez, Jordania, Egipto, Marruecos y Líbano), donde los pagos del servicio de la deuda igualaban o superaban los gastos en servicios esenciales como educación, salud y protección social.[27] La ayuda militar continuada y la cooperación con las potencias occidentales garantizaron además que las fuerzas de seguridad regionales siguieran alineadas con los intereses occidentales, frecuentemente a expensas de la gobernanza democrática y los derechos humanos.

El aumento de las ventas de armas de fuego

Tras la Primavera Árabe, muchos países de la región OMNA aumentaron significativamente sus gastos militares. Este aumento se debió a la mayor preocupación por la seguridad, la inestabilidad política y el deseo de mantener el orden interno.[28] En 2013, el gasto militar de Arabia Saudí ascendió a 67.000 millones de dólares, lo que la convirtió en el cuarto país del mundo con mayor gasto militar después de Estados Unidos, China y Rusia. Este aumento se debió en parte a las tensiones con Irán y a la preocupación por posibles disturbios internos.[29] En Egipto, el papel de los militares en la economía se amplió después de 2011, con la participación de las fuerzas armadas en diversas actividades comerciales. Esta expansión se vio facilitada por el gasto estatal de estímulo y el capital de los Estados del Golfo, lo que permitió a los militares aventurarse en nuevos sectores. Esta evolución pone de relieve la interrelación entre el gasto militar y los intereses económicos en el período posrevolucionario.[30]

Estos patrones ponen de manifiesto una tendencia más amplia en la región de Oriente Medio y Norte de África, donde la inestabilidad política ha provocado un aumento del gasto militar, a menudo a expensas del desarrollo social y económico y de la financiación del sistema de salud. La priorización del gasto en defensa plantea interrogantes sobre la estabilidad a largo plazo y la asignación de recursos en estos países.

Invasiones en nombre de la democracia

Las potencias imperiales han alegado frecuentemente la necesidad de invadir países para promover o crear Estados democráticos. Los dos ejemplos recientes que se exponen a continuación indican un fracaso constante, con elevados costos humanos: Afganistán e Irak.

Afganistán

Aunque la invasión de Afganistán liderada por Estados Unidos en 2001 se presentó oficialmente como una misión para instaurar la democracia, los estudios críticos sostienen que se trataba fundamentalmente de una racionalización posthoc que enmascaraba objetivos antiterroristas. La rápida inserción de sistemas electorales de estilo occidental pasó por alto las profundas estructuras tribales, étnicas y religiosas de la sociedad afgana, imponiendo de hecho instituciones formales sin crear legitimidad.[31,32] Profesionales del mundo académico advierten de que estas ilusiones democráticas con frecuencia catalizan la inestabilidad, ya que legitiman la intervención militar extranjera al tiempo que no consiguen un verdadero apoyo público local o regional.[33]

El extremismo religioso de Afganistán tiene sus raíces en la geopolítica de la Guerra Fría. Durante la guerra soviético-afgana de la década de 1980, la Agencia Central de Inteligencia de Estados Unidos (CIA), a través de la "Operación Ciclón", canalizó una financiación masiva (entre 300 y 600 millones de dólares anuales) a través del Servicio de Inteligencia de Pakistán (ISI) exclusivamente hacia los muyahidines islamistas, favoreciendo a líderes ideológicamente impulsados como Gulbuddin Hekmatyar y Jalaluddin Haqqani.[34] Esta política minó a las facciones moderadas y alimentó el radicalismo religioso. El ascenso de la red Haqqani, ampliamente reconocida como "uno de los grupos antisoviéticos de la administración Reagan más financiados por la CIA", ilustra esta trayectoria.[35] Aunque los vínculos directos entre la CIA y Osama bin Laden siguen siendo objeto de debate, las pruebas confirman que el dinero y el material estadounidenses fluyeron a través de los ISI hacia campos islamistas que incubaron la militancia extremista.[36,37] Esta estrategia reforzó las ideologías salafistas y deobandíes a través de las madrasas de Pakistán, creando una red transnacional de militantes que más tarde se fusionaron en grupos como Al Qaeda y los talibanes.[38] Esta opción de financiación fue un factor clave para la estructura final del fundamentalismo afgano: instituciones que se arraigaron profundamente en las estructuras de poder locales y regionales.

Tras dos décadas de ocupación militar, miles de millones en ayuda y la muerte de más de 170.000 personas, Estados Unidos completó su retirada de Afganistán en agosto de 2021. En cuestión de semanas, el gobierno afgano respaldado por Occidente se derrumbó y los talibanes recuperaron el poder sin oponer resistencia significativa. El fracaso de Estados Unidos y sus aliados a la hora de establecer instituciones legítimas y arraigadas localmente condujo a la rápida desintegración del Estado[39], un resultado que puso de manifiesto la naturaleza insostenible de la democracia "prometida" desde el exterior y que, en última instancia, devolvió el país al mismo grupo que la invasión había intentado eliminar.

Irak

Entre los muchos ejemplos de la historia moderna, el ejército y los servicios de inteligencia estadounidenses utilizaron con éxito la táctica de "divide y vencerás" tras la invasión de Irak en 2003. Estados Unidos (y su coalición decorativa) reestructuraron el sistema político iraquí, haciendo hincapié en las identidades étnicas y sectarias tras aplicar una política de 'desbaasificación' (apartando de los puestos gubernamentales y militares a los antiguos miembros del Partido Baas, en su mayoría árabes suníes).[40] Esta táctica alienó a la población suní, alimentando el resentimiento y la violencia sectaria, y desempeñó un papel clave en la aparición de grupos insurgentes, entre ellos Al Qaeda en Irak.[41] Otras tácticas utilizadas por Estados Unidos fueron dividir la capital, Bagdad, en enclaves sectarios, lo que provocó la separación física y psicológica de las comunidades y expuso a un alto riesgo a las familias con matrimonios interétnicos.

Tras la invasión liderada por Estados Unidos en 2003, la economía petrolera de Irak se vio sometida a cambios masivos provocados por la intervención extranjera, la inestabilidad política interna, el malestar social y la corrupción. Como uno de los mayores productores de petróleo del mundo, con las cuartas mayores reservas probadas de petróleo del mundo (aproximadamente 145.000 millones de barriles[42]), Irak depende en gran medida de los ingresos del petróleo, que representan más del 90 % de los ingresos del gobierno. Estados Unidos abrió el sector petrolífero iraquí, anteriormente de titularidad pública, a las empresas extranjeras -entre ellas ExxonMobil, BP, Shell, TotalEnergies y la china CNPC- para que extrajeran una buena parte de los ingresos de 4,5 millones de barriles diarios, lo que ha reportado a estas empresas unos ingresos de 300.000 millones de dólares desde 2003.[43] Después de que gran parte de los ingresos van a parar a las empresas extranjeras, el resto va a parar a los poderosos partidos políticos y milicias que controlan gran parte del sector petrolero, utilizando los ingresos para el clientelismo y la influencia en lugar de destinarse a la inversión pública.[44] A pesar de los importantes beneficios que las empresas extranjeras han venido obteniendo desde la invasión estadounidense, las grandes compañías transnacionales solicitaron que se modificaran los contratos tradicionales de servicios petroleros, que les pagan una cantidad fija por cada barril de petróleo producido tras reembolsarles los costos reales. Se quejaban de que estos contratos tradicionales no les permitían beneficiarse de la subida de los precios del petróleo. En julio de 2023, el gobierno iraquí cerró un acuerdo indecente de 27.000 millones de dólares con la francesa TotalEnergies, adoptando un modelo de reparto de ingresos. Total se queda con el 45%, Basra Oil (empresa estatal) con el 30% y Qatar Energy con el 25%.[45]

Las economías de guerra*

La base financiera de la guerra está formada por una mezcla polifacética de tácticas económicas y políticas gubernamentales, que reflejan el contexto político y fiscal más amplio de cada nación. Para mantener los compromisos militares, los Estados suelen recurrir a una tétrada de mecanismos de financiación: aumento de los impuestos, endeudamiento público, ayuda militar y, en ocasiones, expansión de la masa monetaria. Los impuestos permiten a los gobiernos recaudar ingresos directamente de los y las ciudadanos/as, aunque pueden provocar resistencia política. El endeudamiento -a menudo mediante la emisión de bonos de guerra- distribuye la carga financiera a lo largo del tiempo, pero contribuye a aumentar la deuda nacional. Mientras tanto, imprimir dinero puede proporcionar liquidez inmediata pero conlleva el riesgo de inflación, especialmente durante conflictos prolongados. Históricamente, Estados Unidos financió la Primera Guerra Mundial mediante una combinación de aumento de impuestos y bonos de guerra, mientras que en la guerra de Vietnam se recurrió en mayor medida al gasto deficitario.[46]

Recuadro C1.2: El caso de Gaza: ¿Quién paga el genocidio?

La agresión militar desatada por la potencia ocupante en Palestina se alimenta de una mezcla de financiación interna y respaldo masivo extranjero. A nivel nacional, el régimen israelí de Netanyahu ha destinado aproximadamente 31.000 millones de dólares a su presupuesto de defensa para 2025, una escalada que subraya su prioridad de "la guerra es lo primero".[47] Este gasto militar desorbitado ha hecho que la relación deuda/PIB (Producto Interior Bruto) alcance el 69 % en 2024, un fuerte aumento desde el 61,3 % del año anterior, lo que revela el elevado costo económico de mantener la dominación y la destrucción perpetuas.[48]

Una parte significativa de la financiación militar del régimen de ocupación está suscrita por Estados Unidos. En virtud de un Memorando de Entendimiento de una década de duración firmado en 2016, Washington compromete 3.800 millones de dólares anuales en ayuda militar. Más recientemente, en una medida que financia efectivamente la campaña de destrucción en curso, el gobierno estadounidense aprobó una ayuda suplementaria adicional de 12.500 millones de dólares desde octubre de 2023 y 8.700 millones de dólares adicionales en 2024.[49] Estos fondos refuerzan casi todas las facetas de la maquinaria de guerra de la ocupación, desde la adquisición de armamento de última generación hasta el mantenimiento de sofisticadas infraestructuras de defensa, alimentando el asalto sistemático con el dinero de las personas contribuyentes estadounidenses.

Continúa en la página siguiente

---

*La economía del complejo militar/industrial ha sido un tema recurrente en ediciones anteriores de Global Health Watch, empezando por GHW1 (Capítulo D5 sobre las repercusiones de la guerra en la salud), continuando con GHW2 (Capítulo C2 que deconstruye la "guerra contra el terror") y GHW6 (Capítulo C6 que repasa la salud, el conflicto y la guerra en el contexto de la pandemia COVID-19). El análisis dominante en estos capítulos es que la financiación económica de la guerra supera a la de la salud y la protección social, y por qué es necesario cuestionar constantemente esta inversión perversa de las prioridades de bienestar.

> **Recuadro C1.2 continuado**
>
> Los contratistas de defensa se sitúan en el corazón de la economía de guerra, absorbiendo enormes sumas de ayuda extranjera a través de lucrativos acuerdos de armas y servicios militares. Gigantes como Lockheed Martin, Boeing, General Dynamics, Raytheon Technologies y Northrop Grumman se encuentran entre los principales especuladores, suministrando a la fuerza de ocupación armamento de vanguardia y logística para el campo de batalla. A medida que se desarrolla el genocidio, estas corporaciones han cosechado asombrosas recompensas financieras, con sus cotizaciones bursátiles subiendo al mismo ritmo que el derramamiento de sangre. Su implicación en la maquinaria de ocupación pone de manifiesto la perfecta fusión entre el beneficio empresarial y la agresión militar.[50]

Una vez llenas las arcas de la guerra, la maquinaria de la violencia las consume en múltiples frentes: abultados salarios del personal, adquisición masiva de armas, operaciones logísticas en expansión e investigación incesante de herramientas de destrucción más eficaces. La distribución de estos fondos refleja las exigencias de cada conflicto, tanto tácticas como tecnológicas. En la Segunda Guerra Mundial, Estados Unidos invirtió miles de millones en la movilización industrial y la innovación armamentística, dando a luz tecnologías que más tarde impregnaron la vida civil. En las guerras de Irak y Afganistán, el gasto se disparó a billones, con miles de millones perdidos por la corrupción, proyectos de reconstrucción fallidos y contratos inflados entregados a empresas privadas como Halliburton y Blackwater.[51,52] Más recientemente, el asedio de Gaza ha desencadenado una nueva oleada de venta de armas y subvenciones de defensa, llenando los bolsillos de los contratistas mientras se destruyen las infraestructuras civiles. Esta borrachera de gasto militarizado canibaliza sistemáticamente los presupuestos nacionales, drenando recursos de la educación, la salud y la resiliencia climática, hipotecando el bienestar público para sostener una guerra sin fin.

Los contratistas de defensa desempeñan un papel fundamental en la absorción de las finanzas de la guerra, a menudo asegurando partes sustanciales de los presupuestos militares; de 2001 a 2020, el Departamento de Defensa de EE.UU. asignó más de 14 billones de dólares, y los contratistas recibieron entre un tercio y la mitad de esta cantidad.[53] Los contratistas de defensa ejercen una influencia significativa sobre las estrategias y políticas militares, que va más allá de las meras transacciones financieras. Esta dinámica fue destacada por el presidente Dwight D. Eisenhower en su discurso de despedida de 1961, en el que advirtió sobre el "complejo militar-industrial", un término que describe las relaciones entrelazadas entre el ejército, el gobierno y las industrias de defensa. Eisenhower advirtió que este nexo podría llevar a decisiones políticas que favorecieran la prolongación de los conflictos o el aumento del gasto militar, beneficiando principalmente a los contratistas.[54]

Ante la persistencia de la guerra en Ucrania y la preocupación de que Putin pueda extender la agresión militar a otras antiguas repúblicas soviéticas (Moldavia se considera el probable próximo país),[55] la segunda administración Trump exigió que todos los Estados miembros de la OTAN aumentaran su gasto en defensa al 5% de su PIB o se arriesgarían a que EE.UU. dejara de defenderlos.[56] Las acciones de las corporaciones aeroespaciales y de defensa (muchas de ellas estadounidenses) subieron con fuerza,[57] mientras que los grupos de justicia social expresaron su gran preocupación por los recortes previstos en los programas de salud y protección social para pagar el aumento de los costes de militarización.

Los otros negocios de la guerra: la ayuda humanitaria y la reconstrucción posconflicto

La industria de la ayuda humanitaria

Las guerras y los conflictos crean una industria de ayuda humanitaria que, aunque frecuentemente se presenta como una fuerza benévola, se ha enfrentado a críticas sustanciales por perpetuar problemas sistémicos y, en ocasiones, exacerbar las mismas crisis que pretende aliviar. La ayuda humanitaria puede manipularse para servir a objetivos políticos y militares. En Yemen, la ayuda ha sido utilizada como arma por las partes en conflicto, con informes que indican que los recursos humanitarios se desvían para apoyar las economías de guerra y prolongar el conflicto. Del mismo modo, en Gaza, el régimen de ocupación israelí ha utilizado el control y la restricción de la ayuda como medio para ejercer presión sobre la población, lo que suscita preocupación por el uso de la hambruna como arma de guerra.[58]

La llegada de ayuda extranjera a gran escala puede desestabilizar las economías locales al fomentar la dependencia y debilitar las industrias autóctonas. Tras los desastres ocurridos en Pakistán, las iniciativas de ayuda han sido criticadas por introducir tecnologías inadecuadas y establecer engorrosos marcos administrativos, que han sesgado la distribución de la renta en el país. Este tipo de intervenciones pueden obstaculizar el desarrollo a largo plazo y erosionar la capacidad de las comunidades locales para lograr la autosuficiencia económica.[59]

El negocio de la destrucción y la reconstrucción

Las industrias entrelazadas de la destrucción y la reconstrucción en contextos de guerra han cosechado importantes críticas por perpetuar los ciclos de conflicto y beneficio. Este fenómeno, denominado "complejo conflicto-reconstrucción", sugiere que las mismas entidades implicadas en la guerra también se benefician de los esfuerzos de reconstrucción tras el conflicto, lo que suscita inquietudes sobre las motivaciones y las implicaciones éticas. El afán de lucro de los contratistas extranjeros deja al margen a las mismas comunidades que pretende reconstruir. En Irak, tras la invasión de 2003, Estados Unidos destinó unos 60.000 millones de dólares a la reconstrucción, un esfuerzo que pronto se convirtió en un caso de libro de texto de corrupción y capitalismo de amiguetes. Al menos 8.000 millones de dólares se desvanecieron en un agujero negro de mala gestión y fraude, con contratos entregados a menudo a empresas estadounidenses con conexiones políticas a través de procesos opacos y sin licitación. Mientras tanto, las empresas y las personas trabajadoras locales fueron excluidas en gran medida, convirtiendo lo que podría haber sido una base para la recuperación nacional en un lucrativo modelo de negocio para especuladores extranjeros.[60] La reconstrucción de Gaza tras su destrucción masiva por la fuerza de ocupación israelí se ha estimado en más de 50.000 millones de dólares y sigue aumentando.[61]

Políticas neoliberales y trastornos económicos

La imposición de políticas económicas neoliberales en entornos posconflicto ha frecu profundizado las divisiones socioeconómicas y ha sembrado las semillas de la inestabilidad futura. Estas políticas, caracterizadas por una privatización agresiva, la desregulación y la liberalización del mercado, suelen aplicarse con el pretexto de promover la eficiencia y la modernización. En el Iraq posterior a 2003, este enfoque resultó desastroso. La rápida venta de empresas estatales y la abrupta supresión de subvenciones desmantelaron las redes de seguridad económica que habían servido de sustento a millones de personas. Personas empleadas del Estado, muchas de las cuales fueron despedidas sin alternativas, se encontraron sin trabajo casi de la noche a la mañana. El colapso de las industrias nacionales en favor de contratistas extranjeros no sólo diezmó la producción local, sino que despojó al país de su soberanía económica. Esta convulsión alimentó la privación de derechos generalizada, intensificó la pobreza y, en última instancia, contribuyó al surgimiento de grupos insurgentes que aprovecharon el creciente resentimiento. En lugar de estabilizar Irak, la reestructuración neoliberal exacerbó las condiciones para el conflicto y la agitación prolongada.[62]

Repercusiones de la guerra en la salud (casos seleccionados)

Las guerras conllevan víctimas, y casi invariablemente el grueso de las muertes, lesiones y enfermedades recae sobre la población civil. Los casos recientes que se exponen a continuación, tomados de nuevo de la región de Oriente Medio y Norte de África y comenzando, por orden histórico, con Libia, Yemen y Sudán, y concluyendo con Palestina (Gaza).

Libia

El prolongado conflicto en Libia desde 2011 ha afectado gravemente al panorama de salud del país, provocando altas tasas de mortalidad y lesiones, desplazamientos masivos, la degradación de las infraestructuras de salud y una mayor vulnerabilidad a las enfermedades infecciosas. Entre 2012 y 2017, Libia registró 16.126 muertes relacionadas con el conflicto y 42.633 heridos. La tasa de mortalidad se situó en 2,7 por cada 1.000 habitantes, mientras que la de heridos fue de 7,1 por cada 1.000. Los varones jóvenes, especialmente los de entre 20 y 30 años, se vieron desproporcionadamente afectados, representando más del 40 % de las víctimas mortales. Un tercio de todas las lesiones provocaron discapacidades permanentes, a menudo debido a traumatismos relacionados con explosiones.[63]

El conflicto ha devastado la infraestructura de salud de Libia. Numerosos hospitales han resultado dañados o destruidos, lo que ha provocado cierres y una grave escasez de suministros médicos, incluidos medicamentos esenciales como insulina y antirretrovirales. El éxodo de profesionales de la salud y el ataque a instalaciones médicas han puesto aún más a prueba el sistema, dejándolo mal equipado para atender las necesidades salud rutinarias y de emergencia. El conflicto también ha desplazado a unas 435.000 personas dentro de Libia, obligándolas a vivir hacinadas y con acceso limitado a agua potable, saneamiento y servicios de salud, lo que aumenta el riesgo de transmisión de enfermedades y agrava los problemas de salud existentes.[64]

El colapso del sistema de salud pública de Libia ha facilitado la propagación de enfermedades infecciosas, y los estudios indican que los desplazamientos internos y el colapso de los servicios de salud han contribuido a la propagación de nuevas cepas del VIH en diferentes regiones de Libia.[65]

Yemen

El conflicto en Yemen ha precipitado de forma similar una crisis de salud multifacética, con graves repercusiones en la salud de la población, caracterizada por brotes generalizados de enfermedades, malnutrición, elevada mortalidad materna e infantil y crisis de salud mental, todo ello exacerbado por la pandemia de COVID-19.[66] Yemen experimentó la mayor epidemia de cólera registrada a nivel mundial, con más de 1,2 millones de casos sospechosos notificados desde abril de 2017. Este brote sin precedentes se atribuye al colapso de las infraestructuras de agua, saneamiento y atención en salud debido al conflicto en curso.[67] La desnutrición entre niños y niñas menores de cinco años sigue siendo alarmantemente alta. Un estudio que analizaba los datos de 13.624 niños y niñas yemeníes reveló que el 47 % presentaba retraso en el crecimiento, el 16 % emaciación y el 39 % bajo peso. Estas condiciones están estrechamente relacionadas con factores socioeconómicos, la educación materna y el acceso a la atención prenatal.[68]

La tasa de mortalidad materna en Yemen aumentó en medio del conflicto. En 2019, se informó que una mujer y seis recién nacidos/as murieron cada dos horas debido a complicaciones durante el embarazo o el parto, lo que refleja una tasa de mortalidad de 164 por cada 100.000 nacidos vivos.[69] La guerra, al igual que en muchos otros países de Oriente Medio y el Norte de África que experimentan conflictos, ha afectado gravemente a la salud mental, y se ha informado de un malestar psicológico generalizado entre la población. Sin embargo, los servicios de salud mental son prácticamente inexistentes, lo que deja a muchas personas sin el apoyo necesario.[70]

Para hacer frente a estos problemas es necesario actuar con urgencia para poner fin a la guerra iniciada por la coalición liderada por Arabia Saudí en su conflicto de poderes con Irán, permitiendo una ayuda humanitaria internacional sostenida y esfuerzos para comenzar a restablecer la paz interna y reconstruir la infraestructura de salud.

Sudán

Mientras el genocidio en Gaza se vuelve más brutal (véase más adelante), la guerra civil en Sudán continúa con menos atención internacional. Al menos 150.000 personas han muerto y más de 14 millones se han visto desplazadas desde abril de 2023, cuando dos facciones, las Fuerzas Armadas Sudanesas (SAF) y las Fuerzas de Apoyo Rápido (RSF), iniciaron una violenta lucha armada por el control del país y sus recursos.[71]

Las raíces del conflicto se remontan al periodo poscolonial, en el que se produjo una guerra civil entre el norte del país, más acomodado (de mayoría árabe y musulmana), y el sur, más pobre (predominantemente cristiano y animista), con tensiones que empeoraron durante la posterior dictadura de Omar al Bashir. Bashir se hizo con el poder en 1989 y supervisó la guerra de Darfur (2003-2005) en la que murieron más de 300.000 personas, en lo que se considera un genocidio perpetrado en gran parte por los Janjaweed (que más tarde se formalizaron como las RSF), un grupo paramilitar de mayoría árabe financiado por Bashir para reprimir a los rebeldes del sur de Sudán.[72] En 2011, el país se dividió en dos y el sur formó el Estado independiente de Sudán del Sur. El régimen opresor de Bashir fue derrocado en 2019 en un golpe de Estado llevado a cabo conjuntamente por las SAF y las RSF, en el que la competencia por el poder desembocó en la actual guerra civil.

Sudán se considera un escenario de conflicto regional de poderes, en el que Egipto e Irán son los principales patrocinadores de las SAF, mientras que Emiratos Árabes Unidos (EAU), que ha realizado grandes inversiones en ambos Sudanes, apoya supuestamente a las RSF.[73]

Los EAU han realizado inversiones agrícolas a gran escala en Sudán como parte de una estrategia más amplia para garantizar el suministro de alimentos, el acceso a la tierra y el agua, y el control de infraestructuras estratégicas. Recientemente, empresas vinculadas a EAU como International Holding Company (IHC) y Jenaan han arrendado y cultivado más de 50.000 hectáreas (ha) en Sudán. En 2022, IHC se asoció con el grupo sudanés DAL para desarrollar otras 162.000 hectáreas cerca de Abu Hamad, diseñadas para conectar a través de una nueva carretera de 500 km con un puerto previsto en el Mar Rojo.[74] Este corredor agrícola Abu Hamad-Mar Rojo cuenta con una inversión aproximada de 6.000 millones de dólares. El proyecto enlaza las tierras de cultivo con el puerto propuesto de Abu Amama y una zona económica integrada gestionada por Abu Dhabi Ports Group, lo que permitirá las agroexportaciones y aumentará la influencia de EAU en la logística regional.[75] Por tanto, la implicación de EAU tiene una dimensión crítica que afecta tanto a la seguridad como a la política, y que se describe como un tipo de colonialismo no militar. Se ha acusado a EAU de apoyar a la RSF para proteger sus inversiones territoriales y sus redes logísticas; en respuesta, el gobierno de Sudán canceló el acuerdo portuario en noviembre de 2024 ante la preocupación por el apoyo emiratí a la RSF.[76]

Palestina*

El impacto humanitario y de salud del genocidio en curso en Palestina por parte de las fuerzas de ocupación israelíes ha alcanzado niveles catastróficos. De octubre a diciembre de 2023, sólo en los primeros meses de la guerra, murieron más de 8.000 niños y niñas palestinos/as. Más de 15.000 niños y niñas perdieron a sus padres y casi 10.000 perdieron a sus madres, lo que subraya la magnitud de la devastación familiar casi inmediata.[77] A medida que el régimen de Netanyahu intensificaba sus bombardeos sobre Gaza, la escala de muerte y destrucción empeoraba de forma inimaginable.

Un estudio de enero de 2025 estimaba la mortalidad en Gaza durante la guerra con las fuerzas de ocupación israelíes entre 55.298 y 78.525 entre octubre de 2023 y junio de 2024.[78] El 59% de las personas muertas eran mujeres, niños/as y personas mayores de 65 años. Utilizando sólo las muertes comunicadas oficialmente y un multiplicador conservador para las muertes indirectas debidas a los conflictos, las investigaciones calculan que en junio de 2024 habían muerto 186.000 personas palestinas a causa del conflicto.[79] Durante los primeros 12 meses de la guerra, la esperanza de vida se redujo en un 35 % hasta apenas la mitad de su media anterior de 75 años;[80] y murieron más mujeres y niños/as que en cualquier otro periodo de 12 meses de conflicto armado en las últimas dos décadas.[81] El colapso de los sistemas de agua y saneamiento ha provocado un aumento de las enfermedades: 180.000 infecciones de las vías respiratorias superiores, 136.400 casos de diarrea y más de 55.000 casos de piojos y sarna se registraron en diciembre de 2024.[82] La carga para la salud mental es profunda. Los síntomas de trastorno por estrés postraumático (TEPT) afectan al 5 % de niños y niñas y al 40 % de las personas adultos; las tasas de depresión y ansiedad son igualmente elevadas[83] (véase también el Capítulo C2).

A finales de 2024, dos millones de personas palestinas de Gaza vivían en situación de desplazamiento interno; con el 92% de las viviendas destruidas, los escombros combinados de la destrucción (incluidas las escuelas, las instalaciones de salud, las carreteras y los edificios públicos de Gaza) son 14 veces mayores que los de todos los conflictos combinados desde 2008. Estas cifras ponen de manifiesto la magnitud de las prácticas de castigo colectivo y expulsión forzosa.[84]

These numbers are now dated, given the continued occupation and destruction of Gaza and, in March 2025, the Israeli blockade of all aid, food and fuel, and shutting off electricity to its main desalination plant virtually eliminating access to water. These actions have induced severe malnutrition, extreme hunger and high levels of starvation. Since late May 2025, when a US/Israel private agency set up two inadequately supplied emergency distribution sites, over 400

---

*Al centrarnos en las repercusiones de la guerra sobre las personas de Palestina, no ignoramos el atentado de Hamás del 7 de octubre de 2023, en el que murieron 1.200 personas, brutalmente, y se secuestró a 251 rehenes, muchos de los cuales fallecieron posteriormente. La respuesta de la fuerza de ocupación israelí, sin embargo, ha sido enormemente desproporcionada con respecto al asalto inicial de Hamás y continúa con la supuesta intención (por parte de algunos ministros israelíes) de obligar a todas las personas palestinas a abandonar Gaza.

Figura 1: Hospital Al Shifa tras dos semanas de asedio israelí, abril de 2024

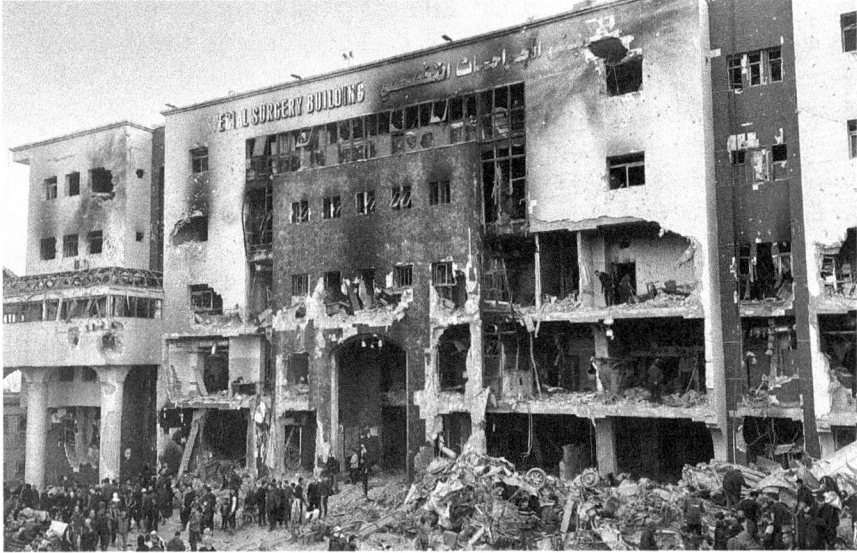

Organización Mundial de la Salud (http://bit.ly/4eCH1Xo)

Estas cifras ya tienen fecha, dada la continua ocupación y destrucción de Gaza y, en marzo de 2025, el bloqueo israelí de toda ayuda, alimentos y combustible, y el corte de electricidad a su principal planta desalinizadora, eliminando prácticamente el acceso al agua. Estas acciones han provocado malnutrición grave, hambre extrema y altos niveles de inanición. Desde finales de mayo de 2025, cuando una agencia privada estadounidense/israelí estableció dos centros de distribución de emergencia inadecuadamente abastecidos, más de 400 personas palestinas han muerto, la mayoría a manos de las fuerzas de ocupación israelíes, mientras intentaban desesperadamente obtener alimentos.[86] Estas acciones genocidas de las fuerzas de ocupación israelíes se consideran crímenes de guerra. Los llamamientos del Consejo de Seguridad de la ONU para un alto el fuego inmediato y la reanudación de toda la ayuda a Gaza son vetados sistemáticamente por la administración estadounidense de Trump. La fuerza de ocupación israelí (en el momento de escribir estas líneas, a mediados de junio) continúa sus combates y bombardeos con flagrante impunidad.

Otra característica notable y horrenda de la guerra contra Gaza: los ataques contra instalaciones y personal de la salud. En junio de 2025, esta militarización de la salud había destruido o dañado gravemente al menos el 94% de todas las instalaciones de salud de Gaza.[86] Más de 1.400 personas trabajadoras de la salud han muerto,[87] y muchas otras han resultado heridas, detenidas, torturadas o desaparecidas. Se trata del desmantelamiento sistemático de todo un sistema de salud, una grave violación de la Convención de Ginebra acordada tras la destructiva Segunda Guerra Mundial. La fuerza de ocupación israelí no está de acuerdo, y argumenta que Hamás utiliza estas instalaciones para participar en conflictos armados, o que las instalaciones (y los y las pacientes que se encuentran en ellas) se utilizan como escudos humanos. Esto eliminaría el "estatus de protección" de dichas instalaciones, y su ataque dejaría de constituir un crimen de guerra; pero el derecho internacional es claro en que para que esto ocurra los atacantes deben mostrar pruebas claras (en todas las ocasiones) de que este es el caso. De lo contrario, se asume que estas instalaciones (junto con la mayoría de los demás edificios destruidos por los bombardeos de Gaza) son lugares protegidos.[88]

Las fuerzas de ocupación israelíes no son las únicas que atacan instalaciones y personal trabajador de la salud. Desde febrero de 2022, se han producido casi 2.000 ataques rusos contra instalaciones de salud en Ucrania, que han destruido o dañado más de 900 hospitales y clínicas,[89] con el resultado de la muerte de más de 244 personas trabajadoras de la salud.[90] También se han producido ataques contra instalaciones y personal de salud en la guerra civil de Sudán, aunque no en la misma medida que en Gaza o Ucrania.[91] Los bombardeos de represalia indiscriminados de Hamás (o Irán) contra Israel, y especialmente el reciente ataque iraní contra un hospital israelí en Soroka (junio de 2025), violan de forma similar el derecho internacional que rige los conflictos.

Conclusión: Los excesos de las guerras capitalistas neoliberales

La guerra, los conflictos y los desplazamientos masivos de personas no son fenómenos nuevos, sino que han sido características lamentables de las sociedades humanas durante milenios. El grado de daño físico y de carnicería humana que generan depende de las tecnologías del armamento disponible y de la vileza narcisista de sus líderes combatientes. Lo que ilustra este capítulo es que la lógica de crecimiento y consumo del capitalismo incentiva la guerra y los conflictos para que sean más grandes, más destructivos y más rentables con el paso del tiempo, con ambas guerras mundiales marcando extremos en la mortalidad y morbilidad de combatientes y civiles por igual. Puede que los conflictos y desplazamientos recientes sean ahora más regionales que globales (aunque el riesgo de guerra global está cada vez más presente, véase la Introducción), pero los conflictos regionales funcionan a menudo como competencias entre las "grandes" potencias mundiales o imperialistas. Su integración en la lógica del capitalismo neoliberal ha envalentonado a los líderes autocráticos y ha reforzado la generación de riqueza y el poder del "complejo militar/industrial" del que se nos advirtió por primera vez al final de la Segunda Guerra Mundial. Nuestros sistemas de gobernanza mundial, en particular la Organización de las Naciones Unidas -ONU- y su Consejo de Seguridad, encarnan a los países que salieron victoriosos de aquella guerra, y ya no reflejan el orden mundial multipolar (véase el Capítulo A1).

La invasión rusa de Ucrania, la guerra comercial de la administración Trump y la exigencia intimidatoria de que los Estados miembros de la OTAN aumenten su gasto militar, un número no decreciente de conflictos regionales, la intensificación de la "alterización" xenófoba de las poblaciones de migrantes y refugiados (véase el Capítulo C2) y el deseo de Estados Unidos de frenar el ascenso de China como competidor hegemónico no son buen augurios para un futuro próximo pacífico. Esto subraya la importancia de reforzar las contranarrativas extraídas de las descritas en los Capítulos A1, A2 y A3; y de abrazar, como llevan haciendo desde hace tiempo las personas activistas de la salud, el imperativo político de la paz y el imperativo moral del cuidado.

Lista de referencias

1 Council on Foreign Relations. Center for Preventive Action. Council on Foreign Relations; Disponible en: http://bit.ly/3Tng00c

2 Hryhorczuk D, Levy BS, Prodanchuk M, Kravchuk O, Bubalo N, Hryhorczuk A, et al. The environmental health impacts of Russia's war on Ukraine. J Occup Med Toxicol. 2024 Jan 5;19(1):1. Disponible en: https://doi.org/10.1186/s12995-023-00398-y

3 Lakhani N. Emissions from Israel's war in Gaza have 'immense' effect on climate catastrophe. The Guardian. 2024 Jan 9; Disponible en: http://bit.ly/403vSsp

4 Mearsheimer JJ. The Tragedy of Great Power Politics. New York City: W.W. Norton & Company, 2014.

5 Rid T. Active Measures: The Secret History of Disinformation and Political Warfare. New York City: Farrar, Straus and Giroux, 2020.

6 Stengel R. Information Wars: How We Lost the Global Battle Against Disinformation and What We Can Do About It. New York city: Grove Press, 2019.

7 Ikenberry GJ. Liberal Leviathan: The Origins, Crisis, and Transformation of the American World Order. Princeton: Princeton University Press, 2012.

8 Ferdinand P. Westward ho—the China dream and 'one belt, one road': Chinese foreign policy under Xi Jinping. International Affairs 2016;92(4):941-57. Disponible en: https://doi.org/10.1111/1468-2346.12660.

9 Stent A. Putin's World: Russia Against the West and with the Rest. New York Boston: Twelve, 2019.

10 Kendall-Taylor A. Reverberations From Ukraine. Council on Foreign Relations: Center for Preventive Action; 2024 Jun. Disponible en: http://bit.ly/45TueNN

11 Sachs J. The War in Ukraine Was Provoked-and Why That Matters to Achieve Peace. Common Dreams. 2023 May 23; Disponible en: http://bit.ly/44MIwi4

12 Sauer P. One million and counting: Russian casualties hit milestone in Ukraine war. The Guardian. 2025 Jun 22; Disponible en: http://bit.ly/44wCbGn

13 United Nations (Ukraine). Civilian Harm and Human Rights Abuses Persist in Ukraine as War Enters Fourth Year. United Nations; 2025 Feb. Disponible en: https://bit.ly/4kgYqWB

14 Pianta M. What has been the Cost of Ukraine's War—And Who Pays? Social Europe. 2025 Mar 10; Disponible en: http://bit.ly/44tYFrD

15 Harris P. The Geopolitics of American Exceptionalism. Asian Perspective. 2022 Sep;46(4): 583-603.

16 Kushi S, Toft MD. Introducing the Military Intervention Project: A New Dataset on US Military Interventions, 1776-2019. Journal of Conflict Resolution. 2023 Apr;67(4):752-79. Disponible en: https://doi.org/10.1177/00220027221117546

17 Klare MT. The race for what's left: the global scramble for the world's last resources. New York: Metropolitan Books, 2012.

18 Bacevich AJ. America's War for the Greater Middle East. New York: Penguin Random House; 2016.

19 Biddle S, DeGruyter. Military Power: Explaining Victory and Defeat in Modern Battle. Princeton, NJ: Princeton University Press, 2010.

20 Khalil Y. Neoliberalism and the Failure of the Arab Spring. New Politics. 2015 Jul 15; Disponible en: http://bit.ly/3Gy3qrY

21 Saba Y, Ghaddar A. Libya's first private oil firm grows in eastern commander's shadows. Reuters. 2025 Feb 17; Disponible en: http://bit.ly/4lg8EI8

22 Lederer E. UN announces initiative to overcome political deadlock in Libya. AP News. 2024 Dec 16; Disponible en: http://bit.ly/4lI3IM9

23 Chatham House. Libya's War Economy: Six Things You Should Know. The Royal Institute of International Affairs: Chatham House; 2020 Oct. Disponible en: http://bit.ly/4nxBxB7

24 Wehrey F. The website of Carnegie Endowment for International Peace: Carnegie Endowment for International Peace. 2025; Disponible en: http://bit.ly/40BvEZN

25 Byman D. Explaining the Western Response to the Arab Spring. Journal of Strategic Studies. 2013;36(32).

26 Roy-Mukherjee S. Connecting the Dots: The Washington Consensus and the 'Arab Spring'. Journal of Balkan and Near Eastern Studies. 2015 Apr 3;17(2):141–58. Disponible en: https://doi.org/10.1080/19448953.2014.993258

27 Sherry H. Challenging Mainstream Sovereign Debt Narratives: A Rights-Based Approach for the Arab Region. Arab NGO Network for Development; 2024. Disponible en: http://bit.ly/3THUtj7

28 Gibson CW. Determinants of State Spending Patterns in Arab League Member States: a Post-Arab Spring Analysis, 1996–2014. Int J Polit Cult Soc. 2020 Mar;33(1):23–48.

29 Elshinnawi M. Study: Mideast Military Expenditures Increasing. VOA. 2014 Apr 23; Disponible en: http://bit.ly/4eDzXtC

30 Hassan O. The $74 billion problem: US–Egyptian relations after the 'Arab Awakening.' Int Polit. 2017 May;54(3):322–37. Disponible en: https://doi.org/10.1057/s41311-017-0032-1

31 Barfield TJ. Afghanistan: A Cultural and Political History, Second Edition. New Jersey: Princeton University Press, 2022.

32 Suhrke A. Reconstruction as Modernisation: The 'Post-Conflict' Project in Afghanistan. Third World Quarterly. 2007;28(7):1291–1308. https://doi.org/10.1080/01436590701547053

33 Ginty RM. Hybrid Peace: The Interaction Between Top-Down and Bottom-Up Peace. Security Dialogue. 2010;41(4):391–412. Disponible en: https://doi.org/10.1177/0967010610374312

34 Coll S. Ghost wars: The secret history of the CIA, Afghanistan, and bin Laden, from the Soviet Invasion to September 10, 2001. London: The Penguin Press, 2002.

35 Crile G. Charlie Wilson's War: The Extraordinary Story of the Largest Covert Operation in History. New York: Atlantic Monthly Press, 2003.

36 Rubin BR. The Fragmentation of Afghanistan: State Formation and Collapse in the International System, Second Edition. New Haven: Yale University Press, 1995.

37 Bergen PL. Holy War, Inc.: Inside the Secret World of Osama bin Laden Washington, DC: Free Press, 2002.

38 Rashid A. Taliban. New Haven: Yale University Press, 2022.

39 Saikal A. The fall of the Islamic Republic of Afghanistan: Internal and external causes. Third World Quarterly. 2022.

40 Dodge T. Iraq: from war to a new authoritarianism. London: The International Institute for Strategic Studies; 2012.

41 Visser R. The territorial aspect of sectarianism in Iraq. International Journal of Contemporary Iraqi Studies. 2010 Dec 1;4(3):295–304. Disponible en: https://doi.org/10.1386/IJCIS.4.3.295_1

42 Hernandez A. TotalEnergies begins construction on Iraq gas project. Reuters. 2025 Jan 10; Disponible en: http://bit.ly/4miuDye

43 Jiyad A. Iraq's oil industry post-2003: Between state control and foreign dependence. Energy Policy 2019;132:11.

44 Gunter M. Political corruption and oil mismanagement in Iraq. Middle East Policy 2019;28(8).

45 BOE Report. Iraq's massive Total oil deal heralds new revenue-sharing formula. 2013.

46 Capella Zielinski R. How States Pay for Wars. NY: Ithaca, 2017.

47 Elmas D. Second only to Ukraine: The cost of Israel's defense burden. Jerusalem Post. 2024 Nov 5; Disponible en: http://bit.ly/45TtUi3

48 Scheer S. Israel's war spending in 2024 lifts debt burden to 69% of GDP. Reuters. 2025 Jan 21; Disponible en: http://bit.ly/41cLREX

49 Masters J, Merrow W. U.S. Aid to Israel in Four Charts. Council on Foreign Relations. 2024 Nov 13; Disponible en: http://bit.ly/47bYqnM

50 Corbett J. Meet the Companies Profiting From Israel's War on Gaza Common Dreams. Volume 2025, 2023; Disponible en: http://bit.ly/4l3zBOO

51 Hartung W. Corporate America Cashed In on 9/11. The Nation. 2021 Sep 24; Disponible en: http://bit.ly/4lF8dHi

52 Young A. Cheney's Halliburton Made $39.5 Billion on Iraq War. Volume 2025, 2013.

53 team UF. This chart tells you everything you want to know about government spending. USA Facts. 2025. Disponible en: http://bit.ly/4oh2cmg

54 National Archives. President Dwight D. Eisenhower's Farewell Address (1961). 2024. Disponible en: http://bit.ly/44fWyZu

55 Rogin J. If Ukraine falls to Russia, Moldova knows it's next. Washington Post. 2024 Apr 25; Disponible en: http://bit.ly/3Id2Hgs

56 Staff. Trump casts doubt on willingness to defend Nato allies 'if they don't pay.' The Guardian. 2025 Mar 7; Disponible en: http://bit.ly/3ZZmVAp

57 Baccardax M. Defense Stocks Are a 'Mega Force.' NATO, New Tech Make the Case. Barron's. 2025 Jun 24; Disponible en: http://bit.ly/4nBUnXW

58 Elayah M, Fenttiman M. Humanitarian Aid and War Economies: The Case of Yemen. The Economics of Peace & Security 2021;16. Disponible en: http://bit.ly/3GsqFnl

59 Diefenderfer K. Distortive Economic Impacts of Humanitarian Aid. MUsings: The Graduate Journal 2024. Disponible en: http://bit.ly/4knH2j5

60 Ackerman S. Over $8B of the Money You Spent Rebuilding Iraq Was Wasted Outright. Wired. 2013 Mar 6; Disponible en: http://bit.ly/4knE1iS

61 United Nations (Palestine). UN Official: $53.2 billion needed for Palestinian recovery. United Nations; 2025 Feb. Disponible en: http://bit.ly/3ZWKKcc

62 Sanford J. Iraq's economy: Past, present, future. reliefweb. 2003 Jun 3; Disponible en: http://bit.ly/402Paya

63 Daw MA, El-Bouzedi AH, Dau AA. Tendencias y patrones de muertes, lesiones y discapacidades intencionales en el conflicto armado libio: 2012-2017. Fischer F, editor. PLoS ONE. 2019 mayo 10;14(5):e0216061. Disponible en: https://doi.org/10.1371/journal.pone.0216061

64 Wikipedia. Health in Libya. Wikipedia. 2024. Disponible en: http://bit.ly/3GsqAA3

65 Daw MA, El-Bouzedi AH, Ahmed MO. The Impact of Armed Conflict on the Prevalence and Transmission Dynamics of HIV Infection in Libya. Front Public Health 2022;10:779778. Disponible en: https://doi.org/10.3389/fpubh.2022.779778

66 Edrees WH, Abdullah QY, Al-Shehari WA, Alrahabi LM, Khardesh AAF. COVID-19 pandemic in Taiz Governorate, Yemen, between 2020 and 2023. BMC Infect Dis. 2024 Jul 25;24(1):739. Disponible en: https://doi.org/10.1186/s12869-024-09650-0

67 Federspiel F, Ali M. The cholera outbreak in Yemen: lessons learned and way forward. BMC Public Health. 2018 Dec;18(1):1338. Disponible en: https://doi.org/10.1186/s12889-018-6227-6

68 Dureab F, Al-Falahi E, Ismail O, Al-Marhali L, Al Jawaldeh A, Nuri NN, et al. An Overview on Acute Malnutrition and Food Insecurity among Children during the Conflict in Yemen. Children. 2019 Jun 5;6(6):77.

69 Butt MS, Tharwani ZH, Shaeen SK, Alsubari AM, Shahzad A, Essar MY. Maternal mortality and child malnutrition: Complications of the current crises in Yemen. Clinical Epidemiology and Global Health. 2022 May;15:101051.

70 Sana'a Center for Strategic Studies. The Impact of War on Mental Health in Yemen: A Neglected Crisis Volume 2025: The Sana'a Center for Strategic Studies, 2017. Disponible en: http://bit.ly/4et8R88

71 Mbaku J. Sudan: foreign interests are deepening a devastating war – only regional diplomacy can stop them. The Conversation. 2025 Jun 26; Disponible en: http://bit.ly/44cvQkv

72 Center for Preventive Action. Civil War in Sudan. Center for Preventive Action. 2025 Apr 15; Disponible en: http://bit.ly/3THVKqp

73 International Crisis Group. Sudan: A Year of War. International Crisis Group; 2024 Apr. Disponible en: http://bit.ly/44J4uCG

74 GRAIN. Land and power grabs in Sudan. GRAIN. 2025. Disponible en: http://bit.ly/3Tm3qyc

75 Emirates Leaks. Militia-Backed UAE Seizes Control Of Sudan's Abundant Resources. Emirates Leaks. 2024 Sep 23; Disponible en: http://bit.ly/403vlqp

76 MEMO. Sudan cancels deal to establish port with the UAE. Middle East Monitor. 2024 Nov 5; Disponible en: http://bit.ly/4nLkOKS

77 Schlüter BS, Masquelier B, Jamaluddine Z. A demographic assessment of the impact of the war in the Gaza Strip on the mortality of children and their parents in 2023. Popul Health Metrics. 2025 Mar 3;23(1):8. Disponible en: https://doi.org/10.1186/s12963-025-00369-x

78 Staff. Gaza death toll 40% higher than official number, Lancet study finds. The Guardian. 2025 Jan 10; Disponible en: http://bit.ly/4nuEYbB

79 Khatib R, McKee M, Yusuf S. Counting the dead in Gaza: difficult but essential. The Lancet. 2024 Jul;404(10449):237-8. Disponible en: https://doi.org/10.1016/S0140-6736(24)01169-3

80 Guillot M, Draidi M, Cetorelli V, Monteiro Da Silva JHC, Lubbad I. Life expectancy losses in the Gaza Strip during the period October, 2023, to September, 2024. The Lancet. 2025 Feb;405(10477):478-85. Disponible en: https://doi.org/10.1016/S0140-6736(24)02810-1

81 Oxfam. More women and children killed in Gaza by Israeli military than any other recent conflict in a single year – Oxfam. Oxfam International. 2024 Sep 30; Disponible en: http://bit.ly/40wz93E

82 Wikipedia. Gaza humanitarian crisis (2023–present). Wikipedia. 2024. Disponible en: http://bit.ly/3TnfaR6

83 Aqtam I. A narrative review of mental health and psychosocial impact of the war in Gaza. East Mediterr Health J. 2025 Mar 4;31(2):89-96, Disponible en: https://doi.org/10.26719/2025.31.2.89; Boukari Y, Kadir A, Waterston T, Jarrett P, Harkensee C, Dexter E, et al. Gaza, armed conflict and child health. bmjpo. 2024 Feb;8(1):e002407. Disponible en: https://doi.org/10.1136/bmjpo-2023-002407

84 iDMC. State of Palestine. Internal Displacement Monitoring Centre; 2025 May. Disponible en: http://bit.ly/3IcNcFb

85 Trew B, Hall R. 'My son went to get flour. He came back in a coffin': As the world focuses on Iran, Palestinians are being shot dead seeking aid. Independent. 2025 Jun 19; Disponible en: http://bit.ly/4nwZJ6w

86 World Health Organization. Health system at breaking point as hostilities further intensify in Gaza, WHO warns. 2025 May 22; Disponible en: http://bit.ly/4lDi0NX

87 MAP. 1,400 healthcare workers killed in Israel's systematic attacks on Gaza's health system. Medical Aid for Palestinians. 2025 May 9; Disponible en: http://bit.ly/3G8uf6d

88 Staff. Can hospitals be military targets? What international law says. The Guardian. 2023 Nov 17; Disponible en: http://bit.ly/4lA8Hy9

89 Physicians for Human Rights. 1762 attacks on health care over three years as Russia escalates its war on Ukraine's doctors and hospitals: PHR. reliefweb. 2025 Feb 18; Disponible en: https://bit.ly/4kiNgRn

90 MedGlobal. MedGlobal Strongly Condemns Russian Attacks on Medical Facilities in Ukraine. 2024 Dec 11; Disponible en: https://bit.ly/4012raw

91 Insecurity Insight. Attacks on Health Care in Sudan, 25 December 2024 - 07 January 2025. reliefweb. 2025 Jan 13; Disponible en: http://bit.ly/3ZZcTPU

Personas en Movimiento

Introducción

La migración regular está aumentando, pero lo están haciendo aún más rápido los movimientos informales, irregulares y en los que las personas buscan refugio, ya que intentan escapar de los conflictos, la degradación ambiental y la pobreza arraigada. También se observa un número creciente de población desplazada al interior de sus países, obligada a moverse dentro de sus fronteras o a campos de personas refugiadas en Estados vecinos. En este capítulo se aplica una perspectiva interseccional para examinar la importancia crucial de salvaguardar la salud de las personas migrantes durante el tránsito y en sus lugares de destino. También pone de relieve la urgente necesidad de combatir la criminalización y el maltrato de las personas migrantes tras cruzar las fronteras. Al analizar la compleja interacción de los factores sociales, políticos y económicos que configuran las experiencias migratorias, este capítulo subraya los imperativos éticos y de derechos humanos para un acceso equitativo a la atención en salud y un trato humano en las políticas migratorias.

La primera sección introduce los conceptos fundamentales y describe las dimensiones de la migración mundial. La segunda sección explora los principales motores de la migración, con especial atención en el creciente impacto de los desplazamientos inducidos por el cambio climático. La tercera sección examina las causas estructurales de la migración, haciendo hincapié en cómo los patrones contemporáneos están profundamente arraigados en prácticas coloniales pasadas y presentes. La cuarta sección presenta un enfoque para evaluar la salud de las personas migrantes a través del prisma de los determinantes sociales de la salud. La quinta sección se centra en las posibles acciones de defensa de la migración dentro de los movimientos sociales por el derecho a la salud.

Además, el capítulo incluye tres estudios de caso: la migración en Italia, los retos de salud mental de las personas refugiadas palestinas y la conferencia autoorganizada Salud para las Personas Migrantes en Brasil.

Las dimensiones de la migración mundial

La migración mundial es un fenómeno complejo que ha configurado las sociedades humanas durante siglos, impulsado por multitud de factores y produciendo importantes repercusiones en las economías, los sistemas políticos y las estructuras sociales. Según la Organización Internacional para las Migraciones (OIM), en 2020 habrá aproximadamente 281 millones de migrantes internacionales en todo el mundo,[1] una cifra que subraya la creciente relevancia de la migración en los debates políticos mundiales.

Una persona inmigrante es alguien que se traslada a un nuevo país con la intención de establecerse o residir en él durante un periodo prolongado. Muchos países receptores cuentan con sistemas formales para examinar y aceptar a nuevos/as migrantes en función de criterios como las oportunidades de trabajo, la educación, la reunificación familiar o las necesidades humanitarias. A pesar de estas vías, la experiencia de inmigrante suele implicar la navegación por complejos marcos jurídicos y procesos burocráticos, incluidas las solicitudes de visado, los reconocimientos médicos y los requisitos de patrocinio.

Las personas procedentes de regiones con rentas más bajas pueden encontrarse con dificultades particulares. Por ejemplo, los y las futuros/as emigrantes del África subsahariana, algunas zonas de América Latina y el sudeste asiático se enfrentan con frecuencia a obstáculos financieros y logísticos adicionales, como el acceso limitado a las misiones diplomáticas para el trámite de visados o la necesidad de someterse a exámenes médicos en centros urbanos distantes. Estos problemas se ven agravados por las limitaciones socioeconómicas y pueden impedir que las personas migrantes cumplan con los requisitos para obtener el visado.

Tras su entrada, los y las migrantes suelen enfrentarse a otros obstáculos relacionados con el registro en los servicios sociales, como la salud y la educación públicas. También se enfrentan a retos sociales y psicológicos, como barreras lingüísticas, redes profesionales limitadas, dificultades para conseguir un empleo estable o subempleo en relación con sus cualificaciones, debido a la falta de reconocimiento de las credenciales extranjeras.

Dentro del grupo de migrantes, hay dos subgrupos que conviene comprender mejor: las personas refugiadas y solicitantes de asilo, y las personas migrantes sin estatus legal.

Las personas refugiadas y solicitantes de asilo son personas que huyen de la persecución, el conflicto o la violencia en sus países de origen. En virtud de la Convención sobre el Estatuto de los Refugiados de 1951 y su Protocolo de 1967, los Estados están obligados a proporcionar protección y una serie de derechos a las personas que cumplen la definición legal de refugiado.[2] El proceso de obtención del estatuto de refugiado se gestiona tanto a escala internacional como nacional, a menudo con el apoyo del Comisionado de las Naciones Unidas para los Refugiados (ACNUR). Sin embargo, la disposición de ciertos países del Norte Global a aceptar personas refugiadas ha disminuido en algunos casos, limitando el reasentamiento y la atención. Esta discrepancia en las políticas de acogida suele tener como consecuencia que las personas refugiadas vivan en situaciones prolongadas, con un acceso restringido a la atención en salud, a la educación y la protección jurídica.[*,3]

Las personas migrantes indocumentadas, o migrantes sin estatus legal, son personas que entran en un país sin seguir los procedimientos oficiales o que se

---

* Según el Alto Comisionado de las Naciones Unidas para los Refugiados (ACNUR), a mediados de 2022 había más de 103 millones de personas desplazadas forzosas en todo el mundo, entre personas refugiadas, solicitantes de asilo y desplazadas internas. Ejemplos recientes a gran escala incluyen el desplazamiento de poblaciones de Siria, Afganistán y Ucrania, muchas de las cuales han buscado refugio en Estados vecinos o en lugares más lejanos.

quedan más tiempo del que sus visados lo permiten. En muchos casos, las presiones socioeconómicas, los conflictos o la degradación del ambiente obligan a estas personas a buscar una rápida reubicación, por lo que no pueden cumplir los procesos formales de entrada. Al carecer de un estatus de inmigración reconocido, suelen tener un acceso limitado o nulo a los servicios sociales y al empleo formal, lo que las expone a un mayor riesgo de explotación. Según la OIM, las personas migrantes indocumentadas suelen estar más expuestos a violaciones laborales y de los derechos humanos, al tiempo que se enfrentan a la posibilidad de detención, deportación o medidas punitivas por parte de los gobiernos de acogida.

Otra categoría destacada de migrantes incluye a quienes se desplazan por oportunidades de empleo temporal o estacional, ya sea en la agricultura, la construcción, el cuidado de personas o el trabajo doméstico. La Organización Internacional del Trabajo (OIT) calcula que en 2019 había unos 169 millones de personas trabajadoras migrantes en todo el mundo, lo que pone de relieve la importancia económica de la migración laboral.

Impulsores de la migración

La migración económica es una de las formas más frecuentes de desplazamiento de la población en todo el mundo, impulsada principalmente por la pobreza, la falta de oportunidades y unas condiciones económicas desfavorables. Este fenómeno puede surgir tanto de crisis económicas agudas como de desigualdades estructurales a largo plazo. Un ejemplo es el patrón de migración económica que implica flujos de larga duración desde naciones latinoamericanas hacia Estados Unidos, reflejo de disparidades socioeconómicas más amplias entre el Sur y el Norte Global.

Recuadro C2.1: Migración del personal de la salud

Aunque la migración del personal de la salud no es el tema principal de este capítulo, sigue siendo una cuestión muy pertinente con importantes implicaciones para los sistemas de salud, sobre todo en los países de origen. Un estudio reciente de Hanrieder y Janauschek (2025) examinó los resultados de un acuerdo entre el gobierno alemán y la autoridad reguladora de la enfermería de Brasil, cuyo objetivo era facilitar la migración de personal de enfermería.[4] Este caso ejemplifica una pauta más amplia de migración de personas trabajadoras de la salud del Sur al Norte, a menudo fomentada activamente por los países de destino, sin tener suficientemente en cuenta los intereses colectivos y las posibles consecuencias para los países de origen.

Para abordar las preocupaciones éticas en torno a la movilidad internacional del personal de la salud, la Organización Mundial de la Salud (OMS) estableció un marco para la contratación ética a través de su Código Mundial de Prácticas para la Contratación Internacional de Personal de la Salud. Sin embargo, este marco sólo se aplica a un número limitado de países y sigue sin ser vinculante, lo que reduce su eficacia a la hora de mitigar los efectos adversos de la migración del personal de la salud.

La migración económica también abarca escenarios muy variados. Algunas personas migrantes carecen de estatus formal y cruzan las fronteras en busca de oportunidades de empleo básicas, mientras que otras son personas trabajadoras cualificadas o profesionales que aspiran a mejorar su calidad de vida en un nuevo país. Un caso bien documentado es la migración mundial de profesionales de la salud, incluidos enfermeros/as y médicos/as de países de renta baja y media que se trasladan a países de renta alta para cubrir la escasez de mano de obra y asegurarse mejores salarios.

La migración inducida por la violencia o los conflictos suele producirse cuando las personas y las familias huyen de situaciones de guerra, violencia generalizada o persecución política. Estos movimientos suelen implicar a refugiados/as y solicitantes de asilo que necesitan protección internacional en virtud de marcos como la Convención sobre el Estatuto de los Refugiados de 1951. Ejemplos recientes a gran escala incluyen el desplazamiento de personas de Siria, donde se estima que 6,8 millones de personas han huido del país desde el inicio del conflicto en 2011, y el éxodo de personas de Ucrania tras la escalada de hostilidades de 2022, con millones de personas cruzando a otras naciones europeas.[5]

Aunque el derecho internacional obliga en general a los Estados a ofrecer protección a quienes huyen de la persecución o los conflictos armados, el trato a las personas refugiadas puede variar considerablemente. Se observan diferentes respuestas por parte de los países de renta alta: algunas personas reciben ayuda humanitaria rápida y vías de migración más favorables, mientras que otras se enfrentan a barreras más estrictas. Estas discrepancias en la acogida pueden reflejar prejuicios subyacentes y suscitar preocupación sobre el trato equitativo en virtud de las normas internacionales sobre personas refugiadas y derechos humanos.

La migración por el cambio climático, aunque a veces se engloba en las categorías económica o por conflictos, se reconoce cada vez más como una forma distinta de desplazamiento. En este caso, los factores ambientales relacionados con el cambio climático constituyen el principal catalizador de la migración, ya sea por catástrofes agudas (huracanes, inundaciones, etc.) o por crisis de evolución lenta (sequía, desertificación, aumento del nivel del mar, etc.). Por ejemplo, las condiciones de sequía en Nigeria han afectado gravemente a los medios de subsistencia agrícolas tradicionales, provocando movimientos internos y transfronterizos. En 2009, la OIM adoptó el concepto de migrantes ambientales.[6,7]

Otro ejemplo es el de las comunidades inuit del norte de Canadá que se han trasladado a los centros urbanos del sur, a menudo enfrentándose a la ruptura de los lazos comunales y las prácticas culturales. La ausencia de servicios culturalmente apropiados, unida a los obstáculos al empleo y la vivienda, puede exacerbar las vulnerabilidades, incluidos los riesgos de carecer de hogar y de drogadicción.[8] Además, los pequeños Estados insulares en desarrollo del Pacífico se enfrentan a la perspectiva de la reubicación debido a la subida del nivel del mar, lo que ilustra cómo la degradación ambiental puede amenazar el tejido cultural y social de comunidades enteras.

Un enfoque estructural de la migración

En su esencia, la migración económica tiene su origen en las profundas disparidades del sistema económico mundial y en las desigualdades sistémicas de los países de origen de las personas migrantes. Estas desigualdades suelen tener sus raíces en una historia colonial -o en su contrapartida moderna, el neocolonialismo- que sigue configurando la dinámica económica mundial (véase el Capítulo B5).

Históricamente, el colonialismo estableció un sistema en el que algunas naciones dominaban exportando tecnologías de alto valor y controlando las cadenas de suministro mundiales, mientras que otras quedaban relegadas a proporcionar materias primas y mano de obra barata. Este modelo de explotación se remonta a prácticas coloniales del pasado, como la colonización española y portuguesa de América Latina, que se basaba en la extracción de recursos naturales y la mano de obra esclava. Los efectos duraderos de esta explotación son evidentes en la pobreza persistente, la marginación y el racismo sistémico. Del mismo modo, durante el siglo XIX, las potencias europeas y Estados Unidos impusieron la dominación económica en regiones de Asia y África. Estos métodos conllevaban a menudo destrucción y violencia, como se vio en la explotación del Congo por Bélgica o el desmantelamiento por Gran Bretaña de la economía y la intelectualidad de Bengala (hoy Bangladesh), antaño florecientes.[9]

En la época contemporánea, prevalecen los mismos desequilibrios económicos. Las naciones ricas mantienen su dominio neocolonial mediante mecanismos como protecciones monopolísticas de la propiedad intelectual y políticas económicas que garantizan que los países periféricos sigan siendo dependientes como proveedores de mano de obra barata y materias primas. Esta dinámica ahoga el crecimiento económico de las naciones menos desarrolladas económicamente, atrapándolas en ciclos de pobreza y dependencia.

Desde una perspectiva individual, la decisión de emigrar a pesar de sus retos suele ser una respuesta lógica a estas condiciones estructurales. Los países de renta alta, sobre todo en la segunda mitad del siglo XX, desarrollaron sólidos sistemas de seguridad social y crearon oportunidades de empleo atractivas para las personas emigrantes.

Acceso de las personas migrantes a la atención en salud en tiempos de crisis

El acceso de las personas migrantes a la atención en salud es una cuestión que debe abordarse desde la óptica de la determinación social de la salud. Esta perspectiva nos recuerda que la salud, incluido el acceso a la atención en salud, tiene sus raíces en factores sociales determinados por características estructurales de la sociedad. El análisis del acceso de las personas migrantes a la atención en salud empieza por reconocer las raíces de los problemas, basadas en el colonialismo y el racismo. La epidemiología crítica y la salud colectiva ofrecen una rica perspectiva para ello al proponer un marco político de actuación que parte de la movilización de las personas que utilizan los servicios de salud (véase el Recuadro C2.2).[10]

Figura 1: Personal de la salud protesta en el Reino Unido contra los controles racistas de la inmigración en los servicios de salud

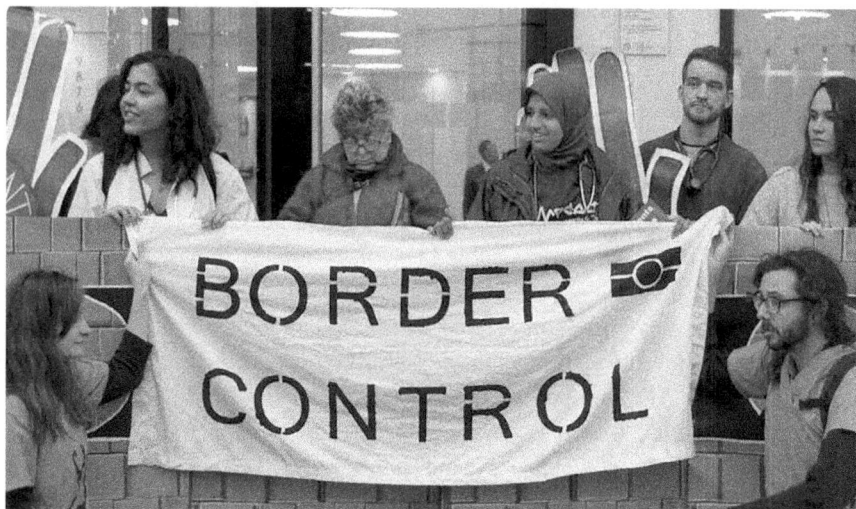

Docs Not Cops / Campaña "Pacientes, no pasaportes"

Recuadro C2.2: La movilización de migrantes en Brasil para la conferencia autoorganizada

El Sistema Único de Salud (SUS) brasileño es uno de los mayores sistemas universales de salud del mundo, establecido mediante movilizaciones sociales que culminaron en el derecho constitucional a la salud de 1988. La participación comunitaria desempeña un papel crucial en la gobernanza del SUS, con mecanismos como los Consejos de Salud y las Conferencias Nacionales de Salud, en las que representantes elegidos/as dan forma a las políticas de la salud. En 2023 se produjo un hito significativo cuando, por primera vez, las personas migrantes estuvieron formalmente representadas a nivel nacional, tras la movilización del Frente Nacional de Salud de Migrantes (FENAMI). Esta participación subraya el creciente reconocimiento de las cuestiones de la salud de migrantes en la agenda de salud pública de Brasil.

Aunque legalmente los y las migrantes tienen acceso ilimitado al SUS, numerosas barreras prácticas dificultan su capacidad para obtener atención. Entre ellas están las barreras lingüísticas, la falta de información sobre el SUS y los obstáculos burocráticos, como la exigencia ilegal por parte de profesionales de la salud de pruebas de residencia o documentación legal. Durante la pandemia de COVID-19,

Continúa en la página siguiente

Recuadro C2.2 continuado

las comunidades de migrantes se movilizaron para defender sus derechos, lo que dio lugar a iniciativas como la 1ª Plenaria Nacional sobre Salud y Migración (2021) y las Conferencias Nacionales Libres sobre la Salud de Migrantes (2023 y 2024). Estos eventos facilitaron el debate sobre la accesibilidad de la atención en salud y dieron lugar a propuestas políticas aprobadas destinadas a reforzar los derechos a la salud de las personas migrantes dentro del SUS.

La movilización liderada por las personas migrantes ha tenido un impacto tangible en el desarrollo de políticas. La 1ª Conferencia Nacional Gratuita sobre Salud de Migrantes (2023), organizada por FENAMI, reunió a 876 participantes y condujo a la inclusión de 51 directrices relacionadas con las personas migrantes en la 17ª Conferencia Nacional de Salud. La 2ª Conferencia Nacional Libre (2024) continuó perfeccionando estos debates, garantizando que la salud de las personas migrantes siga siendo una prioridad en la Política Nacional de Migración más amplia de Brasil. El Ministerio de Salud también ha respondido a las demandas de la sociedad civil formando un Grupo de Trabajo (2023) para desarrollar una Política Nacional de Salud para Migrantes, Refugiados y Apátridas, destacando un cambio hacia una gobernanza en salud más inclusiva. El mismo año 2023 marcó un punto de inflexión en las políticas migratorias de Brasil, con el establecimiento de la Política Nacional de Migración, Refugio y Apatridia (PNMRA). Esta política sustituye las anticuadas leyes migratorias basadas en la seguridad por un enfoque basado en los derechos.

A pesar de estos avances, la salud y la migración no han ocupado tradicionalmente un lugar central en los debates sobre políticas migratorias, por lo que se necesitan nuevos marcos que garanticen el derecho de las personas migrantes a la atención en salud dentro del SUS. Reconociendo las barreras a las que se enfrentan las personas migrantes, las políticas de salud deben alinearse con iniciativas de equidad más amplias, como las dirigidas a las poblaciones negra, indígena y LGBTQ+, garantizando enfoques en salud integrales y culturalmente sensibles. Para defender eficazmente el derecho constitucional a la atención en salud, Brasil debe aplicar políticas intersectoriales que integren las necesidades de las personas migrantes en las realidades regionales.* Esto implica ampliar los programas existentes, como el Programa Nacional de Salud Bucodental de Brasil, la iniciativa Más Médicos y los servicios de salud indígenas, que desempeñan un papel crucial en la mejora del acceso a la atención primaria y a los servicios especializados.

Lograr una atención en salud equitativa para las personas migrantes requiere una formulación de políticas integradora, la participación social y el refuerzo de las iniciativas de salud pública que promuevan la atención intercultural. En última instancia, garantizar la salud de las personas migrantes en el SUS es una obligación fundamental en materia de derechos humanos, que refuerza el compromiso de Brasil con una atención en salud universal y equitativa.

---

*El programa Más Médicos en Brasil, puesto en marcha en 2013, fue un esfuerzo por desplegar personal médico, principalmente procedente de Cuba, en zonas desatendidas.

El contexto actual de movilidad humana pone de relieve cuestiones críticas relacionadas con el derecho a la salud de las poblaciones migrantes, especialmente en tiempos de crisis sociales y de la salud. Por lo general, las poblaciones migrantes se enfrentan a obstáculos para acceder a los servicios de salud debido a que los sistemas no suelen estar preparados para acoger y satisfacer sus necesidades.[12]

La pandemia de COVID-19 exacerbó estos retos, poniendo de manifiesto las deficiencias de los sistemas de salud de varios países para responder a las demandas de una población migrante en constante movimiento. El cierre de fronteras y las restricciones a la movilidad afectaron directamente a las personas migrantes, obligándolas a enfrentarse a condiciones de vida aún más precarias y a dificultades para acceder a servicios de salud esenciales.[13] Esta situación ejemplifica cómo las crisis mundiales exponen y amplifican las desigualdades sociales, dejando claro que el derecho a la salud debe ser una prioridad transnacional.

Las respuestas desordenadas de los países a la COVID-19 ilustraron las limitaciones de los Estados para hacer frente a la pandemia de forma aislada,[14] subrayando la urgencia de un sistema de salud mundial coordinado, capaz de responder de manera uniforme a las crisis de salud que afectan a todo el mundo (véase el Capítulo D2). Los problemas transnacionales requieren respuestas transnacionales, lo que refuerza la idea de que la salud debe enfocarse como un derecho colectivo que trasciende las fronteras nacionales.

Los flujos migratorios actuales son "más numerosos, rápidos, diversos y complejos que en el pasado"[15] lo que hace necesario un sistema de gobernanza de la salud que trascienda las fronteras e integre la salud de las personas migrantes como una prioridad global. Esta perspectiva sugiere la creación de políticas que traten la atención en salud como un derecho transnacional, permitiendo una respuesta coordinada y solidaria a los retos de salud pública en un mundo interconectado. Un marco global de derechos a la salud debería contemplar no sólo la prestación de atención en salud, sino también la promoción de unas condiciones de vida dignas para todas las personas migrantes, para lo cual las políticas de asistencia.[16]

Visión positiva del futuro: ¿qué sería posible?

Acceso a la atención en salud y determinantes sociales de la salud: aplicación del marco a la salud de las personas migrantes

Una lección clave en el estudio del derecho a la salud de las personas migrantes es que la propia migración debe analizarse en el contexto más amplio de la determinación social de la salud. Este marco reconoce que los resultados de la salud están enraizados en estructuras sociales, políticas y económicas que influyen en las condiciones de vida, el acceso a los servicios y el bienestar general. Una comprensión global de la salud de las personas migrantes requiere enfoques interdisciplinarios que vayan más allá de las ciencias biomédicas para comprender plenamente las complejidades que entraña.

La situación de la comunidad migrante boliviana en São Paulo, Brasil, ejemplifica esta realidad. Muchas personas migrantes se trasladan en busca de mejores oportunidades de empleo, pero a menudo se enfrentan a la explotación en mercados laborales informales o precarios. En São Paulo, por ejemplo, la industria textil lleva mucho tiempo asociada a condiciones laborales de explotación para las personas migrantes bolivianas. El profundo impacto del trabajo en la salud de las personas migrantes subraya la necesidad de intervenciones políticas que aborden los riesgos laborales, los salarios justos y los derechos de las personas trabajadoras. Sus precarias condiciones de trabajo y de vida aumentan su vulnerabilidad a afecciones específicas, como la enfermedad de Chagas. Más allá de los factores biomédicos, las barreras de acceso a la atención en salud -como las dificultades lingüísticas y la complejidad de los procedimientos en los servicios de salud pública- agravan sus riesgos para la salud. Por tanto, un análisis matizado de la salud de las personas migrantes debe tener en cuenta tanto las barreras estructurales como los determinantes sociales, que en conjunto determinan sus resultados de salud.

Necesidad de políticas de salud específicas para las personas migrantes
Como ilustran las experiencias de las personas migrantes bolivianas en São Paulo y de las poblaciones inuit en los centros urbanos de Canadá, las poblaciones migrantes requieren políticas de salud adaptadas que incorporen principios de equidad y aborden sus vulnerabilidades y retos específicos. Las políticas específicas para migrantes deben tener en cuenta las barreras socioculturales, lingüísticas y administrativas que limitan su capacidad para acceder a los servicios de salud. En Brasil, la Conferencia Nacional sobre los Derechos de Migrantes ha abogado por la aplicación de una política de salud específica para las poblaciones migrantes. Estas políticas no deben considerarse excepcionales, sino componentes esenciales de un programa más amplio de equidad en salud.

Las personas migrantes, en el centro del debate
Más allá de las políticas específicas, es imperativo situar a las personas migrantes en el centro de los debates sobre salud y derechos sociales. El caso brasileño pone de relieve el papel de la organización colectiva y los movimientos sociales en la promoción de los derechos a la salud de migrantes. Las organizaciones dirigidas por migrantes sirven como plataformas cruciales para la defensa, el apoyo mutuo y la movilización política, garantizando que sus voces influyan en las políticas públicas y en la prestación de servicios. En Italia, la movilización de trabajadores/as de la salud que defienden los derechos de las personas migrantes está cada vez más impulsada por descendientes de las primeras poblaciones migrantes (Recuadro C2.3). Esto subraya la importancia de reconocer a las personas migrantes no como beneficiarias pasivas de la ayuda, sino como agentes activos del cambio en la configuración de los sistemas de salud y las políticas sociales. Aunque la sociedad en general debe apoyar a las personas migrantes en sus luchas, estos esfuerzos deben centrarse en su liderazgo y experiencias vividas..

Recuadro C2.3: Movilización del personal de la salud por la salud de las personas migrantes en Italia

En las últimas décadas, Italia ha pasado de ser un país de emigración a convertirse en uno de los principales destinos para las personas migrantes, y en la actualidad las personas residentes extranjeras representan aproximadamente el 9 % de su población. Aunque la mayor parte de la migración está motivada por la reunificación familiar y el empleo, Italia también experimenta llegadas imprevistas de personas refugiadas y solicitantes de asilo debido a los conflictos, la inestabilidad política y el cambio climático. Aunque el Servicio Nacional de Salud (SSN) garantiza formalmente el acceso a la atención en salud a las personas migrantes documentadas y proporciona atención esencial y de urgencia a las que carecen de estatus legal, persisten importantes desigualdades en salud. Éstas se derivan de las desventajas socioeconómicas, la fragmentación de la atención primaria y las barreras de acceso a los servicios. En lugar de abordar estas desigualdades, tendencias como la privatización de los servicios de salud y el racismo institucional han marginado aún más a las poblaciones migrantes, exacerbando las disparidades en la prestación de servicios públicos.

El SSN se enfrenta a retos sistémicos a la hora de garantizar un acceso equitativo a la atención en salud, con disparidades regionales y un modelo de atención primaria fragmentado que dificulta la prestación eficaz de servicios. A pesar de sus principios fundacionales de equidad y solidaridad, el sistema ha luchado con redes territoriales débiles y un enfoque reactivo de la atención, que se hizo evidente durante la pandemia de COVID-19. Además, las prácticas discrecionales de las autoridades de la salud -como las trabas burocráticas para acceder al SSN en el caso de las personas migrantes indocumentadas- han restringido aún más el acceso. El racismo institucional agrava estas disparidades, como ilustra el trato preferente dispensado a las personas refugiadas de Ucrania en comparación con las personas solicitantes de asilo de países africanos y de Oriente Medio, lo que pone de relieve los sesgos sistémicos de las políticas y prácticas migratorias y de salud.

La falta de infraestructuras informáticas sólidas perturba aún más la continuidad de la atención en salud a las personas migrantes, excluyéndolas de los sistemas de datos de salud y reforzando las disparidades. Los servicios de mediación lingüística y cultural también están infravalorados e insuficientemente financiados, y el personal de mediación carece de reconocimiento profesional. Mientras tanto, la creciente privatización de la atención en salud, impulsada por los recortes de financiación y la externalización, ha provocado tiempos de espera más largos, escasez de personal y una mayor dependencia de organizaciones privadas y sin ánimo de lucro. Muchos grupos marginados, incluidas las personas migrantes, dependen de servicios del tercer sector, como clínicas de base y organizaciones humanitarias, para acceder a la atención en salud. Esta tendencia refleja un modelo de gobernanza en el que la supervisión pública es mínima, lo que refuerza las desigualdades dentro del SSN.

Continúa en la página siguiente

Recuadro C2.3 continuado

Más allá de la atención en salud, las políticas migratorias de Italia se han vuelto cada vez más restrictivas, caracterizadas por la criminalización de la migración y la solidaridad ("crimmigration"). Desde 2018, los gobiernos nacionalistas han aplicado políticas que desfinancian los servicios de acogida de migrantes, restringen el acceso a la protección internacional y limitan las vías para la migración legal. Medidas como la ampliación de los centros de detención (CPR), el endurecimiento de las penas por migración irregular y las restricciones a las operaciones de búsqueda y rescate dirigidas por ONG en el mar Mediterráneo marginan aún más a las personas migrantes, dejando a muchas en condiciones legales y sociales precarias. Al mismo tiempo, Italia ha externalizado el control de las fronteras, financiando a guardacostas de Libia y Túnez para bloquear las salidas y negociando polémicos centros de acogida de migrantes en Albania. Estas políticas, junto con restricciones administrativas como la reciente prohibición de comprar tarjetas SIM a las personas migrantes indocumentadas, ejemplifican los crecientes esfuerzos por excluir a las personas migrantes de los derechos básicos y los servicios públicos.

A pesar de estas tendencias excluyentes, las organizaciones de base y las iniciativas de la sociedad civil siguen resistiendo y defendiendo los derechos de las personas migrantes. Redes como la Red Internacional de Clínicas Sociales se oponen a las políticas de salud neoliberales y prestan una atención vital basada en la comunidad, mientras que la Sociedad Italiana de Medicina de la Migración (SIMM) influye en la política de salud a través de la investigación y la defensa. La campaña "NO CPR" se opone a la ampliación de los centros de detención, y recientemente ha conseguido una declaración de la Asociación Médica Nacional de Italia que condena la participación médica en los traslados forzosos a centros de detención en Albania. Además, los y las profesionales de la salud afrodescendientes y activistas migrantes de segunda generación están impulsando el debate sobre la descolonización de la salud y las políticas migratorias, abogando por reformas sistémicas centradas en las experiencias vividas por las comunidades racializadas.

Sistemas de salud universales y salud de las personas migrantes

La lucha por el derecho a la salud de las personas migrantes no debe considerarse de forma aislada, sino como parte de una lucha más amplia por unos sistemas de salud públicos y universales. Un sistema de salud sólido y accesible -basado en el derecho a la salud- es crucial para garantizar una atención de alta calidad para todos y todas, incluidas las personas migrantes. Sin embargo, en muchos contextos se culpa injustamente a las personas migrantes del deterioro de los servicios públicos cuando, en realidad, la erosión de la calidad de la atención en salud suele estar relacionada con las políticas de austeridad y la falta de financiación estructural, más que con la propia migración.

El sistema de salud brasileño (SUS) constituye un ejemplo convincente de cómo las políticas de acceso universal benefician a las comunidades migrantes. A pesar de los retos a los que se enfrenta, su enfoque no restrictivo garantiza que las per migrantes puedan acceder a los servicios esenciales, lo que refuerza la importancia de las políticas de salud universalistas. Sin embargo, las regiones afectadas por conflictos, como Palestina, ilustran las devastadoras consecuencias de la destrucción de las infraestructuras de salud a causa de la guerra y la ocupación prolongada (Recuadro C2.4). En tales contextos, el acceso a la atención en salud se convierte no sólo en una cuestión de salud pública, sino también en una preocupación humanitaria y política.

Recuadro C2.4: La salud de las personas refugiadas en Palestina

Entrevista con una psicóloga, investigadora de zonas de conflicto y ocupación, y coordinadora de proyectos de intervención en salud mental en los territorios palestinos. *

El contexto de las personas refugiadas

El estatus de refugiado se otorgó a Palestina cuando la ONU creó la Agencia de Naciones Unidas para la población refugiada de Palestina en Oriente Próximo (UNRWA, por sus siglas en inglés) en 1949 para apoyar al pueblo palestino. Se les considera personas refugiadas porque fueron desplazadas de sus tierras, pero siguen viviendo en su propio territorio, por lo que son refugiadas en su propia tierra. En el caso palestino existe la complejidad de que Palestina no está reconocida como país con autonomía para proteger derechos. La UNRWA, al reconocerlas y nombrarlas como "personas refugiadas", asegura a la población palestina desplazada por la fuerza la posibilidad de protección de sus derechos por parte de la ONU.

Desde 1948, desde la Nakba, lo que tenemos en Palestina son innumerables grupos de personas que han sido desplazadas y no pueden regresar a sus propias tierras. Por ejemplo, muchas personas de Jerusalén no pueden visitar sus tierras, hogares y familias en Cisjordania. Hay casos de familias que llevan décadas sin poder verse, porque parte de la familia está en un lugar y no tiene la validación para cruzar los puestos de control. En relación con Gaza, hoy se da la situación de varias personas desplazadas que se han marchado y viven en la frontera con Egipto.

Así pues, la migración en Palestina lleva mucho tiempo produciéndose, este proceso migratorio interno y externo, así como los desplazamientos forzosos y las diásporas. Muchas personas también se han refugiado en otros países. Hace años, la mayor parte del territorio seguía siendo palestino, ahora la mayor parte está ocupada. Esto fragmenta el territorio en lo que se denomina zona A, B y C, con diferentes controles y posibilidades de acceso y movimiento. Control israelí, control de la Autoridad Palestina y una tercera zona que prácticamente no está controlada, donde hay un

Continúa en la página siguiente

*Por razones de seguridad, la entrevista se publica de forma anónima.

Recuadro C2.4 continuado

limbo, zonas cercanas a un asentamiento que no está bajo el control de Israel, pero que tampoco responde a la Autoridad Palestina porque está en esa zona gris. La población que vive en estas regiones se encuentra en un estado de excepción, literalmente, porque no tienen un estado de protección que pueda responder legalmente para que se garanticen sus derechos. No hay recursos en estas zonas, porque no hay autoridad, por lo que se les impide acceder a todo tipo de derechos.

Pensando en el ámbito de la salud, no se trata sólo de la dificultad de acceso, como en ciertas regiones más aisladas, sino de la imposibilidad de tener acceso a la salud.

Acceso a la salud y la salud mental en los territorios palestinos

En regiones como la ciudad de Tubas, en el noreste de Cisjordania, encontramos varios pueblos que no tienen acceso a la atención en salud. Lo cual es algo muy contradictorio, porque en las regiones donde hay acceso a la salud también hay un sistema que funciona y que no es tan precario como en otros países que reciben ayuda humanitaria. Cuando hablamos de Cisjordania, hay una cierta organización y recursos para la salud, pero hay ciertas zonas, estas zonas que he mencionado, la fragmentación del territorio en zonas B y C, y las condiciones de acceso a los derechos también están fragmentadas, entre ellos la salud, creando un acceso precario, consecuencia de la ocupación.

Hay salud mental en el sistema terciario, que sería el hospital psiquiátrico. En el nivel secundario, hay un cierto componente psiquiátrico y en la atención primaria existe, en algunas zonas, lo que llaman atención primaria de salud mental. Hay algunas enfermeras que fueron formadas para proporcionar este apoyo más psicosocial, y educadores/as en salud y trabajadores/as sociales, pero no hay profesionales en psicología en el sistema de salud público. Así que el trabajo psicoterapéutico, la descentralización de los servicios especializados para acceder a la comunidad es inexistente. El sistema de salud de los territorios palestinos cuenta con lo que llaman apoyo psicosocial, que suelen ofrecer profesionales en trabajo social. Hay varias organizaciones, incluso locales, que tienen apoyo psicosocial, pero no se incluyen servicios de psicoterapia especializados, descentralizados y de libre acceso a la comunidad. Las organizaciones internacionales acaban intentando cubrir parte de este vacío. Hay un sistema privado que funciona, pero sólo es accesible a una minoría que puede tener recursos económicos.

Principales retos para la realización del derecho a la salud en los territorios palestinos

El sistema de atención primaria existe, incluso en un pueblo remoto hay algún servicio de salud, en la mayor parte del territorio, pero es limitado, tienes un/a médico/a que va una vez a la semana. Cuando hablamos de acceso a la salud en este contexto, la barrera está en el sistema de ocupación existente, que también está desmante-

Continúa en la página siguiente

Recuadro C2.4 continuado

lando el sistema de salud. Por ejemplo, con el sistema farmacéutico en Palestina, la importación de medicamentos llega a un centro farmacológico que los distribuye. Para que esto ocurra, cualquier importación necesita la validación de Israel. Esta validación tiene lugar por partes y departamentos diferentes, y los diferentes departamentos de Israel responsables de los diferentes medicamentos cambian a menudo, por lo que el medicamento deja de llegar. Se produce una interrupción del suministro y no hay garantías de cuándo se reanudará. Esta interrupción del tratamiento desestabiliza toda la red de atención. Cuando hablamos de casos crónicos, de personas en situación de vulnerabilidad, de personas que viven con problemas de salud mental, de personas con experiencia vital de trastornos mentales, esta interrupción de la medicación acaba teniendo efectos que aumentan la vulnerabilidad de esta comunidad.

Si hablamos de Gaza, la situación es aún más compleja. Gaza es otro mundo; todo está completamente controlado. Hay ocasiones en las que los analgésicos no han sido validados, por lo que las cirugías se realizan sin analgésicos. Situaciones como estas ya se daban antes de octubre de 2023. Había acceso a la atención en salud en Gaza, ya había una universidad para cursos en diferentes áreas de la atención en salud, estaban creando un máster en psicología, pero todo fue destruido, fue bombardeado, en particular en el último año [2024]. Y lo que vemos en la historia de Palestina es que cuando se reconstruye un mínimo, pronto se vuelve a destruir.

Hoy, el escenario que tenemos en Gaza, al hablar de acceso a la salud, son fronteras cerradas, cargamentos médicos y humanitarios saqueados, incluso con la validación de Israel. Estamos hablando de recursos, donaciones, medicamentos saqueados y destruidos cuando se dejan almacenados sin las condiciones necesarias para su conservación. Asistimos a un ataque directo contra hospitales, clínicas y equipos de salud, a pesar de que, según el derecho internacional humanitario, las instalaciones médicas deben ser respetadas (véase el Capítulo C1).

Todo en un hospital se genera a partir de energía, desde la incubadora de bebés hasta la temperatura de los medicamentos, pasando por la realización de intervenciones quirúrgicas, el quirófano, todo necesita energía. Así que, cuando hay un apagón, cuando se corta la electricidad, no hay forma de mantener las operaciones de salud mínimas. Así que, sin electricidad, sin combustible para el generador, es todo un sistema médico que no funciona. ¿Cómo podemos ofrecer atención a este enorme contingente de personas obligadas a desplazarse?

Perspectivas de futuro

Es difícil no pensar en el aumento y la continuidad de la ocupación. Con este movimiento de ocupación desde lo alto de la colina hacia abajo, hasta el punto en que la ocupación llega a la parte baja y cierra y asfixia la ciudad palestina, con esto, se forman estas islas, y se coloca un puesto de control, aislando la ciudad. Lo que vemos

Continúa en la página siguiente

Recuadro C2.4 continuado

en Cisjordania es el aumento de estos aislamientos insulares. Como consecuencia, disminuye la movilidad de las comunidades y disminuye la posibilidad de empleo, disminuye el acceso a la salud. Esto se ha intensificado en los últimos años, no sólo en 2023 y 2024, con este absurdo, este genocidio en Gaza, esta estrategia existe desde hace años, se repite de la misma manera.

Pensando en el futuro y en la realización del derecho a la salud, lo primero que tiene que ocurrir es el reconocimiento del territorio palestino como Estado. Palestina necesita ser reconocida urgentemente para que pueda existir la posibilidad de que un Estado se organice. Porque hoy lo que ocurre es un territorio con un Estado altamente militarizado que tiene poder legal sobre ese territorio. Y no sólo eso sino que, desde el punto de vista jurídico, hay que reconocer a las personas palestinas como humanas, como seres con derechos. Por eso el nombre de "personas refugiadas" mejora un poco la situación. No se puede hablar de acceso a la salud sin hablar de protección de derechos.

Pero ahora hablando también de una dimensión discursiva, para que haya también una recuperación de un lazo social, es necesario responsabilizar a los actores que no respetaron todo esto, que fueron actores de esta violencia. Creo que esta rendición de cuentas de los actores es extremadamente necesaria también, para una curación colectiva de esta herida. Es un punto importante, en mi opinión.

En un bucle discursivo, mirando a los territorios palestinos, veo mucho potencial. Es una comunidad que tiene recursos. Es una comunidad politizada en el sentido de la política en la polis. No hablo de política de grupo, sino de polis, de actores de agencia en una polis. Es una comunidad que tiene esta fuerza. Es una comunidad que consigue tener esta reconstrucción colectiva, memorias colectivas. Y veo este potencial de reorganización colectiva si tienen la oportunidad. Es importante destacar que, con todas estas cuestiones, pueden reorganizarse, reconstruirse, existe esta posibilidad colectiva, para que podamos hablar del derecho a la salud y al acceso.

Abordar las causas estructurales y la necesidad de acción política

Cualquier debate significativo sobre migración y salud debe reconocer las causas estructurales de la migración, que están profundamente entrelazadas con factores históricos y geopolíticos. Como demuestra el caso del desplazamiento palestino, el colonialismo, los conflictos armados y las desigualdades económicas siguen impulsando la migración forzada y determinan la vulnerabilidad en la salud de las personas migrantes. Abordar la salud de las personas migrantes requiere no sólo reformas políticas, sino también un compromiso político más amplio para hacer frente a las injusticias sistémicas que alimentan el desplazamiento. La salud y el bienestar de las personas migrantes no pueden disociarse de las luchas más amplias por la justicia social, la equidad económica y los derechos humanos, tanto a escala nacional como mundial.

Lista de referencias

1 OIM. World Migration Report 2022. Geneva: International Organization for Migration; 2021. Report No.: PUB2021/032/L. Disponible en: https://bit.ly/4iyVVOv

2 United Nations. Convention Relating to the Status of Refugees. Geneva: United Nations; 1951. Report No.: Assembly Resolution 429 (V). Disponible en: https://bit.ly/44M7hLQ; United Nations. Protocol relating to the Status of Refugees. New York: United Nations; 1967. Report No.: Resolution 2198 (XXI). Disponible en: https://bit.ly/3EutfbH

3 UNHCR. Mid-Year Trends 2022. Geneva: United Nations High Commissioner for Refugees; 2022. Disponible en: https://bit.ly/4m8w43d

4 Hanrieder T, Janauschek L. The 'ethical recruitment' of international nurses: Germany's liberal health worker extractivism. Review of International Political Economy. 2025 Feb 18;1–25. Disponible en: https://bit.ly/42C7hwI

5 Eurostat. Temporary protection for persons fleeing Ukraine – monthly statistics [Internet]. Eurostat; 2025. Disponible en: https://bit.ly/4cOz68g

6 Kaczan DJ, Orgill-Meyer J. The impact of climate change on migration: a synthesis of recent empirical insights. Climatic Change. 2020 Feb;158(3–4):281–300. Disponible en: https://bit.ly/3GvY5Be

7 Beine M, Jeusette L. A meta-analysis of the literature on climate change and migration. J Dem Econ. 2021 Sep;87(3):293–344. Disponible en: https://bit.ly/4cYiTO6

8 Tungasuvvingat Inuit, Smylie J, Firestone M, Spiller MW. Our health counts: population-based measures of urban Inuit health determinants, health status, and health care access. Can J Public Health. 2018 Dec;109(5-6):662-70. Disponible en: https://bit.ly/3EIpaAA

9 Rahman A, Ali M, Kahn S. The British Art of Colonialism in India: Subjugation and Division. PCS. 2018. Disponible en: https://bit.ly/3GoZR7l

10 Breilh J, Krieger N. Critical epidemiology and the people's health. New York, NY: Oxford University Press; 2021. 1 p.

11 Granada D, Carreno I, Ramos N, Ramos MDCP. Discutir saúde e imigração no contexto atual de intensa mobilidade humana. Interface (Botucatu). 2017 Jun;21(61):285–96. Disponible en: https://bit.ly/4jU2hsZ

12 Brage E. Migración y salud: reflexiones a partir de una etnografía en centros de salud en São Paulo, Brasil, y Buenos Aires, Argentina, durante la pandemia de COVID-19. TRAVESSIA - Revista Do Migrante. 2023;1(95):39–56. Disponible en: https://bit.ly/4jrBPab

13 Siqueira Garcia H, Gerei Dos Santos K, Teixeira Ghilardi L. A pandemia da Covid-19 como realidade transnacional. Opin jurid. 2020 Oct 20;19(40):495–512. Disponible en: https://bit.ly/433gHkJ

14 Ventura M. Imigração, saúde global e direitos humanos. Cad Saúde Pública. 2018 Mar 29;34(4). Disponible en: https://bit.ly/3GsHcaF

15 Bravo Shuña R del P, Galeão-Silva LG. Mujeres migrantes y el SUS: desafíos del cuidado como derecho. Périplos: Revista De Estudios Sobre Migraciones. 2023 Dec 21;7(2). Disponible en: https://bit.ly/3EJyB2G

Poniendo el Derecho a la Salud...
¡A Trabajar!

Introducción

La pandemia de COVID-19 nos enseñó mucho acerca de la relación entre trabajo y salud. Por un lado, demostró lo importante que es el trabajo para nuestra sociedad, ya que los poderes designaron como "esenciales" una serie de sectores que a menudo se pasan por alto, como el comercio minorista, el trabajo en salud, la limpieza y otros trabajos de servicios. Por otro lado, la pandemia puso al descubierto lo importantes que son las condiciones de trabajo para la salud de las personas. Así, se puso en evidencia cómo el personal trabajador de la industria cárnica, las personas cuidadoras y los/las trabajadores/as inmigrantes o temporales alojados/as en residencias, corrían más riesgo que otros. Además, medidas preventivas como el distanciamiento social y el trabajo a domicilio no eran opciones para la mayoría, porque su trabajo no las permitía. El COVID-19 llamó la atención sobre mucho más que la relación entre el trabajo y la salud. También arrojó una luz brillante sobre la importancia del trabajo, o más exactamente, de las condiciones de empleo, como determinante social de la salud. Esto subraya la necesidad de un trabajo decente, incluidos la seguridad en el trabajo y el derecho de las personas trabajadoras a organizarse en sindicatos y a participar en el diálogo social.

Ya a principios de febrero de 2020, personal médico y de enfermería de primera línea de Hong Kong se declaró en huelga para protestar por el suministro inadecuado de equipos de protección individual (EPI) y por el hecho de que los hospitales no aplicaran el principio de precaución, es decir, dieran prioridad a medidas como el aislamiento de los casos sospechosos, el uso de protocolos de protección reforzados para el personal de salud y la aplicación de prácticas de control de infecciones, incluso cuando aún estaban surgiendo pruebas definitivas de las vías de transmisión. Contaron con el apoyo de la Internacional de Servicios Públicos (ISP), la Federación Sindical Mundial de Personal de Salud y Asistenciales, y de la Confederación Sindical Internacional (CSI).[1] Del mismo modo, entre marzo y abril de 2020, personal médico de Zimbabue y enfermeros/as tanto de Zimbabue como de Malawi se declararon en huelga para protestar por las deficientes condiciones laborales y de seguridad en el lugar de trabajo, que los/as ponían en grave peligro. Estas reivindicaciones, así como la carga de trabajo debida a la escasez de personal, ocuparon un lugar central en una oleada mundial de huelgas y protestas del personal de salud durante la pandemia.[2] Incluso ahora, siguen siendo cuestiones preocupantes que deben abordarse porque son importantes tanto para la salud del personal del sector, como por el logro de salud para todos y todas.

Desde un punto de vista positivo para la salud, el trabajo puede proporcionar satisfacción, permitir a las personas desarrollar sus talentos y contribuir a la sociedad. El empleo remunerado está vinculado a la mejora de la salud, en particular de la salud mental, tanto a corto como a largo plazo.[3] Sin embargo, los beneficios del empleo para la salud dependen de su calidad. Un estudio publicado en *The Lancet* reveló que las personas trabajadoras tanto con mayor autonomía laboral, como flexibilidad en la gestión de su trabajo y contar con supervisores que les apoyen, experimentan un mayor bienestar y salud.[4] El trabajo también puede perjudicar la salud cuando las personas trabajadoras no tienen ninguna autonomía, cuando la carga de trabajo es demasiado elevada y cuando están expuestas a condiciones peligrosas o sustancias tóxicas. Por desgracia, a menudo el personal trabajador no tiene muchas opciones y debe aceptar condiciones de trabajo insalubres para ganarse la vida y mantener a sus familias.

Cómo el capitalismo determina nuestro trabajo y nuestro bienestar

Las condiciones de trabajo están relacionadas con las tareas que realizan las personas trabajadoras, la forma en que se organiza el trabajo, el entorno físico y químico del trabajo, la ergonomía, el entorno psicosocial del trabajo y la tecnología que se utiliza. Dos personas pueden realizar el mismo trabajo, en la misma empresa, y sin embargo su estatus puede diferir enormemente. Una puede tener un empleo fijo, mientras que la otra puede tener un trabajo temporal contratado por un subcontratista. Sus condiciones de trabajo pueden ser similares, pero su nivel de estrés o de exposición a riesgos de lesiones puede ser muy diferente. Por tanto, la salud laboral de una persona viene determinada en gran medida por su lugar en la cadena de producción. Que una persona sea aprendiz, trabajadora irregular con un subcontratista, trabajadora manual con un contrato regular, empleada, supervisora, directiva o directora general marca una gran diferencia.

Las relaciones laborales varían mucho de un país a otro y evolucionan con el tiempo. Puede que la esclavitud y el trabajo en régimen de servidumbre estén casi extinguidos en gran parte del mundo, pero millones de hombres, mujeres y niños/as siguen viéndose obligados/as a trabajar bajo amenazas, abusos o limitaciones físicas o mentales. Un informe de la Organización Internacional del Trabajo (OIT), *Walk Free* –grupo internacional de derechos humanos que trabaja en la erradicación de la esclavitud moderna– y la Organización Internacional para las Migraciones (OIM) estima que 50 millones de personas vivían en situación de esclavitud moderna en 2021, lo que incluye trata de seres humanos, trabajos forzados y servidumbre por deudas.[6] Aparte de la explotación sexual comercial, el trabajo forzoso se da de manera predominante en los servicios, la industria manufacturera, la construcción, la agricultura y el trabajo doméstico. El trabajo infantil también suele basarse en la violencia, el abuso y otras violaciones de los derechos humanos. Según UNICEF, unos 160 millones de niños y niñas estaban sometidos/as a trabajo infantil a principios de 2020, incluido el tráfico sexual y la prostitución infantil.[6] Además, el sistema Kafala, que vincula el estatus legal de un/a trabajador/a

Recuadro C3.1: La tripulación de cabina de Croatia Airlines se une para mejorar la salud y la seguridad en el trabajo

Ya en 2009, los/las tripulantes de cabina de Croatia Airlines, la aerolínea nacional del país, empezaron a presionar para que se reconocieran las necesidades de salud y seguridad en el trabajo específicas de sus exigentes condiciones laborales. Tuvo que pasar aproximadamente una década para que sus esfuerzos lograran un hito importante: el reconocimiento de las prestaciones relacionadas con la salud y la jubilación. Los y las auxiliares de vuelo sufren a menudo las consecuencias de los turnos largos e irregulares, las guardias y el escaso descanso entre vuelos. Estas condiciones suelen provocar trastornos del sueño, problemas musculoesqueléticos y estrés.

En la Yugoslavia socialista se reconocían las repercusiones en salud del trabajo de la tripulación de cabina y se les concedían prestaciones específicas. Sin embargo, este reconocimiento se perdió durante las transiciones políticas y económicas de los años noventa. En las décadas siguientes, la dirección de Croatia Airlines y las instituciones estatales ignoraron en gran medida las peticiones del personal para que se abordara la cuestión, a pesar de su responsabilidad de proteger la salud de los trabajadores y trabajadoras.

Decidido a llenar este vacío, el sindicato de tripulantes de cabina, SKOZ, tomó la iniciativa. El sindicato destinó sus propios recursos a realizar un análisis en profundidad de los efectos sobre la salud del trabajo en las aerolíneas. Los antiguos responsables de SKOZ destacan que esta iniciativa se basó en gran medida en la participación activa y el apoyo de los miembros del sindicato. Sin su implicación, el esfuerzo podría no haber tenido éxito.

El análisis se basó en una combinación de observaciones de los/las tripulantes de cabina, conocimientos especializados en salud y seguridad en el trabajo y experiencias de otros sindicatos del transporte y la logística, incluidos los marinos. A falta de apoyo de las autoridades de salud estatales, SKOZ consiguió invertir unos 15.000 euros en el proyecto, una cantidad que sería inalcanzable para muchos sindicatos de sectores con ingresos más bajos. Esto pone de relieve los retos a los que se enfrentan otros grupos de trabajadores/as con problemas de salud similares, que carecen de recursos para luchar por las protecciones y prestaciones necesarias.

Al tiempo que hacía campaña para mejorar las normas de salud y seguridad, SKOZ trabajaba para organizar al personal de cabina contratado a través de agencias. El mercado laboral croata, caracterizado por elevadas tasas de contratos temporales y empleo a través de agencias, dejaba a muchos/as trabajadores/as sin las protecciones negociadas para el personal fijo. Sin intervención sindical, las personas trabajadoras de las agencias quedaban a menudo excluidas de los convenios colectivos, lo que ponía en peligro tanto su salud como sus derechos materiales. Al abordar las normas de salud

Continúa en la página siguiente

Recuadro C3.1 continuado

y seguridad en el trabajo a nivel sistémico, SKOZ consiguió ampliar las protecciones para el personal trabajador y demostró el poder de la organización sindical unificada.

Al final, los esfuerzos de SKOZ dieron sus frutos. Las tripulaciones de cabina de Croacia obtuvieron el reconocimiento oficial de los problemas específicos que plantean sus condiciones de trabajo, como los patrones irregulares de sueño, los altos niveles de ruido, las fluctuaciones de temperatura y las exigencias físicas. Este reconocimiento aportó protecciones y beneficios vitales a una mano de obra cuya salud se había pasado por alto durante mucho tiempo.

---

migrante al patrocinio de su empleador, existe en varios estados árabes y ha sometido a los/las trabajadores/as domésticos/as migrantes de África y el sur de Asia a una explotación extrema y, en algunos casos, a la muerte.

El empleo informal sigue siendo la modalidad más extendida en todo el mundo. La economía informal es definida por Mujeres en Empleo Informal: Globalizando y Organizando (WIEGO), una red de investigación y acción política de personas trabajadoras de la economía informal y sus aliados, como un conjunto diverso de actividades económicas, empresas, empleos y trabajadores/as que no están regulados ni protegidos por el Estado. El concepto se aplicaba originalmente al trabajo por cuenta propia en pequeñas empresas no registradas, pero desde entonces se ha ampliado para incluir el empleo asalariado en puestos de trabajo sin protección social o jurídica.[7] A veces también se denomina economía popular, para no marginarla ni desacreditarla.

La OIT calcula que 2.000 millones de personas en todo el mundo – más del 61% de toda la población mundial empleada – se ganan la vida en la economía informal, en una serie de trabajos, como la agricultura y la ganadería, la venta ambulante y en mercados, la recolección de basuras, el trabajo doméstico o a domicilio, el trabajo en construcción y el trabajo en plataformas digitales. El 93% del empleo informal mundial se encuentra en las economías emergentes y en desarrollo (Figura 1).[8]

La economía informal presenta importantes dimensiones de género, y las mujeres y los géneros marginados se concentran en las formas de trabajo más vulnerables y explotadas -sobre todo en el trabajo doméstico o la venta ambulante-, donde se enfrentan a riesgos laborales específicos de género que repercuten en su salud y sus medios de vida (Figura 2).

Sin embargo, las relaciones laborales formales no garantizan un trabajo digno. Por eso el trabajo precario – o la inseguridad laboral – es otra categoría importante de las relaciones laborales. En las últimas décadas, la flexibilidad del mercado laboral (palabra clave para hacer retroceder los derechos laborales) ha aumentado tanto en los países de renta alta como en los de renta baja y media. Esta tendencia está marcada por un creciente número de contratos temporales,

Figura 1: Distribución del empleo informal: Una imagen estadística*

*Excluidos los países desarrollados

REGIÓN*	%
África Subsahariana (excluida África Austral)	92
África Subsahariana en su conjunto	89
Asia Meridional	88
Asia Oriental y Sudoriental (excluida China)	77
Oriente Próximo y Norte de África	68
América Latina y el Caribe	54
Europa del Este y Asia Central	37

Fuente: OIT, Distribución del empleo informal: Un panorama estadístico, 2018[9]

Figura 2: Concentración de mujeres en la mano de obra más vulnerable

WIEGO Modelo de Empleo Informal

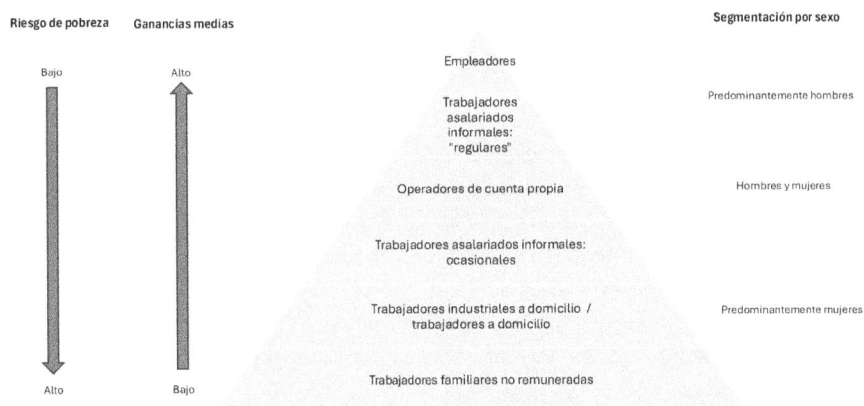

Basado en: Chen et al., 2005: El progreso de las mujeres del mundo

impulsados en gran medida por el auge de la economía de plataforma y la expansión de la industria de servicios. En la economía de plataforma o *"gig"*, las tareas se asignan mediante un sistema de convocatoria abierta, en el que el trabajo se asigna a personas como conductores y repartidores.

Mientras tanto, el sector servicios ha visto surgir una mano de obra periférica compuesta por personas trabajadoras de agencias de trabajo temporal, con puestos a tiempo parcial que evolucionan hacia contratos que carecen de horas garantizadas y a menudo implican horarios irregulares o de guardia. Estos tipos de empleo suelen ofrecer una calidad laboral inferior, con una mayor exposición a riesgos laborales, una menor seguridad de ingresos y salarios más bajos, todo lo cual puede repercutir negativamente en la salud de las personas trabajadoras.[10]

El tiempo también es un factor que afecta a las condiciones de trabajo. La producción capitalista somete a las personas trabajadoras a exigencias cada vez mayores. Cada acción puede cronometrarse. En una fábrica de automóviles, los/las trabajadores/as tienen un tiempo limitado, contado en segundos, antes de que pase el siguiente coche por la cadena de montaje. Los/las cuidadores/as de una residencia de personas ancianas sólo disponen de unos minutos para despertar, bañar y llevar a la mesa a una persona. Esta presión de tiempo entra en conflicto con lo que se enseña en las escuelas como postura correcta. Puede causar diversas enfermedades, como las lesiones por esfuerzo repetitivo (LER), término que el personal médico utiliza para todas las dolencias relacionadas con la realización repetida de los mismos movimientos, a veces pequeños y no intrínsecamente extenuantes, durante un largo periodo.

En los países industrializados, el estrés y el agotamiento se están convirtiendo en el pulmón oscuro del siglo XXI. Hace cincuenta años, eran los pulmones de los

---

Recuadro C3.2: La lucha del personal de la salud en Kenia

La lucha del personal de la salud en Kenia ofrece una imagen reveladora de la importancia de unos sindicatos fuertes para defender a las personas trabajadoras frente a unas condiciones laborales difíciles, la especulación de las empresas de salud mundiales y la represión estatal.

En febrero de 2024, la policía dispersó violentamente a las personas miembros del Sindicato de Médicos/as, Farmacéuticos/as y Dentistas de Kenia (KMPDU) cuando realizaban "una protesta pacífica para exigir la liberación de los fondos asignados para el despliegue de internos/as y el pago de las tasas de posgrado, esenciales para el futuro de la atención en salud en Kenia".[11] La policía le disparó en la cabeza con un bote de gas lacrimógeno al Secretario General del sindicato, quien tuvo que ser operado. Estas acciones desembocaron en una huelga de 56 días antes de que se alcanzara un convenio colectivo.

Se ha demostrado que las afirmaciones del gobierno keniano de que carecía de recursos para financiar unas condiciones dignas para el personal de salud y la provisión pública de acceso universal a una atención en salud de calidad eran falsas. En septiembre de 2024, el Centre for International Corporate Tax Accountability and Research (CICTAR) publicó su informe *La crisis de la atención en salud en Kenya: ¿Dónde está el dinero?*, en el que se revelaba cómo Vamed, filial de la empresa de salud mundial Fresenius, estaba quitándole a Kenia millones de dólares a través de contratos turbios, mientras que el sistema keniano de salud pública seguía estando gravemente infra financiado.[12]

Figura 3: Trabajadores de la salud de Kenia organizan una protesta

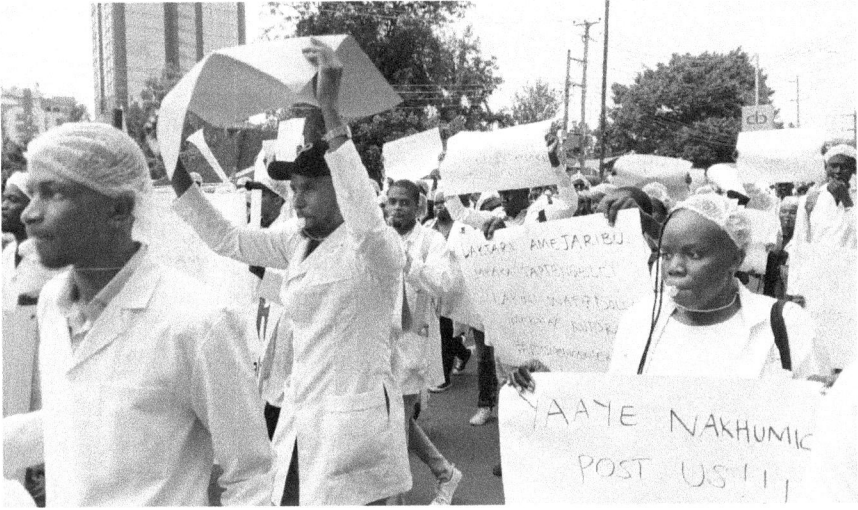

Fuente: People's Health Dispatch, photo by Dr. Ayub (ÿobo on dà flag)/X

trabajadores los que sufrían la exposición al amianto y otros contaminantes, mientras los pacientes luchaban contra el enemigo silencioso del envenenamiento por plomo. Las sustancias tóxicas y los accidentes laborales siguen siendo un problema, pero ahora también hay una epidemia de problemas de salud mental y sobrecarga física.

La presión de compaginar constantemente las horas de trabajo y las decenas de solicitudes de un nuevo empleo pesa mucho. La incertidumbre sobre un puesto de trabajo o el estrés por combinar dos empleos a tiempo parcial o asignaciones temporales es una realidad cotidiana para muchos. En las sociedades agrarias, así como en los países industrializados, el trabajo a jornal está muy extendido. A menudo, la gente sólo se entera unas horas antes de si tendrá trabajo ese día.

Trabajar con contratos temporales e inseguros se asocia a una peor salud mental, estrés negativo, sufrimiento psicológico, ansiedad, síntomas depresivos, consumo de antidepresivos y mayor duración de la incapacidad laboral relacionada con la depresión.[13] En los sectores de la industria y la construcción, los empleos precarios e inestables se asocian a accidentes laborales más frecuentes y graves, así como a dolencias musculoesqueléticas.

La pérdida de empleo y la inseguridad laboral derivadas de la oleada de reestructuraciones y quiebras tras la crisis económico-financiera de 2008 repercuten de forma similar en la salud mental; y, las investigaciones revelan que las personas de clases sociales y niveles educativos más bajos son más propensas al suicidio.[14]

La competencia y el afán de lucro del capitalismo suelen ir en detrimento del bienestar y la salud del personal trabajador. En la búsqueda de márgenes de beneficio cada vez mayores, la mayoría de los empresarios se aseguran de que la gente trabaje más deprisa, ofrezcan sólo contratos temporales para que sólo se les contrate cuando sea necesario y trabajen más horas. Estas tres estrategias tienen consecuencias negativas para la salud. En el capitalismo, el equilibrio entre trabajo y salud está continuamente bajo presión.

Derecho a la salud en el trabajo

El derecho a la salud es indivisible del derecho a unas condiciones de trabajo sanas, seguras y dignas. Los marcos mundiales, como la Declaración Universal de Derechos Humanos y el Pacto Internacional de Derechos Económicos, Sociales y Culturales, establecen el derecho humano a la salud para todas las personas del mundo, incluidas las trabajadoras. A pesar de ello, miles de millones de ellas siguen teniendo que hacer frente a desembolsos astronómicos para acceder a la atención en salud, a la falta de cobertura del seguro cuando tienen un empleo informal, a la estigmatización por parte de los profesionales de la salud debido a percepciones discriminatorias de su clase, a la calidad inadecuada de los servicios

Recuadro C3.3: La lucha de las trabajadoras domésticas en Colombia

Las trabajadoras domésticas de Colombia llevan varias décadas librando diversas luchas para obtener el reconocimiento de sus derechos y avanzar en la mejora de sus condiciones de trabajo y de vida, incluida la formación de organizaciones sindicales. En la actualidad existen al menos cuatro sindicatos importantes. A través de las organizaciones sindicales, los/las trabajadores/as y activistas que las apoyan han promovido campañas para visibilizar y proteger los derechos laborales, uno de cuyos ejes ha sido la ratificación de las normas internacionales y, en particular, del Convenio 189 de la OIT sobre el trabajo decente para trabajadores/as domésticos/as. Este Convenio pretende garantizar la promoción y protección efectivas de los derechos humanos de todo el personal trabajador doméstico; la promoción de acciones de defensa jurídica y política; y el derecho a participar en grupos de trabajo y diálogos con el gobierno nacional para mejorar la legislación y su aplicación.

Promover la adopción de este Convenio no fue fácil dado un profundo contexto de racismo, patriarcado, clasismo, exclusión social y violencia política, por lo que se destaca y celebra la ratificación del Convenio 189 de la OIT por parte del Estado colombiano en 2014. La ratificación de este Convenio estableció un marco jurídico interno para la protección de los derechos de las trabajadoras domésticas, incluyendo mejoras en la seguridad social al obligar a quienes las contratan a protegerlas y vincularlas al sistema de seguridad social para la cobertura de prestaciones de salud y riesgos laborales. También aporta visibilidad y sensibilización para cambiar la percepción social del trabajo doméstico, reconociéndolo como un trabajo digno y con derechos. El Convenio exige además el desarrollo de programas de formación para los/las inspectores/as de trabajo y para las personas trabajadoras, con el objetivo de mejorar la aplicación de sus derechos. Estas luchas y sus logros son testimonio del esfuerzo y la determinación de las trabajadoras domésticas en Colombia, un ejemplo para el trabajo doméstico en todo el mundo y para el movimiento obrero mundial.

de salud debido a la privatización, la comercialización y la austeridad, y a la falta de servicios básicos universales de salud laboral. Estas condiciones amenazan la salud y los medios de subsistencia de las personas trabajadoras, especialmente de las que tienen un empleo informal.

En 2022, tras un amplio debate a la sombra de la pandemia del COVID-19, la 110ª reunión de la Conferencia Internacional del Trabajo adoptó un "entorno de trabajo saludable y seguro" como quinto Derecho y Principio Fundamental en el Trabajo. Este avance, al menos en teoría, representó una ampliación de gran alcance de los derechos de los trabajadores y trabajadoras en todo el mundo.

Los Derechos y Principios Fundamentales de la OIT sirven tanto de marco internacional como de importante punto de referencia para los gobiernos y el capital en la regulación del trabajo. La inclusión de un entorno de trabajo sano y seguro como derecho y principio fundamental significa que los Estados miembros de la OIT están legalmente obligados a aplicar dos convenios de esa organización, relacionados con la salud de del personal trabajador: el Convenio 155 sobre seguridad y salud de las personas trabajadoras y el Convenio 187 sobre el marco promocional para la seguridad y salud de las personas trabajadoras. Ambos convenios habían sido ratificados sólo por una minoría de Estados miembros de la OIT, lo que refleja la escasa importancia que conceden a la salud de las personas trabajadoras los Estados tanto del Sur como del Norte, así como el bajo índice de ratificación de los convenios de la OIT por parte de los Estados miembros.[15]

En la práctica, sin embargo, la ratificación de los Convenios 155 y 187 no se traduce automáticamente en avances en el derecho a la salud para el personal trabajador, en particular el de la economía informal. En los países que ratificaron estos convenios antes de 2022, como Argentina, Sierra Leona y Vietnam, los/las trabajadores/as informales a menudo carecen de acceso a la protección de la seguridad y la salud en el trabajo debido a la deficiente aplicación de las leyes pertinentes. En otros países, los/las trabajadores/as informales se enfrentan a una exclusión explícita o de facto de las políticas y normativas de seguridad y salud en el trabajo, debido a sus modalidades de empleo atípicas. Esta exclusión se deriva del hecho de que muchos/as trabajadores/as informales carecen de un empleador formal o trabajan en entornos no reconocidos tradicionalmente como "lugares de trabajo", como esquinas, vertederos, campos y domicilios particulares. Además, el lenguaje de estos Convenios no aborda explícitamente a las personas trabajadoras de la economía informal, dominante en todo el mundo, lo que supone un escaso incentivo para que los Estados adopten medidas inclusivas que extiendan realmente el derecho a la salud a todas las formas de empleo.

El reconocimiento en 2022 de un entorno de trabajo sano y seguro como principio fundamental y derecho en el trabajo, sienta un importante precedente para futuros instrumentos de la OIT sobre la salud del personal trabajador. Entre ellos se incluyen los próximos instrumentos centrados en la protección frente a riesgos biológicos y químicos. Colectivamente, estos avances consolidan los esfuerzos de las organizaciones de trabajadores y trabajadoras de todo el mundo, creando nuevas oportunidades para abogar por la adopción de convenios inclusivos de la OIT. También consolidan los esfuerzos nacionales, locales y municipales para garantizar la plena aplicación de los instrumentos ratificados.

¿Cómo promover el derecho a la salud de las personas trabajadoras?

Las mejoras de las condiciones laborales que protegen la salud de las personas trabajadoras siempre han sido el resultado de las luchas del movimiento obrero, más que de las concesiones del capital o del Estado. Aunque la salud y la seguridad en el lugar de trabajo no siempre han sido prioridades absolutas del movimiento obrero en comparación con cuestiones como la remuneración o la seguridad en el empleo, la cuestión ha cobrado importancia siempre que las malas condiciones de trabajo han repercutido directamente en la salud y la vida de las personas trabajadoras. Estas luchas han dado lugar a demandas de mecanismos para promover la salud, prevenir accidentes y enfermedades laborales, garantizar el acceso a una atención médica adecuada y asegurar una compensación económica para quienes pierden su capacidad laboral o mueren por causas relacionadas con el trabajo.[16]

Hay numerosos ejemplos de mejoras de la salud en el lugar de trabajo obtenidas gracias a las luchas laborales. Un hito histórico fue el establecimiento de la "jornada laboral de 8 horas" a finales del siglo XIX, que dividía el día en 8 horas para trabajar, 8 horas para descansar y 8 horas para dormir. Este logro redujo significativamente la carga de horas de trabajo excesivas y tuvo un impacto positivo en la salud y la vida de las personas trabajadoras.

Otro logro significativo de la Prusia del siglo XIX (más tarde Alemania) fue el activismo obrero que condujo al establecimiento de un sistema de seguridad social que ofrecía a las personas trabajadoras prestaciones médicas y económicas por problemas de salud relacionados con el trabajo. Este "modelo bismarckiano" sigue siendo influyente incluso en el siglo XXI. Del mismo modo, en la década de 1960, las personas trabajadoras de la industria del automóvil en Italia, en colaboración con profesionales de la salud, encabezaron importantes avances teóricos y metodológicos. Este esfuerzo, conocido como el Modelo Obrero Italiano, se convirtió en una herramienta vital para la defensa y la investigación del derecho a la salud en el lugar de trabajo.[16]

La larga historia de luchas laborales ha dado lugar a numerosos logros significativos, como la prohibición del trabajo infantil; la mejora de la seguridad en el lugar de trabajo para prevenir accidentes y enfermedades profesionales; el acceso a servicios médicos y seguros de riesgos laborales; el reconocimiento de enfermedades profesionales como la asbestosis, la bisinosis y, más recientemente, el estrés laboral y los trastornos psicológicos; el reconocimiento de los derechos de los/las trabajadores/as migrantes y temporales; las reivindicaciones de igualdad de género y no discriminación; y el establecimiento de condiciones de trabajo seguras durante las crisis de salud pública, como la pandemia de COVID-19, que incluyó el suministro de equipos de protección personal y vacunas.

Como ya se ha comentado en este capítulo, el capitalismo neoliberal ha modificado las condiciones de trabajo de forma que ponen en peligro la salud de las personas trabajadoras, entre otras cosas, por el aumento significativo de la flexibilidad del mercado laboral y la prevalencia del empleo precario. En muchos países de ingresos bajos y medios, especialmente en las industrias extractivas, las normas de salud y seguridad suelen ser débiles, inexistentes o se aplican de forma deficiente. Durante los últimos 40 años de dominio económico neoliberal, las tasas de sindicalización han disminuido en muchos países, acompañadas de una reducción de la cuota del mercado laboral en la producción económica. Sin embargo, hay indicios de que la sindicalización y el activismo del movimiento obrero pueden estar aumentando tras la pandemia, impulsados en parte por la inflación.

Hacer avanzar el derecho a la salud en el lugar de trabajo requiere diversas estrategias que necesariamente deben implicar la participación activa de las personas trabajadoras y sus organizaciones, ejerciendo presión sobre los Estados y los empresarios para que protejan la salud en el lugar de trabajo.

Las estrategias clave para promover el derecho a la salud en el lugar de trabajo deben incluir:

- Establecer y hacer cumplir políticas, prácticas y normas públicas y corporativas inclusivas para crear entornos de trabajo seguros y protegidos.

- Implantar programas de promoción y prevención de la salud en todos los centros de trabajo y proporcionar servicios universales de salud laboral para atender con prontitud los problemas de salud de las personas trabajadoras.

- Garantizar que todas las personas trabajadoras – tanto de la economía formal como de la informal – gocen de protección social, incluidos el subsidio de enfermedad y otras protecciones de ingresos.

- Rechazar las políticas de austeridad y garantizar una financiación adecuada de las infraestructuras urbanas y públicas fundamentales para las personas trabajadoras del espacio público, como el agua y el saneamiento, los baños y los sistemas de gestión de residuos.

- Llevar a cabo procesos de información para aclarar a las personas trabajadoras lo que sus riesgos profesionales implican para su salud.

- Desarrollar procesos de educación y formación continuas, con un enfoque sindical, sobre salud laboral para las personas trabajadoras, que se articule con una estrategia para generar una cultura del cuidado con la propia salud y la de los compañeros y compañeras.

- Es esencial establecer procesos participativos de diálogo y toma de decisiones sobre cuestiones de salud laboral. Estos procesos deben tener lugar tanto en los centros de trabajo como a nivel de los gobiernos municipales

Recuadro C3.4: Las trabajadoras de la salud de Pakistán se atrevieron a luchar y ganaron

En 1994, el gobierno pakistaní puso en marcha un programa de personal de salud comunitario con un grupo inicial de 30.000 trabajadoras de la salud. Hoy, estas trabajadoras son más de 125.000 y se las suele llamar "las heroínas anónimas del sistema de salud de Pakistán".[17] Sin embargo, durante años soportaron unas condiciones de trabajo deplorables. A pesar de sus largas jornadas de trabajo, se las clasificaba como "voluntarias", sin percibir salario alguno y con sólo escasos "incentivos" muy inferiores al salario mínimo nacional.

En 2009, las trabajadoras de la salud empezaron a organizarse y conformaron la Asociación de Trabajadoras de la salud de Pakistán (APLHWA, por sus siglas en inglés). Con el apoyo de la Internacional de Servicios Públicos (ISP) y la Organización para la Educación y la Investigación de las Personas Trabajadoras (WERO, por sus siglas en inglés), lanzaron una campaña múltiple para exigir derechos sindicales y laborales. Sus esfuerzos incluyeron concentraciones callejeras, sentadas, conferencias de prensa, presión parlamentaria y peticiones tanto a funcionarios del gobierno como al Tribunal Supremo. El movimiento obtuvo el apoyo de sindicatos, organizaciones de trabajadores/as informales, grupos de la sociedad civil, abogados/as activistas y periodistas.

Sus esfuerzos dieron fruto en 2012, cuando una protesta masiva de trabajadoras de la salud de todo el país culminó en una manifestación ante el Tribunal Supremo. El presidente del Tribunal Supremo ordenó que se regularizara su empleo, reconociéndolas como trabajadoras con derecho al salario mínimo nacional. Sin embargo, la lucha estaba lejos de terminar. Las trabajadoras de la salud siguieron sufriendo retrasos salariales y empeoramiento de las condiciones de trabajo, sobre todo en la provincia de Sindh. Esto llevó a la formación de la Asociación de Trabajadoras de la salud de Sindh (ASLHWA, por sus siglas en inglés), que lanzó una "Campaña contra los salarios robados" en 2016.

Al año siguiente, la ASLHWA solicitó el reconocimiento oficial como sindicato, pero se encontró con trabas burocráticas por parte del registro de sindicatos. Sin desanimarse, las trabajadoras de la salud movilizaron a sus afiliadas en todos los distritos, organizando reuniones multitudinarias, manifestaciones pacíficas y sentadas. También presionaron a mujeres parlamentarias y al recién nombrado Ministro de Salud. En octubre de 2018, sus esfuerzos culminaron en una gran victoria cuando el departamento de trabajo de la provincia de Sindh emitió a ASLHWA un certificado de registro como sindicato. Poco después, solicitaron y obtuvieron un certificado de agente de negociación colectiva, lo que les permitió negociar salarios superiores al mínimo nacional. Con el apoyo continuo de la ISP, las asociaciones de trabajadoras

Continúa en la página siguiente

Recuadro C3.4 continuado

de la salud de todo el país profundizaron la organización de las trabajadoras de la salud comunitarias en todas las provincias, a raíz de la pandemia de COVID-19. Y, a finales de 2024, crearon la Federación de Trabajadoras de la salud Comunitarias de Pakistán (PCHWF).

La lucha de las Trabajadoras de la Salud ejemplifica la agilidad que requieren los movimientos sindicales para responder a los cambios en los contextos social, laboral y político, y la importancia de la tenacidad para el triunfo de los trabajadores. A medida que el capital adopta prácticas laborales más flexibles y explotadoras, creando condiciones precarias que debilitan a los sindicatos y perjudican la salud de las personas trabajadoras, los movimientos sindicales deben responder con formas organizativas y acciones colectivas innovadoras. El éxito de las LHW demuestra la importancia del poder de los trabajadores y la necesidad de forjar conexiones con movimientos sociales más amplios, promover reivindicaciones integrales y adoptar nuevos métodos de lucha, como aprovechar el apoyo de la sociedad civil, para hacer frente a los retos modernos del mundo del trabajo.

y locales, garantizando que las personas trabajadoras y sus organizaciones tengan una voz significativa y un voto decisivo.

- Desarrollar procesos de seguimiento, con la participación activa de las personas trabajadoras, para evaluar las condiciones de trabajo y sus posibles efectos sobre su salud.

- Crear protocolos de seguridad adecuados, adaptados a procesos de producción específicos, incluido el suministro de equipos/elementos de protección individual.

- Promover la libertad de asociación para reforzar la capacidad de las personas trabajadoras de organizarse en la lucha por el derecho a la salud.

En este recorrido[18], ejemplos de todo el mundo ponen de relieve el poder transformador de la acción colectiva, como los sindicatos del transporte en Croacia que luchan por el reconocimiento de las enfermedades profesionales, el personal de salud en Kenia, que presiona por mejores condiciones laborales, las trabajadoras domésticas que garantizan el derecho a un trabajo digno en Colombia, y el personal de salud comunitaria en Pakistán que logra importantes hitos de representación. Estas luchas ponen de manifiesto que las condiciones de trabajo y las relaciones laborales son factores determinantes de la salud. Si no se abordan estos factores, el derecho a la salud seguirá siendo un objetivo inalcanzable. Aunque queda mucho trabajo por hacer, la historia ha demostrado que la acción colectiva puede desempeñar un papel fundamental a la hora de cuestionar y reformar los sistemas económicos para que se respeten y defiendan mejor los derechos de los trabajadores.

Lista de referencias

1. Public Services International & International Trade Union Confederation, Letter to the Chief Executive of Hong Kong, 7 Febrero, 2020, https://bit.ly/41ZGutQ

2. Craveiro et al., Impacts of industrial actions, protests, strikes and lockouts by health care workers during COVID-19 and other pandemic contexts: a systematic review, Human Resources for Health 22(47), https://bit.ly/3YmbPEC

3. Benach, Muntaner & Santana, Employment Conditions and Health Inequalities: Final Report to the WHO Commission on Social Determinants of Health (CSDH), Employment Conditions Knowledge Network (EMCONET), 20 Septiembre, 2007, https://bit.ly/425Nh5m

4. Burdorf, Fernandes & Robroek, Health and inclusive labour force participation, Lancet, 402(10410), 1382-1392, https://bit.ly/4cm6hQf

5. ILO, Walk Free & IOM, Global Estimate of Modern Slavery: Forced Labour and Forced Marriage, Septiembre 2022, https://bit.ly/4i1qoED

6. UNICEF, What is child labour? (n.d.) https://bit.ly/4i1ojbS

7. WIEGO, Understanding the Informal Economy (n.d.) https://bit.ly/4jgs2Dj

8. ILO, Women and men in the informal economy: A statistical picture, Third edition, 30 Abril. 2018, https://bit.ly/43HramU

9. ILO, Women and men in the informal economy: A statistical picture, Third edition, 30 Abril. 2018, https://bit.ly/43HramU

10. Chen, Vanek, Lund, Heintz, Jhabvala & Bonner, Progress of the World's Women: Women, Work & Poverty, 2005, UNIFEM (UN Development Fund for Women), https://bit.ly/41ZEIZF

11. Burdorf, Fernandes & Robroek, Health and inclusive labour force participation, Lancet, 402(10410), 1382-1392, https://bit.ly/4cm6hQf

12. Public Services International, PSI condemns violent attack on Kenyan health union leader, 29 Febrero. 2024, Nairobi, https://bit.ly/4ki9Nhp

13. Kenya Medical Practitioners Pharmacists and Dentists Union (KMPDU), Kenya's health care crisis: Where is the money? A corporate case study reveals broader problems, Septiembre 2024, Centre for International Corporate Tax Accountability and Research (CICTAR), https://bit.ly/4lyXMps

14. Benach, Muntaner & Santana, Employment Conditions and Health Inequalities: Final Report to the WHO Commission on Social Determinants of Health (CSDH), Employment Conditions Knowledge Network (EMCONET), 20 Septiembre, 2007, https://bit.ly/425Nh5m

15. Lorant, Kapadia & Perelman, Socioeconomic disparities in suicide: Causation or confounding? PLOS One 16(1), e0243895, 4 Enero, 2021, https://bit.ly/3EiyECk

16. Boockmann, The ratification of ILO conventions: A hazard rate analysis, Economics and Politics, 13(3), 281-309, 7 Febrero, 2003, https://bit.ly/4i1eGK7

17. ETUI, The struggle for health at work: The Italian workers' model of the 1970s as a source of inspiration, 15 Febrero, 2016, (blog post), European Trade Union Institute (ETUI), https://bit.ly/3FVtLzH

18. Naqvi, Lady health workers: The unsung heroes of Pakistan healthcare system, 7 Abril. 2023, DAWN (e-paper), https://bit.ly/43D7Xmg

Justicia Tributaria, el Camino Hacia una Mejor Salud

L os gobiernos influyen en casi todos los determinantes de la salud ya sea mediante sus decisiones políticas individuales o las colectivas, a través de instituciones globales. Estos determinantes pasan por proveer acceso a la atención pública de salud, vivienda adecuada, protección social y educación universal, hasta asegurar el empleo y trabajo decente, un ingreso justo, seguridad alimentaria y un entorno saludable y sostenible[1]. Para hacerlo, deben incrementar su recaudo mediante los impuestos y usarlos de manera efectiva y responsable.

Los impuestos han sido descritos como el súper poder de la sociedad[2]. Sin embargo, las profundas injusticias históricas y estructurales a nivel mundial hacen que a menudo los gobiernos no puedan o no quieran generar ni asignar los impuestos de forma eficaz para combatir las desigualdades. La injusticia tributaria atenta contra la vida, los derechos y el bienestar de todas las personas y margina aún más a los grupos discriminados. Este es el *statu quo*.

Hay un camino alternativo posible, el *status futurus*. Grupos activistas y responsables de la formulación de políticas tributarias, comprometidos en este tema, ya están dando forma a un mundo en el que se está poniendo freno a los abusos fiscales. Si bien muchos países han avanzado en hacer más justos sus sistemas tributarios, donde los impuestos están contribuyendo eficazmente a sociedades más sanas, la resistencia a este movimiento es fuerte y procede de muchos frentes; ¿qué papel desempeñan los activistas de la salud para hacer frente a esta resistencia?

¿Por qué son importantes los impuestos para la salud?

Los principios de la justicia tributaria – a menudo denominados 'las 5R de la justicia tributaria' – captan el poder transformador de los impuestos para la sociedad: ingresos, redistribución, reajuste de precios, representación y reparaciones.[3] Cuando se utilizan como una fuerza para el bien, los impuestos incrementan los ingresos para los servicios públicos y para llevar a cabo otras funciones gubernamentales, y representan entre el 70 % y el 85 % de los ingresos totales del gobierno, mientras que el resto se compone de cotizaciones sociales, subvenciones y otros ingresos no fiscales como licencias, tasas y multas.[4] Los sistemas fiscales progresivos ayudan a redistribuir la riqueza para hacer frente a las desigualdades, garantizando que los contribuyentes más grandes y ricos, incluidas las empresas multinacionales, paguen más que los hogares con rentas más bajas y las empresas pequeñas e informales, y agrupando (o mancomunando) los ingresos fiscales para financiar prestaciones y servicios universales, como la salud pública, que se prestan en función de las necesidades y no de la capacidad de pago. Los impuestos son fundamentales para financiar los servicios de salud universales del sector público, que se prestan gratuitamente en el punto de acceso, y las acciones de salud pública, y para redistribuir eficazmente los recursos de los grupos de altos ingresos a los de bajos ingresos y de los grupos de bajo riesgo en salud a los de alto riesgo, mediante subsidios cruzados de ingresos y riesgos, previniendo enfermedades y contribuyendo a mejorar el bienestar.[5] Los impuestos también pueden diseñarse para revalorizar o desincentivar y limitar los costos sociales, ambientales y económicos de los productos perjudiciales para la salud, como el tabaco, el alcohol y los alimentos *obesogénicos* (ultraprocesados).

Cuando la tributación apuntala el contrato social entre los representantes públicos y la población, contribuye a construir estados efectivos y a la rendición democrática de cuentas. Aunque es improbable que las reparaciones a través del sistema tributario lleguen a cubrir el coste del saqueo y la extracción histórico-colonial (y capitalista continuado), pueden garantizar que los perpetradores paguen por las injusticias y sus legados.[6] Sin embargo, el actual sistema financiero internacional y los influyentes actores mundiales y nacionales a menudo socavan estos principios.

En la Figura 1 se representan los caminos entre los impuestos y la salud. En ella, el círculo de la izquierda ilustra los principales influyentes nacionales, regionales y mundiales en la política y los impuestos internacionales y nacionales, mientras que el círculo de la derecha representa los determinantes de la salud. Los recuadros centrales ilustran los principios de la justicia tributaria y cómo pueden tener un impacto positivo.

Figura 1. Vías entre los impuestos y la salud

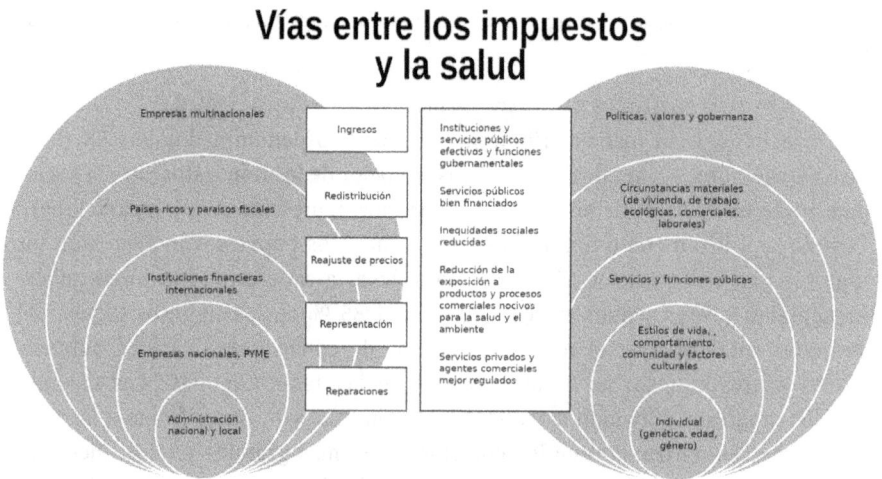

B O'Hare y autores 2024

Las empresas nacionales y multinacionales tienen un impacto significativo, tanto directo como indirecto, en la salud. Los impuestos que las empresas pagan contribuyen directamente a resultados positivos en salud mediante los ingresos, que financian los servicios públicos, favoreciendo la *redistribución*.[7] Indirectamente, el aumento de las oportunidades de empleo puede beneficiar la salud de las personas trabajadoras, especialmente si éstas están representadas por sindicatos y trabajan en condiciones seguras y protegidas con una gestión y una formación de apoyo. Los ingresos de las personas trabajadoras, a su vez, aportan una parte significativa de los ingresos fiscales nacionales, lo que refuerza la *representación*.

Por otra parte, las multinacionales socavan el derecho a la salud cuando reducen su contribución a los ingresos públicos evadiendo impuestos, utilizando paraísos fiscales, a menudo con sede en países ricos. Se calcula que el 35 % de los beneficios se depositan en paraísos fiscales.[8] Todos los países pierden cuando las multinacionales evaden o eluden impuestos. Por ejemplo, las empresas farmacéuticas estadounidenses se aprovechan tanto de los códigos tributarios nacionales como de los paraísos fiscales, pueden declarar beneficios mundiales pero, aun así, registrar pérdidas en Estados Unidos. En 2023, la suma de los impuestos declarados en los Estados Unidos por las siete principales empresas farmacéuticas estadounidenses fue cero.[9] Parte de esta evasión fiscal puede ser «legal», pero «los facilitadores privados de la evasión fiscal explotan activamente todas estas zonas grises, y muchas más».[10] En particular, las auditorías fiscales de las cuentas de las empresas llevadas a cabo por las autoridades tributarias suelen dar lugar a que las multinacionales tengan que pagar más.[10]

El poder de los grandes monopolios mundiales permite presionar a las organizaciones financieras internacionales para que formulen recomendaciones en su interés, como la reducción de las barreras comerciales, la disminución de los tipos impositivos y la reducción de la regulación. Estas recomendaciones reducen los ingresos y la capacidad de los gobiernos para *fijar precios y representar* los intereses de sus ciudadanos, lo que en las últimas décadas ha provocado una carrera a la baja de los tipos impositivos, ya que los países «compiten» por la inversión[11] (Recuadro C4.1[12-15]).

En respuesta a la reducción de los ingresos de las empresas, los gobiernos suelen recurrir a impuestos menos progresivos, como el impuesto sobre el valor añadido (IVA), que se añade al precio de compra de la mayoría de los productos o servicios. El IVA puede gravar de forma desproporcionada a las empresas de bajos ingresos del sector informal, a los hogares y a las mujeres, sobre todo si se aplica a productos básicos.[16] Además, los gobiernos pueden intensificar el recaudo de impuestos de las pequeñas empresas informales de bajos ingresos, lo cual es muy regresivo y va dirigido a personas que a menudo viven con medios materiales mínimos.[17] Esto puede afectar negativamente a una gran proporción de mujeres y niñas negras y mestizas, como en Brasil.18 Los esfuerzos de algunos países africanos por incluir a los sectores informales en la categoría de contribuyentes se han vinculado a los esfuerzos por reducir la dependencia de ayuda, como en Ruanda, o por aumentar

Recuadro C4.1: Incentivos fiscales que reducen los recursos para la salud y el ambiente en África

Muchos países de renta baja utilizan las exenciones fiscales, las vacaciones fiscales, los aplazamientos de impuestos y los bajos tipos de los cánones para atraer a los inversores extranjeros sin tener en cuenta la regulación ambiental y de salud. Estos acuerdos suelen negociarse directamente entre funcionarios del gobierno y empresas multinacionales sin consulta parlamentaria. Estas subvenciones públicas reducen significativamente los ingresos para el aprovisionamiento y la inversión del sector público. Responden a las presiones mundiales y de los grupos inversores, sin que haya un beneficio económico probado para los países. También permiten a las empresas contaminantes, por ejemplo, las industrias navieras y extractivas, pagar menos impuestos, privando a los gobiernos de ingresos y contraviniendo el principio de que quien contamina paga. Las exenciones fiscales se han utilizado en el arrendamiento de tierras para inversores agrícolas en Mozambique, Tanzania, Malí y Etiopía. Por ejemplo, una exención de cinco años en el impuesto de sociedades en el estado regional etíope de Benishangul-Gumuz supuso una pérdida fiscal anual de 12,1 millones de dólares. Las industrias extractivas se benefician a menudo de estas exenciones fiscales, a pesar de su contribución a importantes costos ambientales y de salud. En Tanzania, Zambia, Malawi y la República Democrática del Congo, las industrias extractivas contribuyen a los ingresos públicos en gran medida con los cánones sobre el valor de la producción y los impuestos sobre las nóminas, aunque Zambia contempla impuestos sobre las ganancias inesperadas y los beneficios variables. Todos estos países conceden exenciones del IVA sobre las importaciones o las ventas de exportación y no imponen derechos de aduana sobre las importaciones o exportaciones; a menudo, reducen las tarifas del impuesto de sociedades, de las retenciones, de los impuestos sobre utilidades y de las regalías.

la representación política de los sectores informales organizados, como en Ghana.[14] Sin embargo, estos esfuerzos pueden realizarse sin captar primero adecuadamente los impuestos de las empresas nacionales más grandes y de las multinacionales.

Esta situación conduce a menudo a un mayor endeudamiento y a una escalada de los pagos del servicio de la deuda. Los gobiernos ven limitado su derecho soberano a determinar la política fiscal y monetaria por instituciones crediticias como el Fondo Monetario Internacional (FMI), donde Estados Unidos ejerce la mayor influencia, que sigue imponiendo medidas de austeridad como condición de los préstamos de emergencia para ayudar a los países a recuperarse de la pandemia del Covid-19. La deuda de los países africanos es especialmente gravosa y onerosa (véase el Capítulo A1). La mayor parte está en manos de prestamistas internacionales en moneda extranjera, lo que dificulta su reestructuración o refinanciación, y el 40% de los préstamos procede de prestamistas privados, que cobran tipos de interés más altos, pero imponen menos condiciones que las instituciones multilaterales de crédito como el FMI.[19]

Aunque los impuestos son fundamentales para financiar servicios nacionales de salud sólidos y equitativos, la financiación de la salud se está ahogando en la economía global neoliberal con un sesgo hacia los llamados modelos de financiación «innovadores», como los servicios privatizados, las asociaciones público-privadas y los seguros voluntarios segmentados.[20] Estos enfoques socavan los impuestos como una forma para que el Estado redistribuya y pague los sistemas de salud universales del sector público. En 2018/19, se descubrió que cinco países de África Oriental y Meridional financiaban sus sectores públicos por encima de los requisitos de gasto per cápita estimados necesarios para un sistema de salud integral, pero los doce países restantes de la región tenían un déficit de financiación de entre 28 y 84 dólares per cápita de media, o 36.000 millones de dólares anuales.[5] Este déficit de financiación socava la consecución del Objetivo de Desarrollo Sostenible 3 sobre cobertura universal en salud. Si se aplicaran tres reformas fiscales en la región -mejorar la capacidad tributaria, detener las pérdidas fiscales derivadas del traslado de beneficios a paraísos fiscales y aplicar un tipo impositivo efectivo mínimo del 25% en todos los países del mundo – la mejora estimada de la recaudación fiscal podría cubrir la mayor parte del déficit de financiación de la cobertura universal en salud.[5]

Injusticia tributaria, el *statu quo*

El *statu quo* de las normas fiscales y la resistencia a su reforma progresiva hacen eco de un pasado colonial de explotación más largo. La extracción de riqueza de los recursos minerales y de biodiversidad de los países africanos alimentó la riqueza industrial y mejoró la nutrición y las condiciones para la salud en los países colonizadores. El continente es un ejemplo de la mayor extracción de recursos y de las importantes salidas de riqueza de las economías del Sur, a expensas de la generación de riqueza interna y del bienestar de la población.

En la década de 1970 se produjo una serie de crisis económicas marcadas por el descenso de las tasas de ganancia, el elevado desempleo y el aumento de los precios, agravados por el embargo petrolero. Estas crisis se cruzaron con la elección de gobiernos conservadores en Estados Unidos y el Reino Unido. Junto con los actores privados (corporativos) transnacionales, estos dos países lideraron la adopción de una agenda neoliberal de libre mercado. La consiguiente difusión mundial de las políticas económicas neoliberales, inicialmente en forma de programas de ajuste estructural, ha hecho que muchos países reduzcan drásticamente sus tipos impositivos con el fin de seguir siendo competitivos en una economía globalizada, como se explica en números anteriores y en la presente edición del GHW.

Durante los más de 40 años de liberalización de los mercados financieros mundiales y de dominio económico neoliberal, se ha producido una tendencia a la baja de los tipos impositivos y del recaudo del impuesto de sociedades.[21] Esto puede atribuirse al aumento del poder de los actores privados mundiales y transnacionales y a las guerras fiscales entre países.[14] Cada país responde a los tipos impositivos bajos reduciendo los suyos, con el traslado de los beneficios de las multinacionales a paraísos fiscales o a países de baja tributación, lo que disminuye el tipo impositivo efectivo de las multinacionales[22] y aumenta la proporción de impuestos menos progresivos sobre el consumo.[23]

Al mismo tiempo, han aumentado los recortes fiscales para los ricos. Aunque los tanques de pensamiento y los fundamentalistas del mercado de derechas, como el Instituto Cato de Estados Unidos, lo justifican, no hay pruebas de que este «goteo» funcione.[24] Cuando se redujeron drásticamente los impuestos para los ricos en 18 países miembros de la Organización para la Cooperación y el Desarrollo Económico (OCDE), la desigualdad de ingresos aumentó, mientras que sus economías y la creación de empleo no lo hicieron.[25]

Para el Sur Global, una base impositiva estrecha y distorsionada atiende más a las demandas de los contribuyentes de altos ingresos. Las economías del Sur Global tienen altos niveles de extracción de recursos naturales, y el sistema fiscal no consigue captar una parte justa de los ingresos procedentes de estos recursos debido a las exenciones y a la falta de responsabilidad democrática en el sistema fiscal. Esto limita la función recaudatoria, redistributiva, representativa y de reajuste de precios de los sistemas fiscales señalada en la Figura 1, especialmente para los países de renta baja que más necesitan estas funciones. Los signos visibles son los escasos avances en el acceso al agua potable, el aumento de los residuos no gestionados, el hacinamiento en las viviendas, las dietas deficientes, la falta de acceso a la energía y otros déficits en determinantes clave de la salud para altos porcentajes de la población.

Abuso fiscal internacional: sus factores y efectos

La actual arquitectura fiscal internacional está construida sobre los cimientos del expolio[26]: desde la extracción colonial por la fuerza en el siglo XVI en adelante, hasta la transferencia de riqueza e ingresos al final del imperio en el siglo XX desde el país de origen a paraísos fiscales controlados normalmente por potencias coloniales. La City de Londres, centro del Imperio Británico, se convirtió en el centro del sistema de paraísos fiscales, con su tela de araña de territorios de ultramar y dependencias de la corona, como Jersey y las Islas Vírgenes Británicas.[27]

En 2023, el mundo perdió 480.000 millones de dólares en ingresos fiscales debido al abuso transfronterizo de las empresas y a la evasión del impuesto sobre el patrimonio, y esto puede ser sólo la punta del iceberg.[28] Más de tres cuartas partes de estas pérdidas fiscales globales que sufren los países de todo el mundo son causadas por el club de naciones ricas y sus dependencias que forman la OCDE. Los países de renta alta son los que más pierden en términos absolutos. Sin embargo, los países de renta más baja sufren sistemáticamente las pérdidas más profundas como proporción de los ingresos fiscales actuales o de los presupuestos destinados a la sanidad y sus determinantes, donde el gasto per cápita está sesgado. Además, muchas intervenciones en salud y sociales son llevadas a cabo por mujeres al margen de los sistemas formales y pueden no contabilizarse en los datos económicos.[29]

El abuso fiscal que permite el sistema tributario internacional socava todos los derechos humanos. Si los gobiernos tuvieran ingresos equivalentes a las pérdidas documentadas en el Estado de la justicia tributaria 2023, cada día, 15 millones de personas tendrían derecho a agua básica, 32 millones tendrían derecho a saneamiento básico, 3,2 millones de niños más asistirían a la escuela, 101 niños más sobrevivirían y 11 madres más no morirían durante el parto.[30] El aumento de los ingresos públicos conduce a mejoras constantes en la gobernanza, lo que significa que los ingresos adicionales tienen un mayor impacto en los derechos humanos, creando un círculo virtuoso entre los ingresos públicos y la gobernanza.[31]

La OCDE, que representa a 38 de los países más ricos del mundo, muchos de los cuales son antiguas naciones colonizadoras, ha decidido normas fiscales internacionales que favorecen a las multinacionales durante los últimos 60 años, manteniendo el statu quo de un abuso fiscal colosal. Los esfuerzos de la última década han hecho poco por reducir estas normas. La labor de la OCDE, aunque técnicamente rigurosa, alimenta la neutralidad en el mejor de los casos, al tiempo que opera a partir de un conjunto de principios y enfoques que se resiste a cambiar el orden de poder mundial. Las medidas de transparencia fiscal adoptadas han quedado diluidas o comprometidas, como el intercambio automático de información entre autoridades fiscales para superar el secreto bancario y la riqueza offshore no declarada. El Common Reporting Standard (CRS) de la OCDE para el intercambio de información no es efectivo. Excluye a todos los grandes centros financieros, y la información que se comparte no puede utilizarse para investigar el blanqueo de capitales u otras actividades delictivas sospechosas. En 2023, sólo cinco de las 54 naciones africanas intercambiaban información automáticamente de forma recíproca.

En la iteración más reciente de las normas fiscales internacionales de la OCDE, la denominada «solución de dos pilares» pretende abordar los retos de la tributación de las multinacionales en la era digital.[32] El primer pilar se centra en la distribución de los derechos de tributación entre los países. Sin embargo, sólo afectará a una fracción de los beneficios de las multinacionales, aplicándose únicamente a las que facturen más de 20.000 millones de dólares. Incluso es probable que este cambio propuesto quede en nada, ya que es improbable que EE.UU., que tiene poder de veto efectivo, ratifique el acuerdo. El segundo pilar establece un impuesto mínimo global para las empresas, pero es sólo del 15 %. Esta cifra está muy por debajo de la media de la mayoría de los países. Como señaló el principal organismo que representa a las autoridades fiscales africanas, el Foro Africano de Administración Fiscal (ATAF):

> Para que una norma de este tipo fuera efectiva, el tipo efectivo
> mínimo debería ser al menos del 20 %, ya que la mayoría de los
> países africanos tienen un tipo legal del impuesto de sociedades

de entre el 25 % y el 35 %. Las multinacionales sólo se verán desincentivadas de tal desplazamiento de beneficios en África si todos sus beneficios tributan al menos al 20 %, independientemente de la jurisdicción en la que se declaren los beneficios.[33]

En un acto de solidaridad y resistencia mundial entre los países no miembros de la OCDE, el Grupo Africano de la Organización de las Naciones Unidas (ONU) propuso en 2022 una resolución, aprobada por unanimidad por la Asamblea General de la ONU, por la que se otorgaba al Secretario General de la ONU el mandato de informar sobre las opciones y modalidades de negociación de una Convención Marco de las Naciones Unidas sobre Fiscalidad.[34] Un año después, se aprobó otra resolución para iniciar las negociaciones sobre dicha Convención. Ningún miembro de la OCDE votó a favor, pero, a pesar de la resistencia, la mayoría de los Estados miembros de la ONU aprobó la resolución, y las negociaciones continúan. Esta iniciativa liderada por la ONU presenta «una oportunidad para un reajuste institucional y conceptual, para restablecer una perspectiva global que se ha visto perturbada por la asunción de un papel cada vez más dominante en la fiscalidad internacional por parte de la OCDE».[35]

Justicia tributaria, el "status futurus"

Los países pueden y deben utilizar su superpotencia fiscal. Como subraya la Red por la Justicia Tributaria en África, «lo más probable es que cualquier cambio [de la injusticia tributaria] empiece de abajo arriba, con los contribuyentes convirtiéndose en los principales impulsores del cambio», con grupos de interés de la población, parlamentos, profesionales, Estados del Sur, diplomáticos y comunidades económicas regionales exigiendo transparencia en las decisiones fiscales y en el uso del dinero de los impuestos.[14]

Dado que, en última instancia, todos los impuestos pertenecen al pueblo, las poblaciones y los contribuyentes tienen derecho a saber y conocer cómo y dónde se recaudan los impuestos y cómo les afectan. Esto significa que los datos sobre los ingresos, incluidas las fuentes y la asignación, deben publicarse periódicamente. Todos los acuerdos y tratados que afecten a los ingresos deben divulgarse y debatirse en el parlamento. La justicia tributaria requiere de políticas tributarias que promuevan una equidad vertical que beneficie desproporcionadamente a los grupos más pobres. Los países deben rechazar las exenciones fiscales que reducen los impuestos directos sobre los productos que perjudican la salud o que eximen de las contribuciones fiscales a los servicios en salud.

Es posible y esencial cubrir con fondos suficientes, procedentes de la fiscalidad progresiva, el déficit de financiación en salud de los sistemas en salud del sector público en todo el mundo. Los grupos de interés público en los países deben afirmar claramente que la financiación del sector público exige abordar el derecho al cuidado de la salud, la cobertura universal en salud, la atención primaria de salud y otros Objetivos de Desarrollo Sostenible relacionados con la salud, y demostrar que esto exige una fiscalidad progresiva como principal fuente de ingresos.5 Esto implica redoblar los esfuerzos nacionales para abordar las lagunas fiscales mediante el desarrollo de la capacidad nacional de las autoridades fiscales, la ampliación de la base impositiva a través de la expansión de los impuestos sobre el patrimonio y otros impuestos progresivos, y el aumento de la transparencia y el bloqueo de las salidas ilícitas. También pide que se trabaje a nivel regional para reducir la competencia fiscal y los incentivos y exenciones para las empresas que disminuyen la capacidad de los países para movilizar ingresos fiscales.5 Los organismos regionales como la ATAF en África y la Plataforma Regional de Cooperación Fiscal en América Latina y el Caribe (PTLAC) pueden reforzar la cooperación regional en materia fiscal, incluso actuando como un bloque en los espacios internacionales.[36]

Estas acciones dentro de los países y las regiones exigen una acción internacional más amplia, centrada específicamente en las negociaciones de la Convención Marco de las Naciones Unidas sobre Fiscalidad. En contraste con el dominio de la OCDE sobre el establecimiento de normas fiscales, la ONU es inclusiva y representativa. Los Estados miembros están legalmente obligados a aplicar las disposiciones de los convenios y acuerdos, y deben rendir cuentas de ello ante diversos organismos de la ONU.[37] En agosto de 2024, se han adoptado los términos de referencia de la Convención y las negociaciones continuarán hasta 2026. El trabajo hacia una Convención Marco de la ONU sobre Fiscalidad responde a la promoción de marcos y convenciones sobre Derechos Humanos. Los comités de la ONU han instado sistemáticamente a los países con paraísos fiscales a reformar sus normas nacionales para garantizar que su política fiscal (que permite el traslado de beneficios) no menoscaba los derechos de los ciudadanos de otros países, y que los países disponen de los máximos recursos para desarrollar y hacer efectivos los Derechos Humanos.[38]

Las demandas en torno a la reforma fiscal internacional y el cambio a la ONU como marco para el establecimiento de normas se han hecho más urgentes con la magnitud de los retos mundiales en salud, incluidas las pandemias y la emergencia climática. Dejar estos retos en manos de la ayuda al desarrollo exterior y otras formas de financiación impredecible, voluntaria o financiación concesional resulta problemático para la equidad y la sostenibilidad de la inversión que exigen estos desafíos. La financiación de la lucha contra el cambio climático en forma de ayuda exterior al desarrollo no ha logrado cumplir las promesas ni las necesidades, con préstamos relacionados con el clima que añaden cargas de deuda a lo que ya son cargas climáticas desiguales, planes de créditos de carbono que utilizan los mercados de carbono mientras dejan sin gestionar los motores del cambio climático, y el poder en manos de los países de renta alta que son los principales impulsores del cambio climático.[39] La reforma fiscal basada en principios de justicia tributaria puede superar estas limitaciones, a la vez que desincentiva las industrias extractivas ecológicamente destructivas.

Los líderes y lideresas africanos presentes en la Cumbre sobre el Clima de África 2023 señalaron una «configuración injusta de los marcos institucionales multilaterales que colocan perpetuamente a las naciones africanas en una situación de desventaja debido a su costosa financiación».[40] En la Declaración de Nairobi (septiembre de 2023), los países africanos hicieron un llamado para que la financiación de la lucha contra el cambio climático proceda de un impuesto sobre el carbono aplicado al comercio de combustibles fósiles, el transporte marítimo y la aviación, junto con un impuesto mundial sobre las transacciones financieras, con el fin de reorientar la financiación hacia formas más predecibles y equitativas. En América Latina, Colombia está a la cabeza en materia de fiscalidad ambiental, habiendo adoptado ya tres tipos de impuestos: un impuesto nacional sobre el carbono, un impuesto nacional sobre el consumo de bolsas plásticas y un impuesto adicional sobre los vehículos.[41] Basándose en esta experiencia, Colombia está coordinando el grupo de trabajo sobre fiscalidad ambiental de la PTLAC.

Algunas reformas fiscales globales y soluciones técnicas clave requieren medidas internacionales y una implementación nacional para frenar el abuso fiscal internacional. Éstas se han descrito como el ABC de la transparencia fiscal,[42] según lo establecido por la Red por la Justicia Tributaria, que forma parte de la Alianza Mundial por la Justicia Tributaria. Inicialmente calificadas de utópicas, estas medidas constituyeron la base de las medidas globales de transparencia fiscal diseñadas y suavizadas por la OCDE. Ahora se consideran normas de transparencia esenciales que apoyan la aplicación nacional para que las autoridades fiscales puedan auditar a las empresas y rastrear la riqueza extraterritorial no gravada. A partir de 2020, la Red por la Justicia Tributaria desarrolló su plataforma básica más allá del ABC de la transparencia fiscal para incluir las DEFG de la Justicia Tributaria[43] (véase el Recuadro C4.2).

A nivel mundial, las personas influyentes que promueven la transparencia fiscal y la justicia tributaria, incluida la redistribución, también están surgiendo de lugares insospechados. Un pequeño y creciente número de empresas multinacionales cuentan con la acreditación *Fair Tax Mark* en el marco del *Global Multinational Business Standard*[44], que indica que cumplen los principios de la fiscalidad justa. Esto incluye pagar la cantidad correcta de impuestos (pero no más) en el lugar adecuado y en el momento oportuno, de acuerdo con la letra y el espíritu de la ley, y proporcionar fácilmente información pública suficiente para que las partes interesadas puedan formarse una idea completa e informada de su titularidad real, su conducta fiscal y su presencia financiera (en todo el mundo si se trata de una multinacional).[45] Además, personas adineradas asociadas a las organizaciones Patriotic Millionaires y Millionaires for Humanity han pedido que se les graven más sus activos y herencias. En una carta que los millonarios y multimillonarios enviaron a los líderes que asistieron al Foro Económico Mundial de Davos (Suiza) en 2022, escribieron:

Recuadro C4.2: El ABCDEFG de la justicia tributaria

A—El intercambio automático de información fiscal sobre cuentas financieras es fundamental para superar la lacra del secreto bancario y las cuentas offshore no declaradas asociadas. En 2022, más de 110 jurisdicciones habían suscrito el intercambio automático, incluidos todos los grandes centros financieros excepto Estados Unidos. Pero muchas aún se niegan a facilitar información a los países firmantes con menores ingresos.

B—La titularidad real de empresas, fideicomisos, fundaciones y asociaciones se hace cada vez más transparente a través de registros públicos, que identifican quién y cómo se beneficia a través de estas entidades privadas. Aunque se descubren casos importantes de corrupción, estos registros siguen careciendo de una verificación sólida.

C—Los informes país por país de las empresas multinacionales son necesarios para revelar el desajuste entre dónde se desarrolla su actividad económica real y dónde se declaran los beneficios a efectos fiscales. La OCDE exige ahora que estos datos se faciliten a las autoridades fiscales del país de origen y un número creciente de grandes empresas ya publican voluntariamente según la norma de la Global Reporting Initiative. Los inversores, con billones de dólares en activos gestionados, exigen activamente este tipo de información a los demás.

D—Divulgación, incluidas medidas de rendimiento coherentes y agregadas de la autoridad fiscal, y una contabilidad completa de los incentivos fiscales y las subvenciones concedidas, así como la publicación en línea de las cuentas financieras de las empresas y la información relacionada. Las estadísticas agregadas de los informes país por país pueden contar una historia similar para el abuso fiscal de las empresas.

E—La aplicación de la normativa fiscal también es fundamental y ha sido especialmente vulnerable en varios países de renta alta, como el Reino Unido y Estados Unidos. La «austeridad» ha servido a menudo de cobertura política para recortar los recursos de las autoridades fiscales y otros organismos pertinentes (y a menudo también su independencia), y esto sigue siendo una amenaza clave para una fiscalidad eficaz y responsable. Recortar los recursos de las autoridades fiscales para «ahorrar» fondos públicos es la más falsa de todas las economías falsas.

F—Distribución en forma es la base hacia la que deben dirigirse finalmente las normas fiscales internacionales. Los beneficios imponibles a escala mundial deben corresponder a la unidad de la multinacional, y no a las entidades corporativas separadas dentro del grupo, y los impuestos deben prorratearse entre los países en función de la parte de la actividad económica de la multinacional que tenga lugar en cada uno de ellos.

Continúa en la página siguiente

Recuadro C4.2 continuado

G—La gobernanza mundial de la fiscalidad en el siglo XXI requiere un foro genuinamente inclusivo y representativo en la ONU que sustituya al club de los países ricos miembros, la OCDE. Esto será en forma de una Convención Marco de la ONU sobre Fiscalidad, actualmente en negociación, que también podría garantizar que todos los beneficios del ABC de la transparencia fiscal lleguen a todos los países y pueblos.

G_2—El registro mundial de activos, o GAR, es una pieza clave del rompecabezas. Esta propuesta, apoyada ahora también por la Comisión Independiente para la Reforma de la Fiscalidad Internacional de las Empresas, uniría los registros nacionales de beneficiarios efectivos finales, junto con la ampliación de la cobertura para incluir activos de alto valor de todo tipo, desde propiedades y cuentas financieras hasta obras de arte y aeronaves, pasando por todo tipo de vehículos legales. El GAR proporciona la base tanto para facilitar los impuestos sobre el patrimonio de todo tipo como para garantizar su eficacia.

G_3—Good taxes es un cajón de sastre que incluye una serie de impuestos que pueden contribuir en mayor medida a las 5R de la justicia fiscal. Los impuestos directos (principalmente los impuestos sobre la renta de las empresas y las personas físicas) son los más destacados y los que más pueden contribuir a reforzar las relaciones entre el Estado y los ciudadanos en materia de rendición de cuentas y proporcionar la base más sólida para la redistribución. Los impuestos específicos sobre la riqueza, el valor de la tierra, las herencias y las plusvalías, así como los impuestos que responden a la crisis climática, son también importantes «buenos impuestos».

Como millonarios, sabemos que el sistema tributario actual no es justo... Esta injusticia, que se encuentra en la base del sistema tributario internacional, ha creado una falta de confianza colosal entre los pueblos del mundo y las élites, que son los arquitectos de este sistema. Para salvar esa brecha no bastarán los proyectos de vanidad de multimillonarios o los gestos filantrópicos parciales, sino que será necesaria una revisión completa de un sistema que, hasta ahora, ha sido deliberadamente diseñado para hacer más ricos a los ricos.

En pocas palabras, restablecer la confianza exige gravar a los ricos. El mundo, todos los países, deben exigir que los ricos paguen lo que les corresponde. IExijamos impuestos a los ricos, y hágamoslo ya.[46]

El camino a seguir

A los activistas en salud les preocupa, y con razón, que los sistemas públicos de salud se financien de forma adecuada y equitativa para lograr la salud individual y comunitaria. Pero el cambio no se producirá retocando los bordes. Los movimientos en salud no deben gastar energía en luchas sin salida que se centren únicamente en el «pecado» o en los impuestos asignados. Estos impuestos recaudan pocos ingresos y desvían la atención y los recursos de las amplias y necesarias reformas estructurales y del cierre de las lagunas que permiten el abuso fiscal de las empresas y la evasión del impuesto sobre el patrimonio.

Los gobiernos nacionales son fundamentales para la justicia tributaria, ya que son responsables del diseño, la recaudación y el gasto. Sin embargo, existe una feroz resistencia a las vías positivas para obtener resultados en salud positivos a nivel nacional e internacional, ya que las empresas multinacionales, las instituciones financieras internacionales y los paraísos fiscales se saltan las normas de una forma que no sirve al bien común. No debemos desanimarnos. Los últimos años han demostrado el increíble poder de la acción colectiva a nivel mundial hacia una Convención Marco de las Naciones Unidas sobre Fiscalidad, que debe cumplir los principios de la justicia tributaria. Los ejemplos incluidos en este capítulo también arrojan luz sobre la acción nacional, invirtiendo décadas de erosión fiscal y estrechando la prestación de servicios públicos.

Los impuestos pueden ser el superpoder de la sociedad si se utilizan para el bien:

- Para mejorar el recaudo de ingresos destinados a la salud pública, los gobiernos deben centrarse en gravar a las rentas más altas y a las empresas más grandes, centrarse en las empresas multinacionales y diseñar códigos fiscales que no les permitan hacerle trampa al pago de impuestos. Esto incluye resistirse a conceder incentivos fiscales basados en los beneficios y que los gobiernos nacionales colaboren para evitar una carrera regional a la baja en los tipos impositivos. El apoyo nacional y regional debe continuar en las negociaciones de los elementos sustantivos de la Convención Marco de la ONU sobre Fiscalidad, incluidos los principios fundamentales, las medidas cruciales de transparencia fiscal y las reformas sobre cómo se gravan la riqueza y las rentas empresariales.

- Para garantizar que los ingresos recaudados aborden las desigualdades, deben redistribuirse de los hogares con ingresos altos a los hogares con ingresos bajos y de los hogares con necesidades bajas en salud a los hogares con necesidades altas en salud, entre otras cosas, financiando la cobertura universal en salud y una atención primaria de salud gratuita en el punto de acceso. Hay que resistirse a los intentos de privatizar los sistemas en salud o de desplazar las mejoras de la atención sanitaria pública mediante la privatización.

- Aunque no suponga un cambio de juego para el recaudo de ingresos nacionales, la fijación de precios para aumentar el coste de los productos socialmente perjudiciales, incluido el carbono, puede afectar al comportamiento y contribuir a los ingresos públicos necesarios para satisfacer las necesidades en salud que se derivan de algunos de estos productos. Estas medidas deberían dirigirse a las multinacionales y grandes empresas productoras, como las de alimentos ultraprocesados, y no a los consumidores.

- Es necesario mejorar las capacidades fiscales, reforzar la «alfabetización» fiscal pública y aumentar la transparencia y la responsabilidad democrática dentro de los países y a escala internacional para cumplir con la representación, incluso en la arquitectura fiscal mundial.

- Los países deben buscar reparaciones por los impactos de la crisis climática, que afecta a muchos determinantes de la salud. Los enfoques provisionales pueden incluir garantizar la financiación climática basada en impuestos y subvenciones y el alivio de la deuda, así como una mayor contribución a los impuestos para proteger a largo plazo la salud y los ecosistemas en los sectores extractivos.

Lista de referencias

1. Organización Mundial de la Salud. Determinantes sociales de la salud [Internet]. 2024 [citado 2024 22 de mayo]. Disponible en: https://bit.ly/3DRkVCp

2. Cobham A. ¿Qué sabemos y qué debemos hacer sobre la justicia tributaria? SAGE Publications Limited; 2024.

3. Nsenduluka M, Etter-Phoya R. Los principios de la justicia tributaria y la crisis climática en las naciones africanas ricas en recursos [Internet]. Feminist Action Nexus for Economic and Climate Justice; Tax Justice Network; Tax Justice Network Africa; 2023 [citado 2023 Oct 12]. Disponible en: https://bit.ly/3XvDOS0

4. UNU Wider. Base de datos de ingresos públicos (agosto de 2023) [Internet]. 2023 [citado 2024 Jul 7]. Disponible en: https://bit.ly/4j7LXVd

5. Loewenson R, Mukumba C. Recuperando los impuestos perdidos para cubrir el déficit de financiación de los sistemas universales de salud del sector público en África oriental y meridional. BMJ Global Health. 2023;8(Suppl 8):e011820. Disponible en: https://bit.ly/4iG6z6T

6. Descolonizando la economía. Los impuestos como herramienta para la justicia racial [Internet]. Decolonising Economics; 2022 [citado 2023 Ago 24]. Disponible en: https://bit.ly/4l3JwVj

7. Hannah E, O'Hare B, Lopez M, Murray S, Etter-Phoya R, Hall S, et al. ¿Cómo pueden contribuir los impuestos de sociedades a los Objetivos de Desarrollo Sostenible (ODS) del África subsahariana? A case study of Vodafone. Globalización y Salud. 2023 mar 20;19(1):17. Disponible en: https://bit.ly/42g7chL

8. Observatorio Fiscal de la UE. Reporte Global de Evasión Fiscal 2024 [Internet]. Observatorio Fiscal de la UE; 2023 [citado 2023 nov 6]. Disponible en: https://bit.ly/4iNgyYq

9. Setser BW, Weilandt M. Las farmacéuticas americanas no pagan impuestos en Estados Unidos[Internet]. Consejo de Relaciones Exteriores. 2024 [citado 2024 Jul 30]. Disponible en: https://bit.ly/440EltJ

10. Shaxson N. ' No, la elusión fiscal de las empresas no es legal. Financial Times [Internet]. 2019 May 16 [citado 2024 Aug 8]; Disponible en: https://bit.ly/4j3GSNB

11. Meinzer M, Ndajiwo M, Etter-Phoya R, Diakité M. Comparación de incentivos fiscales entre jurisdicciones: un estudio piloto [Internet]. 2019 [citado 2019 Jul 3] p. 43. Disponible en: https://bit.ly/4j91iox

12. Loewenson R, Mukumba C. justicia tributaria para sistemas en salud universales del sector público en África oriental y meridional. EQUINET. 2022;126. Disponible en: https://bit.ly/4hQamh1

13. Loewenson R, Hinricher J, Papamichail A. La responsabilidad corporativa para la salud en el sector extractivo en África oriental y meridional . EQUINET [Internet]. 2016 [citado hace 2024 8];108. Disponible en: https://bit.ly/3Y6w5Kn

14. Red de justicia tributaria de África. Impónganos si puede: Por qué África debe defender la justicia tributaria [Internet]. Nairobi, Kenia; 2011 [citado el 8 de agosto de 2024]. Disponible en: https://bit.ly/4l2tCur

15. Mager F, Meinzer M, Millán L. Cómo los incentivos fiscales a las empresas socavan la justicia climática. Tax Justice Network; 2024 jun. Disponible en: https://bit.ly/3Y2PXhk

16. Grown C, Valodia I, editores. Fiscalidad y equidad de género: Un análisis comparativo de los impuestos directos e indirectos en los países en desarrollo y desarrollados [Internet]. Routledge; 2010 [citado 2024 jun 11]. Disponible en: https://bit.ly/3QNxJMZ

17. Anyidoho NA, Gallien M, Rogan M, van den Boogaard V. El precio de la simplicidad: Fiscalidad sesgada y regresiva en el sector informal de Accra [Internet]. Brighton: Centro Internacional para los Impuestos y el Desarrollo; 2024 [citado 2024 jul 23]. Informe nº: Documento de Trabajo del ICTD 195. Disponible en: https://bit.ly/4jol5R1

18. Zigoni C, Finette C, Lorenzo F, Guerrero García K, Hofman L, Gerbase L, et al. Petición al Comité para la Eliminación de Todas las Formas de Discriminación contra la Mujer: Brasil [Internet]. INESC; Red de justicia tributaria; Latindadd; Red de justicia tributaria - de América Latina y el Caribe; 2024 [citado 2024 Ago 14]. Disponible en: https://bit.ly/4hNRpeS

19. Fundación Mo Ibrahim. Global, África: África en el mundo y el mundo en África [Internet]. 2023 jul [citado 2024 jul 30]. Disponible en: https://bit.ly/4hRhdqq

20. Sanders D, De Ceukelaire W, Hutton B. Las Políticas Sanitarias y la Atención Sanitaria en el Contexto de la Globalización Neoliberal. En: Sanders D, De Ceukelaire W, Hutton B, editores. La lucha por la salud: La medicina y la política del subdesarrollo [Internet]. Oxford University Press; 2023 [citado 2024 oct 24]. p. 0. Disponible en: https://bit.ly/3RkTa8h

21. Rincke J, Overesch M. What Drives Corporate Tax Rates Down? Un nuevo análisis de la globalización, la competencia fiscal y el ajuste dinámico a las perturbaciones. The Scandinavian Journal of Economics. 2011;113(3):579-602.

22. García-Bernardo J, Jansky P, Torslov T. Cómo descomponer el descenso de los tipos impositivos efectivos de las empresas multinacionales [Internet]. Documentos de trabajo IES. Universidad Carolina de Praga, Facultad de Ciencias Sociales, Instituto de Estudios Económicos; 2019 Dic [citado 2020 May 18]. (Documentos de trabajo IES). Informe nº: 2019/39. Disponible en: https://bit.ly/3QLdkrZ

23. Thunecke G. ¿Están pagando la factura los consumidores? Cómo afecta la competencia fiscal internacional a la tributación sobre el consumo [Internet]. Rochester, NY; 2023 [citado 2024 jul 25]. Disponible en: https://bit.ly/4iH4mZ5

24. Seip J, Harper DW. The Trickle-Down Delusion: Cómo la redistribución republicana al alza del poder económico y político socava nuestra economía, democracia, instituciones y salud-y una respuesta liberal. UPA; 2016. 465 p.

25. Hope D, Limberg J. Las consecuencias económicas de los grandes recortes fiscales para los ricos. Socio-Economic Review. 2022 abr 1;20(2):539-59. Disponible en: https://bit.ly/3DVVD6b

26. Cobham A. La extracción imperial y los «paraísos fiscales». En: Bhambra GK, McClure J, editores. Imperial Inequalities [Internet]. Manchester University Press; 2022 [citado 2023 Ago 30]. p. 280-98. Disponible en: https://bit.ly/4j0iJbf

27. Shaxson N. Treasure Islands: Uncovering the Damage of Offshore Banking and Tax Havens. St. Martin's Griffin; 2012. 272 p.

28. Red de justicia tributaria. Estado de la justicia tributaria 2023 [Internet]. Red de justicia tributaria; 2023 [citado 2024 sep 18]. Disponible en: https://bit.ly/4hPZTC9

29. Cobham A. The Uncounted. 1 edición. Cambridge, UK ; Medford, MA, USA: Polity; 2020. 200 p.

30. Proyecto Ingresos Públicos y Estimaciones de Desarrollo (GRADE). El impacto del abuso fiscal sobre los derechos humanos en todos los países SOTJ#2023 estimations [Internet]. University of St Andrews; University of Leicester; 2023 [citado 2024 Jul 25]. Disponible en: https://bit.ly/428xOQI

31. Hall S, O'Hare B. A Model to Explain the Impact of Government Revenue on the Quality of Governance and the SDGs (Un modelo para explicar el impacto de los ingresos públicos en la calidad de la gobernanza y los ODS). Economies. 2023 abr;11(4):108. Disponible en: https://bit.ly/429dFdn

32. Ovonji-Odida I, Grondona V, Chowdhary AM. La solución de los dos pilares para gravar la economía digitalizada:Implicación política y orientación para el Sur Global [Internet]. Geneva: Centro del Sur; 2022 jul [citado 2022 ago 18]. (Centro del Sur: Documento de investigación). Informe nº: 161. Disponible en: https://bit.ly/3RpEd4M

33. Foro Africano de Administración Tributaria. Normas fiscales internacionales - ¿Qué significan para África?[Internet]. 2021 [citado 2024 Jul 25]. Disponible en: https://bit.ly/3E2377y

34. Asamblea General de las Naciones Unidas. Promoción de una cooperación fiscal internacional inclusiva y eficaz en las Naciones Unidas Informe del Secretario General [Internet]. 2023 [citado 2023 Ago 29]. Disponible en: https://bit.ly/3DVvwMG

35. Picciotto S. El diseño de una Convención Marco de las Naciones Unidas sobre Cooperación Fiscal Internacional[Internet]. Rochester, NY; 2024 [citado 2024 Jul 25]. Disponible en: https://bit.ly/4j2dx61

36. Comisión Económica para América Latina y el Caribe. Países que conforman la Plataforma Regional de Cooperación Tributaria para América Latina y el Caribe emiten declaración conjunta, en respaldo a la presidencia de Brasil del G20 [Internet]. Comissão Econômica para a América Latina e o Caribe; 2024 [citado 2024 Ago 15]. Disponible en: https://bit.ly/4i63f4d

37. Chaparro S, Snyckers T, Hofman L, Nelson L. ¿Por qué el mundo necesita el liderazgo de la ONU en política fiscal global? [Internet].Red por la justicia tributaria. 2023 [citado 2024 mar 28]. Disponible en: https://bit.ly/4c4zijr/

38. Comité de Derechos Económicos, Sociales y Culturales. Observaciones finales sobre el cuarto informe periódico de Irlanda, E/C.12/IRL/CO/4 [Internet]. 2024 [citado 2024 3 abr]. Disponible en: https://bit.ly/4l4rvGp

39. Hannah E, Etter-Phoya R, Lopez M, Hall S, O'Hare B. El impacto de los países de renta alta en la salud infantil de los países de renta baja desde la perspectiva del cambio climático. A case study of the UK and Malawi. PLOS Global Public Health. 2024 Jan 4;4(1):e0002721. Disponible en: https://bit.ly/41YpGSI

40. Euractiv. Líderes africanos piden nuevos impuestos globales para financiar acciones contra el cambio climático. Euractiv [Internet]. 2024 Sep 7 [citado 2024 Aug 8]; Disponible en: https://bit.ly/4j7ij2d

41. Ministerio de Ambiente y Desarrollo Sostenible. Impuestos Verdes Vigentes en Colombia [Internet]. Ministerio de Ambiente y Desarrollo Sostenible. [citado 2024 Ago 15]. Disponible en: https://bit.ly/41JF5HG

42. Etter-Phoya R, Harari M, Meinzer M, Palanský M. Los Sistemas Financieros Globales y la Elusión Fiscal. En: Sims K, Banks N, Engel S, Hodge P, Makuwira J, Nakamura N, et al., editors. El Manual Routledge del Desarrollo Global [Internet]. Nueva York, NY / Abingdon, Oxon: Routledge; 2022 [citado 2023 jun 5]. p. 326-40. Disponible en: https://bit.ly/3DVZxfl

43. Red de justicia tributaria. Beyond20 [Internet]. Red de justicia tributaria; 2023 mayo [citado 2023 jul 7]. Disponible en: https://bit.ly/4iAeHpA

44. Fair Tax Foundation. Modelo Global de Empresas Multinacionales: Orientaciones [Internet]. 2021 [citado 2024 Jul 31]. Disponible en: https://bit.ly/4iE4oRj

45. Preguntas frecuentes [Internet]. Fair Tax Foundation. [citado 2024 Jul 31]. Disponible en: https://bit.ly/3Y2o35a/

46. Firmado por millonarios y multimillonarios. ATTN Asistentes a Davos: En los impuestos confiamos [Internet]. 2022 [citado 2024 Jul 31]. Disponible en: https://bit.ly/4hKt2Pb

Determinación Comercial/Corporativa de la Salud

Introducción

Los determinantes comerciales de la salud (DCS) no son un nuevo problema de salud pública mundial, pero su impacto en la salud se ha intensificado desde la última vez que se abordaron en *Global Health Watch 6*. Los Determinantes Comerciales de la Salud son sistemas, prácticas y vías a través de las cuales los actores comerciales impulsan la salud y la equidad. Aunque todos los niveles de la actividad comercial plantean amenazas potenciales para la salud, los mayores daños se derivan de las acciones de las empresas nacionales o transnacionales.[1]

En las dos últimas décadas, los acuerdos económicos mundiales han cambiado cada vez más para adaptarse a los intereses de las corporaciones, preparando el escenario para las epidemias de enfermedades del siglo XXI basadas en el sistema político y económico que exige un hiperconsumo insalubre. Este complejo de "consumo corporativo" promueve un modelo de consumo directamente vinculado a la mortalidad prematura por enfermedades y lesiones evitables.[2] Las estrategias de relaciones públicas o inspiradas en el marketing forman parte de un conjunto

Figura 1: La industria india de la comida basura

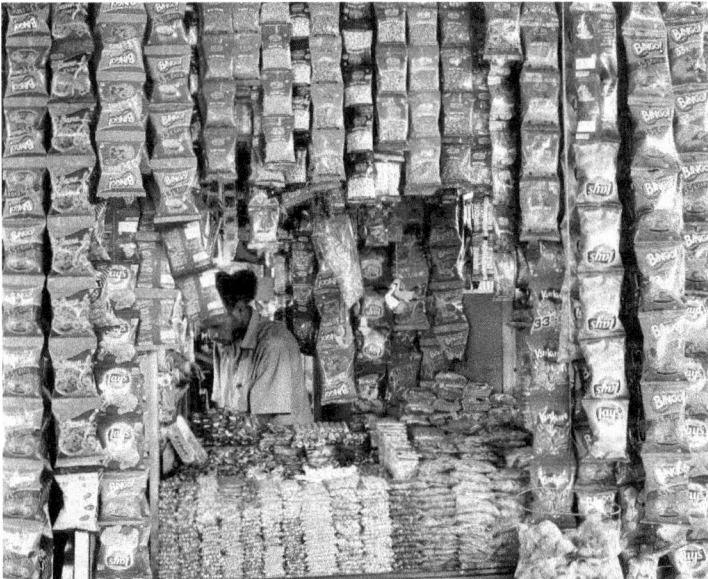

Abhisek Sarda, Flickr

más amplio de tácticas corporativas superpuestas, empleadas para promover los intereses de las Empresas Transnacionales (ETN) que dan lugar a estos daños para la salud.

La comercialización de productos y actividades poco saludables, como los alimentos ultraprocesados[3], el juego,[4] el tabaco[5] y los combustibles fósiles[6] está muy extendida. Las industrias de combustibles fósiles y otras poderosas industrias perjudiciales para la salud tienen un acceso único a los principales medios de comunicación para dar forma a las narrativas de los informes de los medios, publicar anuncios y ejercer influencia política.[7] La publicidad de las empresas energéticas y mineras suele ser selectiva, destacando las soluciones de energía renovable, la responsabilidad social corporativa (RSC) y la tecnología más ecológica, mientras que excluye en gran medida sus impactos negativos sobre la salud y el ambiente.[8] Esta publicidad está diseñada para dar una imagen positiva de las empresas transnacionales, a pesar de que su objetivo es obtener beneficios. Se ha afirmado que las prácticas de las ETN siguen un "libro de jugadas" empresarial que antepone los beneficios a la salud pública.[9]

Los DCS también incluyen empresas de consultoría globales, empresas de medios de comunicación que difunden información errónea sobre cuestiones relacionadas con la salud, y actores clave de los medios sociales y empresas tecnológicas globales que tratan de frustrar los intentos de regular sus operaciones. Las consultoras globales facilitan las operaciones corporativas mediante la promoción de la ideología neoliberal y las prácticas que abogan por un gobierno pequeño y el capitalismo de libre mercado.[10] En 2016, sus operaciones mundiales en apoyo del capital privado, incluido el asesoramiento fiscal a las empresas, costaron a los gobiernos y contribuyentes de todo el mundo aproximadamente 1 billón de dólares estadounidenses al año.[11] La propagación de desinformación en salud a través de las redes sociales propiedad de empresas se ha convertido en un importante problema de salud pública[12], con ejemplos notables como las declaraciones falsas sobre vacunas y enfermedades.[13] Muchas de las prácticas de las plataformas de redes sociales provocan por sí mismas daños para la salud, especialmente para la salud mental de las personas jóvenes. Estas preocupaciones llevaron a Australia a aprobar en 2024 una legislación que restringe el acceso de las personas menores de 16 años a determinadas plataformas de redes sociales y a reforzar las medidas existentes contra los riesgos asociados a los contenidos nocivos en línea.[14] Al mismo tiempo, las plataformas X (antes Twitter) y Meta (Facebook, Instagram, Threads) han eliminado los verificadores de hechos para congraciarse con la oposición de la nueva administración Trump a tales prácticas "censoras".

Los multimillonarios de la tecnología también están adquiriendo cada vez más poder económico y político. A medida que aumenta la riqueza de las personas líderes de las empresas tecnológicas mundiales, aumentan las desigualdades dentro de las empresas y, en general, en las sociedades, lo que genera tensiones sociales y malestar político.[15] La reciente alianza entre el presidente estadounidense

Trump y Elon Musk demuestra el poder político que pueden ejercer los oligarcas de las redes sociales a pesar de la falta de un proceso democrático para su nombramiento en puestos de poder. Musk está supervisando el Departamento de Eficiencia Gubernamental (DOGE) de Trump y causando un daño masivo a USAID y a muchos departamentos del Gobierno Federal. La autoridad de la que se ha apoderado es inaudita en un país democrático. Los conflictos de intereses que plantea son enormes, ya que las empresas que controla tienen contratos con el Gobierno estadounidense por valor de miles de millones de dólares.

El poder de las empresas en la economía política mundial

Las empresas transnacionales (ETN) llevan a cabo una amplia gama de prácticas que ponen en peligro la salud planetaria y humana, y que abarcan la gestión financiera, política, científica, de marketing, del mercado laboral, de la cadena de suministro y de la reputación. Sus operaciones se sustentan en normas políticas neoliberales que refuerzan su poder y riqueza[16] mientras que el poder y los ingresos del Estado disminuyen y los costos de las actividades comerciales perjudiciales se externalizan al Estado y a la sociedad.

Las normas, valores y creencias neoliberales, incluida la importancia de "mercados libres, personal trabajador flexible, libertad, sociedades abiertas", dominan la economía mundial en detrimento de la salud pública y la equidad.[17] Respaldadas por estas normas neoliberales, las empresas ejercen su poder asegurándose de que los códigos voluntarios de prácticas empresariales sustituyan a las normativas de obligado cumplimiento. Por ejemplo, el Pacto Mundial de las Naciones Unidas, creado en el 2000, es una iniciativa voluntaria y no vinculante que insta a las empresas a ajustar sus estrategias y operaciones a una serie de principios universales con el fin de ser "una fuerza del bien".[18] Las ONG no tardaron en señalar que la única garantía de que las empresas puedan rendir cuentas de una política equitativa y sostenible es un marco jurídico obligatorio.[19]

Los Principios Rectores de las Naciones Unidas sobre las Empresas y los Derechos Humanos[20] sostienen que los Estados nación deben proteger a las personas contra los abusos de los derechos humanos cometidos por terceros, incluidas las empresas comerciales dentro de su territorio y/o jurisdicción. Para ello es necesario tomar las medidas adecuadas para prevenir, investigar, castigar y reparar tales abusos mediante políticas, leyes, reglamentos y procedimientos judiciales eficaces.[21] Las negociaciones para transformar estos principios en un tratado vinculante se iniciaron en 2014, con un tercer borrador publicado en 2023 que aún está pendiente de ratificación. Aunque se ratifique, no es vinculante y carece de fuerza real para controlar el comportamiento de las empresas.[22]

La falta de una normativa fiscal mundial que aborde la deslocalización de los beneficios empresariales a paraísos fiscales es otro problema crítico (véase el Capítulo C4). A menudo, las consultoras globales facilitan la evasión fiscal a las empresas[23] y ofrecen asesoramiento a las ETN sobre el uso de tipos impositivos variables en diferentes jurisdicciones. Como parte de las estrategias fiscales, estas empresas generan pérdidas sobre el papel para permitir que las ETN se beneficien de una evaluación fiscal favorable de la depreciación o la deuda.[24] Estas prácticas financieras forman parte de un conjunto mucho más amplio de estrategias corporativas para apoyar sus intereses financieros.

El poder corporativo también se ve reforzado por la captura regulatoria (mediante la cual las corporaciones son capaces de influir en los procesos regulatorios hasta el punto de que las regulaciones dejan de ser efectivas), ayudada e instigada por las donaciones políticas y otras prácticas políticas.[25] La influencia de los actores corporativos en la administración estadounidense de Trump va más allá de la captura y está desmantelando la regulación en muchos ámbitos, como la protección del ambiente, la discriminación positiva, las finanzas y los sectores de la salud y la educación. La orden ejecutiva (OE) del 31 de enero de 2025 del presidente Donald Trump, titulada *Unleashing Prosperity Through Deregulation* (Desatar la prosperidad mediante la desregulación)[26], forma parte de su política más amplia de recortar drásticamente la regulación federal. La OE sostiene que las regulaciones federales imponen costos y complejidades significativas a las personas y empresas estadounidenses que obstaculizan el crecimiento económico, la innovación y la competitividad global. Los efectos de los recortes sobre la salud y el ambiente serán probablemente masivos, favorecerán a las empresas y perjudicarán sobre todo a las personas en situación de pobreza.

Otra forma de búsqueda de beneficios por parte de las empresas es la práctica de canalizar los beneficios hacia planes de "recompra de acciones" que aumentan el valor de las acciones que ahora forman gran parte de los paquetes salariales de las personas ejecutivas, en lugar de destinarlos a nuevas inversiones creadoras de empleo. La diferencia entre la remuneración del personal directivo y los salarios medios ha aumentado enormemente. El Instituto de Política Económica informa que, de forma acumulativa entre 1978 y 2023, la retribución del personal alto ejecutivo se disparó un 1.085 %, en comparación con el aumento del 24 % de la retribución de una persona trabajadora media. En 2023, los y las CEO cobraban 290 veces más que una persona trabajadora típica, frente a 1965, cuando la diferencia salarial era sólo de 21 veces.[27] Estos extraordinarios salarios de los y las CEO se financian en parte mediante la elusión y la evasión fiscal, y van directamente en detrimento de los bienes públicos que los ingresos fiscales no percibidos podrían pagar.

Las empresas poseen una serie de derechos, entre ellos los de propiedad intelectual, que se aplican a escala mundial en virtud del Acuerdo sobre los Aspectos de los Derechos de Propiedad Intelectual relacionados con el Comercio (ADPIC) de la Organización Mundial del Comercio. La protección de las patentes farmacéuticas por el ADPIC permite a las grandes empresas farmacéuticas priorizar el secreto y los beneficios sobre el derecho a la salud. Algunos de estos efectos son los elevados precios de los medicamentos, la prevención de la fabricación local de productos genéricos mediante ingeniería inversa de los productos patentados, el impedimento de la importación de medicamentos más baratos procedentes de países sin patentes o en virtud de acuerdos de licencia, y el retraso de la entrada en el mercado de los productos genéricos.[28] Los intentos de crear una exención temporal en las normas ADPIC que rigen los productos médicos (incluidas las vacunas) durante la pandemia COVID-19 fracasaron debido a las tácticas dilatorias y a las objeciones de los países de renta alta, que pretendían proteger los derechos de patente y la rentabilidad de las empresas farmacéuticas y otras empresas médicas con sede dentro de sus fronteras (véase el Capítulo D2).

Además de los derechos de propiedad intelectual, a las empresas se les conceden ciertos derechos de "personalidad", como el derecho a demandar y ser demandado, el derecho a poseer acciones y el hecho de que la responsabilidad de las personas accionistas sobre las deudas se limita únicamente hasta el valor de sus participaciones.[29] Tres cuartas partes de los países de los que se tienen datos (110 naciones de todo el mundo) permiten a las empresas financiar personas candidatas en las elecciones; esto incluye a más de la mitad de los países de América, aunque algunos pueden poner limitaciones a la cantidad total permitida.[30] Algunas empresas con ánimo de lucro pueden, por motivos religiosos, negarse a cumplir el mandato estadounidense de incluir métodos anticonceptivos en los planes de salud de sus empleados/as.[31]

Las normas de solución de controversias entre inversores y Estados (ISDS, por sus siglas en inglés) de los tratados bilaterales o regionales de comercio e inversión confieren aún más poder a las empresas. Las decisiones de los tribunales de ISDS suelen tener resultados negativos para la salud debido a las exorbitantes indemnizaciones pagadas a las ETN por los Estados que intentan reforzar las protecciones ambientales o de salud de formas que se perciben como violatorias de la rentabilidad de los inversores extranjeros.[32] Uno de los ejemplos más conocidos es la "victoria" de Australia en 2012 sobre el gigante del tabaco Philip Morris en el Tribunal Superior, que sostuvo que las leyes australianas de empaquetado sencillo de cigarrillos eran legales y "no constituían una confiscación injusta de marcas registradas y propiedad intelectual".[33] En respuesta, la corporación trasladó la propiedad de sus operaciones australianas a Hong Kong para aprovechar el tratado de inversión entre Australia y Hong Kong, que potencialmente habría permitido una indemnización masiva. Aunque Australia ganó el caso, las costas judiciales ascendieron a AU$24 millones, por las que Philip Morris fue finalmente condenada a pagar sólo la mitad.[34] Tales costos tienen un "efecto amedrentador", que en el caso del tabaco advirtió a otros países contra la aplicación de una ley de empaquetado sencillo. En 2019, las disposiciones de ISDS habían dado lugar a 942 casos conocidos relacionados con leyes de salud y medioambientales, impidiendo, debilitando o "enfriando" cada vez más los cambios en las normativas o políticas destinadas a abordar el cambio climático[35] (véase el Capítulo E2).

En última instancia, el poder de las empresas en la economía política se expresa en la realidad de que las empresas representan el 71 % de los 100 mayores generadores de ingresos a nivel mundial, y sólo 29 son Estados nacionales.[36] Para situar esta realidad en un contexto más amplio, el gigante minorista estadounidense Walmart tiene más ingresos que España o Australia, Costco tiene ingresos equivalentes a los de Argentina y los ingresos de Nestlé equivalen a los de Grecia.[37]

Prácticas empresariales perjudiciales para la salud

Las ETN han sido descritas como "los principales 'impulsores y configuradores' de la economía mundial"[38], y participan en una serie de prácticas empresariales perjudiciales para la salud. Este papel de las ETN cuenta con la ayuda y la complicidad de las consultoras globales. Un ejemplo es cuando las "Cuatro Grandes" (Deloitte, KPMG International, PricewaterhouseCoopers (PwC) y Ernst & Young (EY)) utilizaron estrategias que incluían calificaciones positivas para las hipotecas de alto riesgo u opiniones de auditoría poco críticas para sus clientes, lo que apuntaló el imprudente juego financiero que finalmente condujo a la crisis financiera mundial de 2008. Como ha documentado *Global Health Watch 4*, los costos financieros y en salud de la recesión económica y las medidas de austeridad que la siguieron, recayeron principalmente sobre las poblaciones más pobres, que no tuvieron ninguna responsabilidad en la crisis.[39] Estas empresas también han tenido que pagar indemnizaciones millonarias a los accionistas de las empresas que habían auditado por los miles de millones más que perdieron en multas y valor para los accionistas tras detectarse la contabilidad atroz.[40] No obstante, las consultoras siguen auditando a todas las empresas de la lista Fortune 500.

Involucrar a los y las científicos/as en los objetivos de la empresa

Las empresas también contratan a científicos/as clave o figuras respetadas para que parezcan independientes mientras hablan a su favor.[41] Influyen en la dirección y publicación de la ciencia, a menudo en un intento de adelantarse o refutar la ciencia independiente que pueda presentar a las empresas o sus productos de forma negativa.[42] La financiación proporcionada por empresas de alimentación y bebidas, químicas, mineras, informáticas y automovilísticas, entre otras, influye en los y las investigadores/as y suprime la investigación, lo que conduce a una pérdida de libertad académica.[43]

Presiones a gobiernos e instituciones internacionales

Otras prácticas empresariales perjudiciales para la salud son los grupos de presión sobre gobiernos e instituciones internacionales para promover sus intereses financieros. Nyberg utiliza el término "posdemocracia" para describir cómo las empresas ejercen un poder político excesivo para dar forma a la política gubernamental.[44] Un ejemplo es el Marco de Compromiso de la OMS con Actores No Estatales, basado en la aceptación de la necesidad de proteger los bienes públicos mundiales. Este marco se ideó para "fomentar el uso de los recursos de los agentes no estatales (incluidos conocimientos, experiencia, productos básicos, personal y finanzas) en favor de la salud pública, y alentar a los agentes no estatales a mejorar sus propias actividades para proteger y promover la salud".[45] Sin embargo, se ha expresado la preocupación de que entablar relaciones más estrechas con las empresas como "partes interesadas indispensables" en los procesos de toma de decisiones deje de lado a quienes trabajan con el espíritu de "salud para todas las personas" y amplíe la influencia de las corporaciones empresariales y las filantropías de riesgo sobre las cuestiones de salud pública mundial.[46]

Desacreditar a los y las críticos/as e incurrir en prácticas engañosas

Las empresas suelen desacreditar a sus oponentes, incluyendo a representantes de las ONG, la comunidad científica y ambientalistas, y suelen acusar a las ONG de instigar conflictos e influir en los actores locales que protestan contra las acciones empresariales contrarias a la salud humana o ambiental. Para proteger sus beneficios, las empresas han desarrollado tácticas jurídicas, científicas y de relaciones públicas, incluida la creación de sus propias campañas de base (falsas) o "astroturf", que suelen estar patrocinadas por grandes empresas u otros financiadores con ánimo de lucro o con motivaciones políticas, y a menudo carecen de transparencia.

Utilizar las relaciones públicas y el "health washing" (lavado de imagen en salud)

Las empresas también utilizan las relaciones públicas como forma de "educación" y establecen diálogos con ONG, gobiernos y el público.[47] "Lavan" su imagen corporativa fingiendo responsabilidad social y por la "salud".[48] Por ejemplo, las peticiones de una mayor regulación de la industria del juego han dado lugar a un "camuflaje" de responsabilidad social corporativa que se describe mejor como lavado de imagen en salud, con el Gambling Awareness Trust ofreciendo asesoramiento, educación e investigación sobre la adicción al juego, financiado por más de 30 casas de apuestas.[49] Las empresas emplean a un gran número de profesionales de las relaciones públicas y utilizan los servicios de relaciones públicas para ayudar a promover una impresión positiva y lograr el consentimiento masivo de las prácticas empresariales a través de presentaciones brillantes y un lenguaje que a menudo se apropia de los grupos de la sociedad civil que se oponen a las actividades empresariales. Palabras como "respeto", "democracia", "diálogo", "transparencia" y "compartir" se emplean cuidadosamente, aunque las prácticas dañen la salud planetaria o humana.[50]

Uso estratégico de la responsabilidad social de las empresas

Muchas empresas promueven la idea de la responsabilidad social corporativa (RSC), que en teoría significa que se preocupan por la "triple cuenta de resultados" del impacto social, económico y ambiental.[51] Pero la RSC ha sido objeto de numerosas críticas y es más una forma de crear una imagen positiva que de hacer el bien. A menudo, la RSC no es sólo un ejercicio superficial de relaciones públicas, sino también una forma deducible de impuestos de dar forma a resultados políticos que van en contra del bienestar público.[52] Un ejemplo es la promoción que hace McDonald's del payaso mascota "Ronald McDonald" como "embajador de la salud" en los hospitales infantiles, y la organización benéfica Ronald McDonald House para ayudar a los niños y las niñas enfermos/as, gestionada por McDonald's y financiada en gran parte con donaciones públicas.[53]

Adoptar estrategias de elusión fiscal

La evasión o elusión fiscal es otra práctica empresarial que, en última instancia, es perjudicial para la salud, ya que reduce la capacidad de los Estados nacionales de proporcionar una seguridad social y unos servicios de salud decentes. El Consorcio Internacional de Periodistas de Investigación publica abundante información sobre la evasión fiscal de las empresas y otras formas de prevaricación empresarial, citando tanto a quienes la propician (propietarios/as) como a quienes la facilitan, incluidas las grandes consultoras mundiales.[54,55] Exponen la realidad de que los "tramposos" corporativos tienen menos probabilidades de enfrentarse a sanciones y reciben castigos más leves que las entidades más pequeñas[56] (véase el Capítulo C4).

En el marco de las estructuras jurídicas de la fiscalidad internacional, la fijación de precios de transferencia entre dos empresas de la misma sociedad permite distorsionar el precio del comercio y minimizar la tributación mediante la declaración de beneficios en paraísos fiscales (deslocalización).[57] Además, ninguna autoridad ve necesariamente las cuentas fiscales completas de la ETN en su conjunto,[58] con implicaciones para la transparencia y la rendición de cuentas.

Participar en litigios estratégicos

Las corporaciones son litigantes poderosos y estratégicos. Su uso de las Demandas Estratégicas contra la Participación Pública (SLAPP, por sus siglas en inglés), una forma de pleito de represalia que pretende disuadir de la libertad de expresión en cuestiones de interés público, supone una amenaza significativa para las personas y las organizaciones de la sociedad civil que abogan por la salud y la justicia social. Las demandas SLAPP son utilizadas por empresas, personas adineradas o incluso organismos gubernamentales, y su principal característica es que tienden a trasladar el debate de la esfera política a la jurídica.[59] El uso de las demandas SLAPP por parte de empresas y particulares poderosos no tiene por objeto conseguir una victoria legal (poco frecuente), sino utilizar los costos procesales y la amenaza de daños desproporcionados para silenciar a las personas demandadas, e imponer un "efecto amedrentador" más amplio sobre el trabajo de periodistas, ONGs y la sociedad civil (véase el Capítulo E2). En todo el mundo, las grandes petroleras y otros intereses empresariales han presentado demandas contra grupos y personas que defienden la protección del ambiente y el clima y que tratan de exigir responsabilidades a los principales actores empresariales y gubernamentales.[60,61] Los "bolsillos llenos" de las empresas suponen a menudo una ventaja injusta sobre los agentes de la sociedad civil.[62]

¿Qué hay que hacer?

Para impedir que las empresas continúen con sus prácticas perjudiciales para la salud será necesario un cambio drástico en la normativa y la legislación actuales. Fundamentalmente, es necesario un cambio (véase la Figura 2) de un sistema económico mundial sesgado a favor de las élites empresariales a otro configurado en interés de la salud pública y la equidad.

Figura 2: Normas del sistema económico político mundial:
actuales y potenciales

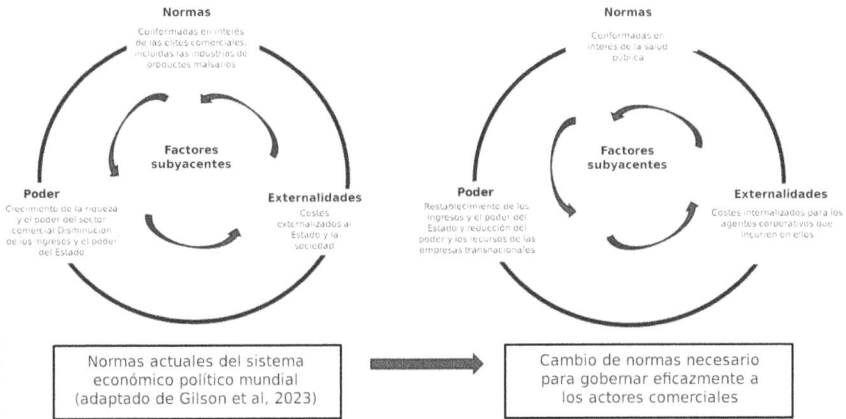

Normas
Conformadas en interés de las élites comerciales, incluidas las industrias de productos malsanos

Factores subyacentes

Poder
Crecimiento de la riqueza y el poder del sector comercial. Disminución de los ingresos y el poder del Estado

Externalidades
Costes externalizados al Estado y la sociedad

Normas
Conformadas en interés de la salud pública

Factores subyacentes

Poder
Restablecimiento de los ingresos y el poder del Estado y reducción del poder y los recursos de las empresas transnacionales

Externalidades
Costes internalizados para los agentes corporativos que incurren en ellos

Normas actuales del sistema económico político mundial (adaptado de Gilson et al, 2023)

Cambio de normas necesario para gobernar eficazmente a los actores comerciales

Baum y Anaf (2024)[63]

Este cambio requerirá:

- Capacitar a los agentes que pueden hacer cumplir la normativa y la legislación.
- Hacer que los tratados vinculantes sean realmente vinculantes.
- Revertir las privatizaciones que han enriquecido a las empresas y devolver los servicios a la gestión y propiedad públicas.
- Dejar de subvencionar a las corporaciones globales a través del bienestar corporativo.
- Acabar con las consultoras globales y garantizar que dejen de socavar los servicios públicos.
- Aplicación de estrategias de fiscalidad mundial para hacer frente al traslado de beneficios y la evasión fiscal.
- Adoptar modelos económicos y empresariales alternativos que apoyen la salud planetaria y humana.

Este cambio de normas no se producirá bajo la presidencia de Trump. Más bien se reforzará e intensificará el ciclo de normas en beneficio de las élites comerciales. Si esto ocurre en Estados Unidos, es probable que otros países sigan su ejemplo.

Sin embargo, avanzar hacia un mundo saludable y sostenible requiere de una gobernanza corporativa estricta y debe implicar a los actores que buscan descubrir las formas en que las actividades de las ETN son prejudiciales para la salud, y luego actuar para mitigar los daños asociados a la salud.[64] Entre estos actores se encuentran grupos de defensa de la sociedad civil, personas políticas, funcionarios y funcionarias públicos/as, organizaciones internacionales, asociaciones profesionales, grupos locales de defensa ciudadana, comunidad académica, sindicatos y periodistas de investigación.

La sociedad civil es importante en la defensa contra las prácticas adversas de las ETN. Algunos ejemplos son los grupos ecologistas que protestan contra las prácticas destructivas de las empresas mineras, las acciones contra las empresas de comida rápida, incluida la protesta contra los nuevos establecimientos de McDonald's, y contra las prácticas adversas de las empresas farmacéuticas. Un ejemplo de esto último fue la iniciativa del People's Health Movement "Equal Access to Vaccines" ("Acceso equitativo a las vacunas") durante los primeros días de la pandemia de COVID-19. Tax Justice International aboga por medidas que garanticen que las empresas paguen los impuestos adecuados. Aunque las organizaciones de la sociedad civil tienen mucho menos poder que las ETN, pueden ser eficaces a la hora de denunciar y poner en evidencia el mal comportamiento de las empresas.

Los y las políticos/as pueden utilizar el poder legítimo del Estado para diseñar políticas públicas sólidas que protejan el interés público regulando los productos y las operaciones de las ETN. Sin embargo, con demasiada frecuencia se dejan sobornar por las cuantiosas donaciones que reciben sus partidos políticos, lo que les quita las ganas de aprobar leyes que permitan una regulación eficaz.[65]

Las asociaciones profesionales y los sindicatos utilizan la agencia colectiva de sus personas afiliadas para hacer frente al poder de las entidades para actuar como determinantes comerciales de la salud. Ejemplos de ello son las asociaciones de salud pública que abogan contra las industrias del tabaco, el alcohol y el juego, y los y las profesionales de la salud que ejercen presión para que se adopten medidas que mitiguen los efectos del calentamiento global.

La Organización de las Naciones Unidas (ONU) ha defendido la regulación de las empresas transnacionales y sus cadenas de valor desde la década de 1970, cuando los países en desarrollo impulsaron la adopción de un Código sobre las empresas transnacionales. En el entorno normativo en evolución que rodea a las ETN, la ONU puede ahora aumentar los logros alcanzados a través de los Principios Rectores de la ONU sobre las Empresas y los Derechos Humanos para avanzar en la rendición de cuentas de las empresas y los Estados, acordando finalmente un instrumento jurídicamente vinculante y garantizando su ratificación. Sin embargo, se señalan una serie de limitaciones[66], entre ellas que el borrador está moldeado por la "selectividad y ambigüedad" y la reticencia a que las deficiencias en la gobernanza del Estado anfitrión se incluyan en el tratado. No se presta suficiente atención al cumplimiento y la ratificación, ni a las ramificaciones de la competencia de mercado en el contenido del tratado.*

El periodismo de investigación es una fuerza fundamental para exigir responsabilidades a los poderosos actores comerciales. El Consorcio Internacional de Periodistas de Investigación ha sacado a la luz un amplio abanico de casos de corrupción y evasión fiscal por parte de empresas multinacionales, por ejemplo a través de los Papeles de Panamá, los Papeles del Paraíso y los Papeles de Pandora. Su trabajo ha dado lugar a protestas públicas, amplias reformas legales, múltiples detenciones e investigaciones oficiales en más de 70 países.[67] En Australia, *Michael West Media* sigue sacando a la luz los aspectos negativos de las operaciones tanto de ETN como de consultoras globales y otras redes de influencia y poder.[68]

Las personas denunciantes del interior de las empresas también pueden revelar detalles de la mala conducta empresarial, pero rara vez reciben la protección jurídica que deberían tener.

Revertir las privatizaciones que han enriquecido a las empresas y devolver los servicios a la gestión y propiedad públicas

Una de las principales fuentes de beneficios empresariales en las últimas décadas ha sido la privatización de servicios públicos anteriores (véanse los Capítulos A1 y B1). Las empresas han pasado a gestionar los servicios de agua y energía, salud, atención a la tercera edad, discapacidad, búsqueda de empleo y atención a la infancia, que antes se ofrecían en gran medida, mediante el sector público. Con ello han extraído beneficios del erario público. Los sindicatos y otras organizaciones siguen reclamando la renacionalización o "remunicipalización" de estos servicios privatizados.[69] Hacerlo así sería una forma eficaz de impedir la obtención de beneficios de los fondos públicos y, con una gobernanza adecuada, ofrecería servicios mejores y más equitativos, especialmente para los grupos de población más pobres. Algunos ejemplos de renacionalización con éxito son los servicios de agua en París (Francia) en 2010 y en Buenos Aires (Argentina) a principios de la década de 2000, y los servicios de energía en Hamburgo (Alemania) en 2013.[70]

En cuanto a los servicios de salud, es necesario invertir la tendencia hacia sistemas de salud corporativizados que se están impulsando a través de esquemas de asociaciones público-privadas y seguros de salud privados (véase el CapítuloB1). El Llamado a la Acción del Movimiento por la Salud de los Pueblos de Mar del Plata (2024) denuncia esta tendencia diciendo:[71]

> El Movimiento por la Salud de los Pueblos (MSP) denuncia la tendencia mundial hacia la privatización de la asistencia en salud, especialmente en las últimas décadas, y el impulso a la implantación de planes de seguros orientados al mercado

---

* Véase la posición del Movimiento por la Salud de los Pueblos (MSP) sobre las negociaciones del tratado: https://bit.ly/4lW5qdC

y financiados con fondos públicos (especialmente en Asia y África). Estos se están aplicando en nombre de la consecución de la cobertura universal en salud, en lugar de reforzar los servicios públicos para garantizar el acceso universal a la atención en salud y basar los sistemas de salud en una atención primaria integral. Esta cosecha actual de planes de seguros refuerza la privatización y la comercialización de la salud, sin aumentar la cobertura ni la protección financiera.

Es necesario diseñar sistemas de salud que promuevan servicios financiados y prestados públicamente e invertir urgentemente las tendencias hacia servicios de salud corporativizados que implican la generación de grandes beneficios para seguros y corporaciones de salud. El asesinato de un consejero delegado de una gran compañía de seguros de salud estadounidense en diciembre de 2024 fue acogido con comentarios en las redes sociales en los que se afirmaba que el acto era comprensible dada la voracidad de la compañía a la hora de negarse a cubrir los servicios asegurados y/o retrasar el acceso a los tratamientos médicos.

Romper los papeles conflictivos de las consultoras globales

Las consultoras globales, tanto en sus ramas de consultoría como de auditoría, trabajan tanto para empresas o industrias específicas como para gobiernos. Cuando trabajan para el gobierno, es poco probable que las consultoras recomienden alguna política que perjudique significativamente a sus clientes del sector privado.[72] Un primer paso para reducir las consecuencias adversas de las Cuatro Grandes consultoras sería separar sus funciones de fiscalidad, consultoría y auditoría para reducir los conflictos de intereses y hacer más probable la independencia de la auditoría.[73]

Diseñar estructuras fiscales globales para hacer frente al traslado de beneficios y la evasión fiscal

Los paraísos fiscales mundiales permiten a las empresas desplazar beneficios y evitar el pago de impuestos.[74] La forma en que se gravan los ingresos de las empresas internacionales se basa en un enfoque centenario que se adoptó antes de la formación de las ETN. Actualmente, las entidades individuales que componen una ETN llevan cuentas separadas como si fueran empresas independientes. Sin embargo, la sociedad optimiza sus obligaciones fiscales como entidad única.[75] En su lugar, debería adoptarse un modelo unitario de tributación para gravar los beneficios en el lugar de la actividad económica, en lugar de donde se declaran los beneficios. De este modo, la empresa declararía tanto los beneficios globales como los de cada país en el que opera. Los gobiernos tendrían entonces la capacidad de establecer impuestos en función de la actividad específica de cada país[76] (véase el Capítulo C4).

Adoptar modelos empresariales alternativos para apoyar la salud planetaria y humana

Está claro que las ETN no promueven el florecimiento planetario y humano. Esto nos lleva a preguntarnos qué modelos podrían hacerlo. Marx abogaba por que las personas trabajadoras fueran propietarias de los medios de producción en una visión socialista de la sociedad. Comentarios más recientes sobre un capitalismo radicalmente reformado o transformado incluyen llamamientos a economías de decrecimiento, circulares y de bienestar (véase el Capítulo A1 y el Capítulo A3 de *Global Health Watch 6*). El decrecimiento postula una sociedad basada en la suficiencia, la autonomía y la democracia, liberada del impulso de consumir y producir y, por tanto, capaz de reducir la producción material de las economías, empezando por todos los excedentes.[77] La economía circular se presenta a menudo como "el fin de los residuos"[78] y requiere recursos disponibles infrautilizados para prosperar.[79] Ambos modelos reconocen que la actual cadena lineal de producción-consumo-eliminación es destructiva desde el punto de vista medioambiental y social.[80] Las economías del bienestar sitúan las necesidades humanas y planetarias por delante del crecimiento económico como fin en sí mismo, y el éxito de la sociedad se desplaza más allá del crecimiento del PIB para ofrecer un bienestar compartido a través de un cambio fundamental de los sistemas.[81] Todos estos modelos alternativos cuestionan el actual entorno político neoliberal, regresivo y perjudicial, que antepone el afán de lucro por sobre la salud y el bienestar.

Stop al bienestar corporativo

Para hacer frente a los efectos negativos de los determinantes comerciales de la salud también será necesario poner fin al bienestar corporativo, es decir, a la serie de beneficios financieros que obtienen las empresas y que incluyen subvenciones gubernamentales directas e indirectas (por ejemplo, para las empresas de combustibles fósiles), exenciones fiscales, "rescates" gubernamentales (como las deudas públicas contraídas para rescatar a los "bancos demasiado grandes para quebrar", cuyas prácticas de inversión avariciosas y en gran medida no reguladas causaron la crisis financiera mundial de 2008) y formas de regulación "ligera" de industrias perjudiciales, como las empresas de comida rápida, juego y alcohol. Las entidades comerciales, incluidas las ETN y las consultoras globales, son importantes donantes políticos y ejercen el poder y la influencia necesarios para atraer el bienestar corporativo, en gran medida oculto a la mirada pública. Tanto los gobiernos como las empresas suelen actuar en connivencia para garantizar esta oscuridad, mientras que las empresas y otras entidades comerciales consiguen presentar a las personas pobres como las principales beneficiarias de la generosidad del Estado.[82]

Los programas de bienestar corporativo son una manifestación particular del poder estructural que no se deriva de actividades empresariales estratégicas o intencionadas, sino del funcionamiento de las presiones del mercado mundial. Éstas obligan a los Estados a adoptar políticas que favorecen los intereses de las empresas.[83] Sin embargo, el bienestar corporativo reduce el espacio fiscal para invertir en salud y bienestar social y mejorar la equidad sanitaria, y niega al Estado la capacidad de imponer su propia lógica de acción dentro de la economía.[84]

Aunque ninguna solución puede anular los daños de los determinantes comerciales de la salud, hay indicios de que marcos internacionales sólidos, modelos empresariales regenerativos que incorporen objetivos ambientales, sanitarios y sociales, la regulación gubernamental y mecanismos de cumplimiento estrictos, junto con la defensa de la sociedad civil, pueden conducir a un cambio sistémico y transformador.[85] El cambio sistémico, sin embargo, requiere un cambio del sistema económico global neoliberal dominante que privilegia el beneficio sobre la salud de las personas.

Conclusión

El papel del gobierno debe ser promover el bien público. La lucha contra los determinantes comerciales de la salud es formidable, y los avances suelen ser graduales y secuenciales. Sin embargo, puede lograrse un cambio transformador con una defensa comprometida. Será necesario identificar y movilizar a aquellos actores que pueden ayudar a gobernar, incluidos actores políticos que apoyan la transformación del capitalismo neoliberal y el control de la riqueza y el poder de las ETN. Algunos ejemplos de actores con puntos de vista similares son el ex candidato presidencial estadounidense Bernie Sanders y el ex líder laborista británico Jeremy Corbyn.[86,87] También debemos replantearnos las políticas públicas y los enfoques reguladores y garantizar ingresos fiscales adecuados que permitan la inversión social y en salud. La contratación pública puede utilizarse como palanca política para alcanzar los objetivos de desarrollo sostenible, ya que la presupuestación promueve la integración y la continuidad de las políticas más allá de los ciclos electorales. Se necesitan acuerdos internacionales vinculantes para garantizar que la salud y los derechos humanos triunfen sobre los beneficios. Un intento actual en este sentido, el Tratado Vinculante de la ONU sobre Empresas y Derechos Humanos, a menos que se incluyan medidas de aplicación, probablemente será demasiado débil para marcar una gran diferencia. El Movimiento por la Salud de los Pueblos reclama un Nuevo Orden Económico Internacional (NOEI) en el que las empresas no tengan el enorme poder que tienen ahora y sean desmanteladas (véase el Capítulo A1). Hasta que se logre el NOEI, el Llamado a la Acción del Movimiento por la Salud de los Pueblos de Mar del Plata exige los siguientes cambios:

- Impuestos progresivos sobre la renta, el patrimonio, las herencias y las empresas establecidos a nivel mundial sin excepciones.

- Regulación del tamaño y la influencia de las corporaciones mundiales e introducción de legislación antimonopolio para acabar con su poder monopolístico.

- Sustitución de los códigos de conducta voluntarios de las empresas por normas vinculantes.

- Ratificación inmediata de los Principios Rectores de la ONU sobre Empresas y Derechos Humanos, avanzando hacia una normativa que sea aplicable.

- Eliminación de las barreras de propiedad intelectual que limitan el acceso a las tecnologías en salud como bienes públicos, incluida su supresión de los ADPIC.

- Transformación del modelo de investigación y desarrollo de tecnologías en salud, de uno centrado en el beneficio del sector privado a otro basado en el acceso abierto a productos y conocimientos y centrado en la curación de enfermedades de interés para la salud pública.

- Eliminación de las disposiciones de solución de controversias entre inversores y Estados (ISDS) en los acuerdos comerciales.

- Desintegrar las grandes empresas mundiales de consultoría y gestión para resolver los conflictos de intereses entre ETN, auditores, contables, consultores y gobiernos de todo el mundo.

- Dejar de recurrir a consultoras internacionales para que asesoren y redacten las políticas gubernamentales.

- Apoyo decidido a las empresas que son propiedad y están bajo control de sus personas trabajadoras y creación de empresas cooperativas.

- Regulación y legislación de las prácticas laborales inseguras y fomento deun empleo que aporte satisfacción y bienestar.

Para lograr estos cambios, debemos cuestionar las normas internacionales que permiten el actual régimen neoliberal. Este régimen impulsa la determinación comercial/corporativa de la salud garantizando que la política económica nacional y mundial se incline casi invariablemente a favor de los intereses corporativos. Por el contrario, debemos reorientar la política fiscal y económica de los gobiernos hacia la provisión de bienes públicos, incluidas la salud y la educación. El poder continuado y dominante de las empresas transnacionales es incompatible con un mundo sano y sostenible. Sus operaciones y prácticas deben ser reguladas y, en última instancia, sustituidas en el proceso de establecimiento de un NOEI en el que florezcan las cooperativas de personas trabajadoras y las políticas económicas estén determinadas por las personas y el planeta y respondan a sus necesidades.

Lista de referencias

1 Wiist, William H. 2006. "Public Health and the Anticorporate Movement: Rationale and Recommendations." *American Journal of Public Health* 96(8): 1370–75. https://bit.ly/4jH2CzG.

2 Freudenberg, Nicholas. 2023. *At What Cost: Modern Capitalism and the Future of Health.* First issued as an Oxford University Press paperback. New York, NY: Oxford University Press.

3 Freudenberg, Nicholas. 2023. *At What Cost: Modern Capitalism and the Future of Health.* First issued as an Oxford University Press paperback. New York, NY: Oxford University Press.

4 Di Censo, G, and P Delfabbro. 2024. "Celebrities, Influencers, Loopholes: Online Gambling Advertising Faces an Uncertain Future in Australia." *The Conversation*, March 24, 2024. https://bit.ly/4d65dAE

5 Chapman, Simon. 2011. "Why the Tobacco Industry Fears Plain Packaging." *Medical Journal of Australia* 195 (5): 255–255. https://bit.ly/3ESxrSw.

6 Australasian Centre for Corporate Responsibility. 2022. "Advertising Tricks of the Fossil Fuel Sector." Australasian Centre for Corporate Responsibility. 2022. https://bit.ly/4lTYQ7l.

7 Climate Change News. 2023. "Consultants Close to Industry Shaped Australia's Controversial Carbon Credit Policy." *Climate Change News*, March 30, 2023. https://bit.ly/3EHQK10.

8 Australasian Centre for Corporate Responsibility. 2022. "Advertising Tricks of the Fossil Fuel Sector." Australasian Centre for Corporate Responsibility. 2022. https://bit.ly/4lTYQ7l.

9 Lacy-Nichols, Jennifer, Robert Marten, Eric Crosbie, and Rob Moodie. 2022. "The Public Health Playbook: Ideas for Challenging the Corporate Playbook." *The Lancet Global Health* 10 (7): e1067–72. https://bit.ly/4d2CBZ4

10 Mazzucato, Mariana, and Rosie Collington. 2023. *The Big Con: How the Consulting Industry Weakens Our Businesses, Infantilizes Our Governments and Warps Our Economies*. London: Allen Lane.

11 West. 2016. "Break up the Big Four: Interview with George Rozvany." *Michael West Media Independent Journalist* (blog). July 12, 2016. https://bit.ly/42YInpP

12 Venkatraman, Anand, Dhruvika Mukhija, Nilay Kumar, and Sajan Jiv Singh Nagpal. 2016. "Zika Virus Misinformation on the Internet." *Travel Medicine and Infectious Disease* 14 (4): 421–22. https://bit.ly/42VGeLw.

13 Suarez-Lledo, Victor, and Javier Alvarez-Galvez. 2021. "Prevalence of Health Misinformation on Social Media: Systematic Review." *Journal of Medical Internet Research* 23 (1): e17187. https://bit.ly/4jKmXDS.

14 Montpetit, J, Fact-checking has become partisan. Can it survive the backlash from conservatives and Big Tech, CBC News, January 11, 2025, https://bit.ly/3GzHa0D; E-Safety Commissioner. n.d. "Social Media Age Restrictions." Canberra: Australian Government. Accessed January 1, 2025. https://bit.ly/3RH6X9u

15 Arogyaswamy, Bernard. 2020. "Big Tech and Societal Sustainability: An Ethical Framework." *AI & SOCIETY* 35 (4): 829–40. https://bit.ly/4lU1TMX.

16 Harvey, David. 2007. "Neoliberalism as Creative Destruction." *The Annals of the American Academy of Political and Social Science* 610 (1): 21–44. https://bit.ly/4jzObgL.

17 Wiegratz, J, and D Whyte. 2016. "How Neoliberalism's Moral Order Feeds Fraud and Corruption." *The Conversation*, June 20, 2016. https://bit.ly/42SXX6t

18 United Nations Global Compact. 2015. United Nations Global Compact: Business as a Force for Good, https://bit.ly/42WekPK

19 Hartwig. 2005. "The Global Compact: Symbolic or Regulative Politics? The United Nations and Transnational Corporations" (conference proceedings).

20 United Nations Office of the High Commissioner for Human Rights. 2011. "Guiding Principles on Business and Human Rights: Implementing the United Nations 'Protect, Respect and Remedy' Framework." HR/PUB/11/04. Geneva and New York: United Nations.

21 United Nations Office of the High Commissioner for Human Rights. 2011. "Guiding Principles on Business and Human Rights: Implementing the United Nations 'Protect, Respect and Remedy' Framework." HR/PUB/11/04. Geneva and New York: United Nations.

22 Business and Human Rights Resource Centre. 2023. "UN Intergovernmental Working Group Releases Updated Draft of Legally Binding Instrument on Business and Human Rights," August 7, 2023. https://bit.ly/3GKFykC

23 Baum, Fran, and Julia Anaf. 2024. "Practices of Trans-National Corporations: The Need to Change Global Economic and Political Norms Comment on 'National Public Health Surveillance of Corporations in Key Unhealthy Commodity Industries – A Scoping Review and Framework Synthesis.'" *International Journal of Health Policy and Management* 13 (September):8660. https://bit.ly/4iHRT6I.

24 Tsokhas, 2019. The Big Four: The Curious Past and Perilous Future of the Global Accounting Monopoly. *Review of Radical Political Economics*, 52, 785–88

25 Nyberg, Daniel. 2021. "Corporations, Politics, and Democracy: Corporate Political Activities as Political Corruption." *Organization Theory* 2 (1): 2631787720982618. https://bit.ly/42CFXyk.

26 White House. 2025. "Executive Order – Unleashing Prosperity through Deregulation." Office of the President. https://bit.ly/4jKnzcE.

27 Bivens, Gould and Kandra, 2024. "CEO pay declined in 2023," *Economic Policy Institute*, https://bit.ly/3Gxu2cu/

28 Motari, Marion, Jean-Baptiste Nikiema, Ossy M. J. Kasilo, Stanislav Kniazkov, Andre Loua, Aissatou Sougou, and Prosper Tumusiime. 2021. "The Role of Intellectual Property Rights on Access to Medicines in the WHO African Region: 25 Years after the TRIPS Agreement." *BMC Public Health* 21 (1): 490. https://bit.ly/3ScMucK.

29 Wiist, William H. 2006. "Public Health and the Anticorporate Movement: Rationale and Recommendations." *American Journal of Public Health* 96 (8): 1370–75. https://bit.ly/4jH2CzG.

30 Ohman, Magnus. 2012. "Political Finance Regulations Around the World: An overview of the international IDEA database" International Institute for Democracy and Electoral Assistance, https://bit.ly/3GzIfWf

31 Totenberg, N. 2014. "When Did Companies Become People? Excavating The Legal Evolution." NPR, July 28, 2014. https://bit.ly/4jSfmnb.

32 United Nations Office of the High Commissioner. 2023. "Investor-State Dispute Settlements Have Catastrophic Consequences for the Environment and Human Rights: UN Expert." UN – Press Release, October 20, 2023. https://bit.ly/3YU50uc

33 Ranald, P. 2019. "When Even Winning Is Losing. The Surprising Cost of Defeating Philip Morris over Plain Packaging." *The Conversation*, March 26, 2019. https://bit.ly/3EWQpYa.

34 Hepburn, J. 2019. "Final Costs Details Are Released in Philip Morris v. Australia Following Request by IAReporter." *Investment Arbitration Reporter*, March 21, 2019. https://bit.ly/44iKo2r.

35 Ranald, P. 2019. "When Even Winning Is Losing. The Surprising Cost of Defeating Philip Morris over Plain Packaging." *The Conversation*, March 26, 2019. https://bit.ly/3EWQpYa.

36 Green, D. 2018. "Of the World's Top 100 Economic Revenue Collectors, 29 Are States, 71 Are Corporates." OXFAM. *From Poverty to Power* (blog). August 3, 2018. https://bit.ly/3SkXFjD.

37 Green, D. 2018. "Of the World's Top 100 Economic Revenue Collectors, 29 Are States, 71 Are Corporates." OXFAM. *From Poverty to Power* (blog). August 3, 2018. https://bit.ly/3SkXFjD.

38 Dicken, Peter. 2001. *Global Shift: Transforming the World Economy*. 3. ed., Repr. London: Paul Chapman

39 Peoples Health Movement, 2014. *Global health watch 4: an alternative world health report*. London, England: Zed Books, https://phmovement.org/global-health-watch-4/

40 Tsokhas, 2019. The Big Four: The Curious Past and Perilous Future of the Global Accounting Monopoly. Review of Radical Political Economics, 52, 785-88; Management Consulted. 2024. "Big Four Audit Clients." *Management Consulted* (blog). September 19, 2024. https://bit.ly/4lV8c2E.

41 Paul, Helena, and Ricarda Steinbrecher. 2003. *Hungry Corporations: How Transnational Biotech Companies Colonise the Food Chain*. London; New York : New York: Zed Books in association with Econexus and the Pesticide Action Network Asia-Pacific (PAN-AP).

42 Legg, Tess, Jenny Hatchard, and Anna B. Gilmore. 2021. "The Science for Profit Model—How and Why Corporations Influence Science and the Use of Science in Policy and Practice." Edited by Stanton A. Glantz. PLOS ONE 16 (6): e0253272. https://bit.ly/4lWhhZa.

43 Bero, L. 2019. "When Big Companies Fund Academic Research, the Truth Often Comes Last." *The Conversation*, October 2, 2019. https://bit.ly/4cWxkCd.

44 Nyberg, Daniel. 2021. "Corporations, Politics, and Democracy: Corporate Political Activities as Political Corruption." *Organization Theory* 2 (1): https://bit.ly/42CFXyk.

45 World Health Organization. 2016. "Framework for Engagement with Non-State Actors." Geneva: United Nations. https://bit.ly/44k9GgM.

46 Richter, J. 2014. "Time to Turn the Tide: WHO's Engagement with Non-State Actors and the Politics of Stakeholder Governance and Conflicts of Interest." *BMJ* 348 (may19 5): g3351-g3351. https://bit.ly/44e8onr.

47 Paul, Helena, and Ricarda Steinbrecher. 2003. *Hungry Corporations: How Transnational Biotech Companies Colonise the Food Chain*. London; New York : New York: Zed Books in association with Econexus and the Pesticide Action Network Asia-Pacific (PAN-AP).

48 Fooks, Gary, Anna Gilmore, Jeff Collin, Chris Holden, and Kelley Lee. 2013. "The Limits of Corporate Social Responsibility: Techniques of Neutralization, Stakeholder Management and Political CSR." *Journal of Business Ethics* 112 (2): 283–99. https://bit.ly/4iHZ3I3; Baum, F., and R. Labonte. 2014. "Health Wash in Helsinki." Health Promotion International 29 (1): 141–43. https://bit.ly/4jw4Am7.

49 Houghton, F. 2022. "Feigning Corporate Social Responsibility (CSR) Through Health Washing: Gambling Industry Conflicts of Interest in Health Service Provision and Training in Ireland." Medicina Internacia Revuo – International Medicine Review 30 (118). https://bit.ly/4cVxSIp.

50 Paul, Helena, and Ricarda Steinbrecher. 2003. *Hungry Corporations: How Transnational Biotech Companies Colonise the Food Chain.* London; New York : New York: Zed Books in association with Econexus and the Pesticide Action Network Asia-Pacific (PAN-AP).

51 Australian Human Rights Commission. 2008. "Corporate Social Responsibility & Human Rights." 2008. https://bit.ly/42OKpIZ.

52 Gilmore, Anna B, Alice Fabbri, Fran Baum, Adam Bertscher, Krista Bondy, Ha-Joon Chang, Sandro Demaio, et al. 2023. "Defining and Conceptualising the Commercial Determinants of Health." *The Lancet* 401 (10383): 1194–1213. https://bit.ly/4jUwmbJ.

53 Anaf, Julia, Fran Baum, Matthew Fisher, and Sharon Friel. 2020. "Civil Society Action against Transnational Corporations: Implications for Health Promotion." *Health Promotion International* 35 (4): 877–87. https://bit.ly/42T60zX; McDonald, David. 2012. "Challenging Ronald: McDonald versus McDonald's." *Journal of Paediatrics and Child Health* 48 (2): 103–5. https://bit.ly/3EFKWoJ

54 Alecci, S. 2023. "Investigators Worldwide Continue to Open 'Pandora's Box' to Pursue Criminals Identified in Pandora Papers Two Years after ICIJ's Landmark Investigation." *International Consortium of Investigative Journalists,* October 3, 2023. https://bit.ly/4cSFawy; Woodman, S, and N Weinberg. 2023. "As Sanctions Loomed, Accounting Giant PwC Scrambled to Keep Powerful Russians a Step Ahead." *International Consortium of Investigative Journalists,* November 14, 2023. https://bit.ly/42TOsWp.

55 Woodman, S. 2024. "How the IRS Went Soft on Billionaires and Corporate Tax Cheat." *International Consortium of Investigative Journalists,* June 11, 2024. https://bit.ly/44hMNdH.

56 Tax Justice Network. n.d. "What Is Transfer Pricing." https://bit.ly/3YpEt7Z.

57 Picciotto, S. 2012. "Towards Unitary Taxation of Transnational Corporations." Tax Justice Network. https://bit.ly/4jtCGXW.

58 Borg-Barthet, J, B Lobina, and M Zabrocka. 2021. "The Use of SLAPPs to Silence Journalists, NGOs and Civil Society." PE 694.782. Brussels: European Parliament's Committee of Legal Affairs, Policy Department for Citizens' Rights and Constitutional Affairs. https://bit.ly/4m9wXIK.

59 Levantesi, S. 2024. "New Report Shows a Surge in European SLAPP Suits as Fossil Fuel Industry Works to Obstruct Climate Action." *DeSmog,* December 17, 2024. https://bit.ly/4k1WqlA; Abrams, Robert. 1989. "Strategic Lawsuits against Public Participation (SLAPP) Address." *Pace Environmental Law Review* 7 (1): 33. https://bit.ly/3YUysQQ.

60 Anaf, Julia, Fran Baum, Matthew Fisher, and Sharon Friel. 2020. "Civil Society Action against Transnational Corporations: Implications for Health Promotion." *Health Promotion International* 35 (4): 877–87. https://bit.ly/42T60zX.

61 Anaf, Julia, and Fran Baum. 2024. "Health and Equity Impacts of Global Consultancy Firms." *Globalization and Health* 20 (1): 55. https://bit.ly/3GwBODn.

62 Baum, Fran, and Julia Anaf. 2024. "Practices of Trans-National Corporations: The Need to Change Global Economic and Political Norms Comment on 'National Public Health Surveillance of Corporations in Key Unhealthy Commodity Industries – A Scoping Review and Framework Synthesis.'" *International Journal of Health Policy and Management* 13 (September):8660. https://bit.ly/4iHRT6I.

63 Edwards, B. 2022. "The Implications of Corporate Political Donations." American Bar Association – Human Rights Magazine, October 24, 2022. https://bit.ly/3GsHYEG; Browne, B. 2023. "The Hidden Political Expenditure of Australian Corporations." The Australia Institute. September 29, 2023. https://bit.ly/4iKuYaX.

64 Mares, Radu. 2022. "Regulating Transnational Corporations at the United Nations – the Negotiations of a Treaty on Business and Human Rights." *The International Journal of Human Rights* 26 (9): 1522–46. https://bit.ly/44cCDep.

65 *International Consortium of Investigative Journalists.* n.d. "About the ICJ," n.d. https://bit.ly/3GuIj9X.

66 Michael West Media. 2021. "Revolving Doors: Democracy at Risk." *Michael West Media Independent Journalist* (blog). 2021. https://bit.ly/43inwOD.

67 Cibrario, D. 2024. "Remunicipalisation." *Public Services International,* 2024. https://bit.ly/3RHGOCz.

68 Albalate, Daniel, Germà Bel, and Eoin Reeves. 2024. "Extent and Dynamics of the Remunicipalisation of Public Services." *Local Government Studies* 50 (4): 663–76. https://bit.ly/4iDdQDF.

69 Peoples Health Movement. 2024. "PHA5 Mar del Plata 2024 Call to Action." https://bit.ly/42l6O1y

70 Browne, B. 2023. "The Hidden Political Expenditure of Australian Corporations." The Australia Institute. September 29, 2023. https://bit.ly/4iKuYaX.

71 Michael West. 2016. "Break up the Big Four: Interview with George Rozvany." *Michael West Media Independent Journalist* (blog). July 12, 2016. https://bit.ly/42YInpP.

72 Nerudová, Danuše. 2021. *Profit Shifting and Tax Base Erosion: Case Studies of Post-Communist Countries.* Contributions to Finance and Accounting Ser. Cham: Springer International Publishing AG.

73 Palanský, M. 2019. "How Multinationals Continue to Avoid Paying Hundreds of Billions of Dollars in Tax – New Research." *The Conversation,* October 3, 2019. https://bit.ly/4jKqsdu.

74 Palanský, M. 2019. "How Multinationals Continue to Avoid Paying Hundreds of Billions of Dollars in Tax – New Research." *The Conversation,* October 3, 2019. https://bit.ly/4jKqsdu.

75 Savini, Federico. 2023. "Futures of the Social Metabolism: Degrowth, Circular Economy and the Value of Waste." *Futures* 150 (June):103180. https://bit.ly/42VHcrd.

76 Ragossnig, Arne M, and Daniel R Schneider. 2019. "Circular Economy, Recycling and End-of-Waste." *Waste Management & Research: The Journal for a Sustainable Circular Economy* 37 (2): 109–11. https://bit.ly/3RHcixy.

77 Savini, Federico. 2023. "Futures of the Social Metabolism: Degrowth, Circular Economy and the Value of Waste." *Futures* 150 (June):103180. https://bit.ly/42VHcrd.

78 Savini, Federico. 2023. "Futures of the Social Metabolism: Degrowth, Circular Economy and the Value of Waste." *Futures* 150 (June):103180. https://bit.ly/42VHcrd.

79 Wellbeing Economy Alliance. n.d. "What Is a Wellbeing Economy?" https://bit.ly/3EPENGt.

80 Farnsworth, Kevin. 2012. *Social versus Corporate Welfare: Competing Needs and Interests within the Welfare State.* Basingstoke: Palgrave Macmillan.

81 Bulfone, Fabio, Timur Ergen, and Manolis Kalaitzake. 2023. "No Strings Attached: Corporate Welfare, State Intervention, and the Issue of Conditionality." *Competition & Change* 27 (2): 253–76. https://bit.ly/3SeTmXa.

82 Bulfone, Fabio, Timur Ergen, and Manolis Kalaitzake. 2023. "No Strings Attached: Corporate Welfare, State Intervention, and the Issue of Conditionality." *Competition & Change* 27 (2): 253–76. https://bit.ly/3SeTmXa.

83 Friel, Sharon, Jeff Collin, Mike Daube, Anneliese Depoux, Nicholas Freudenberg, Anna B Gilmore, Paula Johns, et al. 2023. "Commercial Determinants of Health: Future Directions." *The Lancet* 401 (10383): 1229–40. https://bit.ly/42Dxzi3.

84 Frase, Peter. 2016. "The Survivors." *Jacobin.* July 5, 2016. https://bit.ly/3YWJoNP; Bloodworth, James. 2018. "Two Paths for the Left: The Dueling Visions of Bernie Sanders and Jeremy Corbyn." *Tablet.* November 27, 2018. https://bit.ly/3YqTBlD

SECCIÓN D

Vigilancia

El papel de la Organización Mundial de la Salud en el liderazgo de la salud mundial, bajo amenaza

Introducción

Como agencia especializada de la Organización de las Naciones Unidas, la Organización Mundial de la Salud (OMS) tiene un amplio mandato relacionado con la promoción y protección de la salud y la prevención de la enfermedad. En las últimas décadas, la posición de la OMS como principal autoridad coordinadora de la gobernanza de la salud mundial se ha visto amenazada.[1] A pesar de su experiencia y de la autoridad que se le atribuye, no está claro hasta qué punto la organización sigue configurando realmente la agenda de la política de la salud mundial e impulsando su progreso.

En este capítulo, nos basamos en anteriores debates de Global Health Watch sobre los retos a los que se enfrenta la OMS, que no han hecho más que intensificarse desde el inicio de la epidemia de COVID-19. En los últimos años, ha disminuido notablemente el espacio de la sociedad civil para influir en las decisiones y procesos de la OMS, mientras que la agenda de la organización se politiza cada vez más. Los recientes cambios en la financiación, destinados a aumentar los recursos, paradójicamente, podrían limitar la capacidad de la OMS para tomar decisiones racionales y ágiles y amenazar su capacidad para cumplir su mandato y sus principios fundamentales. Según algunos cálculos, debido a sus limitaciones de recursos, corre el riesgo de quedar reducida a un recipiente para albergar los programas dictados por los donantes.

Estos acontecimientos se producen en un momento crítico en el que las crecientes crisis de la salud mundial -conflictos, hambrunas, desastres naturales y retrocesos en los derechos de las mujeres- y el impacto perturbador de la segunda presidencia de Trump, exigen un verdadero liderazgo de la OMS, respaldado por un papel sólido de las organizaciones de la sociedad civil de interés público en la gobernanza de la OMS.

Geopolítica, género y "politización" de la Organización Mundial de la Salud

La gobernanza de la OMS parece más polarizada que nunca. Las tensiones geopolíticas, las divisiones socioculturales y los conflictos internacionales (véase el Capítulo A1) condicionan de un modo u otro todas las deliberaciones multilaterales, y la OMS no es inmune a estos efectos. Las potencias mundiales movilizan habitualmente recursos económicos y políticos para hacer valer sus "intereses nacionales", aislar a sus aliados de las críticas y las sanciones y marginar los intereses de otros Estados. Los debates internacionales sobre salud no pueden evitar estar teñidos por las tendencias políticas contemporáneas más amplias. De hecho, la comunidad de gobernanza de la salud mundial ignora estas fuerzas por su cuenta y riesgo.

En los últimos años, las deliberaciones de la Asamblea Mundial de la Salud (AMS) -principal órgano de gobierno de la OMS- han puesto de manifiesto profundas divisiones entre los Estados en materia de género, salud sexual y derechos reproductivos. Para gran vergüenza de la Asamblea, el debate sobre iniciativas tan inocuas y bienintencionadas como la salud sexual y la prevención del VIH, y la "sensibilidad de género" de la ayuda en caso de catástrofes naturales, se ha prolongado o descarrilado debido a quejas mezquinas sobre terminología relacionada con el género y el sexo por parte de los representantes de gobiernos reaccionarios. En uno de varios casos, el último día de debate de la 75ª AMS (2022) se alargó dolorosamente hasta altas horas de la noche cuando los Estados miembros, encabezados por gobiernos socialmente conservadores, retrasaron la aprobación de la estrategia mundial más reciente sobre el VIH, la hepatitis B y las infecciones de transmisión sexual por la inclusión en el documento de un glosario que contenía términos considerados censurables, como "salud sexual", "orientación sexual" y "hombres que tienen relaciones sexuales con hombres".[2]

Estas divisiones ideológicas reflejan una compleja lucha entre una internacional reaccionaria socialmente conservadora recién envalentonada y el frágil statu quo liberal de la salud pública dedicado (al menos retóricamente) a la afirmación de la diversidad sexual y de género y a los principios basados en la evidencia. A medida que se desarrolla esta lucha, los derechos de las mujeres (y, de hecho, sus vidas) penden de un hilo (véase el Recuadro D1.1).

La legitimidad y eficacia de la propia AMS como foro de deliberación y cooperación en materia de salud internacional se ha puesto en tela de juicio. Con frecuencia, los Estados miembros se acusan mutuamente de "politizar" la Asamblea (que nominalmente pretende ser un foro exclusivamente "técnico"), de utilizarla indebidamente para tratar asuntos que van más allá de la "competencia" de la organización y de secuestrarla para anotarse puntos políticos y victorias de relaciones públicas internas.

La 77ª Asamblea Mundial de la Salud (AMS77), celebrada en 2024, fue descrita despectivamente por algunos como "una de las Asambleas Mundiales de la Salud más políticas de los últimos tiempos",[13] debido en parte al hecho de que el órgano se vio obligado a celebrar ocho votaciones nominales, cinco de ellas sobre asuntos relacionados con Palestina (en los órganos de gobierno caracterizados generalmente por procedimientos basados en el consenso, el uso de la votación nominal se considera un marcador de – indeseable – desacuerdo político).. De hecho, la AMS77 fue un recordatorio de que las deliberaciones sobre la salud mundial necesitan urgentemente más, y no menos, compromiso explícito

Recuadro D1.1: El poder silencioso del patriarcado posmoderno: los derechos de la mujer asediados de Gezira a Ginebra

Mientras escribimos, los asesinatos en masa y el secuestro de mujeres y niñas definen la espantosa realidad de las atroces violaciones de derechos humanos perpetradas por las milicias de las Fuerzas de Apoyo Rápido (RSF, por sus siglas en inglés) en El-Gazira Oriental, en Sudán. Los informes indican graves actos de violencia y destrucción, que han dejado devastadas a familias y comunidades enteras. El informe de octubre de 2024 de la Misión Independiente de Investigación de la ONU reveló cómo esta devastación se ceba especialmente en las mujeres. Las FRS han cometido actos de violencia sexual a gran escala contra mujeres y niñas en las zonas bajo su control, que al parecer incluyen violaciones en grupo, matrimonios forzados y la detención de las víctimas en condiciones de esclavitud sexual.[3] Cientos de mujeres se han suicidado tras oleadas recurrentes de deshumanización por parte de las tropas paramilitares.[4]

La historia se repite, conflicto tras conflicto. A medida que la guerra se convierte en la nueva normalidad, apenas podemos imaginar la brutalidad sobre los cuerpos de las mujeres, mientras la violencia de la guerra se convierte en genocidio en la Franja de Gaza.[5] La Oficina de Derechos Humanos de la ONU calculó que casi el 70% de las víctimas verificadas en Gaza entre noviembre de 2023 y abril de 2024 eran mujeres y niños/as, en gran parte debido a los bombardeos indiscriminados de Israel en zonas densamente pobladas. El informe constató niveles "sin precedentes" de violaciones del derecho internacional, crímenes de guerra y otros posibles crímenes atroces (véase el Capítulo C1).[6]

Los cuerpos de las mujeres son el campo de batalla sin fronteras de las estructuras de poder históricas de la sociedad, recientemente reavivadas por las salvajes llamas de la guerra. Aunque los movimientos feministas y otros movimientos sociales llevan mucho tiempo organizándose para resistir y desbaratar las fuerzas patriarcales, la guerra no declarada contra las mujeres continúa, incluso impregnando nuestras instituciones multilaterales, incluida la OMS. La agencia ha sido escenario de acusaciones de mala conducta sexual por parte de altos funcionarios de la OMS, persistentemente encubiertas por un proceso de justicia interna muy defectuoso.[7] En 2020, se reveló que decenas de mujeres fueron explotadas sexualmente y violadas en la República Democrática del Congo por personal de respuesta de la OMS y la ONU durante el brote de ébola de 2018-20, dejando tras de sí un rastro de supervivientes, al menos 20 de las cuales tuvieron hijos/as más tarde.[8] Las lagunas en las políticas de la OMS permitieron exonerar a los responsables de la RDC, según revela un informe independiente.[9]

La reacción contra los derechos de las mujeres ha encontrado una legitimación renovada en los populismos nacionales y en la alineación de regímenes autoritarios de diversa índole, especialmente (aunque no exclusivamente) del Norte Global.

Continúa en la página siguiente

> **Recuadro D1.1 continuado**
>
> En un mundo plagado de división y opresión, este retroceso histórico en la política, la cultura y la economía -confirmado recientemente por la reelección de Donald Trump- tiene profundas repercusiones en la salud sexual y reproductiva de las mujeres.
>
> El hecho de que la OMS y otros organismos de la ONU se encuentren reformulando sus documentos internos para eliminar las referencias a los derechos sexuales y reproductivos y al género, con el fin de evitar tediosas suspensiones de negociaciones dispares, es una señal alarmante.[10,11] Esto ha llevado a un grupo de defensores/as de la salud pública a preparar una declaración,[12] traducida ahora a varios idiomas, como llamada de atención para que se tomen medidas urgentes en este clima político regresivo de renovadas políticas nativistas y normas patriarcales. Hay que oponer resistencia al retroceso de los derechos de la mujer.

en cuestiones políticas (véase el Recuadro D1.2).

Los programas de salud de la OMS se financian a partir de dos fuentes: las cuotas de los Estados Miembros (contribuciones señaladas o CS) y las contribuciones voluntarias (CV) de una amplia gama de donantes públicos y privados, entre ellos Estados Miembros, otras organizaciones internacionales, instituciones financieras internacionales, fundaciones filantrópicas y empresas farmacéuticas multinacionales.* Entre 2010 y 2021, la proporción del Fondo General de la OMS procedente de las contribuciones voluntarias aumentó del 75 % al 88 %.

Esta dependencia de las contribuciones voluntarias es un problema para la OMS. Mientras que los acuerdos de cooperación son totalmente flexibles en cuanto a la forma en que la OMS asigna los fondos (en consonancia con los planes de trabajo aprobados por la AMS) y muy predecibles, las contribuciones voluntarias son en su mayoría muy específicas y están sujetas a condiciones: la OMS puede disponer del dinero siempre que lo gaste en el tema o programa que el donante priorice. Esto dificulta a la Secretaría el cumplimiento de sus objetivos. Dado que las contribuciones voluntarias para fines específicos proceden en su inmensa mayoría de fundaciones, Estados y empresas privadas del Norte Global, no se utilizan de forma fiable para financiar los problemas más apremiantes del Sur Global o incluso de la comunidad internacional en su conjunto. Esto tiene implicaciones obvias para la rendición de cuentas y la legitimidad del trabajo de la OMS y puede dar lugar a las llamadas "bolsas de pobreza": cuestiones de salud, como las enfermedades no transmisibles y las emergencias sanitarias, que reciben relativamente poca financiación a pesar de su gran importancia para la salud colectiva del mundo.

También puede significar que la OMS pase a depender de la generosidad de

---

*Los capítulos de GHW2 (GHW, 2008) y GHW5 (GHW, 2017) incluyen análisis detallados de la situación de la financiación de la OMS.

Figura 1: OMS en venta

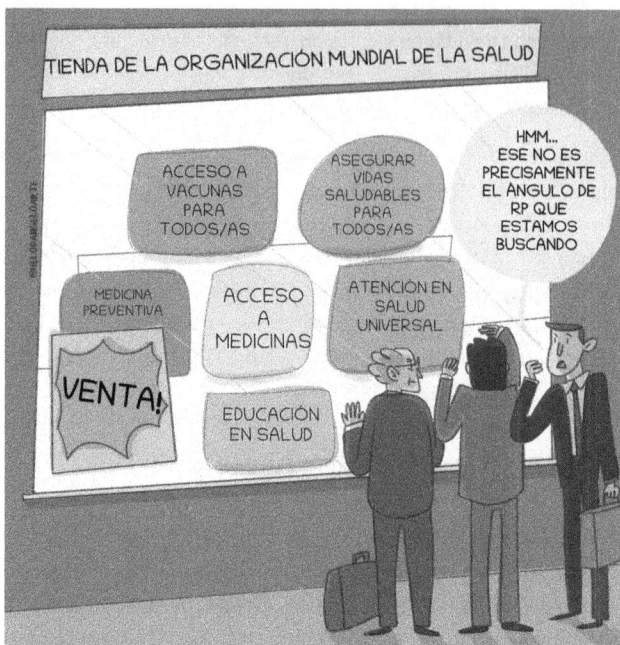

Campaña Feministas por una Vacuna Popular; Alternativas de Desarrollo con Mujeres para una Nueva Era (DAWN) y Red del Tercer Mundo (TWN)

Recuadro D1.2: La crisis de la salud en Palestina y la "politización" de la Asamblea Mundial de la Salud

En vísperas de la 77ª Asamblea Mundial de la Salud (AMS77), el ejército israelí atacó un campo de desplazados en Tal al-Sultan, en Rafah, un área que previamente había declarado "zona segura". Desde aviones de combate israelíes se lanzaron dos bombas de fabricación estadounidense,[14] que impactaron en el campamento, situado a menos de 200 metros del mayor complejo de almacenamiento de ayuda de la ONU en Gaza. El bombardeo y el infierno que provocó mataron al menos a 49 ppersonas palestinas, muchas de las cuales se quemaron vivas en los refugios improvisados en los que se habían visto obligadas a resguardarse tras ser desplazados repetidamente por los incesantes bombardeos israelíes de la Franja.[15] Más de 200 personas resultaron heridas en el ataque. Las horribles imágenes del cuerpo sin vida de Ahmed Al-Najjar, de 18 meses, decapitado en el ataque, circularon por todo el mundo.

La AMS77 se convocó en mayo de 2024 en medio del asalto israelí a Gaza, que entonces llevaba ocho meses y que los expertos jurídicos internacionales han calificado ampliamente de genocida.[16] A finales de mayo de 2024, se había confirmado que más de 36.000 personas palestinas habían muerto y casi 100.000 habían resultado heridas

Continúa en la página siguiente

Recuadro D1.2 continuado

por la violencia militar de Israel, por no hablar de las miles de personas desaparecidas y presuntas muertas más, atrapada bajo los escombros de sus antiguos hogares y comunidades, mientras que más de 100 cautivos/as israelíes permanecían en Gaza tras su secuestro durante el ataque dirigido por Hamás del 7 de octubre de 2023.[17] Los gazatíes que sobrevivieron al incesante bombardeo israelí se enfrentaron a una catástrofe humanitaria y de salud pública épica, con crisis fabricadas de hambre, sed y saneamiento que afectaron prácticamente a todos los habitantes de la Franja, y el ataque deliberado contra las infraestructuras y el personal asistencial que dejó el sistema de salud de Gaza funcionando a duras penas.[18]

Con este telón de fondo, los Estados miembros de la OMS debatieron dos informes del Director General en los que se detallaba la grave situación sanitaria en Palestina y se recomendaba un alto el fuego humanitario y el suministro sin restricciones de ayuda esencial. El debate sobre Palestina se ha incluido en el orden del día de la AMS desde 1968, y la validez del tema siempre ha dividido a los Estados miembros: la mayoría (en particular, aunque no exclusivamente, los países del Sur Global) respalda su importancia, mientras que un bloque más pequeño, encabezado por Estados Unidos e Israel, rechaza enérgicamente el punto del orden del día alegando que "señala" a Israel como objeto de crítica y "politiza" indebidamente la Asamblea. Los debates suelen ser acalorados, y la 77ª Asamblea Mundial de la Salud no fue diferente.

Un proyecto de decisión, propuesto por un grupo diverso de 32 países, hacía referencia a "la destrucción desenfrenada del sistema de salud palestino" y a "las catastróficas condiciones humanitarias que se han infligido [al] sistema público de salud". Israel acusó a los partidarios de la decisión de "anteponer la política a la salud" y respondió proponiendo una enmienda (que se aprobó por escaso margen) en la que pedía la liberación de sus rehenes en Gaza y condenaba el supuesto uso de instalaciones de salud por parte de grupos armados. Varios países reaccionaron con consternación, y el grupo árabe acusó a Israel de "politizar" un debate por lo demás "técnico" al introducir cuestiones "ajenas al mandato de la OMS". Por su parte, Estados Unidos acusó a los partidarios de la decisión de "señalar claramente a un país por motivos políticos". Tras nuevas enmiendas, la decisión fue finalmente adoptada por la Asamblea, no sin antes someterse a una tediosa votación nominal país por país.

La vacilación a la hora de profundizar demasiado en "lo político" parece extenderse también a la Secretaría de la OMS, cuyos informes evitan cuidadosamente mencionar la criminalidad de Israel. Así, la Secretaría puede describir "[el] colapso del sistema de salud en la Franja de Gaza [como] resultado de ataques sistemáticos y de la muerte de trabajadores/as de la salud, así como de la escasez de combustible, bienes esenciales y suministros médicos" sin nombrar al Estado responsable de bombardear infraestructuras de salud, asesinar a trabajadores/as asistenciales y privar deliberadamente a una población de más de dos millones de personas de lo esencial para vivir.

Continúa en la página siguiente

Recuadro D1.2 continuado

Aunque se ha convertido en un cliché declarar que "la salud es política", no deja de ser una verdad de Perogrullo. Incluso antes del 7 de octubre de 2023, los determinantes más importantes de la salud de las personas palestinas -el régimen de apartheid, la ocupación colonial de los colonos y el bloqueo de Gaza, por ejemplo- eran determinantes políticos. Ahora, en medio de los crímenes de genocidio, limpieza étnica y castigo colectivo cometidos por Israel, se necesita más que nunca una OMS facultada para convocar difíciles debates políticos sobre la emergencia de salud a la que se enfrentan las personas palestinas.

este pequeño grupo de donantes adinerados y, por tanto, a correr riesgos cuando su generosidad disminuye. Esto quedó demostrado en abril de 2020, cuando el presidente estadounidense Trump, en su primera administración, anunció que suspendería temporalmente la financiación a la organización.[19] En términos más generales, los donantes están reduciendo ahora el aumento de la financiación que dieron a la OMS durante la pandemia. Por ejemplo, en 2023 la organización recibió 906 millones de dólares menos en CV que el año anterior. La mayor parte de esta reducción -746 millones de dólares- se debió a reducciones en la financiación de entre los 10 principales donantes de la OMS.[20]

En respuesta a estos denominados "déficits estructurales" en el modelo de financiación de la OMS, los Estados miembros[21] acordaron una decisión histórica en 2022: aumentar las contribuciones señaladas en un 50 % (aproximadamente 500 millones de dólares) para 2030, además de mejorar la calidad de la financiación voluntaria para garantizar una financiación más sostenible e independiente para la OMS. En mayo de 2024, la OMS y los Estados miembros lanzaron una Ronda de Inversiones,[22] una iniciativa destinada a animar a más donantes a comprometerse por adelantado y (en el mejor de los casos) con una CV totalmente flexible para la OMS durante los cuatro años de su 14º Programa General de Trabajo. Al hacerlo, la Secretaría argumentó que está respondiendo a los retos de una financiación inflexible e impredecible que ha asolado a la OMS durante décadas. A finales de noviembre de 2024, la Ronda de Inversiones había atraído 3.800 millones de dólares, algo más de la mitad de su objetivo de 7.100 millones.[23]

A pesar de los esfuerzos de la OMS por salir de su perpetua crisis financiera, persisten las críticas a su Ronda de Inversiones, y con razón. La Ronda de Inversiones refleja el modelo de "reposición" utilizado por asociaciones de salud mundiales como GAVI y el Fondo Mundial, que funcionan con una lógica orientada a los negocios. Este modelo hace hincapié en los resultados mensurables, "valor por el dinero" y el retorno de la inversión para atraer la financiación de los donantes. Aunque este enfoque se ajusta a la gobernanza corporativa de las asociaciones público-privadas, la aplicación de una lógica de inversión del sector privado corre el riesgo de socavar a la OMS, una institución pública cuya legitimidad se deriva de su autoridad normativa y su estructura de gobernanza democrática.[24]

El 20 de enero de 2025, su primer día en el cargo, el presidente de los Estados Unidos, Donald Trump, firmó una orden ejecutiva para retirarse de la OMS, a pesar de las contribuciones impagadas de los Estados Unidos para el periodo 2024-25, un requisito legal previo para la retirada. En respuesta, la Secretaría de la OMS anunció la congelación inmediata de la contratación, reducciones significativas en los viajes y la suspensión de la inversión de capital. A medida que la administración Trump avanza con la retirada de los Estados Unidos, es probable que se tambalee el aumento propuesto de 356 millones de dólares en el presupuesto de la OMS para 2026-27, y el objetivo de obtener 7.100 millones de dólares a través de la Ronda de Inversiones, está en riesgo, lo que agrava un déficit existente de 933 millones de dólares. La retirada de Estados Unidos supone una importante amenaza no sólo para la OMS, sino también para la cooperación mundial en salud, y socava los principios del multilateralismo.[25]

El auge del *"multistakeholderismo"* y la reducción del espacio de la sociedad civil en la OMS

La mejor forma de describir la participación de la sociedad civil en los procesos de la OMS es quizás como desigual e inequitativa, especialmente si se distingue entre las Organizaciones de la Sociedad Civil (OSC) de interés público, por un lado, y las asociaciones público-privadas, las fundaciones filantrópicas y las OSC alineadas con industrias con ánimo de lucro (por ejemplo, grupos de presión), por otro. En las dos últimas décadas, cada una de estas categorías de OSC ha experimentado diferentes pautas de incorporación a los procesos de la OMS.[26] Mientras que los grupos filantrópicos han ejercido una influencia creciente, las OSC de interés público tienen cada vez menos voz. Esto ha llevado a muchas de ellas a desilusionarse con las perspectivas de influir significativamente en los resultados de la OMS y otros procesos multilaterales.

Las OSC de interés público incluyen organizaciones de base comunitaria, movimientos sociales, redes de redes con estructuras organizativas formales que ayudan a la coordinación (por ejemplo, el Movimiento por la Salud de los Pueblos) y organizaciones no gubernamentales (ONG) relativamente formales y profesionalizadas. Algunas de estas organizaciones mantienen relaciones oficiales con la OMS y, por tanto, pueden participar y observar algunos procesos, en particular las reuniones del Consejo Ejecutivo (CE) y de la AMS.

Las OSC de interés público que gozan de este estatus a menudo han llevado a cabo actos de solidaridad para ampliar la participación de las OSC en los procedimientos de la OMS, principalmente mediante la inscripción de representantes de organizaciones aliadas como miembros de sus delegaciones, lo que les permite acceder a las reuniones oficiales. Esto ha ampliado en cierta medida la presencia y la participación de la sociedad civil en las reuniones del Consejo Ejecutivo y la AMS, especialmente durante el periodo anterior a COVID, cuando los Actores

No Estatales (ANEs) que mantenían relaciones oficiales con la OMS no estaban sujetos a un límite en el tamaño de sus delegaciones. Desde la pandemia, la participación se ha limitado a seis personas delegadas por ANEs. Esto limita significativamente el número de participantes de las OSC con capacidad para relacionarse directamente con los y las delegados/as de los Estados miembros y para compartir información, informar de sus posiciones y establecer redes para futuros compromisos. Estas no son las únicas barreras que limitan la participación significativa de las OSC en la OMS (véase el Recuadro D1.3).

En contraste con el espacio cada vez menor que se concede a las OSC de

---

Recuadro D1.3: Reducción del espacio y el tiempo para una participación significativa de la sociedad civil en la gobernanza de la OMS

En los últimos años, la capacidad de los movimientos sociales, las organizaciones de base comunitaria y los y las activistas progresistas para influir en la OMS de forma constructiva y sustantiva ha disminuido precipitadamente. Esto no es casual: se han introducido una serie de barreras estructurales que disminuyen sistemáticamente el espacio y el tiempo de que disponen las OSC de interés público y otros grupos para participar en las reuniones de la OMS:

- **Reducción de las delegaciones:** A principios de la pandemia de COVID-19, se introdujo un límite de seis personas delegadas por organización. Aunque se consideró temporal, aún no se ha suprimido.

- **Reducción del tiempo de intervención:** Mientras que antes los ANEs disponían de tres minutos para hacer declaraciones sobre cada punto del orden del día, ahora es habitual que sólo se les asigne un minuto. Cuando se exceden, los y las presidentes de las reuniones suelen reducir el tiempo de intervención de los ANEs, a veces hasta 30 segundos.

- **Agrupación de puntos del orden del día:** En la actualidad es habitual agrupar varios puntos del orden del día (relacionados o no con temas similares) bajo un mismo paraguas, manteniendo el tiempo de intervención de los ANEs en un minuto.

- **Retirada del orden de prioridad de las declaraciones de los ANEs:** Las declaraciones de los ANEs se realizan hacia el final de los debates, cuando los y las diplomáticos/as de los Estados miembros suelen aprovechar para abandonar la sala de reuniones. Como consecuencia, el contenido y el impacto de las declaraciones se resienten.

- **Declaraciones de los grupos de interés:** En los últimos años, la OMS ha introducido las llamadas declaraciones de circunscripción, que permiten a un grupo autoorganizado de OSC hacer una declaración conjunta de tres minutos en medio

Continúa en la página siguiente

Recuadro D1.3 continuado

del debate de los Estados miembros. Sin embargo, la Secretaría de la OMS decide qué puntos del orden del día estarán abiertos a esta opción. Aunque la declaración de circunscripción permite un mayor tiempo de uso de la palabra por declaración, las OSC pueden verse presionadas para moderar sus posiciones con el fin de lograr el consenso dentro de las agrupaciones de circunscripción, lo que lleva a que el lenguaje más progresista o radical quede diluido o excluido por completo.

- La duración cada vez mayor de las reuniones: Las reuniones de los órganos deliberantes de la OMS son cada vez más largas. Durante la AMS76 y la AMS77, por ejemplo, las reuniones empezaban normalmente a las 10 de la mañana y se alargaban hasta la noche, terminando después de las 10 de la noche en algunos casos. Muchas OSC carecen de la capacidad necesaria para asistir a estas deliberaciones en su totalidad. Además, el Palacio de las Naciones de Ginebra no permite a los y las participantes no estatales volver a entrar en las instalaciones de la reunión si deciden abandonar el edificio en cualquier momento después del horario normal de trabajo (17.00 horas), lo que significa que una persona representante de la sociedad civil que desee permanecer en una reunión que se prolonga hasta altas horas de la noche puede tener que elegir entre acceder a comida, bebida y descanso fuera de las instalaciones, o esperar dentro del edificio con la esperanza de tener la oportunidad de pronunciar su declaración de un minuto (a menudo ante una audiencia de diplomáticos/as disminuida y agotada).

interés público, la OMS ha ampliado su participación en iniciativas de múltiples partes interesadas que llevan a cabo trabajos alineados con su mandato, como el acceso universal a la inmunización infantil (por ejemplo, Gavi) y la promoción de la preparación (por ejemplo, CEPI) y la respuesta ante pandemias (por ejemplo, asociaciones superpúblico-privadas, o APP, como Covax). Estas estructuras suelen tener procedimientos opacos de toma de decisiones y, a diferencia de la OMS, rinden cuentas principalmente a sus juntas directivas y financiadores en lugar de a los gobiernos o pacientes, que son sus beneficiarios previstos.

La OMS también ha aceptado cada vez más contribuciones voluntarias de una serie de ANEs. A través de sus aportes, estos actores han influido significativamente en las áreas de trabajo de la OMS al vincular sus fondos a áreas de interés específicas. Por ejemplo, la Fundación Bill y Melinda Gates se ha centrado en dar forma a la labor de la OMS en materia de erradicación de la poliomielitis; y en 2024 el Wellcome Trust anunció una donación de 25 millones de dólares para apoyar la labor de la OMS en materia de salud y cambio climático. No todas estas contribuciones voluntarias específicas deben ser desalentadas o necesariamente criticadas por activistas de la salud, pero la falta de compromiso intergubernamental o público/de la sociedad civil a la hora de establecer los términos de estas decisiones socava las normas democráticas.

Por el contrario, el trabajo de larga data sobre cuestiones polémicas como la Estrategia Mundial y Plan de Acción sobre Salud Pública, Innovación y Propiedad Intelectual que busca "promover una nueva forma de pensar sobre la innovación y el acceso a los medicamentos" ha languidecido, a pesar de las grandes desigualdades en el acceso a los medicamentos durante epidemias duraderas (por ejemplo, VIH/SIDA-TB) y pandemias más recientes y emergencias mundiales de salud (por ejemplo, COVID-19, Mpox). Sin embargo, una iniciativa de múltiples partes interesadas como GAVI, invocando la necesidad de promover el acceso equitativo a las vacunas, ha sido capaz de moverse rápidamente para dar forma al futuro del acceso a las vacunas por medio de vehículos como el Acelerador Africano de Fabricación de Vacunas. Mientras este enfoque impulsa la inversión del sector privado, hace poco por abordar los factores estructurales de la desigualdad en materia de vacunas (por ejemplo, el régimen de derechos de propiedad intelectual ADPIC, véase el Capítulo D2). Se podría argumentar que las asociaciones público-privadas vinculadas a la OMS como GAVI existen para impedir que ésta lleve a cabo programas visionarios de transferencia de conocimientos y tecnología, un ideal que una vez defendió activamente.[27]

La sociedad civil en la OMS: navegar por una nueva era de participación

Durante más de 20 años, el Movimiento para la Salud de los Pueblos (MSP) ha participado activamente en las reuniones de los órganos rectores de la OMS, que se celebran cada mes de enero (Consejo Ejecutivo) y mayo (AMS), respectivamente. A través de su iniciativa Observatorio de la OMS (WHO Watch por su sigla en Inglés), el MSP sigue las reuniones, genera análisis y comentarios críticos sobre el estado de la labor de la OMS e intenta dotar a los/las activistas progresistas, a las OSC de interés público y al público en general de la información necesaria para que los Estados miembros (y las fundaciones privadas, los agentes comerciales privados y otros) rindan cuentas de su contribución a la (mala) salud mundial (véase el Recuadro D1.4).*

La participación de voces críticas, en particular del Sur Global, ha sido históricamente un reto, incluso antes de COVID-19. Sin embargo, las reuniones de gobernanza de la OMS son aún menos accesibles ahora que antes de la pandemia. En la AMS, el creciente número de reuniones informales, actos paralelos y debates a puerta cerrada a los que no tienen acceso las delegaciones de la sociedad civil han alejado del escrutinio público las decisiones clave y los debates críticos. Las organizaciones de la sociedad civil y las delegaciones más pequeñas, que a menudo no dan abasto, tienen dificultades para asistir (si es que son bienvenidas). Los procedimientos formales de las reuniones de la OMS corren un riesgo cada vez mayor de convertirse en ejercicios casi exclusivamente performativos, ya que

---

*Para más detalles sobre las actividades del Movimiento por la Salud de los Pueblos y la OMS, véanse los resúmenes en ediciones anteriores de Global Health Watch: Recuadro E1.2 de GHW1 (GHW, 2005) y Recuadro D1.7 de GHW4 (GHW, 2014) en https://bit.ly/43xluLy

Recuadro D1.4: La iniciativa Observatorio de la OMS del MSP y la lucha por una voz progresista de la sociedad civil en la gobernanza mundial de la salud.

Establecido en 2011 como una iniciativa del programa de Gobernanza Global en Salud del Movimiento por la Salud de los Pueblos, el Observatorio de la OMS (*WHO Watch*, por sus siglas en inglés) se fundó con el noble objetivo de ayudar a democratizar la gobernanza mundial en salud. Durante cada reunión de la AMS y del Consejo Ejecutivo, *WHO Watch* se esfuerza por hacer accesibles a la comunidad de la sociedad civil y al público los enrarecidos procedimientos de las reuniones de la OMS en Ginebra. Los/las participantes en WHO Watch -principalmente jóvenes activistas de todo el mundo- siguen los procedimientos, se reúnen con las delegaciones y hacen declaraciones en las propias reuniones. El conocimiento generacional incorporado a la iniciativa de MSP ha demostrado a menudo ser inestimable para los y las responsable políticos/as con una comprensión limitada del contexto que subyace a las agendas de la OMS o que carecen de conocimientos técnicos. WHO Watch publica actualizaciones diarias y participa en reuniones y seminarios web durante las reuniones, ofreciendo un análisis en tiempo real de la dinámica de poder de Ginebra. Además de apoyar a los/las activistas, esto ayuda a los/las delegados/as simpatizantes -especialmente de delegaciones pequeñas y sobrecargadas- a informar con prontitud a sus gobiernos y apoyar la formulación oportuna de políticas. El MSP también ha mantenido durante los últimos 14 años un repositorio de análisis y comentarios sobre las reuniones de los órganos deliberantes de la OMS, que ahora se ha convertido en un recurso de conocimiento vital tanto para las delegaciones estatales como para la sociedad civil.*

WHO Watch pretende crear un bucle de retroalimentación en la formulación de políticas, actuando como facilitador hacia y desde los movimientos de base de todo el mundo, especialmente en los países donde los retos sanitarios son más agudos. Capacita a los/las activistas para abogar por políticas que satisfagan las necesidades de la comunidad, pone de relieve cuestiones olvidadas como la determinación social de la salud y las críticas decoloniales, y desmitifica las políticas mundiales para hacerlas más asequibles. Además, *WHO Watch* trata de sensibilizar a los actores locales y nacionales sobre acontecimientos emergentes, como los debates en ciernes sobre el tratado pandémico, que de otro modo podrían pasar por alto en las primeras fases de su evolución. Aunque *WHO Watch* opera frente a desafíos persistentes -incluidos los que afectan a todas las OSC de interés público que buscan influir en los procesos de gobernanza mundial (véase el Recuadro D1.3 más arriba)-, sigue siendo una fuente indispensable de comentarios críticos e información sobre el funcionamiento de la OMS. Con el apoyo de su red en el Global Health Hub de Ginebra (G2H2), una plataforma de la sociedad civil para la colaboración y la promoción, WHO Watch sigue luchando por el ideal de un sistema más democrático de gobernanza de la salud mundial.

*Observatorio de la OMS, Movimiento por la Salud de los Pueblos (MSP), https://bit.ly/4dnSwkL.

las verdaderas decisiones de fondo se toman en otro lugar, lejos de la vista del público y del escrutinio de los y las activistas.

Conclusión

La OMS es el único organismo multilateral en el que los Estados miembros del Sur Global gozan -al menos sobre el papel- de igual representación y poder de decisión que sus homólogos del Norte Global. Esta posición relativamente favorable se ha visto socavada y se ha militado contra ella desde múltiples direcciones, ya que la OMS se ha visto debilitada y soslayada en las reformas de la gobernanza de la salud mundial del siglo XXI. La financiación de la organización se ha visto estrechamente limitada por los donantes (la mayoría de los cuales carecen de responsabilidad democrática), y las voces de representantes de la sociedad civil de base se han visto relegadas a los márgenes de la toma de decisiones de la OMS. Mientras tanto, los Estados miembros y los y las comentaristas se lamentan de lo que perciben como una politización indebida de las deliberaciones de la OMS, a pesar de que cada vez es más imposible negar que los problemas más apremiantes que exigen la cooperación mundial en materia de salud -el colapso climático, la violencia militar contra el personal trabajador y las infraestructuras de salud y el renovado asalto a la atención en salud sexual y reproductiva- son cualquier cosa menos neutrales desde el punto de vista político.

Lista de referencias

1 Syam N. Leading and Coordinating Global Health: Strengthening the World Health Organization. South Centre; 2023 Feb;Research Paper No.174. Disponible en: https://bit.ly/3Y4JYZF

2 Heilprin J, Fletcher ER. WHA Approves New Strategy After Sexual Health Debate. Health Policy Watch. 2022 May 28; Disponible en: https://bit.ly/3ErJiXG

3 OHCHR. Findings of the investigations conducted by the Independent International Fact-Finding Mission for the Sudan into violations of international human rights law and international humanitarian law, and related crimes, committed in the Sudan in the context of the conflict that erupted in mid-April 2023. Geneva: Office of the United Nations High Commissioner for Human Rights; 2024 Oct. (Fifty-seventh session). Report No.: A/HRC/57/CRP.6. Disponible en: https://bit.ly/4imX8bP

4 Gichuki L. Sudanese women turn to mass suicide to escape rape by militia. Development Aid. 2024 Nov 14; Disponible en: https://bit.ly/42UrRIA

5 OHCHR. Onslaught of violence against women and children in Gaza unacceptable: UN experts. Geneva: Office of the United Nations High Commissioner for Human Rights; 2024 May. Disponible en: https://bit.ly/44306i3

6 OHCHR. Six-month update report on the human rights situation in Gaza: 1 November 2023 to 30 April 2024. Geneva: Office of the United Nations High Commissioner for Human Rights; 2024 Nov. Disponible en: https://bit.ly/42TrAWj

7 Fletcher ER. In WHO's Internal Justice System, All Roads Lead to Director General. Health Policy Watch. 2023 Mar 28; Disponible en: https://bit.ly/4irdd08

8 Dodds P. How we helped investigators in the WHO sex abuse probe. The New Humanitarian. 2021 Oct 4; Disponible en: https://bit.ly/44wPA2G

9 Flummerfelt R, Dodds P. Sex abuse scandal rocks World Health Organization, but what now? The New Humanitarian. 2021 Sep 29; Disponible en: https://bit.ly/44CeAFR

10 Heilprin J, Fletcher ER. WHA Approves New Strategy After Sexual Health Debate. Health Policy Watch. 2022 May 28; Disponible en: https://bit.ly/3YGbAV7

11 Cullinan K. Conservative Member States Balk at References to 'Gender' in WHA Resolutions. Health Policy Watch. 2024 May 28; Disponible en: https://bit.ly/3RWdVHF

12 Stop the Pushback. Our Statement - The Pushback on Women's Rights must be Stopped. Stop the Pushback. n.d. [cited 2025 Feb 20]. Disponible en: https://bit.ly/42Usa6c

13 Patnaik P. WHO Secures Half Its Target For Funds Amid Dire Geopolitics. More Predictable Financing, But Insufficient. Geneva Health Files. 2024 Nov 22; Disponible en: https://bit.ly/4cGlbB1

14 Stein R, Triebert C, Willis H. Israel Used U.S.-Made Bombs in Strike That Killed Dozens in Rafah. The New York Times. 2024 May 29; Disponible en: https://nyti.ms/3GwhFgz

15 Al-Mughrabi N, Williams D. Israeli attack on Rafah tent camp kills 45, prompts international outcry. Reuters. 2024 May 27; Disponible en: https://reut.rs/3Evix4I

16 A Amnesty International. "You feel like you are sub-human": Israel's genocide against Palestinians in Gaza. London: Amnesty International; 2024 Dec. Report No.: MDE 15/8755/2024. Disponible en: https://bit.ly/3RY12Nm

17 OCHA. Reported impact snapshot | Gaza Strip (31 May 2024). United Nations Office for the Coordination of Humanitarian Affairs; 2024 May. Disponible en: https://bit.ly/4ioehBC

18 OHCHR. Attacks on hospitals during the escalation of hostilities in Gaza (7 October 2023 – 30 June 2024. Geneva: Office of the United Nations High Commissioner for Human Rights; 2024 Dec. Disponible en: https://bit.ly/4iAnVS8

19 Smith D. Trump halts World Health Organization funding over coronavirus 'failure'. The Guardian. 2020 Apr 15; Disponible en: https://bit.ly/3GxcOH2

20 World Health Organization. Audited financial statements for the year ended 31 December 2023. World Health Organization; 2024 May. Report No.: A77/20. Disponible en: https://bit.ly/3EwisNZ

21 M'ikanatha NM, Welliver DP. Strengthening the WHO in the pandemic era by removing a persistent structural defect in financing. Global Health. 2021 Dec;17(1):142. Disponible en: https://bit.ly/3GkTCBu

22 World Health Organization. Seventy-sixth World Health Assembly: Geneva, 21-30 May 2023: resolutions and decisions, annexes. World Health Organization; 2024 May. Report No.: WHA76/2023 /REC/1. Disponible en: https://bit.ly/3RWeilx

23 Patnaik P, Yang Y. Countries Voted Eight Times in a Politicized World Health Assembly Revealing Geopolitical Fissures [WHA77]. Geneva Health Files. 2024 Jun 4; Disponible en: https://bit.ly/4jlY8y6

24 de Bengy Puyvallée A, Storeng KT. WHO's 'Investment Round' - will mimicking global health partnerships' replenishment model pay off? Global Policy. 2024 Nov; Disponible en: https://bit.ly/3YDZo7i

25 Kickbusch I. US exit from WHO: it is about much more than WHO. The Lancet. 2025 Feb; 405(10477):444-6. Disponible en: https://bit.ly/3RXApbn

26 Van De Pas R, Van Schaik LG. Democratizing the World Health Organization. Public Health. 2014 Feb;128(2):195-201. Disponible en: https://bit.ly/3EFZHYt

27 Barber M. Technology transfer, intellectual property, and the fight for the soul of WHO. Wenham C, editor. PLOS Glob Public Health. 2024 Dec 5;4(12):e0003940. Disponible en: https://bit.ly/4lWKwez

Desembalaje de Nuestros Fracasos Pandémicos para la Prevención y Preparación ante Futuras Pandemias

Introducción

En marzo de 2020, la Organización Mundial de la Salud (OMS) declaró COVID-19 una "pandemia mundial", poco más de un mes después de que hubiera sido declarada oficialmente Emergencia de Salud Pública de Importancia Internacional (ESPII).[1] Aunque en 2020 no existía ninguna definición legal oficial del término "pandemia", el hecho de que se cambiara el nombre de la "ESPII" por el de "pandemia" indicaba que el mundo se enfrentaba a una crisis de salud pública de proporciones desastrosas. En este capítulo se analizan las consecuencias de la pandemia de COVID-19 y se examina si las iniciativas emprendidas a raíz de ella atendieron al llamado de utilizar la pandemia como punto de inflexión para crear un sistema de prevención, preparación y respuesta ante pandemias (PPRP) más justo y equitativo.

Éxito de la investigación y desarrollo

En un sentido tecnológico y biomédico muy restringido, la respuesta mundial al COVID-19 logró el "éxito" sin precedentes de producir rápidamente vacunas seguras y eficaces. Los/as científicos/as se basaron en décadas de investigación financiada con fondos públicos sobre tecnologías de ARNm,[2] y en EE.UU. se beneficiaron especialmente de miles de millones de financiación pública destinada a la reducción del riesgo de los esfuerzos de investigación y desarrollo (I+D) para la creación de vacunas contra el COVID-19.[3,4,5] Las primeras vacunas que recibieron la autorización de uso de emergencia de la OMS fueron la Comirnaty (desarrollada por Pfizer y BioNTech)[6] y la Covishield (AstraZeneca y Universidad de Oxford).[7]

Mientras que el intercambio de información sobre secuenciación digital para el virus de COVID-19 y el desarrollo de vacunas avanzó a gran velocidad, los informes sobre el brote inicial en China no se compartieron con la suficiente rapidez, lo que minó la capacidad de estas medidas tecnológicas para contener el brote inicial antes de que alcanzara proporciones pandémicas.[8] Esta es una de las razones por las que, en las reformas posteriores para la preparación y respuesta ante pandemias (PPRP) que se analizan en este capítulo, la OMS y los países del Norte Global han hecho hincapié en mejorar la vigilancia y la contención mediante un acceso rápido e incondicional a los patógenos necesarios para la I+D en el diagnóstico, tratamiento y fabricación de vacunas. Muchos países del Sur Global se centraron más en las implicaciones de compartir esos datos, y en su papel en el desarrollo de marcos referentes internacionales de PPRP que operacionalizaran respuestas legalmente vinculantes y que promovieran la equidad.

Retos en la fabricación de vacunas y propiedad intelectual

Desde la perspectiva del derecho a la salud, los esfuerzos de la PPRP fueron un rotundo fracaso: la mayoría de las poblaciones del Sur Global no tuvieron acceso oportuno a las vacunas.[9] En parte, este fracaso pudo deberse a que los gobiernos permitieron a las empresas hacer valer los derechos de propiedad intelectual sobre las vacunas y otros productos médicos originalmente financiados con fondos públicos. Según las exigencias del marco jurídico internacional, los inventores de nuevos productos médicos -incluidas las vacunas para COVID-19- podían registrar sus invenciones como propiedad intelectual (PI) privada, con lo que se les concedía el derecho exclusivo a decidir las condiciones de producción, venta, precio y distribución de estos productos. En la práctica, esto significó que las empresas farmacéuticas se negaron a transferir la tecnología para facilitar una producción descentralizada y optaron por vender primero sus productos a los mercados de renta alta del Norte Global (lo que provocó el acaparamiento de vacunas en estos mercados), y a precios relativamente elevados en los mercados de renta media o no venderlos en absoluto en los mercados de renta baja (lo que provocó un subabastecimiento en los países de renta baja y media). Esta injusta distribución de las vacunas, que llegó a conocerse como "apartheid de las vacunas", era irracional desde el punto de vista de la salud pública, ya que a menudo las poblaciones vulnerables que necesitaban vacunas (por ejemplo, las personas mayores o las poblaciones inmunodeprimidas del Sur) no pudieron acceder a ellas hasta muy avanzada la pandemia, cuando las poblaciones más jóvenes y sanas del Norte ya estaban completamente vacunadas (o incluso habían recibido dosis de refuerzo).

La escasez de vacunas experimentada por los países de renta media y baja (PRMB) se vio intensificada por el hecho de que muchos de ellos, con la excepción de India, Brasil y China, no disponían de la infraestructura o los conocimientos necesarios para producir sus propias vacunas.[10] En el Norte Global, las capacidades de fabricación de vacunas se vieron impulsadas por una expansión masiva de las subvenciones públicas para (re)construir la producción nacional de vacunas (especialmente en EE.UU.).[11] La pandemia también condujo al uso de las flexibilidades del Acuerdo sobre los Aspectos de los Derechos de Propiedad Intelectual relacionados con el Comercio (ADPIC) en Canadá y EE.UU. e impulsó a la Unión Europea a trabajar en el establecimiento de un marco jurídico para las flexibilidades de licencias obligatorias en toda la Unión, lo que le permitiría fabricar más fácilmente productos médicos durante emergencias sanitarias sin el consentimiento del titular (dueño) de la propiedad intelectual.*[12] Hipócritamente, estos países se declararon neutrales (Canadá) o se opusieron a algunos (EE.UU.) o a

---

* Véase el Capítulo B4 de GHW6.

todos (UE) los componentes en relación con la propuesta de exención de los ADPIC presentada por India y Sudáfrica en octubre de 2020. La exención solicitaba la suspensión temporal de las normas ADPIC con el fin de facilitar la ampliación de las capacidades de producción y comercialización de productos diagnósticos, terapéuticos y de vacunas para COVID-19. Aunque la propuesta contaba con el apoyo de más de 100 miembros de la Organización Mundial del Comercio (OMC), los países mencionados se encontraban entre los que bloquearon con éxito la aplicación de una exención significativa de los derechos de propiedad intelectual.

Figura 1. Día de Acción Mundial en apoyo de la Campaña de exención de los ADPIC para poner fin al apartheid de las vacunas (Ginebra, 30 de noviembre de 2021)

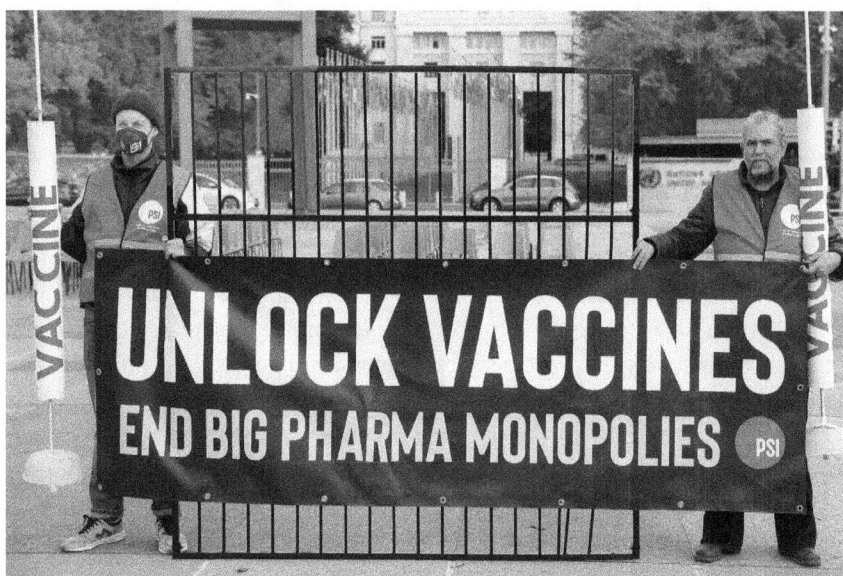

Internacional de Servicios Públicos / CC

Medidas de contención: aumento de los costos socioeconómicos y la creciente desconfianza

En todo el mundo, las normas de cierres y aislamiento social que muchos países aplicaron para contener la propagación del COVID-19 dejaron a poblaciones ya vulnerables, como las mujeres, las personas inmigrantes, las personas con discapacidad, los/as niños/as y las minorías racializadas, con los costos socioeconómicos elevados y con la carga del trabajo asistencial para hacer frente a la pandemia.[13] Estas cargas se sintieron de forma aguda en sociedades en las que el Estado proporcionaba poca asistencia social, al tiempo que imponía medidas que interrumpían y a veces criminalizaban las prácticas de solidaridad en las que se basaban las comunidades pobres y marginadas para sortear las numerosas "catástrofes lentas" que afectaban sus vidas incluso ya antes de la pandemia.[14]

En muchos países, los discursos públicos se centraron en la sospecha de que las personas eran manipuladas y explotadas por el gobierno y las grandes corporaciones. En EE.UU., una parte significativa de la población reaccionó con desconfianza y escepticismo ante las directrices de salud pública y los consejos de los/as funcionarios/as sobre las medidas de prevención y contención de la pandemia (por ejemplo, enmascararse, vacunarse).[15] Allí y en otros lugares, un número significativo de personas creía que no se podía confiar en las instituciones públicas para que las protegieran, porque estaban sometidas a poderosos intereses dentro de las comunidades científica, filantrópica y empresarial que hacían que el gobierno fuera más propenso a la vigilancia o a la explotación económica de sus poblaciones que a promover el derecho a la salud.[16] Estos grupos consideraban que la OMS, la principal organización intergubernamental encargada de coordinar la respuesta a la pandemia, era incompetente y estaba en una situación de dependencia de la competición geopolítica.[17,18]

Algunos Estados miembros y empresas farmacéuticas también mostraron escepticismo y desdén hacia la OMS. En ocasiones, las recomendaciones de la OMS fueron simplemente ignoradas por otras organizaciones intergubernamentales (por ejemplo, su apoyo a la exención de los ADPIC fue ampliamente ignorado por la OMC). En 2022, el Dr. Mike Ryan, de la OMS, declaró que "fracasamos [en la distribución equitativa de vacunas] por la codicia del Norte, fracasamos por la codicia de la industria farmacéutica, fracasamos por el interés propio de ciertos Estados miembros que no estaban dispuestos a compartir".[19] Los Estados miembros no sólo ignoraron los llamados a la ética de la OMS para evitar el "catastrófico fracaso moral"[20] de la distribución desigual de vacunas, sino también sus consejos técnicos, como demandar una mayor solidaridad en la adquisición de vacunas,[21] levantar las restricciones irracionales a viajar,ix o apoyar la propuesta de exención de los ADPIC.[22]

¿Restablecer la confianza en la OMS?
Revisión del Reglamento Sanitario Internacional

Ante las dificultades que experimentó la OMS para coordinar una respuesta equitativa y eficaz a la pandemia de COVID-19, los Estados miembros emprendieron revisiones del Reglamento Sanitario Internacional (RSI) de 2005. Las revisiones significan que la equidad y la solidaridad se incluyen ahora en el artículo 3.1 como principios rectores en la interpretación de disposiciones relevantes. El RSI también define ahora una "emergencia pandémica" como una nueva categoría de emergencia de salud pública de importancia internacional (ESPII) que "requiere una acción internacional coordinada rápida, equitativa y reforzada, con un enfoque que abarque a todo el gobierno y a toda la sociedad".

El artículo 13 del RSI prevé la asistencia internacional para facilitar el acceso equitativo a productos sanitarios como diagnósticos, vacunas y terapias para responder tanto a las ESPII como a las emergencias pandémicas. En tres nuevos párrafos del artículo 13 se especifica el papel de la OMS durante las ESPII y las emergencias pandémicas: el art. 13.7 encomienda a la OMS que apoye a los Estados Partes en el RSI durante las emergencias; el art. 13.8 sugiere el papel de la OMS en la facilitación del acceso oportuno a los productos sanitarios pertinentes; y el art. 13.9 obliga a los Estados Partes a apoyar a la OMS en la aplicación del art. 13 (con sujeción a la legislación aplicable y a los recursos disponibles).

La definición que figura en el artículo 1 de los productos sanitarios pertinentes que se necesitan para responder a las ESPII y a las emergencias pandémicas incluye ahora una lista ilustrativa de productos médicos pero, lo que es significativo, también hace referencia a "otras tecnologías de la salud" que pueden no mencionarse explícitamente en la lista.

El artículo 44 se modificó para aumentar la colaboración y la asistencia internacionales, incluida la movilización de recursos financieros adicionales. Más concretamente, el artículo establece un Mecanismo Financiero de Coordinación para promover "la provisión de financiación oportuna, previsible y sostenible" para la aplicación del RSI y señala la importancia de desarrollar, fortalecer y mantener las capacidades básicas de los sistemas de salud descritas en el Anexo 1. El Mecanismo también tiene el mandato de "tratar de incrementar al máximo la disponibilidad de financiación para las necesidades y prioridades en materia de aplicación de los Estados Partes, en particular de los países en desarrollo", y de "trabajar para movilizar recursos financieros nuevos y adicionales" que sean pertinentes para la aplicación efectiva del Reglamento.

Desde el punto de vista de la gobernanza, el Artículo 54bis establece el Comité de los Estados Partes para la Aplicación del RSI, un foro para debatir en detalle los retos, los puntos fuertes y los puntos débiles en la aplicación del Reglamento.

Estas enmiendas se consideran solo un primer paso hacia la creación de un sistema de respuesta basado en la equidad durante las ESPII y las emergencias pandémicas, que de otro modo estaba ausente en el RSI.

Las negociaciones del acuerdo de la OMS sobre Pandemias (AP)*: ¿"Dar prioridad al imperativo de equidad?[25]

En diciembre de 2021, una sesión especial de la Asamblea Mundial de la Salud estableció un Órgano de Negociación Intergubernamental (ONI) con el mandato de "redactar y negociar un nuevo instrumento de la OMS sobre prevención, preparación y respuesta frente a pandemias" con un enfoque que abarque a todo el gobierno y a toda la sociedad, priorizando la necesidad de equidad.[26] Se pidió a los Estados miembros que desarrollaran un instrumento definido por el "principio de solidaridad con todas las personas y países, que debería enmarcar las acciones prácticas para hacer frente tanto a las causas como a las consecuencias

---

*Este capítulo se centra en la versión del 12 de noviembre de 2024 del texto del Acuerdo de la OMS sobre Pandemias, emitido por la Mesa del Órgano de Negociación Intergubernamental (ONI).

de las pandemias y otras emergencias sanitarias".[27] Sin embargo, al momento de escribir este capítulo (principios de abril de 2025), el ONI no está cumpliendo este mandato en varios aspectos.

Sistemas de salud

Inmediatamente antes de la pandemia de COVID-19, los sistemas de salud tanto en el Norte como en el Sur Global estaban sobrecargados, en parte debido a los prolongados esfuerzos de privatización y comercialización del sector de la salud pública.[28] En todo el mundo, los centros de salud privados atendían a la minoría de la población que podía permitírselo (véase el Capítulo B1).[29] Tanto el sector de la salud y asistencial público como el privado del Norte Global trataron de hacer frente a las limitaciones de personal intensificando la contratación de trabajadores/as de salud que habían emigrado de países más pobres de regiones vecinas del Norte, pero también del Sur Global, con lo que estos sistemas quedaron aún más debilitados.[30,31]

El énfasis de la OMS en la Cobertura Universal de Salud (CSU) a partir de 2008 aproximadamente ha intentado garantizar que todo el mundo pueda acceder a la atención en salud cuando la necesite y sin dificultades económicas. Sin embargo, la CSU, tal como la concibe la OMS, no se pronuncia sobre si la atención debe ser prestada por el sector público o por el privado. Tal como se ha implantado en muchos países, la CSU ha consistido en diseñar reformas de la financiación de la salud dejando de lado las intervenciones para reforzar la capacidad pública de prestar asistencia.* En consecuencia, las escasas reformas de la cobertura universal que se han llevado a cabo hasta la fecha no han realmente servido para reforzar los sistemas públicos de salud.[32]

Estas deficiencias de la CSU comprometieron los esfuerzos para gestionar la pandemia de COVID-19 tanto en el Norte como en el Sur, ya que los esfuerzos de respuesta a la pandemia fueron más débiles en los países en los que los sistemas de salud estaban fragmentados y carecían de personal suficiente.[33] Aunque el texto del Acuerdo sobre Pandemias de noviembre de 2024 llama a los gobiernos a "desarrollar, fortalecer y mantener un sistema de salud resistente, en particular la atención primaria de salud"[34] y a tener en cuenta la equidad al hacerlo, esto se enmarca totalmente como una responsabilidad nacional. El texto no impone obligaciones vinculantes con respecto a la cooperación internacional para el fortalecimiento de los sistemas de salud. Las versiones anteriores del texto del Acuerdo incluían referencias a medidas globales que podrían desbloquear la financiación para el fortalecimiento de los sistemas de salud (por ejemplo, el alivio de la deuda), pero no se incluyeron en las versiones posteriores del texto de negociación.[35]

Varias investigaciones sugieren que los países con mayores niveles de recursos humanos para la preparación ante una pandemia registraron menos casos y

** Véase el Capítulo B1 de GHW6.

muertes por COVID-19 en las ocho semanas iniciales de pandemia.[36] El texto del Acuerdo de 12 de noviembre 2024 reconoce la importancia de que los gobiernos nacionales tomen "medidas apropiadas con el objetivo de desarrollar, fortalecer, proteger, salvaguardar, retener e invertir en un personal de salud y asistencial nacional multidisciplinario, calificado, adecuado y formado" para la PPRP. "Teniendo en cuenta sus circunstancias nacionales, y en conformidad con sus obligaciones internacionales", también reconoce la necesidad de "adoptar las medidas adecuadas para garantizar un trabajo digno, proteger la seguridad continuada, la salud mental, el bienestar y reforzar la capacidad de su personal de salud y asistencial".[37] Las protecciones ofrecidas en este artículo a las personas trabajadoras, incluidas las personas migrantes, son bienvenidas.

Sin embargo, sigue habiendo deficiencias. A pesar del mandato de apoyar la "capacitación individual y colectiva" del personal de la salud y asistencial, el texto no impone ninguna obligación a los gobiernos en materia de diálogo social o consulta en relación con las medidas de PPRP. Por lo tanto, no está claro qué derechos tienen las personas trabajadoras a participar en la decisión sobre los términos de su implicación en los esfuerzos de PPRP. El texto tampoco reconoce la tipología mayoritariamente feminizada de esta mano de obra, ni las presiones específicas de género que esto impone a las trabajadoras durante las ESPII y las pandemias. Las mujeres de todo el mundo asumen de forma desproporcionada la carga del trabajo reproductivo y de cuidado en sus hogares. Durante la pandemia de COVID-19, las trabajadoras de la salud tuvieron que trabajar muchas horas y en situaciones de alto riesgo, y tuvieron dificultades para acceder a guarderías e instalaciones de aislamiento que limitaran la exposición de sus familiares a la infección.[38,39] El texto no menciona la obligación de proporcionar servicios de cuidado de niños/as y personas mayores o instalaciones de aislamiento para las trabajadoras de la salud con jornadas laborales prolongadas o en riesgo de infección. Tampoco se mencionó el hecho de dar acceso prioritario a productos relacionados con la pandemia a los/las familiares.

Recuadro D2.1: La geopolítica y las negociaciones del Acuerdo sobre Pandemias

Las negociaciones del Acuerdo sobre Pandemias (AP) están coordinadas por la Mesa del Órgano de Negociación Intergubernamental (ONI). El ONI se creó en diciembre de 2021 y comenzó su labor al año siguiente bajo la dirección de sus copresidentes fundadores, los embajadores Roland Driece (Países Bajos) y Dra. Precious Matsotso (Sudáfrica). La Mesa del ONI organizó discusiones sobre el Acuerdo paralelamente a los procedimientos de revisión del RSI (2005).

Entre la primera reunión del ONI (febrero de 2022) y la 8ª (febrero / marzo de 2024), no se celebraron negociaciones basadas en textos. Esta modalidad no se introdujo hasta

Continúa en la página siguiente

Recuadro D2.1 continuado

la 9ª reunión del ONI, que tuvo lugar en dos sesiones (marzo de 2024 y abril/mayo de 2024). Antes de esto, y durante todo el proceso posterior, los Estados miembros participaron en debates informales organizados en torno a artículos concretos del documento del Acuerdo y, hasta la 13ª ronda de negociaciones, sólo hubo cinco días de negociaciones basadas en el texto. Todos los debates, excepto los de apertura y clausura de las reuniones del ONI, han estado cerrado s al público. A lo largo de todo el proceso, los medios de comunicación y los actores no estatales han tenido que recurrir a sesiones informativas organizadas por la Oficina del ONI, a sesiones de consulta formales con actores no estatales seleccionados y a intercambios presenciales con personas con información privilegiada para evaluar el estado del proceso de negociación.

Los informes sobre las negociaciones del ONI, recogidos en *Geneva Health Files* y *Third World Network*, han planteado las preocupaciones de las personas delegadas del Sur Global, que han indicado que consideran que sus intervenciones no siempre se reflejan en los textos elaborados por la Mesa del ONI. A lo largo del proceso, estos/as delegados/as, en particular integrantes del Grupo Africano y del Grupo para la Equidad, han propuesto medidas vinculantes para hacer operativa la equidad en el Acuerdo.

Los informes sobre las negociaciones del Acuerdo sugieren que el proceso ha estado plagado de intereses opuestos entre el Norte Global y el Sur, pero también dentro del Sur Global. Un ejemplo notable de la supuesta "intensa presión[40] por parte de EE.UU. y la UE son los informes según los cuales se pidió a Namibia que sustituyera a su negociador jefe, una voz estratégica y enfática a favor de la equidad en el Acuerdo, con el fin de reducir su influencia en el proceso. En cierto modo, esto demuestra la influencia que incluso las delegaciones más pequeñas pueden tener en los procesos multilaterales. Sea cierto o no, los países más pequeños, como Namibia y Bangladesh, han contribuido significativamente a articular y defender las disposiciones sobre equidad para su inclusión en el Acuerdo, y quizás hayan influido en las conversaciones en mayor medida que otros países de sus regiones con mayores economías, poblaciones y un mayor grupo nacional de expertos técnicos.

Han aparecido numerosos informes sobre tensiones en el Sur y sobre los intentos de los países del Norte Global de romper la unidad de los bloques regionales que plantean demandas a favor de la equidad. Por ejemplo, en marzo de 2024, Político[41] informó de que el CDC de África estaba siendo presionado por representantes de EE.UU. y la UE para animar a los ministros de salud africanos a suavizar sus demandas sobre el sistema de Acceso y Participación en los Beneficios con respecto a los Patógenos (PABS por su sigla en inglés). En mayo de 2024, *Geneva Health Files* informó[42] que EE.UU. y la UE habían celebrado una reunión a puerta cerrada con cuatro países africanos con el objetivo de "acercar" sus posturas sobre el artículo 12 (PABS).

En noviembre de 2024, Donald Trump fue reelegido presidente de Estados Unidos. A las pocas horas de asumir el cargo, Trump firmó una orden ejecutiva anunciando la

Continúa en la página siguiente

Recuadro D2.1 continuado

retirada de Estados Unidos de la OMS. Esto ha intensificado la incertidumbre sobre las perspectivas de concluir un Acuerdo que contenga sólidas exigencias de equidad, pero también plantea preocupaciones sobre la aplicación de un Acuerdo que no cuente con el respaldo de una gran superpotencia.

Actores no estatales: multistakeholderismo, asociaciones público-privadas, ONGs e iniciativas sanitarias mundiales

Desde la década de 1970, las políticas de ajuste estructural y austeridad en el Sur Global, junto con las obligaciones de pago de la deuda y la adopción de políticas neoliberales, han contribuido a que las instalaciones de salud públicas estén mal mantenidas, mal gobernadas y dotadas de personal insuficiente, a pesar de que la mayoría de la población depende de estas instalaciones. A partir de la década de 1990, muchos de estos países han dependido de un mosaico de iniciativas mundiales para proveer servicios básicos de atención en salud. A menudo, estas intervenciones adoptan un enfoque sectorial de la atención en salud, lo que contribuye a la fragmentación de los sistemas. Los programas de ayuda exterior al desarrollo (por ejemplo, PEPFAR), las iniciativas de salud mundiales (por ejemplo, GAVI), las iniciativas del sector privado (por ejemplo, hospitales y clínicas establecidos por grupos religiosos) y las organizaciones humanitarias no gubernamentales (por ejemplo, los hospitales de campaña de Médicos Sin Fronteras) han recibido la autoridad para determinar la asignación de recursos a los sistemas de salud y las prioridades programáticas a nivel nacional.*

Las discusiones del Acuerdo sobre Pandemias corren el riesgo de institucionalizar aún más las Asociaciones Público Privadas (APP) y el *multistakeholderismo* al hacer referencia a ellas como componentes integrales de la preparación y respuesta ante una pandemia. Por ejemplo, el Artículo 10(d) anima a los estados a "promover y/o... incentivar las inversiones del sector público y privado, los acuerdos de compra y las asociaciones, incluidas las asociaciones público-privadas, destinadas a crear o ampliar las instalaciones o capacidades de fabricación de productos de salud relacionados con la pandemia".[43] El artículo 9(5) utiliza un lenguaje altamente cualificado y no vinculante para animar a los estados a incluir disposiciones sobre la investigación con financiación pública realizada por entidades privadas o APP que promuevan el acceso equitativo a "productos de salud relacionados con pandemias", "especialmente para los países en desarrollo" durante las ESPII y las "emergencias pandémicas". En estos dos pasajes resulta sorprendente el llamamiento relativamente poco cualificado a la colaboración público-privada y el llamamiento altamente cualificado a imponer disposiciones de equidad en la investigación financiada con fondos públicos.

---

*El auge y la importancia de la colaboración público-privada y el multistakeholderismo también se han tratado en anteriores ediciones de GHW. Véanse, por ejemplo, los Capítulos B3 y D5 del GHW6; los Capítulos B5 y D4 del GHW5; y el Capítulo D6 del GHW3.

Mientras que las asociaciones público-privadas se consideran esenciales para la I+D y la producción diversificada geográficamente, el *multistakeholderismo* se enmarca como una modalidad viable para gobernar las pandemias de forma más equitativa, a pesar de las críticas de que las iniciativas *multistakeholder* como COVAX carecían de transparencia y responsabilidad.[44] En algunos casos, se concede a las partes interesadas un asiento en la mesa de toma de decisiones como "socios" en el diseño de infraestructuras clave de la PPRP. Por ejemplo, el artículo 13 propone que la OMS "desarrolle, coordine y convoque una cadena mundial de suministro y una red logística, en plena consulta con las Partes, los Estados miembros de la OMS que no sean Partes y en asociación con las partes interesadas pertinentes"[45] y les otorga un papel en la revisión periódica de sus funciones y operaciones.[46] Esto abre potencialmente un espacio para que las empresas con ánimo de lucro (especialmente las farmacéuticas) participen en procesos de los que pueden beneficiarse económicamente".

Acceso a patógenos y participación en los beneficios

La postura negociadora de muchos países del Norte Global durante el proceso del Acuerdo sobre Pandemias también se ha centrado en las soluciones tecnológicas y en un compromiso menos firme con los impedimentos estructurales al derecho a la salud. Las negociaciones han avanzado poco en el desarrollo de un mecanismo de Acceso y Participación en los Beneficios con respecto a los Patógenos (PABS por su sigla en inglés). Durante las negociaciones, los países del Norte Global han insistido con frecuencia en que el reparto de patógenos debería producirse rápidamente, para que las "soluciones" técnicas a las pandemias -por ejemplo, las vacunas- puedan desarrollarse con urgencia. Han argumentado que el reparto de patógenos debe desvincularse de la obligación de proporcionar un acceso equitativo a los productos médicos desarrollados gracias al reparto de patógenos.

Esta línea de argumentación se ha justificado sobre la base de que tales condiciones impedirán la investigación científica de diagnósticos, terapias y vacunas, y por lo tanto, en última instancia, resultarán en muertes evitables. Sin embargo, esto ignora las muertes evitables que resultaron, y siguen resultando, del acceso desigual a los productos de respuesta pandémica que, una vez desarrollados y logrando la aprobación regulatoria, permanecen fuera del alcance de las personas pobres y marginadas del mundo debido a los altos costos o a las limitadas capacidades de fabricación en las regiones donde ocurren los brotes, las ESPII y las pandemias.

I+D y fabricación de productos médicos

El texto del Acuerdo sobre Pandemias contiene tres artículos (9, 10 y 11) destinados a corregir las limitaciones estructurales para crear capacidades de I+D y fabricación de medicamentos en el Sur Global, con el fin de promover un acceso más equitativo a los medicamentos. En estos artículos se reconoce implícitamente que la equidad en el acceso a las vacunas se veía socavada por la falta de control sobre la infraestructura y los conocimientos técnicos necesarios para la fabricación de estos productos, y por la reticencia de los Estados a imponer condiciones al uso de la I+D financiada con fondos públicos y/o a su comercialización. Los gobiernos del Norte tendían a evitar este tipo de regulaciones, ya que sus intereses económicos están en cierta medida alineados con los de las empresas farmacéuticas enormemente rentables registradas en sus territorios. Los países del Sur Global tendían a evitar la imposición de este tipo de normativas por miedo a las represalias políticas y/o por falta de recursos técnicos y financieros para hacerlo. A pesar de ello, el texto del Acuerdo sobre Pandemias no introduce un lenguaje que obligue a los Estados miembros de la OMS a facilitar la transferencia de tecnología o a imponer condiciones a la I+D financiada con fondos públicos para permitir un acceso más equitativo a los productos relacionados con la pandemia a través de una producción diversificada. Estos artículos están redactados en un lenguaje de mejores esfuerzos que no se traduce en obligaciones concretas para facilitar un acceso sostenible y predecible a los productos sanitarios durante las pandemias.

El papel del Estado

Estas dinámicas han contribuido a reabrir un antiguo debate sobre la obligación de los gobiernos y las organizaciones intergubernamentales de dar prioridad a la provisión de bienes públicos, en lugar de centrarse en privatizar los "bienes comunes de salud" o solucionar las fallas del mercado. Aunque el Consejo de la OMS sobre la Economía de la Salud para Todos (2020-22) hizo hincapié en un enfoque de la salud basado en los derechos, la OMS enmarcó el gasto en salud como una "inversión" y no como un costo. Esto se hace eco del lenguaje basado en el mercado del Banco Mundial (que normalmente hace hincapié en la salud como una inversión en capital humano) o como un instrumento "para el desarrollo económico".[47]

El Consejo de la OMS sitúa al Estado como coordinador de las inversiones públicas y privadas en salud y su manifiesto menciona la valoración y medición de la salud desde una perspectiva de "seguridad humana" y reducción de riesgos. Esta idea de mejorar los resultados en salud y reducir los riesgos mediante una "mejor inversión" se repite en varias otras iniciativas pospandémicas, todas las cuales hacen hincapié en la viabilidad comercial de tales inversiones como componente importante de la "canalización" de la financiación para la PPRP. Esto incluye la estrategia Global Gateway de la Unión Europea de utilizar la colaboración público-privada para invertir en la fabricación de vacunas en África y América Latina, y el instrumento de financiación *African Vaccine Manufacturing Accelerator* de GAVI para apoyar la viabilidad comercial de los fabricantes africanos de vacunas.[48]

Otras iniciativas, como el mRNA Hub de la OMS, apoyan la transferencia de tecnología y las capacidades de investigación del Sur Global para aprovechar los mecanismos voluntarios de concesión de licencias reconocidos por el marco de los ADPIC, dentro de los parámetros de la viabilidad comercial.[43] Sin embargo, no reconocen explícitamente que los países del Sur Global rara vez utilizan las flexibilidades de los ADPIC debido a la presión política de los países del Norte Global.[50] En este sentido, es significativo que Colombia también haya solicitado una revisión exhaustiva del acuerdo ADPIC en la OMC para documentar mejor quién se ha beneficiado del acuerdo desde su adopción en 1994.[51]

Las iniciativas de la sociedad civil se han centrado menos en el papel del Estado a la hora de asignar capital y más en su papel como posible propietario de infraestructuras sanitarias (por ejemplo, la coalición Public Pharma for Europe[52], el proyecto de investigación sobre la farmacéutica pública del Movimiento para la Salud de los Pueblos), las contribuciones públicas a I+D (por ejemplo la Campaña de Acceso de Médicos Sin Fronteras para mapear las contribuciones públicas a los ensayos de la vacuna contra el ébola),[53] y el potencial del Estado para promover una mayor rendición de cuentas de "naciones, organizaciones e individuos poderosos y ricos" en la salud mundial (por ejemplo, un proyecto de investigación de la Universidad de las Naciones Unidas sobre poder y rendición de cuentas).[54] Estos proyectos parten del supuesto que es probable que las desigualdades de poder influyan en la forma en que los gobiernos coordinan los recursos públicos y en las condiciones que pueden imponer a los beneficiarios de dicha financiación. Esto se puso crudamente de manifiesto durante la pandemia, cuando el gobierno estadounidense fue incapaz de obligar a Moderna a reconocerle como copropietario de la vacuna de la empresa, que se había beneficiado de subvenciones públicas para I+D y comercialización.[55]

Conclusiones: ¿Hacia un enfoque de bienes públicos y bienes comunes en la PPRP?

Las reformas de la arquitectura jurídica internacional que están teniendo lugar en respuesta a la pandemia de COVID-19 sugieren que la mayoría de los países reconocen que el impacto de la pandemia y sus secuelas fue/es profundamente desigual e injusto. Responsables políticos/as e investigadores/as han reconocido que los sistemas de salud deficientes, un régimen de derechos de propiedad intelectual que impidió la expansión de productos de salud muy necesarios y la priorización de la seguridad de la salud nacional sobre la solidaridad mundial son los factores que impulsan la desigualdad en el acceso a las vacunas contra el COVID-19 y a los servicios de salud que salvan vidas dentro de los países y entre ellos. También se ha reconocido que las mujeres actuaron en muchos sentidos como amortiguadoras de la pandemia, a través del trabajo reproductivo social remunerado y no remunerado que se vieron obligadas a realizar en ausencia de redes de seguridad social y sistemas de salud funcionales.

Sin embargo, este reconocimiento no se ha traducido en "lecciones aprendidas": aunque las enmiendas al RSI han institucionalizado algunas medidas que promueven una mayor equidad en la respuesta a los brotes y las PHEIC, parece poco probable que las negociaciones del Acuerdo sobre Pandemias institucionalicen mecanismos que aborden los motores fundamentales de la desigualdad.

También parece improbable que las negociaciones desarrollen un marco jurídico internacional para regular la producción y distribución de productos médicos y tecnologías de salud como bienes públicos mundiales, incluso durante acontecimientos extremos como las pandemias.

En el momento actual, el aumento de la volatilidad y la disminución de la confianza en el sistema multilateral, la normalización de la xenofobia en muchos países y las dificultades económicas del periodo pospandémico hacen que las posibilidades de cooperación internacional durante las pandemias parezcan muy poco probables. Se corre así el riesgo de crear una dinámica en la que la seguridad en salud nacional vuelva a ser prioritaria en futuras pandemias, y con ella la cruel lógica de "dejar morir" que encarnó el apartheid de las vacunas contra el COVID-19.

Lista de referencias

1 World Health Organization. Coronavirus disease (COVID-19) pandemic. World Health Organization; n.d. (Emergencies). Disponible en: https://bit.ly/4cGMSKf

2 Dolgin E. The tangled history of mRNA vaccines. Nature. 2021 Sep 14. Disponible en: https://bit.ly/44B6yNs

3 Cross S, Rho Y, Reddy H, Pepperrell T, Rodgers F, Osborne R, et al. Who funded the research behind the Oxford–AstraZeneca COVID-19 vaccine? BMJ Glob Health. 2021 Dec;6(12):e007321. Disponible en: https://bit.ly/42CLOxl

4 Rizvi Z. Sharing the NIH-Moderna Vaccine Recipe. Public Citizen; 2021 Ago. Disponible en: https://bit.ly/42FjSxU

5 DiNapoli J. Novavax bosses cash out for $46 million with COVID-19 vaccine trials still under way. Reuters. 11 Ene 2021. Disponible en: https://bit.ly/42ob9RN

6 World Health Organization. WHO issues its first emergency use validation for a COVID-19 vaccine and emphasizes need for equitable global access. World Health Organization. 2020 Dec 31. Disponible en: https://bit.ly/3EydjFh

7 AstraZeneca. AstraZeneca COVID-19 vaccine authorised for emergency use by the World Health Organization. AstraZeneca webpage. 2021 Feb 15. Disponible en: https://bit.ly/42HoMdN

8 The Independent Panel for Pandemic Preparedness & Response. COVID-19: Make it the Last Pandemic. 2021 May. Disponible en: https://bit.ly/4ishf8yf

9 Health Justice Initiative. Pandemics and the illumination of "hidden things" – Lessons from South Africa on the global response to Covid-19. Health Justice Initiative; 2023 Jun. Disponible en: https://bit.ly/4irqLIW

10 OECD. Securing Medical Supply Chains in a Post-Pandemic World. OECD; 2024. (OECD Health Policy Studies). Disponible en: https://bit.ly/4lLGhT0

11 Bown CP. How COVID-19 Medical Supply Shortages Led to Extraordinary Trade and Industrial Policy. Asian Economic Policy Review. 2022 Ene;17(1):114–35. Disponible en: https://bit.ly/42E7uxT

12 Love J. Summary of KEI's September 28, 2023 comments to the TRIPS Council On Paragraph 8 Of The Ministerial Decision On The TRIPS Agreement. Knowledge Ecology International. 2023 Oct 12. Disponible en: https://bit.ly/44lYqk3

13 Paremoer L, Nandi S, Serag H, Baum F. Covid-19 pandemic and the social determinants of health. BMJ. 2021 Jan 28;n129. Conway T. Globally, the pandemic hits women. Alternative Information & Development Centre. 2020 Sep. Disponible en: https://bit.ly/3GvDxsp

14 Cairncross L. COVID-19: We need both physical distancing and social solidarity. Spotlight. 2020 Mar 20. Disponible en: https://bit.ly/3Rr9pAQ

15 Guzman-Cottrill JA, Malani AN, Weber DJ, Babcock H, Haessler SD, Hayden MK, Henderson DK, Murthy R, Rock C, Van Schooneveld T, Wright SB. Local, state and federal face mask mandates during the COVID-19 pandemic. Infect Control Hosp Epidemiol. 2021 Abr;42(4):455-6.

16 Hotez PJ. COVID19 meets the antivaccine movement. Microbes and infection. 2020 May;22(4):162-4.

17 Yang H. Contesting legitimacy of global governance institutions: The case of the World Health Organization during the coronavirus pandemic. International Studies Review. 2021 Dec;23(4):1813-34.

18 Lee K, Piper J. The WHO and the Covid-19 pandemic: less reform, more innovation. Global Governance: A Review of Multilateralism and International Organizations. 2020 Nov 23;26(4):523-33.

19 Merelli A. The WHO is done playing nice about vaccine equity. Quartz. 2022 Oct 19. Disponible en: https://bit.ly/4lGPaNw

20 BBC. Covid vaccine: WHO warns of "catastrophic moral failure." BBC. 18 Ene 2021. Disponible en: https://bit.ly/4jgyWsH

21 Ravelo JL. Tedros calls out "me-first" approach to COVID-19 vaccines: "This is wrong." Devex. 18 Ene 2021. Disponible en: https://bit.ly/4lzOrgV

22 Nebehay S. WHO's Tedros warns against over-reaction to Omicron. Reuters. 2021 Nov 30. Disponible en: https://bit.ly/3GveG88

23 Cullinan K. WHO Director General Calls On WTO To Take 'Practical' Action On IP Waiver For COVID Vaccines & Medicines. Health Policy Watch. 2021 Feb 26. Disponible en: https://bit.ly/3GdS7Vp

24 The Bureau of Investigative Journalism. Who Killed the Vaccine Waiver? The Bureau of Investigative Journalism. 2022 Nov 10. Disponible en: https://bit.ly/4jHfkhi/

25 World Health Organization. The World Together: Establishment of an intergovernmental negotiating body to strengthen pandemic prevention, preparedness and response. World Health Organization; 2021 Dec. Report No.: SSA2(5). Disponible en: https://bit.ly/44z9k5P

26 ibid.

27 Ibid.

28 De Ceukelaire W, Bodini C. We Need Strong Public Health Care to Contain the Global Corona Pandemic. Int J Health Serv. 2020 Jul;50(3):276-277. Disponible en: https://bit.ly/4jgRRn7

29 Williams, OD. COVID-19 and Private Health: Market and Governance Failure. Development. 2020 Dec;63(2-4):181-90. Disponible en: https://bit.ly/4jBb7eY

30 Eaton J, Baingana F, Abdulaziz M, Obindo T, Skuse D, Jenkins R. The negative impact of global health worker migration, and how it can be addressed. Public Health. 2023 Dec;225:254-7. Disponible en: https://bit.ly/3GiXUt3

31 Pillinger J, Yeates N. Building Resilience Across Borders: A Policy Brief on Health Worker Migration. Public Services International; 2020 Dec. Disponible en: https://bit.ly/3Y7xmAZ

32 Mattos L, Giovanella L, Sundararaman T, Paremoer L, Freire JM, Stolkiner A, et al. Universal Health Systems: A better pathway to achieving universal and equitable access to comprehensive healthcare. G20 Brasil; 2024. Disponible en: https://bit.ly/42RO8Xs

33 The Independent Panel for Pandemic Preparedness & Response. COVID-19: Make it the Last Pandemic. 2021 May; p.33. Disponible en: https://bit.ly/4cCmcKo

34 World Health Organization. Intergovernmental Negotiating Body to draft and negotiate a WHOP convention, agreement or other internaitonal instrument on pandemic prevention, preparedness and response – Proposal for the WHO Pandemic Agreement; 2024 Nov; Article 6(1). Disponible en: https://bit.ly/3EyqNkn

35 Patnaik P. Financing: don't let it be an afterthought in the pandemic agreement. Wemos. 2024. Disponible en: https://bit.ly/3YEj4YE

36 Duong DB, King AJ, Grépin KA, Hsu LY, Lim JF, Phillips C, et al. Strengthening national capacities for pandemic preparedness: a cross-country analysis of COVID-19 cases and deaths. Health Policy and Planning. 13 Ene 2022;37(1):55-64. Disponible en: https://bit.ly/442xQfr

37 World Health Organization. Intergovernmental Negotiating Body to draft and negotiate a WHOP convention, agreement or other internaitonal instrument on pandemic prevention, preparedness and response – Proposal for the WHO Pandemic Agreement; 2024 Nov; Article 7(1)-(2). Disponible en: https://bit.ly/3EyqNkn

38 Amandla. Women are the Frontline. Amandla. 2020 Oct;(71/2). Disponible en: https://bit.ly/44A0tRn

39 Llop-Gironés A, Vra?ar A, Eder B, Joshi D, Dasgupta J, Paremoer L, et al. A Political Economy Analysis of the Impact of Covid-19 Pandemic on Health Workers. Yale Law School; 2021 Jul. Disponible en: https://bit.ly/42xUdbH

40 Patnaik P. Did Some Developed Countries Oust Africa Group's Key Negotiator, a Forceful Voice on Equity Provisions in INB-IHR Negotiations? Geneva Health Files. 2023. Disponible en: https://bit.ly/4cGZsZZ

41 O'Neill R. EU, US court Africa with pandemic side deals amid crunch WHO talks. Pro Politico. 2024 Mar 18. Disponible en: https://bit.ly/3RrVXN5

42 Patnaik P. A Turning Point? The EU & the U.S. Draw Out Four African Countries to Bridge Positions on Pathogen Access & Benefit Sharing. Geneva Health Files. 2024. Disponible en: https://bit.ly/42G0nFe

43 World Health Organization. Intergovernmental Negotiating Body to draft and negotiate a WHOP convention, agreement or other internaitonal instrument on pandemic prevention, preparedness and response – Proposal for the WHO Pandemic Agreement; 2024 Nov; Article 10(d). Disponible en: https://bit.ly/3EyqNkn

44 Storeng KT, de Bengy Puyvallée A, Stein F. COVAX and the rise of the 'super public private partnership' for global health. Global Public Health. 2 Ene 2023;18(1):1987502. Disponible en: https://bit.ly/3EzWZDT

45 World Health Organization. Intergovernmental Negotiating Body to draft and negotiate a WHOP convention, agreement or other internaitonal instrument on pandemic prevention, preparedness and response – Proposal for the WHO Pandemic Agreement; 2024 Nov; Article 13(1). Disponible en: https://bit.ly/3EyqNkn

46 World Health Organization. Intergovernmental Negotiating Body to draft and negotiate a WHOP convention, agreement or other internaitonal instrument on pandemic prevention, preparedness and response – Proposal for the WHO Pandemic Agreement; 2024 Nov; Article 13(4). Disponible en: https://bit.ly/3EyqNkn

47 Sachs J, Weltgesundheitsorganisation, editors. Macroeconomics and health: investing in health for economic development; report of the Commission on Macroeconomics and Health. Geneva: World Health Organization; 2001. 200 p. Disponible en: https://bit.ly/3GkGMD3

48 Gavi. African Vaccine Manufacturing Accelerator (AVMA). n.d. Disponible en: https://bit.ly/3Ewb1GM

49 Herder M, Benavides X. 'Our project, your problem?' A case study of the WHO's mRNA technology transfer programme in South Africa. PLOS Global Public Health. 2024 Sep 23;4(9):e0003173. Disponible en: https://doi.org/10.1371/journal.pgph.0003173

50 Gopakumar K, Namboodiri S. WIPO: Africa Group & Brazil raise concerns on political pressure against use of TRIPS flexibilities. Third World Network. 2024 Nov 25. Disponible en: https://bit.ly/4inaeFJ

51 Rizvi Z. Sharing the NIH-Moderna Vaccine Recipe. Public Citizen; 2021 Ago. Disponible en: https://bit.ly/42VnJbi

52 Public Pharma for Europe Coalition. Public Pharma for Europe Coalition. n.d. Disponible en: https://bit.ly/4jAFm5I

53 Médecins Sans Frontières/Doctors Without Borders. Ensuring Access to New Treatments for Ebola Virus Disease. Médecins Sans Frontières / Doctors Without Borders; 2023 May. Disponible en: https://bit.ly/3RYyFyB

54 UNU IIGH. Power and Accountability. United Nations University webpage. n.d. Disponible en: https://bit.ly/4cKU5Ja

55 Rizvi Z. Sharing the NIH-Moderna Vaccine Recipe. Public Citizen; 2021 Ago. Disponible en: https://bit.ly/42VnJbi

Financiación de la Recuperación, Prevención, Preparación y Respuesta ante una Pandemia

Introducción: Un cambio sísmico en la financiación de la salud en el mundo y la preparación ante pandemias

El 20 de enero de 2025, la recién elegida administración de los Estados Unidos (EE.UU.) firmó una orden ejecutiva que tendrá importantes repercusiones en la forma de financiar la salud mundial en general, y la prevención, preparación y respuesta frente a pandemias (PPRP) en particular. La orden notificaba que Estados Unidos se retiraba de la Organización Mundial de la Salud (OMS). Además, EE.UU. congeló casi toda la ayuda internacional del Departamento de Estado y de USAID durante tres meses, mientras reevalúa su alineamiento con la estrategia *America First* (véase el Capítulo D1). Se espera que la mayor parte de la financiación de la salud mundial regrese, pero se desconoce en qué medida y para qué programas. Sea como fuere, las acciones de Estados Unidos son sísmicas y podrían tener un efecto duradero en la forma de financiar la PPRP y la salud mundial en general.

En términos de PPRP, la Sección 4 de la orden ejecutiva declara que EE.UU. también "cesará" las negociaciones sobre el Acuerdo de la OMS sobre Pandemias y rechazará las enmiendas al Reglamento Sanitario Internacional (RSI). En la práctica, esto significa que EE.UU. y otros Estados no signatarios seguirán siendo signatarios del RSI de 2005. No obstante, el "cese" de las actividades incluiría presumiblemente también la retirada de EE.UU. del Mecanismo Financiero de Coordinación (MFC) para el Acuerdo sobre Pandemias y las enmiendas al RSI. El MFC se introdujo horas antes de la votación de las RSI enmendadas en la Asamblea Mundial de la Salud de junio de 2024 y actuará como su principal instrumento de financiación. El MFC se cortó y pegó del artículo 20 del Acuerdo sobre Pandemias (cuyo texto ya se ha acordado) y la hipótesis operativa es que este mecanismo coordinará la financiación tanto del Acuerdo como del nuevo RSI. También se asume en gran medida que se alojará y fusionará con el Fondo Pandémico del Banco Mundial* aunque esta relación no ha sido acordada formalmente por los Estados Miembros.

Aunque la retirada de EE.UU. todavía deja a 193 Estados miembros para finalizar y financiar cualquier Acuerdo antes de mayo de 2025, la salida de EE.UU. supone un problema, ya que EE.UU. aporta una fuerza normativa, técnica, política

---

*El Fondo Pandémico es un mecanismo de financiación global del Banco Mundial diseñado para apoyar el fortalecimiento de la PPRP, especialmente en los Países de Ingresos Bajos y Medios, establecido en noviembre de 2022 con el apoyo del G20 y otros socios internacionales. Más adelante en este capítulo se presenta un análisis más completo del Fondo Pandémico.

y económica considerable. En términos de financiación, es difícil imaginar que el Acuerdo o el RSI modificado cumplan su cometido en el marco del MFC sin la considerable financiación y el "establecimiento de normas" que EE.UU. inyecta en la política mundial de salud.

En consecuencia, la financiación significativa de la PPRP depende ahora en gran medida de si EE.UU. está utilizando su amenaza de retirada simplemente como moneda de cambio para forzar nuevas concesiones y compromisos de otros organismos multilaterales y Estados (por ejemplo, se señaló explícitamente a China como beneficiario sin contrapartida). De ser así, existe la posibilidad de que se produzca un aumento real de los fondos totales disponibles para la PPRP, ya que ceder a las exigencias estadounidenses requerirá mayores compromisos financieros por parte de un abanico más amplio de partes interesadas. Este fue el resultado de acciones similares que Estados Unidos tomó para retirarse de la Organización del Tratado del Atlántico Norte (OTAN) durante la primera administración de Trump.

Es importante reflexionar sobre las implicaciones de este cambio sísmico porque es en este nuevo contexto en el que funcionará una arquitectura de financiación de la PPRP que ya es subóptima. Las estrategias e instrumentos de financiación deficientes se verán aún más sometidos al peso de la presión estadounidense o se ampliarán aún más. Sin embargo, más de lo mismo sería un desastre, ya que los instrumentos actuales residen en un entorno de financiación de la PPRP excesivamente securitizado, biomedicalizado y mercantilizado. Aunque sigue existiendo la posibilidad de que las recientes acciones de EE.UU. sirvan de catalizador para un cambio positivo, el escepticismo abunda, y podría conducir simplemente a que todo siga igual.

Teniendo en cuenta esta evolución, el presente capítulo pretende dar sentido al actual panorama financiero de la PPRP y esbozar algunos de sus impulsores, moderadores, perjuicios y alternativas. Para ello, el capítulo esboza la financierización histórica de la salud y sus implicaciones tanto para la salud mundial como para la PPRP; la agenda emergente de preparación para pandemias post-COVID-19 y sus instrumentos de financiación; y argumenta la necesidad de un enfoque alternativo para la financiación de la salud mundial y la PPRP.

La financierización de la sanidad mundial

La financierización de la salud mundial se refiere al creciente predominio de los motivos, mercados, actores e instituciones financieros en las economías nacionales y mundiales, que dictan cada vez más el tipo de atención en salud accesible a quienes la necesitan (véanse los Capítulos A1 y B1).[1] Su omnipresente influencia exige hoy una reflexión crítica sobre cómo ha configurado las políticas y los sistemas de salud y cómo ha afectado a la equidad de la salud. En las últimas cinco décadas, las instituciones de Bretton Woods (el Banco Mundial y el Fondo Monetario Internacional) han desempeñado un papel fundamental en el impulso de esta transformación. El Banco Mundial ha sido fundamental en la configuración de las políticas financieras y de salud a través de sus proyectos de desarrollo, abogando por soluciones basadas en el mercado y asociaciones público-privadas. La intervención del Banco en el sector de la salud comenzó en la década de 1970, con la introducción de los principios del mercado en un ámbito considerado en gran medida como un bien público. Mientras tanto, el Fondo Monetario Internacional (FMI) ha establecido condiciones fiscales que facilitan la neoliberalización de los sistemas de salud, a menudo ordenando ajustes estructurales que dan prioridad a la austeridad, la desregulación y la liberalización de las economías. Sus Programas de Ajuste Estructural (PAEs) conjuntos orientaron notoriamente a los países en desarrollo y a los nuevos Estados independientes hacia modelos económicos neoliberales, remodelando sus sistemas de salud al hacer hincapié en la eficiencia y en las reformas impulsadas por el mercado a expensas de la equidad y del acceso universal a la atención en salud.

En la década de 1990 se aceleró la financierización de la salud en el mundo. El Banco Mundial defendió la privatización, las tarifas a los/as usuarios/as y los planes de seguros de salud, impulsado por una ideología que trataba la salud como un activo económico y no como un derecho básico. Su informe *Investing in Health (Invertir en salud)* de 1993 consolidó la influencia del Banco en la política mundial de salud, integrando en su núcleo marcos orientados al mercado. Este cambio coincidió con el declive de la OMS como líder de la gobernanza de la salud en el mundo debido a su crónica falta de financiación. La promoción por parte del Banco de las asociaciones público-privadas (APP)* allanó el camino a los agentes financieros y comerciales, situando la participación del sector privado como clave para resolver los retos mundiales de la salud. Esta filosofía encajaba a la perfección con el auge de filántropos como la Fundación Bill y Melinda Gates, que combinaba la eficiencia empresarial con objetivos sociales. Es aquí donde se normalizaron los compromisos con modalidades de financiación "basadas en resultados", que favorecen programas verticales mensurables que pueden cuantificarse. Surgieron nuevas instituciones como Gavi, la Alianza para las Vacunas y el Fondo Mundial de Lucha contra el VIH/SIDA, la Tuberculosis y la Malaria, junto con programas bilaterales como el PEPFAR (Plan de Emergencia del Presidente de Estados Unidos para el Alivio del Sida), con el fin de colmar las lagunas de la financiación de la salud mundial. Estas plataformas canalizaban los fondos de los donantes hacia enfermedades o proyectos específicos, midiendo el éxito a través de resultados cuantificables que apelaban a las prioridades de los donantes, pero que podían no estar alineados o no ser capaces de cubrir las necesidades más amplias de la población.

Las reformas de salud del Banco también crearon oportunidades para las consultoras internacionales (véase el Capítulo C5).† Los gobiernos, constreñidos por

---

* Véase el Capítulo D6 del GHW4 sobre la iniciativa "Salud en África" de la Corporación Financiera Internacional del Banco Mundial.

† Véase el Capítulo D3 del GHW5 sobre el papel de las empresas de consultoría de gestión en la salud mundial.

las obligaciones de reembolso de la deuda y las estrictas condiciones de los préstamos, recurrieron a estas empresas en busca de experiencia en el diseño y la aplicación de reformas de la salud. Con una experiencia limitada en política de salud y fuertes vínculos con las principales empresas de salud y farmacéuticas, estas entidades operan dentro y fuera de los ministerios de salud para garantizar la influencia corporativa en la gobernanza.* Estas empresas, que operan en gran medida desvinculadas de las poblaciones a las que atienden, dieron forma a los sistemas de salud mediante su promoción de planes de seguros, estrategias de privatización y soluciones para la cadena de suministro. Sus prácticas giran en torno a los principios de gobernanza limitada y capitalismo de libre mercado, lo que permite a las empresas transnacionales ampliar fácilmente su influencia y alcance.[2] La aplicación de la lógica lucrativa de los mercados financieros al sector de salud suscita serias preocupaciones, amplificadas por cuestiones de transparencia y rendición de cuentas. Como se señala en la sección dos, esta lógica de mercado sustenta el debate en torno al uso de modelos de "financiación innovadora" como panacea para satisfacer las necesidades de la PPRP, una vez más sin reflexionar sobre los inconvenientes de tales planteamientos.

Muchas instituciones nacionales y mundiales influyentes han comunicado el aumento de la amenaza de brotes de enfermedades infecciosas a escala internacional más frecuentes y graves para movilizar una nueva ola de financierización de la salud mundial. El brote de ébola de 2014 en África Occidental se utiliza a menudo para poner de relieve los riesgos económicos de las epidemias incontroladas, lo que llevó a los donantes del Norte Global a impulsar medidas más estrictas de seguridad en la salud mundial.[3] Muchas de estas medidas acabaron convirtiéndose en recomendaciones políticas del Panel Independiente para la Preparación y Respuesta ante una Pandemia,[4] el informe de la OMS y el Banco Mundial sobre el análisis de carencias y las necesidades de financiación de la PPRP[5] y el informe del Panel Independiente de Alto Nivel del Grupo de los 20 (G20) sobre "Financiación de los bienes comunes mundiales en materia de preparación y respuesta ante una pandemia".[6] A pesar de las dudas que aún persisten sobre la exactitud de estos informes[7], la pandemia de COVID-19 brindó en última instancia la oportunidad de sacar adelante estas ideas y acelerar su aplicación.

Estos informes sostienen que brotes como el del ébola se descontrolaron y se convirtieron en amenazas para la seguridad de la salud mundial debido a fallos tanto del liderazgo mundial, en particular la OMS, como de la gobernanza local. Aunque los brotes de ébola tenían una carga de morbilidad y un perfil geográfico relativamente bajos en comparación con enfermedades endémicas como la malaria y la tuberculosis (el brote de ébola de 2014 mató a 14.000 personas en comparación con las 600.000 que causó la malaria ese año),[8] los informes recomiendan un agresivo enfoque de cofinanciación que podría presionar a los

---

* Véase el Capítulo D3 del GHW4 sobre la influencia del sector privado en la política de salud pública.

gobiernos de los países más pobres para que inviertan en atención en salud, en particular en PPRP, una solución aparentemente prometedora, pero no por ello menos compleja.

Como se indica en el informe de la OMS y el Banco Mundial,[9] el costo estimado de la PPRP es de 31.100 millones de dólares al año, lo que requeriría inversiones anuales por parte de los países de ingresos bajos y medios (PIBM) de 26.400 millones de dólares al año, con 10.500 millones de dólares en nueva ayuda oficial al desarrollo (AOD) por parte de los donantes (véase la Figura 1). Sin embargo, los países del Sur Global ya se enfrentan a una deuda creciente y a una falta de inversión crónica en todos los sectores. Una crítica al nuevo Fondo Pandémico del Banco Mundial es que emplea un "marco basado en resultados" al que están condicionadas las subvenciones y, potencialmente, los futuros préstamos.[10] Para obtener evaluaciones favorables, los países más pobres pueden verse obligados a asumir más deuda, ayuda e inversión extranjera directa para la preparación ante la pandemia, abriendo aún más sus "mercados de salud" a agentes externos. Hay indicios emergentes de que esto ya está ocurriendo y pruebas de que los limitados recursos se están desviando a actividades de la PPRP a expensas de otras prioridades de salud.

Figura 1: Desfase en las necesidades de financiación de la PPRP (estimaciones del Banco Mundial frente a las de la OMS)[11]

El Banco Mundial y la OMS calculan un déficit de financiación tanto a escala nacional como mundial y regional, con un déficit total de 10.500 millones de dólares estadounidenses.

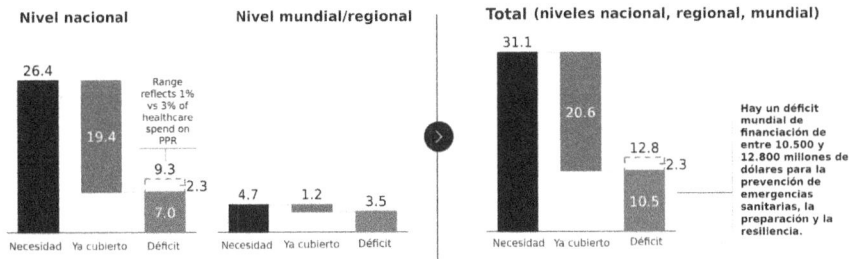

Secretaria de la Organización Mundial de la Salud, 2023

Las instituciones del Norte Global, los actores filántropicos y los corporativos ejercen ahora una influencia aún mayor sobre las políticas y los sistemas de salud del Sur Global. Estas entidades rara vez proporcionan recursos sin asegurarse el poder de moldear los mercados e intervenir para apoyar sus propios intereses.i Esta nueva fase de financierización de la salud mundial ha profundizado el enredo entre salud y finanzas, mercantilizando aún más la salud y marginando las necesidades reales de la mayoría.

Negocios como siempre: financiación de la PPRP en un mundo post COVID-19

La COVID-19 se anuncia a menudo como un momento decisivo para la PPRP. Desde el descubrimiento del SARS-CoV-2 en 2020, la PPRP se convirtió rápidamente en una industria pandémica dirigida por grandes organizaciones internacionales con el respaldo de poderosos intereses privados.[13] Organismos multilaterales como el G20, el Grupo de los 7 (G7), las Naciones Unidas, la Unión Europea y el Banco Mundial han subrayado la importancia de las PPRP y han acelerado su agenda. La OMS, al ser el brazo de salud de las Naciones Unidas, ha sido el foco principal de la política coordinada. Sus partidarios están buscando, y ya están recibiendo, una financiación sustancial de los presupuestos internacionales de AOD para la PPRP, mientras que las agendas y el gasto nacionales en investigación se están orientando de forma similar.

La priorización de la PPRP en la salud mundial está afectando a la financiación de la salud mundial en general. Por ejemplo, aunque los presupuestos de AOD de la era COVID-19 experimentaron un aumento en las dispersiones generales para la salud desde 2019, el 63,9 % de ese aumento fue para la respuesta COVID-19 con otros mil millones de dólares desembolsados para el control de enfermedades infecciosas. Al mismo tiempo, la AOD para la atención básica de salud disminuyó de 3.400 millones de dólares en 2019 a 2.300 millones de dólares en 2020, una caída del 34,5 %, mientras que la destinada a la nutrición disminuyó un 10,1 %. Aunque la AOD para salud básica volvió a aumentar en 2022, no ha recuperado los niveles de financiación de 2019. Por el contrario, la AOD para la COVID-19 y el control de enfermedades infecciosas experimentaron aumentos de 1.000 millones y 500 millones de dólares respectivamente en 2022. Hay indicios de que los presupuestos nacionales también están reasignando los recursos existentes a la PPRP, lo que podría aumentar las vulnerabilidades de la cobertura universal en salud y amenazar con revertir los resultados en salud anteriormente positivos.[14]

Además, la crisis de la deuda en los países en desarrollo ha alcanzado un estado crítico, agravado aún más por las repercusiones económicas de la pandemia de COVID-19. Según la Conferencia de las Naciones Unidas sobre Comercio y Desarrollo (UNCTAD, por sus siglas en inglés)[15], esto tiene amplias repercusiones en la salud de la población y en los sistemas de salud de todo el mundo. Esta situación insostenible no es un acontecimiento repentino, sino el resultado de décadas de políticas macroeconómicas impulsadas por instituciones internacionales, principalmente el FMI y el Banco Mundial, que acaban atrapando en deudas a los países del Sur Global.

Antes de la COVID-19, había habido informes alarmantes sobre el rápido aumento de la carga de la deuda y las vulnerabilidades. El FMI empezó a dar la voz de alarma en su informe de 2018, en el que afirmaba que los déficits fiscales estaban aumentando en el 70 % de los países en desarrollo de ingresos bajos entre 2010 y 2017. Mientras que la mayoría de los PIBM se mantienen en riesgo bajo o moderado de agobio por la deuda, el número de países en alto riesgo o en agobio por la deuda casi se duplicó entre 2013 y 2018, y la mitad de ellos son países pobres.[15,16] A medida que aumentan los niveles de deuda, los gobiernos destinan más fondos públicos al pago de intereses. En los países de ingresos bajos, el coste del servicio de la deuda casi se duplicó entre 2013 y 2017, superando con creces el crecimiento de los ingresos públicos necesarios para cubrir estos pagos.[18]

En los últimos 15 años, los bajos tipos de interés de los países ricos abarataron los préstamos en todo el mundo, lo que provocó un aumento de la deuda pública y privada. Entre 2010 y 2012, los bancos centrales del Norte bajaron los tipos hasta casi cero, lo que animó a los capitales a fluir hacia las naciones del Sur Global en busca de mayores rendimientos y facilitó la refinanciación de la deuda.[19] Incluso los países pobres del África subsahariana obtuvieron acceso a los mercados mundiales a medida que los inversores buscaban mejores rendimientos. El Banco Mundial y el FMI alentaron a estas naciones a contraer grandes préstamos y abrir sus economías, inculcándoles la creencia de que eso impulsaría el crecimiento. Sin embargo, este consejo los dejó vulnerables a los choques externos -como la pandemia, la guerra de Ucrania y la subida de los tipos de interés-, que expusieron su fragilidad económica y agravaron la crisis de la deuda. La situación se agrava aún más por los elevados costos de renegociación de estas deudas y la falta de un marco internacional coherente para abordar los problemas de la deuda.[20]

Se introdujeron medidas de alivio de la deuda para ayudar a los países a hacer frente a la pandemia, como la cancelación por parte del FMI de 727 millones de dólares en obligaciones del servicio de la deuda para 29 países[21] y la Iniciativa de Suspensión del Servicio de la Deuda del G20 para 43 países[22], ambas aplicadas durante 2020-2021. Sin embargo, estas medidas no fueron más que una gota en el océano de la deuda, y el aplazamiento temporal de los pagos de la deuda durante un año hace poco por reducir la cantidad total adeudada. De forma contraintuitiva, también se emitieron simultáneamente nuevos préstamos para pagar las costosas y en muchos casos cuestionables respuestas a la COVID-19.[23]

A finales de 2022, muchos países del Sur Global habían caído en graves dificultades de endeudamiento y algunos habían empezado a incurrir en impago, entre ellos Líbano, Sri Lanka, Rusia, Surinam y Zambia.[24] En 2023, la UNCTAD advirtió de que la deuda pública mundial había alcanzado un máximo histórico de 97 billones de dólares, con 3.300 millones de personas en los países del Sur Global gastando más en intereses de préstamos que en educación o salud.[25] Este es un fracaso clave de un enfoque de mercado de capitales financierizado para el desarrollo en general, pero también en particular para la salud, agudizado por la COVID-19. Como se ha informado recientemente (en 2024), el aumento del servicio de la deuda por parte de los PIBM para hacer frente a las costosas medidas de respuesta a la COVID-19 ha provocado una reducción media del 8,9 % en los presupuestos de salud.[26] El resultado de tales recortes afectará negativamente los resultados en salud y ejercerá una presión adicional sobre los países que también están siendo animados a invertir fuertemente en PPRP. Sin una financiación significativa del Norte Global, la perspectiva de generar suficientes inversiones en PPRP por parte de los PIBM es improbable.[27] Esto exige un replanteamiento total de la relación riesgo/beneficio de la PPRP, los costes de oportunidad y las necesidades de salud, sobre todo teniendo en cuenta que muchos países de ingresos bajos tienen importantes cargas de morbilidad que ya matan a millones de personas año tras año.[28]

Recuadro D3.1. Deuda en patología de salud pública

El creciente endeudamiento de los PIBM con prestamistas multilaterales, bilaterales y privados durante varias décadas ha limitado la inversión pública en servicios sociales y de salud básicos[29] y ha creado restricciones en los recursos disponibles para la preparación ante una pandemia. La Asociación Internacional de Fomento (AIF) del Grupo del Banco Mundial indicó que en febrero de 2020, justo antes de la pandemia de COVID-19, el 50% de los países de renta baja que podían optar a subvenciones o préstamos ya corrían un alto riesgo de endeudamiento o estaban endeudados. A continuación, la pandemia socavó aún más las economías locales del Sur Global, ya que la guerra en Ucrania se sumó a un repunte de la inflación, especialmente en los sectores alimentario y energético. Los bancos centrales subieron los tipos de interés para atajar la inflación, lo que aumentó drásticamente la carga del servicio de la deuda. El FMI también informó que 36 PIBM se encontraban en dificultades de endeudamiento a finales de 2023, y muchos más se enfrentaban a grandes retos. Los costos totales del servicio de la deuda de los PIBM, excluida China, alcanzaron la cifra récord de 971.100 millones de dólares en 2023, el doble que hace una década.[30]

El pago de la deuda desvía el gasto público crítico de los sectores sociales de forma que afecta a los determinantes sociales de la salud, reduce la financiación del sistema de salud y socava la salud de la población en muchos entornos. Por lo tanto, la financiación pública para cualquier preparación adicional ante una pandemia puede verse reducida, como ya ha ocurrido en Argentina, Pakistán, Sri Lanka y Zambia.[31] En la actualidad, el reembolso de la deuda supera el gasto del sector salud en 116 países y supera el gasto total del sector social en 33 países. En el caso de los países más endeudados, las reducciones han sido extremas, socavando directamente la escala y la calidad de la prestación de servicios, con posibles repercusiones en la preparación para la pandemia (por ejemplo, en personal, número de centros de salud, medicamentos, transporte).[32] La OMS recomienda que los países gasten un mínimo de 86 dólares per cápita al año en servicios de salud para alcanzar la Cobertura Universal en Salud, pero muchos países endeudados de renta baja sólo pueden permitirse gastar entre 20 y 40 dólares per cápita.[33] La Iniciativa de Suspensión del Servicio de la Deuda finalizó en 2021, pero la carga de la deuda siguió creciendo durante ese periodo. A finales de 2020, el FMI y el G20 también pusieron en marcha el "Marco Común" para la coordinación de acreedores a más largo plazo con el fin de reestructurar la deuda, pero sus complejidades provocaron grandes retrasos y sólo unos pocos países (especialmente

Continúa en la página siguiente

Recuadro D3.1 continuado

Zambia y Ghana en 2024) han entrado en el proceso. El Banco Mundial reconoce que "el marco común no funciona".[34]

Para colmo de males, las propias estrategias de alivio de la deuda del FMI señalan el regreso de duras medidas de austeridad. Recientemente, el FMI ha añadido a sus programas de reestructuración de la deuda "niveles mínimos de gasto social", que en principio definen un nivel mínimo exigido de gasto en salud, educación y otros servicios sociales. Pero, los críticos sostienen que los pisos son demasiado bajos y en la práctica a menudo sirven como techos o topes de gasto. La austeridad sigue siendo el imperativo político, incluso cuando se proporciona alivio o condonación de la deuda.[35]

Los acreedores privados, especialmente los depredadores llamados "fondos buitre", también han complicado los esfuerzos de alivio de la deuda. Los fondos buitre compran deuda de países en apuros con grandes descuentos y buscan agresivamente el reembolso total, a menudo a través de demandas judiciales en Nueva York o Londres.[36] En la década de 2010, tras la Gran Recesión, el FMI y el Banco Mundial empujaron a las naciones del Sur Global a buscar crédito privado,[37] por lo que esta categoría de deuda aumentó considerablemente. Pero la mayoría de los acreedores privados (por ejemplo, bancos comerciales, fondos de inversión, empresas de capital privado) no participarán en los esfuerzos de reestructuración de la deuda pública y han obtenido grandes beneficios a través de préstamos con altos intereses en las naciones en dificultades. Dadas las luchas post-pandémicas entre los países endeudados, los acreedores privados reacios al riesgo se han echado atrás a la hora de conceder nuevos créditos mientras siguen obteniendo grandes beneficios de los préstamos anteriores. Como informa el Banco Mundial: "Desde 2022, los acreedores privados extranjeros han obtenido casi 141.000 millones de dólares más en pagos del servicio de la deuda de los prestatarios del sector público en las economías en desarrollo de lo que desembolsaron en nueva financiación, [lo que] ha trastornado el panorama de la financiación para el desarrollo".

En este preocupante panorama, las organizaciones humanitarias y de defensa de la sociedad civil mundial están movilizándose de nuevo para conseguir la condonación de la deuda sin condiciones de austeridad, como hizo el movimiento Jubileo 2000 hace 25 años, que condujo a la cancelación de parte de la deuda y a la creación de la Iniciativa para la Reducción de la Deuda de los Países Pobres Muy Endeudados del FMI.[38] Además de los llamamientos en curso para la cancelación de la deuda, especialmente la "odiosa" y otras deudas ilegítimas, las organizaciones de justicia de la deuda[39] también se están movilizando en torno a varias estrategias nuevas. *Jubilee USA* está liderando un esfuerzo en la legislatura del Estado de Nueva York para aprobar la "Ley de Estabilidad de la Deuda Soberana" que exigiría a los acreedores privados de Wall Street participar en la reestructuración de la deuda pública.

Continúa en la página siguiente

Recuadro D3.1 continuado

DebtJustice UK está liderando un esfuerzo similar en el parlamento para los acreedores con sede en Londres.[40] La coalición "Alivio de la Crisis Mundial con Derechos Especiales de Giro (DEG)", liderada por Action Corps, está haciendo campaña para que el FMI emita 650.000 millones de dólares en DEGs para el alivio de la deuda,[41] para ayudar a pagar la deuda, reforzar las reservas de divisas o comprar vacunas y suministros alimentarios. La nueva "Red Mundial de Inversión Pública" también está trabajando para apoyar una mayor inversión pública en salud y otros servicios a través de un fondo de inversión multilateral.[42] En 2023, la Asociación Americana de Salud Pública (APHA, por sus siglas en inglés) adoptó una declaración política en la que pedía la condonación de la deuda de los países en crisis más profunda, el rechazo de las medidas de austeridad del FMI y una nueva emisión de DEG en consonancia con el Alivio de la Crisis Mundial.[43] Si estos esfuerzos surten efecto, el alivio de la deuda resultante puede crear "espacio fiscal" para una inversión pública más sostenida en sanidad en general, pero también en la preparación ante una pandemia. La segunda administración Trump puede hacer que estas iniciativas de promoción sean más difíciles de conseguir, pero no por ello menos importantes de continuar.

Diseños para el Mecanismo Financiero de Coordinación (MFC) de la PPRP mundial

En junio de 2024, con varias adiciones de última hora, la Asamblea Mundial de la Salud adoptó las enmiendas al RSI. En cuanto a la financiación de la PPRP, una disposición de última hora fue la creación de un Mecanismo Financiero de Coordinación (MFC). Este mecanismo se tomó prestado en su totalidad del último borrador del Artículo 20 del Acuerdo sobre Pandemias del Órgano de Negociación Internagubernamental (ONI) y se añadió al RSI cuando quedó claro que la votación sobre el Acuerdo se iba a retrasar. Aunque las negociaciones sobre el Acuerdo se ampliaron hasta mayo de 2025, siguen siendo objeto de debate y el subcomité del Artículo 20 ya ha acordado plenamente un texto final, que también designa al MFC como su principal instrumento de financiación. Aunque el MFC tiene una arquitectura general (véase la Figura 2), sus detalles técnicos se están diseñando actualmente en la OMS, en el entendimiento de que cualquier decisión final sobre quién acogerá el MFC, y bajo qué modelo de gobernanza, tendrá lugar en la Conferencia de las Partes establecida en virtud del Acuerdo sobre Pandemias.

Se han hecho estimaciones muy diversas sobre el coste de la PPRP y cómo pueden financiarse estos costes a través del MFC y otros instrumentos. El Panel Independiente de Alto Nivel (HLIP, por sus siglas en inglés) del G20 recomienda unas inversiones a nivel mundial y nacional de 171.000 millones de dólares en cinco años, con una cantidad anual no especificada a partir de entonces.i El Banco Mundial calcula que se necesitarán entre 10 300 y 11 500 millones de dólares adicionales para impulsar "Una sola salud" como complemento preventivo de la

Figura 2: Propuesta de Mecanismo Financiero de Coordinación (MFC) para el RSI y el Acuerdo sobre Pandemias[44]

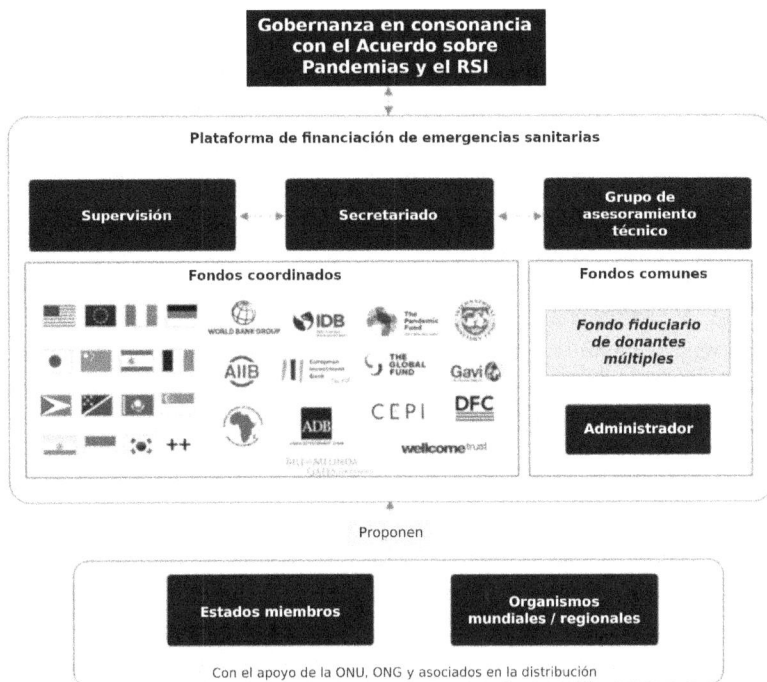

Secretaría de la Organización Mundial de la Salud, 2023.

PPRP.[45] Un influyente informe elaborado por McKinsey and Company estimaba que la PPRP costaría entre 85 000 y 130 000 millones de dólares en dos años, con unos costes anuales posteriores de entre 20 000 y 50 000 millones de dólares.iii El informe conjunto de la OMS y el Banco Mundial de 2022 para el G20, como ya se ha señalado, estima unos nuevos costes para los PIBM de 26 400 millones de dólares (Figura 2).

Más allá de la preocupación por la fiabilidad de estas estimaciones de costes,[48] ha habido varias críticas al MFC y a los procesos en los que fue adoptado por la Asamblea Mundial de la Salud. Para muchos, el proceso se ve como un afianzamiento de lo de siempre, con muchos recelos expresados por el Sur Global. Muchos países se opusieron a que el Banco Mundial albergara el MFC dentro de un Fondo contra la Pandemia renovado (del que se habla más adelante), preocupados por la posibilidad de que los donantes exigieran que el MFC fuera gestionado por el Banco Mundial. Además, también se cuestionó la inclusión de última hora del MFC antes de la votación del RSI, ya que los países no recibieron la notificación legal adecuada que se requiere para los cambios de texto antes de que se pueda realizar una votación. Muchos países del Sur argumentaron que esto creaba desigualdades de procedimiento, ya que los Estados miembros con menos recursos estaban en desventaja. Esto socavó el sentido de legitimidad democrática, así como cualquier cambio de paradigma post-COVID en la formulación de políticas mundiales de salud.

El alcance del FMI se amplía: de los mandatos económicos a las emergencias pandémicas

Fundado en 1944, el FMI fue diseñado para mantener un sistema de tipo de cambio fijo anclado al dólar estadounidense y al oro. Conocido como "el Fondo", se le encomendó la tarea de estabilizar el comercio internacional, alinear las políticas monetarias de los países y proporcionar apoyo financiero temporal a las naciones que se enfrentaban a problemas de balanza de pagos. La balanza de pagos incluye todas las transacciones de un país con el resto del mundo, como la importación y exportación de bienes y servicios, los flujos de capital y los pagos de transferencias como la ayuda exterior y las remesas. Cuando un país gasta en estas transacciones más de lo que ingresa, se produce un déficit.

Los grupos de la sociedad civil llevan mucho tiempo condenando el impulso paralelo y neoliberal del FMI a la privatización, la desregulación, la liberalización y la austeridad, argumentando que estas políticas afianzan la dependencia de la deuda de los países en desarrollo y despojan a las naciones de su soberanía, cediendo el control a países poderosos que dominan las decisiones del FMI.* En las últimas décadas, el FMI ha influido en los sectores de salud de los países configurando sus políticas fiscales. Aunque su enfoque se ha ampliado más allá de las cuestiones económicas básicas para incluir preocupaciones más amplias como la protección social y el cambio climático,[49] sigue manteniendo prácticas arcaicas.

Figura 3. Protestas contra la austeridad

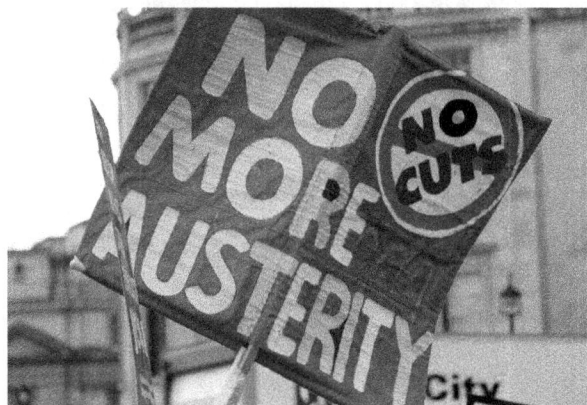

Partido Comunista Revolucionario

---

* En ediciones anteriores de Global Health Watch (véanse el Capítulo E3 de GHW1 y los Capítulos D4 y C1 de GHW6) se analizan la gobernanza, las políticas y las críticas del FMI.

En 2021, el FMI asignó 650 000 millones de dólares en Derechos Especiales de Giro (DEG) para respaldar las reservas mundiales durante la pandemia de COVID-19.[50] Los DEG son un activo de reserva que el FMI asigna a los países. No son dinero real, pero los países pueden convertirlos en divisas monetarias que pueden utilizar para financiar necesidades esenciales como vacunas y equipos de salud sin la carga de elevados pagos de intereses, condiciones estrictas o acumulación de nueva deuda. Sin embargo, como los DEG se asignan en función de las cuotas de los países en el FMI, la mayor parte de los 650 000 millones de dólares fueron a parar a los países ricos, dejando sólo una pequeña parte para África. Oxfam calculó que Malawi recibió 190 millones de dólares en DEG, mientras que Estados Unidos recibió más de 113 000 millones.[51] Los DEG supusieron una inyección de liquidez crucial para muchos PIBM atrapados en ciclos de endeudamiento y lidiando con las secuelas económicas de la pandemia de la COVID-19. A diferencia de las naciones ricas, que tenían poca necesidad de DEG, estos países dependían en gran medida de ellos.[52] El Centro para la Investigación Económica y Política calculó que sólo una cuarta parte de los DEG no utilizados por los países ricos podría cubrir la totalidad de la deuda de todos los países en desarrollo con el FMI.[53]

Bajo la creciente presión para que se donen los DEG no utilizados, e inspirados por la Iniciativa de Bridgetown liderada por la Primera Ministra de Barbados, Mia Mottley, el G7 y el G20 se comprometieron a "recanalizar" 100.000 millones de dólares de DEG hacia países vulnerables. La Iniciativa de Bridgetown pretendía cumplir las promesas de financiación climática aprovechando los DEG para impulsar la inversión privada en proyectos de transición climática en los PIBM.[54] También abogaba por incluir cláusulas sobre catástrofes y pandemias en todos los préstamos importantes para garantizar la suspensión automática de la deuda durante perturbaciones significativas. Esta "recanalización" de los DEG se llevaría a cabo a través de los mecanismos del Fondo Fiduciario para la Resiliencia y la Sostenibilidad (FFRS) y del Fondo Fiduciario para el Crecimiento y la Lucha contra la Pobreza (FFCLP) del FMI. Cientos de organizaciones de la sociedad civil exigieron más oportunidades de participación y una canalización más transparente y equitativa de los DEG.[55] Sin embargo, el FFRS se creó a puerta cerrada y se estableció rápidamente a principios de 2022, con escasas consultas. A finales de 2024, la promesa de "recanalizar" los DEG sólo se había cumplido parcialmente y la mayoría de ellos se habían asignado a programas de préstamos.[56]

Los países poderosos no están dispuestos a ceder el control ni los recursos. Por ello, no es de extrañar que el FMI anunciara que el acceso al FFRS estaría cargado de condicionalidades y deuda. La "recanalización" se convirtió en un eufemismo para más deuda. El FMI se jactó de que el Servicio de Resiliencia y Sostenibilidad (SRS) financiado por el FFRS ofrecería préstamos a largo plazo con un vencimiento a 20 años, un cambio con respecto a los típicos plazos de préstamo a corto plazo del FMI de 3 a 5 años, condiciones limitadas y tipos de interés escalonados.[57] Se esperaba que este mecanismo "innovador" ayudara a los países vulnerables a reforzar su capacidad de resistencia ante retos estructurales como el cambio climático y las pandemias. Sin embargo, si se examina más de cerca, sólo los países con un perfil de deuda sostenible y ya inscritos en los programas tradicionales del FMI pueden optar a los préstamos del SRS. Estos programas, en particular el Acuerdo de Derecho de Giro (ADG) y el Servicio Ampliado del FMI (SAF), conllevan condiciones estructurales amplias y estrictas, como medidas de austeridad que incluyen la congelación de los salarios del sector público, el aumento de los impuestos a las poblaciones de bajos ingresos, la liberalización del comercio, reformas laborales y privatizaciones. Los programas del Servicio Ampliado del FMI suelen ir precedidos o seguidos de préstamos del ADG.[58]

En pocas palabras, se espera de los países vulnerables que sorteen capas de préstamos del FMI, soporten duras reformas de austeridad y gestionen de algún modo sus deudas de forma sostenible sólo para acceder a unos fondos que en un principio se concibieron como una ayuda directa con pocas o ninguna condición. Durante décadas, los programas del FMI han perjudicado a la salud pública a través de recortes en el personal de salud, congelación o reducción de los salarios de las personas trabajadoras de salud y aumento de las tarifas de los servicios de salud.[59] Estas medidas debilitan los sistemas de salud, sobre todo en ámbitos con una falta crónica de financiación, como la atención primaria comunitaria y los programas de salud rural, que son fundamentales para vigilar y controlar los brotes de enfermedades, pero también para mantener a la población sana y más resistente cuando se produce un brote.[60] Los préstamos condicionados del FFRS no están diseñados para abordar estos problemas y son contrarios a lo que los países necesitan para construir sistemas de salud resilientes; a saber, una mayor inversión pública en infraestructuras y servicios y un alejamiento de las políticas que explotan tanto a las personas como al medio ambiente.

Resulta preocupante que la OMS se haya asociado con el FMI y el Banco Mundial en la preparación frente a una pandemia,[61] dando credibilidad a políticas perjudiciales para la salud y permitiendo que el FMI extienda aún más su influencia en el desarrollo en salud. Hasta ahora, ninguno de los cinco programas apoyados por el Servicio de Resiliencia y Sostenibilidad aborda la preparación ante una pandemia.

El Banco Mundial recupera la agenda de la pandemia

El papel general del Banco Mundial en la financierización de la salud mundial se trató en la sección uno, pero el Banco también tuvo un papel histórico único en la política mundial de la PPRP. Con el apoyo del G7, y en respuesta al brote de ébola de 2014, el Banco puso en marcha en 2015 el Mecanismo de Financiamiento de Emergencia para Casos de Pandemia (MFEP) para desarrollar "un mecanismo innovador de financiación basado en seguros". Este mecanismo, en conjunción con la OMS y socios públicos y privados, fue diseñado "para proporcionar financiación de emergencia a los esfuerzos de respuesta a los países [más pobres del mundo] afectados por un brote a gran escala para evitar que el brote alcance proporciones pandémicas".[62] Para ello, el Mecanismo contaba con dos "ventanillas" -una de efectivo y otra de seguros- para canalizar la financiación.

La ventanilla de liquidez estaba destinada a proporcionar ayuda financiera rápida a los países que reunían los requisitos necesarios para luchar contra brotes de enfermedades. La ventanilla de seguros del FPS sólo proporcionaba cobertura para virus con potencial pandémico, es decir, "brotes a gran escala de un grupo preestablecido de enfermedades [en la lista de enfermedades prioritarias de la OMS]". En el marco de esta ventana, el Mecanismo tenía capacidad para efectuar pagos durante un periodo de tres años hasta un máximo de 425 millones de dólares. Como parte de esta estrategia de financiación, "el Banco Mundial vendió bonos pandémicos por valor de 320 millones de dólares y swaps por valor de 105 millones de dólares".[63]

Rápidamente etiquetado como "un error vergonzoso"[64], el MFEP fracasó notoriamente a la hora de proporcionar financiación para los brotes de ébola de 2018 y 2019, y fue criticado durante el COVID-19 por proporcionar una financiación insuficiente que ascendía a 195,84 millones de dólares para 64 países, y sólo tras un retraso considerable.[65] Los principales beneficiarios antes de que el Mecanismo se cerrara en 2021 fueron los tenedores de bonos para la pandemia.[66] Según un análisis económico, "el MFEP ha costado más de lo que ha aportado", lo que lo convierte en "un buen negocio para los inversores, no para la salud mundial".[67]

A pesar del fracaso del MFEP, el Banco Mundial lanzó su Fondo para Pandemias (FP) en 2022 con el fin de catalizar financiación adicional para la PPRP. El objetivo del FP es colmar las lagunas de financiación y ampliar la capacidad de los organismos de las Naciones Unidas y los bancos multilaterales de desarrollo para apoyar la creación de capacidad a nivel nacional y regional, proporcionando así "una mayor agilidad a nivel mundial mediante una financiación puente inicial, a medida que se movilizan otras fuentes".[68] Hasta la fecha, el FP ha celebrado dos rondas de financiación, con una tercera ronda prevista para marzo de 2025. En términos de financiación, el Fondo Pandémico ha distribuido 885 millones de dólares a 75 países y afirma haber movilizado 6.000 millones de dólares en contribuciones de socios y adicionalidad a nivel nacional. Toda la financiación se dispersa en forma de subvenciones condicionadas a ser evaluadas a través de un "marco basado en resultados". En términos de cobertura, sólo pueden financiarse tres capacidades de la PPRP: vigilancia, diagnóstico y recursos humanos para apoyar dichas capacidades. Todos los solicitantes deben presentar su solicitud con al menos uno de los 13 "organismos de ejecución" aprobados, que incluyen bancos de desarrollo, organismos específicos de la ONU y grandes instituciones mundiales de salud.[69]

Aunque es demasiado pronto para evaluar plenamente el Fondo para Pandemias y sus implicaciones para la financiación en caso de pandemia, merece la pena señalar algunas preocupaciones existentes. En primer lugar, el FP se creó rápidamente y con escasas consultas. Como resultado, su fase de diseño ha sido criticada por ser un "diseño profundamente retrógrado e insular", con una falta de aportaciones más amplias de las partes interesadas y una persistente falta de voluntad para considerar el establecimiento de una secretaría multisectorial externa y una Junta de Gobierno como la creada para el Fondo Mundial de Lucha contra el SIDA, la Tuberculosis y la Malaria.[70] En su lugar, la Junta de Gobierno y la Secretaría del FP residen en el Banco Mundial, lo que, según muchos, impide una consulta y una rendición de cuentas más amplias.[71]

En segundo lugar, y relacionado con lo anterior, el FP está gestionado por un grupo excluyente de los financiadores y organismos mundiales habituales. Aunque finalmente se añadieron dos organizaciones de la sociedad civil a la Junta de Gobierno, esto ocurrió mucho después de que se hubiera diseñado el FP y sólo tras una considerable contestación por parte de los actores clave.[72] Además, la lista de 13 "organismos de ejecución" ha excluido a organizaciones como el CDC de África, que fue excluido a propósito como organismo de ejecución por la OMS.[73] Como resultado, el FP sigue limitando la representación y la inclusión de múltiples partes interesadas, perpetuando un problema crónico dentro de la política de salud mundial (véase el Capítulo B5).[74]

En tercer lugar, el FP tiene el cometido de generar los 10.500 millones de dólares anuales que se calcula que se destinarán a la PPRP (véase la Figura 2). Hasta noviembre de 2024, el Fondo sólo ha conseguido compromisos financieros por valor de 1.900 millones de dólares de 28 donantes, la mayoría de los cuales son países del G20, la Fundación Bill y Melinda Gates, la Fundación Rockefeller y el Wellcome Trust.[75] En cuanto a la demanda existente, el FP recibió en la primera ronda 179 ofertas por un total de US$ 2.500 millones, pero sólo comprometió US$ 338 millones.[76] Tanto si las estimaciones de US$ 10.500 millones son correctas como si no,[77] el historial del FP hasta la fecha sugiere que la demanda de financiación será muy superior a las capacidades disponibles, lo que plantea dudas sobre su capacidad para gobernar la PPRP de forma eficaz y equitativa.[78] Estas preocupaciones aumentan ahora que el FP ha sido favorecido para gestionar el Mecanismo Financiero de Coordinación para el RSI y cualquier Acuerdo sobre Pandemias.

Por último, no está claro cómo tomó el Consejo de Administración sus decisiones finales durante las dos primeras rondas de financiación y con qué criterios. Aunque el Grupo de Asesoramiento Técnico (dispone de una "tarjeta de puntuación" con criterios para evaluar las propuestas, no existe algo similar para la Junta de Gobierno. Durante la primera ronda, se presentaron 179 propuestas individuales, pero sólo 19 fueron aceptadas, lo que sugiere que muchas propuestas fueron aprobadas por el Grupo de Asesoramiento, pero finalmente rechazadas por la Junta.[79] Esto plantea dudas sobre la toma de decisiones, el control, la transparencia y la equidad.

La solución de mercado: financiación innovadora como nueva panacea para la preparación ante una pandemia

La financiación innovadora se está promoviendo como una solución clave para ayudar a garantizar una financiación suficiente para la PPRP, tal y como se afirma en el artículo 20 del borrador del Acuerdo sobre Pandemias.[80] Este énfasis repetido plantea numerosas preguntas sobre el uso potencial y la eficacia de instrumentos de financiación en gran medida no probados específicamente para la PPRP.

La promesa de la financiación innovadora, que abarca una serie de soluciones y mecanismos financieros, reside en "captar fuentes adicionales de financiación y liberar el potencial del capital existente para acelerar y aumentar el impacto".[81] Esta definición combina dos dimensiones distintas: 1) una fuente adicional de capital movilizado para complementar las fuentes tradicionales de financiación de la salud mundial (es decir, la AOD de los gobiernos donantes) y la financiación necesaria para cumplir los objetivos de salud mundial; y 2) el uso del capital de una manera que maximice su eficiencia y eficacia para abordar los retos de la salud mundial.[82,83] Esto último constituye el núcleo del entusiasmo del Foro Económico Mundial (FEM) por el "enorme potencial sin explotar" de la financiación innovadora de la PPRP para "poner fin anticipadamente a los brotes y proteger innumerables vidas y medios de subsistencia" al "hacer un uso rápido y eficiente de los fondos para que las intervenciones en salud estén disponibles rápidamente".[84] Para lograr este objetivo, el FEM aboga por ampliar el alcance de mecanismos de financiación innovadores "de eficacia probada", como el Servicio Financiero Internacional para la Inmunización (IFFIm, por sus siglas en inglés).

Lanzado por Gavi en 2006, el IFFIm se basa en un enfoque conocido como "frontloading" (distribución anticipada), que consiste en emitir bonos respaldados por compromisos a largo plazo de los gobiernos donantes en los mercados de capitales, para que la financiación comprometida esté disponible inmediatamente para iniciativas de salud mundial.[85] El IFFIm se convirtió rápidamente en el ejemplo a seguir de financiación innovadora para la salud mundial, ya que recaudó 9.700 millones de dólares para los programas de vacunación de Gavi[86], lo que ayudó a inmunizar a más de mil millones de niños y niñas antes de lo que habría sido posible de otro modo y supuestamente "salvó 17 millones de vidas y redujo la mortalidad infantil a la mitad en 73 países de renta baja".[87]

Desde 2020, este Mecanismo ha ampliado su alcance e impacto centrándose en apoyar la futura financiación de la PPRP.[88] Con su apoyo al Compromiso Anticipado de Mercado (CAM) de COVAX (distribución anticipada de aproximadamente mil millones de dólares) y un nuevo mandato para respaldar a la Coalición para las Innovaciónes en la Preparación ante Epidemias (CEPI, por sus siglas en inglés) en el desarrollo de nuevas vacunas, incluida una contribución de 272 millones de dólares para su Misión de los 100 Días, el IFFIm se ha posicionado como una herramienta de financiación innovadora "ideal" para la PPRP.[89] En relación con esto, según el Foro Económico Mundial, el enfoque de distribución anticipada del IFFIm funcionaría bien en el clima económico actual, ya que "podría mejorar la preparación mundial frente a pandemias ahora, al tiempo que permitiría a los gobiernos donantes distribuir el coste" en el futuro.[90]

Aunque las afirmaciones autorreferenciales sobre la eficacia del IFFIm y su potencial para convertirse en el mecanismo de referencia para la financiación de la PPRP por parte del IFFIm y sus afiliados (Gavi y el FEM) suenan prometedoras, los análisis externos sugieren que tales afirmaciones están muy distorsionadas. Los críticos denuncian una falta de transparencia en torno a "quién se beneficia y en qué medida" que oculta el fracaso del mecanismo a la hora de cumplir sus pretensiones de eficacia y el excesivo lucro del sector privado a expensas de donantes y beneficiarios.[91] La concentración del poder de decisión y la financierización de la sanidad mundial en el Norte Global suscitan preocupaciones adicionales sobre la falta de inclusividad y su impacto en las aspiraciones normativas de promover la equidad en la política mundial de salud.[92]

La ambición de promover resultados equitativos no se materializó en el intento más significativo de aprovechar el potencial de los mecanismos de financiación innovadores para la PPRP durante la pandemia de COVID-19, a saber, el Compromiso Anticipado de Mercado (CAM) COVAX de Gavi. Al garantizar un mercado para las vacunas desarrolladas con éxito, el CAM COVAX (2020-2023) incentivó a los fabricantes de vacunas a desarrollar y "acelerar la fabricación de una vacuna contra la COVID-19 a escala masiva y distribuirla en función de las necesidades, en lugar de la capacidad de pago" con la intención de garantizar un acceso equitativo a las vacunas para los países más pobres del mundo.[93]

Aunque las vacunas se desarrollaron y autorizaron para uso de emergencia con una rapidez sin precedentes, los retrasos significativos en el suministro de vacunas a los PIBM supusieron que se quedaran muy por detrás de los países de ingresos altos y medios.[94] El nacionalismo y el acaparamiento de vacunas por parte de los países de renta alta, junto con su falta de compromiso con el mecanismo COVAX (a favor de asegurar las dosis a través de acuerdos bilaterales de compra con los fabricantes) fueron algunas de las muchas razones que socavaron la ambición de garantizar un acceso equitativo a los países que no podían permitirse asegurar de forma independiente las dosis de vacunas para sus poblaciones.[95] Además, la falta de transparencia en torno al mecanismo y a los contratos con los fabricantes de vacunas firmados bajo su paraguas suscitó serias preocupaciones sobre el precio / asequibilidad de las vacunas y sobre si los fondos públicos estaban bien gastados.[96] El secretismo en torno al CAM COVAX creó oportunidades para que el sector privado se aprovechara excesivamente de él, lo que comprometió el "uso eficaz y eficiente" de la financiación de la salud mundial que prometen ofrecer las soluciones de financiación innovadoras.

La reciente aplicación de mecanismos de financiación innovadores para la preparación frente a pandemias revela varias observaciones de importancia para el futuro desarrollo de políticas en este ámbito. En primer lugar, el panorama de la financiación innovadora ha estado dominado por las iniciativas respaldadas por Gavi, lo que ha contribuido a una dependencia excesiva de las estrategias de vacunación para la PPRP. Esto ha eclipsado enfoques de salud pública menos reactivos y más holísticos para la PPRP, que son más adecuados para prepararse para patógenos aún desconocidos con potencial pandémico. En segundo lugar, el uso ineficiente de los escasos recursos destinados a la PPRP conlleva unos costes de oportunidad potencialmente elevados, ya que esconde el riesgo de desviar esfuerzos, atención y recursos de otros problemas de salud mundiales de alta prioridad, lo que convierte los esfuerzos de financiación innovadores no sólo en inútiles, sino también en un perjuicio neto en el contexto más amplio de la salud mundial. Por lo tanto, es imperativo que los responsables de la toma de decisiones evalúen cuidadosamente los pros y los contras de las diferentes herramientas de financiación innovadoras antes de comprometerse a utilizarlas en el contexto de la PPRP. Por otra parte, deberían estudiarse detenidamente las formas de adaptar los mecanismos existentes y aprender de los errores del pasado a la hora de diseñar nuevas herramientas de financiación innovadoras (por ejemplo, el CAM). Por último, la proliferación de diversos mecanismos (e instituciones) de financiación innovadores (y de otro tipo) para la PPRP se produce a costa de la fragmentación, en virtud de la cual "la multiplicidad de mecanismos de financiación hace que el seguimiento financiero y programático resulte complejo y difícil", en lugar de centrar los esfuerzos en armonizar las inversiones financieras "de manera que contribuyan a crear sistemas de salud integrales y resilientes para hacer frente a las emergencias de salud pública actuales y futuras".[97]

Más allá del negocio de siempre en la PPRP

Si la agenda emergente de la PPRP y su financiación parecen ser "lo del negocio de siempre", también lo son las posibles soluciones, y esto sigue siendo cierto independientemente de las recientes medidas de EE.UU. de "congelar" la ayuda al desarrollo para la financiación de la salud. Como es bien sabido en los debates sobre la financiación de la salud mundial, se requieren reformas estructurales clave. En primer lugar, como se expone en el Capítulo C4 de la presente edición, una financiación sostenible y autosuficiente requiere la movilización de unas finanzas públicas suficientes, lo que exige atajar los flujos financieros ilícitos y la evasión fiscal, sobre todo en los PIBM, donde las deficiencias se agravan. En segundo lugar, es necesario replantearse la deuda para la PPRP, por ejemplo, el uso de la condonación de la deuda para promover la plena inversión en la PPRP, el alivio de la deuda para aumentar la liquidez para la reconstrucción y/o la suspensión de la deuda para la respuesta a la oleada de la PPRP (véase el Cuadro D3.1). Estas herramientas pueden tener beneficios inmediatos para la PPRP, pero sobre todo para promover los sistemas y los resultados de salud pública. En tercer lugar, sigue habiendo muchos problemas en la gobernanza de la financiación de la salud mundial, y los mecanismos actuales de la PPRP parecen ofrecer soluciones limitadas.[98] Entre estos problemas se encuentra el hecho de que las organizaciones internacionales siguen dejando de lado la apropiación nacional, tal y como se pide y especifica en la Declaración de París sobre la Eficacia de la Ayuda al Desarrollo, y difaman sistemáticamente las voces del Sur Global, al tiempo que siguen estando excesivamente influidas por poderosos intereses privados y creados y siguen siendo débiles en cuanto a transparencia y rendición de cuentas. En consecuencia, el primer paso para encontrar soluciones podría ser preguntar a los más afectados por la carga de la enfermedad y el riesgo, y rendir más cuentas ante esas necesidades.

También son necesarias otras consideraciones. Entre ellas se incluyen el retorno a la salud pública tradicional y un cálculo más reflexivo de la relación coste-beneficio del nivel de inversión en la PPRP necesario para garantizar la seguridad en salud sin "quebrar la banca", especialmente a la luz de otras enfermedades infecciosas endémicas con cargas de morbilidad mucho más elevadas. Esto se debe a que el coste estimado y los requisitos de financiación asociados a la PPRP suponen importantes costes de oportunidad con el riesgo adicional de desviar los escasos recursos de las prioridades de la salud tanto mundiales como nacionales de mayor carga. Por lo tanto, es vital que las estimaciones del riesgo de pandemia y de los costos sean precisas, fiables y proporcionadas.[99] Además, las inversiones en PPRP no pueden determinarse de forma aislada y sesgada únicamente hacia la vigilancia, el diagnóstico y las vacunas, sino que también deben medirse en función de prioridades y determinantes de la salud, sociales y económicos más amplios,[100] ya que las inversiones recomendadas para la PPRP, de 31.100 millones de dólares al año, tienen amplias implicaciones para la salud humana en general.

Conclusión

La ventana para finalizar el Acuerdo sobre Pandemias se está cerrando rápidamente. Las negociaciones del tratado brindaron una oportunidad crucial para garantizar una financiación equitativa, abordar la carga de la deuda, reformar los sistemas financieros mundiales y comprometerse con una salud pública sólida. Sin embargo, la trayectoria actual de los mecanismos de financiación que se aprobarán en virtud del artículo 20 corre el riesgo de socavar estos objetivos al priorizar los beneficios sobre la equidad. Por el contrario, parece estar sentando las bases para la comercialización y mercantilización de la PPRP, dominada por los mismos actores que durante mucho tiempo han dado forma a las agendas mundiales de la salud.

La excesiva confianza en la financiación privada como panacea para una PPRP resistente es profundamente errónea. Cada vez hay más pruebas de que estos modelos a menudo agravan las desigualdades. Sin embargo, estas lecciones están siendo ignoradas. Mientras tanto, las crisis de la deuda siguen estrangulando el desarrollo social en los PIBM. La reducción de la deuda es esencial para crear espacio fiscal para las inversiones en salud, pero las propuestas iniciales de los países del Sur Global para abordar estas cuestiones en caso de emergencias de salud pública se han diluido sistemáticamente y, en última instancia, se han borrado del tratado. Esta regresión a "al negocio de siempre" refleja no sólo un fracaso de la voluntad política, sino también una falta de defensa sostenida por parte de la sociedad civil para centrar las cuestiones de financiación en el debate sobre la equidad en salud.

A pesar de estos contratiempos, la comunidad mundial de la salud sigue teniendo un papel que desempeñar, ahora más que nunca. Aunque la oportunidad de consagrar mecanismos de financiación equitativa en el tratado puede estar esfumándose, sigue habiendo oportunidades para presionar a favor de la cancelación de la deuda y resistirse a la financierización no regulada de la salud mundial. Uniendo a personas expertas y defensores/as, la comunidad mundial de la salud puede presionar para que se redistribuya la riqueza, se amplíe la financiación pública y se refuercen las medidas de rendición de cuentas para lograr una PPRP eficaz.

Lista de referencias

1 Stein F, Sridhar D. The financialisation of global health. Wellcome Open Res. 2018 Feb 26;3;17. Disponible en: https://bit.ly/42M5xQf

2 Anaf J, Baum F. Health and equity impacts of global consultancy firms. Global Health. 2024 Jul 25;20(1):55. Disponible en: https://bit.ly/42AOikM

3 Dzau VJ, Rodin J. Creating a Global Health Risk Framework. N Engl J Med. 2015 Sep 10;373(11):991-3. Disponible en: https://bit.ly/3EIvg3Q

4 The Independent Panel for Pandemic Preparedness and Response. Policy Brief: The global architecture for pandemic preparedness and response;2021. Disponible en: https://bit.ly/3EzcLPt

5 WHO, World Bank. Analysis of Pandemic Preparedness and Response (PPR) architecture, financing needs, gaps and mechanisms. G20 Joint Finance & Health Task Force;2022 Mar. Disponible en: https://bit.ly/42EWXT7

6 G20 High Level Independent Panel on Financing the Global Commons for Pandemic Preparedness and Response. A Global Deal for our Pandemic Age. 2021 Jun. https://bit.ly/4ivhvUj

7 Bell D, Brown GW, von Agris J, Tacheva B. Urgent pandemic messaging of WHO, World Bank, and G20 is inconsistent with their evidence base. Global Policy. 2024 Sep;15(4):689–707. Disponible en: https://bit.ly/4jC01GA

8 Bell, D, Brown GW, Tacheva B & von Agris J. Rational Policy over Panic: Reexamining Pandemic Risk within the Global Pandemic Prevention, Preparedness and Response Agenda. UK: University of Leeds; 2024. (REPPARE Report) Disponible en: https://bit.ly/42Ti2KR

9 WHO, World Bank. Analysis of Pandemic Preparedness and Response (PPR) architecture, financing needs, gaps and mechanisms. G20 Joint Finance & Health Task Force;2022 Mar. Disponible en: https://bit.ly/42EWXT7

10 Brown GW, Rhodes N, Tacheva B, Loewenson R, Shahid M, Poitier F. Challenges in international health financing and implications for the new pandemic fund. Global Health. 2023 Dec 5;19(1):97. Disponible en: https://bit.ly/42WcJdK

11 World Health Organization Secretariat. Technical input requested to INB & IHR Working Group. Presentation slides presented at; 2023 Nov 29; Geneva: World Health Organization.

12 Jamison DT, Summers LH, Chang AY, Karlsson O, Mao W, Norheim OF, et al. Global health 2050: the path to halving premature death by mid-century. The Lancet. 2024 Oct;404(10462):1561-614. Disponible en: https://bit.ly/3GepDuW

13 Sparke M, Williams O. (2024). COVID and structural cartelisation: market-state-society ties and the political economy of Pharma. New Political Economy. 2024 Jul 3; 29(4):579-96. Disponible en: https://bit.ly/3GmxoPy

14 Brown GW, Tacheva B, Shahid M, Rhodes N, Schaferhoff M. Global health financing after COVID-19 and the new Pandemic Fund. Brookings Institute; 2022 Dec. Disponible en: https://bit.ly/3YcdNrj

15 United Nations Trade and Development. A world of debt 2024: A growing burden to global prosperity. 2024. Disponible en: https://bit.ly/4ior47d

16 International Monetary Fund. Macroeconomic Developments and Prospects in Low-Income Developing Countries. 2018. Disponible en: https://bit.ly/4lC2fHX

17 Aizenman N. A Debt Crisis Seems To Have Come Out Of Nowhere. NPR. 2018 Apr 20; Disponible en: https://bit.ly/3GiUdDE

18 Essl S, Celik SK, Kirby P, Proite A. Debt in Low-Income Countries: Evolution, Implications, and Remedies. World Bank Group; 2019 Marc. Report No.: WPS8794. Disponible en: https://bit.ly/4d2Htxn https://bit.ly/4d2Htxn

19 Toussaint E. "Developing countries" are trapped in a new debt crisis - World Bank : How can this be explained? Committee for the Abolition of Illegitimate Debt (CADTM). 2023 Dec 18; Disponible en: https://bit.ly/4iC87hK

20 Public Services International, UNCTAD. Fixing a rigged system: fairer global debt rules 2019. 2019. Disponible en: https://bit.ly/4jsIjG4

21 Third World Network. United Nations: Global growth to hit 5.3% in 2021, but uncertainty remains. 2021 Sep 16; Disponible en: https://bit.ly/4cDUw7U

22 Fresnillo I. Shadow report on the limitations of the G20 Debt Service Suspension Initiative: Draining out the Titanic with a bucket? European Network on Debt and Development (Eurodad); 2022 Oct. Disponible en: https://bit.ly/3GkVNoA

23 Paul E, Brown GW, Bell D, von Agris JM, Ridde V. Royal Society report: what would a comprehensive evaluation suggest about non-pharmaceutical interventions during COVID-19? Critical Public Health. 2024 Dec 31;34(1):1-10. Disponible en: https://bit.ly/3ErTTSv

24 Jones M. The big default? The dozen countries in the danger zone. Reuters. 2022 Jul 15; Disponible en:https://reut.rs/3GilJ46

25 United Nations Trade and Development. Global public debt hits record $97 trillion in 2023, UN urges action. UNTAD. 2024 Jun 4; Disponible en: https://bit.ly/4jFFrFd

26 Institute for Health Metrics and Evaluation (IHME). Financing Global Health 2023: The Future of Health Financing in the Post-Pandemic Era. Seattle, WA: IHME, 2024. Disponible en: https://bit.ly/4lYrlB5

27 Shahid M, Schäferhoff M, Brown G, Yamey G. How feasible is it to mobilize $31 billion a year for pandemic preparedness and response? An economic growth modelling analysis. Global Health. 2024 Jul 19;20(1):54. Disponible en: https://bit.ly/3ElaI1s

28 Bell D, Brown GW, Tacheva B & von Agris J. Rational Policy over Panic: Reexamining Pandemic Risk within the Global Pandemic Prevention, Preparedness and Response Agenda. UK: University of Leeds; 2024. (REPPARE Report) Disponible en: https://bit.ly/42Ti2KR

29 Kentikelenis AE. Structural adjustment and health: A conceptual framework and evidence on pathways. Soc Sci Med. 2017; Aug 187: 296-305. Disponible en: https://bit.ly/4cEpBbI

30 World Bank. International Debt Report 2024 [Internet]. Washington, DC: World Bank; 2024 [cited 2025 Feb 12]. Disponible en: https://bit.ly/44DVMpJ

31 Rogoff K. Emerging Market Sovereign Debt in the Aftermath of the Pandemic. Journal of Economic Perspectives. 2022 Nov 1; 36(4):147-66. Disponible en: https://bit.ly/4jJcTLd

32 Stuckler D, Basu S. The international monetary fund's effects on global health: Before and after the 2008 financial crisis. Int J Heal Serv. 2009 Oct;39(4):711-81. Disponible en: https://doi.org/10.2190/HS.39.4.j

33 Watkins DA, Qi J, Kawakatsu Y, Pickersgill SJ, Horton SE, Jamison DT. Resource requirements for essential universal health coverage: a modelling study based on findings from Disease Control Priorities, 3rd edition. Lancet Glob Heal. 2020 Jun;8(6):e829-39. Disponible en: https://bit.ly/42sCSRq

34 Elliott L. World Bank official calls for shake-up of G20 debt relief scheme. The Guardian. 2024 Apr 21 [cited 2024 Sep 12]; Disponible en: https://bit.ly/42H4nVU

35 Kentikelenis A, Stubbs T. Social protection and the International Monetary Fund: promise versus performance. Global Health. 2024 May 8;20(1):41. Disponible en: https://bit.ly/4itM9gO

36 Debt Justice. The colonial roots of global south debt. 2023 Sep [cited 2025 Feb]. Disponible en: https://bit.ly/4isWtpc

37 Potts S. Debt in the time of COVID-19: creditor choice and the failures of sovereign debt governance. Area Development and Policy. 2023 Apr 3;8(2):126–41.

38 Roodman D. The Arc of the Jubilee. Center for Economic and Policy Research; 2010 Oct [cited 2024 Sep 11]. Disponible en: https://bit.ly/4cMaeOY

39 DebtJusticeUK. Debt swaps won't save us: briefing 2024. Debt Justice; 2024 [cited 2025 Feb 12]. Disponible en: https://bit.ly/3ExyvLG

40 Watkinson E. How we can win a new law to cancel the debt. Debt Justice; 2024 Mar [cited 2024 Sep 11]. Disponible en: https://bit.ly/3EzkLQu

41 Action Corps. Global Crisis Relief. [cited 2024 Sep 11]. Disponible en: https://bit.ly/3YdDOlc

42 Expert Working Group on Global Public Investment. Global Public Investment: A Transformation in International Cooperation. [cited 2024 Sep 16]. Disponible en: https://bit.ly/3EzK4Sv

43 APHA. A Call to Expand International Debt Relief for All Developing Countries to Increase Access to Public Resources for Health Care. American Public Health Association; 2022 Nov [cited 2024 Sep 11]. Report No.: 20222. Disponible en: https://bit.ly/4cSkGEk

44 World Health Organization Secretariat. Technical input requested to INB & IHR Working Group. Presentation slides presented at; 2023 Nov 29; Geneva: World Health Organization.

45 G20 High Level Independent Panel on Financing the Global Commons for Pandemic Preparedness and Response. A Global Deal for our Pandemic Age. 2021 Jun. https://bit.ly/4ivhvUj

46 World Bank. Putting Pandemics Behind Us: Investing in One Health to Reduce Risks of Emerging Infectious Diseases. Washington, DC: World Bank; 2022 Oct. Disponible en: https://bit.ly/3EjNzMT

47 Craven M, Sabow A, Van der Veken L, Wilson M. Not the last pandemic: Investing now to reimagine public-health systems [Internet]. McKinsey & Company; 2021 May. Disponible en: https://bit.ly/42DqKM6

48 Bell, D, Brown GW, Tacheva B & von Agris J. Rational Policy over Panic: Reexamining Pandemic Risk within the Global Pandemic Prevention, Preparedness and Response Agenda. UK: University of Leeds; 2024. (REPPARE Report) Disponible en: https://bit.ly/42Ti2KR

49 Georgieva K, Weeks-Brown R. The IMF's Evolving Role Within a Constant Mandate. Journal of International Economic Law. 2023 Mar 9;26(1):17–29. Disponible en: https://bit.ly/3EJ26l8

50 Mariotti C, Munevar D. The 3 trillion dollar question: What difference will the IMF's new SDRs allocation make to the world's poorest? Eurodad. 2021 Apr 7; Disponible en: https://bit.ly/3S1GBz4

51 Daar N. How to Get the Biggest Bang for your IMF Buck.: Oxfam International – Medium. 2021. Disponible en: https://bit.ly/3GeV4VY

52 Cashman K, Merling L. Special Drawing Rights: The Right Tool to Use to Respond to the Pandemic and Other Challenges: Center for Economic and Policy Research (CEPR); 2022 Apr. Disponible en: https://bit.ly/4lHnRCA

53 Vasic-Lalovic I. Three Years After SDRs Were Issued, Debt-Based SDR Rechanneling Has Failed. Center for Economic and Policy Research (CEPR); 2024 Oct. Disponible en: https://bit.ly/4lI6rpk

54 Persaud A. Bridgetown Initiative calls for new Global Climate Mitigation Trust financed via Special Drawing Rights. Bretton Woods Project. 2022 Nov; Disponible en: https://bit.ly/443J1og

55 Latindadd. CSO launches call for the fair channeling of Special Drawing Rights / OSC lanza llamado para la canalización justa de los Derechos Especiales de Giro: Latindadd; 2021 Sep 29; Disponible en: https://bit.ly/4lCzgDT.

56 Plant M, Adrogué BC. Empty Words, Empty Wallets: The G20's Broken Promise on SDR Recycling. Center for Global Development. 2023. Disponible en: https://bit.ly/42pRgKa

57 Georgieva K. IMF Managing Director Kristalina Georgieva Announces Operationalization of the Resilience and Sustainability Trust (RST) to Help Vulnerable Countries Meet Long-Term Challenges: International Monetary Fund; 2022 Oct. Report No: PR22/348. Disponible en: https://bit.ly/3Gm3B9r

58 Vreeland JR. The International Monetary Fund (IMF) Politics of Conditional Lending. 1st edition ed: Routledge; 2007. p. 31.

59 Rodriguez Malagon N. The BMJ Appeal 2023-24: IMF austerity policies are strangling healthcare systems in the Global South. BMJ. 2024 Jan;384:q189.Disponible en: https://bit.ly/42CpUiz

60 Kentikelenis A, King L, McKee M, Stuckler D. The International Monetary Fund and the Ebola outbreak. The Lancet Global Health. 2015 Feb;3(2):e69-e70. Disponible en: https://bit.ly/3RYBaAT

61 Elnagar R. The International Monetary Fund, the World Bank Group, and the World Health Organization Step Up Cooperation on Pandemic Preparedness: International Monetary Fund. 2024. Disponible en: https://bit.ly/3Gm3MS9

62 Gavi Staff. What is the International Finance Facility for Immunisation (IFFIm)? Gavi. 2024. Disponible en: https://bit.ly/3YKyElB

63 IFFIm. Vaccine Bonds: financing immunization and saving lives. Disponible en: https://bit.ly/4jIFccE

64 World Bank. The Pandemic Emergency Financing Facility: Operational Brief for Eligible Countries. 2019 Feb. Disponible en: https://thedocs.worldbank.org/en/doc/478271550071105640-0090022019/original /PEFOperationalBriefFeb2019.pdf

65 Shinh R. Pandemic bonds: what are they and how do they work? 2021 March 2. Disponible en: https://bit.ly/3YKRpp5

66 Financial Times (2020): World Bank Ditches Second Round of Pandemic Bonds. Financial Times. 2020; Disponible en: https://bit.ly/3ErRwz3

67 Jonas O. Pandemic bonds: designed to fail in Ebola. Nature. 2019 Aug 15; 572(7769): 285-6. Disponible en: https://bit.ly/3El2qql

68 World Bank. A Proposed Financial Intermediary Fund (FIF) for Pandemic Prevention, Preparedness and Response Hosted by the World Bank: White Paper. 17. 2022 May. Disponible en: https://bit.ly/4iv9Ll7

69 World Bank. Background & Overview. The Pandemic Fund. 2025. Disponible en: https://bit.ly/4jtgiOE

70 Mazzucato M, Ghosh J. An Effective Pandemic Response Must Be Truly Global. Project Syndicate [Internet]. 2022 Jul 20; Disponible en: https://bit.ly/4jMfHHu

71 Brown GW, Rhodes N, Tacheva B, Loewenson R, Shahid M, Poitier F. Challenges in international health financing and implications for the new pandemic fund. Global Health. 2023 Dec 5;19(1):97. Disponible en: https://bit.ly/42WcJdK

72 McDade KK, Yamey G. Three big questions facing the World Bank's new pandemic fund. BMJ. 2022 Nov 25;o2857. Disponible en: https://bit.ly/42FgC5D.

73 Jerving S. Africa CDC criticizes the Pandemic Fund's first grant allocation. Devex. 2023 Jul 28. Disponible en: https://bit.ly/42B997r

74 Brown GW, Rhodes N, Tacheva B, Loewenson R, Shahid M, Poitier F. Challenges in international health financing and implications for the new pandemic fund. Global Health. 2023 Dec 5;19(1):97. Disponible en: https://bit.ly/42WcJdK

75 World Bank. Contributors. The Pandemic Fund. 2025. Disponible en: https://bit.ly/42HYrMu

76 World Bank Group. Pandemic Fund Allocates First Grants to Help Countries Be Better Prepared for Future Pandemics [Internet]. World Bank Group; 2023 Jul. Report No.: 2024/005/HD. Disponible en: https://bit.ly/3YIhWDn

77 World Health Organization Secretariat. Technical input requested to INB & IHR Working Group. Presentation slides presented at; 2023 Nov 29; Geneva: World Health Organization.

78 Glassman A. How a Pandemic FIF Should Be Different: Reflections on the World Bank [Internet]. Centre for Global Development; 2022 Jun. Disponible en: https://bit.ly/3GiU6rE

79 World Bank Group. Pandemic Fund Allocates First Grants to Help Countries Be Better Prepared for Future Pandemics [Internet]. World Bank Group; 2023 Jul. Report No.: 2024/005/HD. Disponible en: https://bit.ly/3YIhWDn

80 WHO. Revised draft of the negotiating text of the WHO Pandemic Agreement [Internet]. 2024 Mar [cited 2025 Jan 29]. Report No.: A/INB/9/3. Disponible en: https://bit.ly/4jlo0Kv

81 MedAccess. What is innovative finance? [Internet]. MedAccess. [cited 2025 Jan 28]. Disponible en: https://bit.ly/434FoMP

82 Innovative Financing Initiative. Innovative Financing for Development: Scalable Business Models that Produce Economic, Social, and Environmental Outcomes [Internet]. Paris: Global Development Incubator; 2014 Jun [cited 2025 Jan 28]. Disponible en: https://bit.ly/3YFIBkc

83 MedAccess. What is innovative finance? [Internet]. MedAccess. [cited 2025 Jan 28]. Disponible en: https://bit.ly/434FoMP

84 Berkley S, Anderson M. How innovative financing will help prepare for future pandemics. World Economic Forum [Internet]. 2022 Apr 7 [cited 2025 Jan 29]; Disponible en: https://bit.ly/3Y7O3OX

85 IFFIm. IFFIm Resource Guide 2019. 2019 [cited 29 Jan 2025]. Disponible en: https://bit.ly/3Yc5mMC.

86 IFFIm. Donors. [cited 29 Jan 2025]. Disponible en: https://bit.ly/4jkNk35

87 IFFIm. Homepage. [cited 29 Jan 2025]. Disponible en: https://iffim.org/

88 IFFIm. How has IFFIm made a difference for Gavi? 2022 [cited 29 Jan 2025]. Disponible en: https://bit.ly/42VJ6Jx

89 IFFIm. How has IFFIm made a difference for Gavi? 2022 [cited 29 Jan 2025]. Disponible en: https://bit.ly/42VJ6Jx

90 Berkley S, Anderson M. How innovative financing will help prepare for future pandemics. World Economic Forum [Internet]. 2022 Apr 7 [cited 2025 Jan 29]; Disponible en: https://bit.ly/42nZUbV

91 Hughes-McLure S, Mawdsley E. Innovative Finance for Development? Vaccine Bonds and the Hidden Costs of Financialization. Economic Geography. 2022 Mar 15;98(2):145–69. Disponible en: https://bit.ly/3Est40v

92 Dentico N. Banking on Health: the surging pandemic of health financialization. Society for International Development (SID). 2023 Apr [cited 2024 May 24]. Disponible en: https://bit.ly/3RuUdTl

93 Usher AD. COVID-19 vaccines for all? Lancet (London, England). 2020; 395(10240): 1822-3. Disponible en: https://bit.ly/4lBePqJ

94 de Haan E, ten Kate A. Pharma's Pandemic Profits Pharma profits from COVID-19 vaccines. Amsterdam: SOMO. 2023 Feb. Disponible en: https://bit.ly/4cGbsuy

95 Eccleston-Turner M, Upton H. International Collaboration to Ensure Equitable Access to Vaccines for COVID-19: The ACT-Accelerator and the COVAX Facility. Milbank Quarterly. 2021 Jun;99(2):426–49. Disponible en: https://bit.ly/44yxNZ2

96 de Haan E, ten Kate A. Pharma's Pandemic Profits Pharma profits from COVID-19 vaccines. Amsterdam: SOMO. 2023 Feb. Disponible en: https://bit.ly/4cGbsuy

97 Ndembi N, Dereje N, Nonvignon J, Aragaw M, Raji T, Fallah MP, et al. Financing pandemic prevention, preparedness and response: lessons learned and perspectives for future. Global Health. 2024 Aug 21;20(1):65. Disponible en: https://bit.ly/42CsSUf

98 Brown GW, Rhodes N, Tacheva B, Loewenson R, Shahid M, Poitier F. Challenges in international health financing and implications for the new pandemic fund. Global Health. 2023 Dec 5;19(1):97. Disponible en: https://bit.ly/42WcJdK

99 Bell D, Brown GW, von Agris J, Tacheva B. Urgent pandemic messaging of WHO, World Bank, and G20 is inconsistent with their evidence base. Global Policy. 2024 Sep;15(4):689–707. Disponible en: https://bit.ly/4jC01GA

100 Paul E, Brown GW, Bell D, Ridde V, Sturmberg J. Preparing for pandemics needs a dose of public health and a booster of "complex thought" (Errare humanum est, perseverare diabolicum). Global Policy. 2024 Nov;15(5):969–78. Disponible en: https://bit.ly/3YJGa02

SECCIÓN E

Resistencia, Activismo y Cambio

Luchas nacionales por el derecho a la salud

Tras la Segunda Guerra Mundial, el derecho internacional humanitario empezó a ganar legitimidad como mecanismo para mantener la paz y promover el bienestar. El amplio concepto de salud definido en la Constitución de la Organización Mundial de la Salud (OMS) se reflejó en otros acuerdos de la Organización de las Naciones Unidas (ONU). En 1948, la Declaración Universal de Derechos Humanos afirmaba que: "Toda persona tiene derecho a un nivel de vida adecuado que le asegure, así como a su familia, la salud y el bienestar, y en especial la alimentación, el vestido, la vivienda, la atención médica y los servicios sociales necesarios; tiene asimismo derecho a los seguros en caso de desempleo, enfermedad, invalidez, viudez, vejez u otros casos de pérdida de sus medios de subsistencia por circunstancias independientes de su voluntad."[1] Basándose en este acuerdo, la ONU adoptó en 1966 el Pacto Internacional de Derechos Económicos, Sociales y Culturales (PIDESC), que garantiza el "derecho de toda persona al disfrute del más alto nivel posible de salud física y mental", instando a los Estados a cumplir este derecho mediante la prevención de enfermedades, la reducción de la mortalidad infantil y el acceso universal a los servicios médicos.[2] Al detallar este derecho, el Comité de Derechos Económicos, Sociales y Culturales de la ONU afirmó que "el derecho a la salud abarca una amplia gama de factores socioeconómicos que promueven las condiciones en que las personas pueden llevar una vida sana, y se extiende a los factores determinantes básicos de la salud, como la alimentación y la nutrición, la vivienda, el acceso al agua potable y salubre y a un saneamiento adecuado, unas condiciones de trabajo seguras y saludables y un medio ambiente sano".[3]

En el ámbito nacional, los derechos a la salud se han ido generalizando con el tiempo. Solo el 29 % de las constituciones vigentes aprobadas antes de los años setenta protegen explícitamente la salud de todas las personas ciudadanas, mientras que la salud se está convirtiendo en un ámbito prioritario entre las constituciones más recientes.[4] Todas las constituciones adoptadas entre 2000 y 2017 incluyen el derecho a la salud, a la atención en salud pública y/o a la atención médica. Es significativo que las cuatro constituciones recién adoptadas tras la Primavera Árabe, en Egipto, Túnez, Libia y Yemen, garanticen de diferentes formas el derecho a la salud y/o a la atención en salud.[5]

En general, el 74 % de los países del mundo incluyen alguna forma de protección del derecho a la salud en sus constituciones (véase la Figura 1): el 58 % garantiza el derecho a la salud, mientras que el 16 % especifica que el derecho a la salud es una aspiración o está sujeto a una realización progresiva.[6]

Figura 1: Constituciones que garantizan explícitamente un enfoque del derecho a la salud

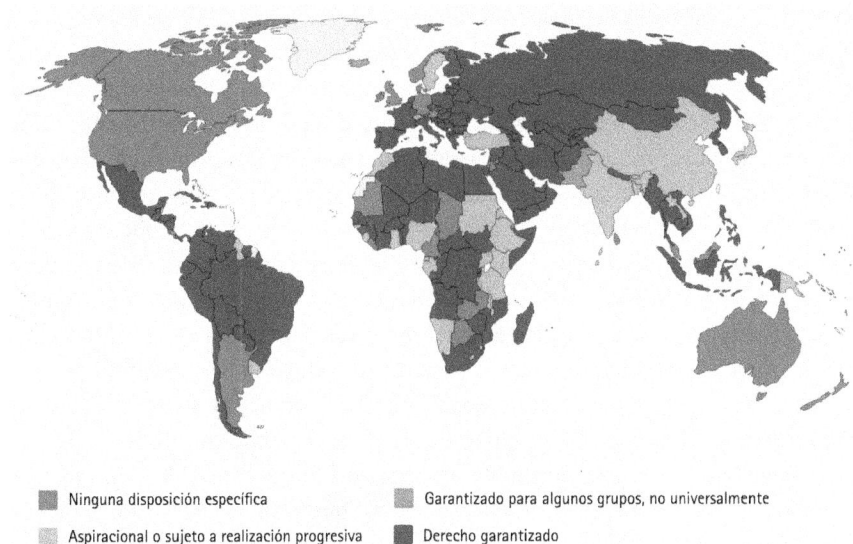

Ninguna disposición específica

Garantizado para algunos grupos, no universalmente

Aspiracional o sujeto a realización progresiva

Derecho garantizado

World Policy Analysis Center. El mapa refleja las constituciones vigentes en enero de 2022.

Figura 2: Constituciones que garantizan explícitamente el derecho a la salud pública

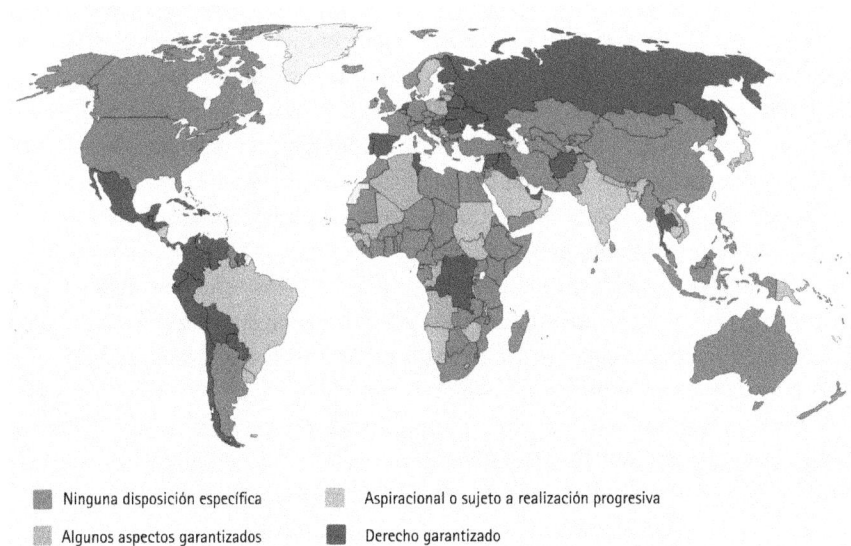

Ninguna disposición específica

Aspiracional o sujeto a realización progresiva

Algunos aspectos garantizados

Derecho garantizado

World Policy Analysis Center. El mapa refleja las constituciones vigentes en enero de 2022.

Sin embargo, en lo que respecta a la cobertura del derecho a la salud a nivel nacional, la situación varía enormemente. Para abordar el derecho a la salud, las constituciones deben abordar tanto el acceso a los servicios de salud como los determinantes sociales de la salud. Proteger y hacer cumplir el derecho a la salud pública, más que la atención médica por sí sola, ayuda a prevenir enfermedades y lesiones en lugar de tratarlas después de que se produzcan. Los derechos al agua potable, al saneamiento y a un ambiente sano son todos ellos aspectos de la salud pública. Sin embargo, son relativamente pocas las constituciones que protegen la salud pública de todas las personas: el 56 % se refiere a la atención médica, el 47 % al derecho a la salud en general y el 36 % a la salud pública (véase la Figura 2). Esto significa que, con mucha más frecuencia, los países garantizan el derecho a la atención médica por encima el derecho a la atención preventiva en salud. Además, los países que establecen un derecho amplio a la salud lo han interpretado en su inmensa mayoría como un derecho a la atención médica.[7]

Entre las constituciones que garantizan el derecho a la salud pública, las disposiciones varían mucho en cuanto a su alcance. Algunos países se centran estrictamente en la prevención de la propagación de enfermedades o establecen medidas específicas de salud pública, mientras que otras constituciones prevén protecciones más amplias, como la organización de un sistema nacional de salud pública. Curiosamente, aunque en forma relativa pocos países garantizan de manera explícita el derecho a la salud pública, casi la mitad garantizan el derecho a un ambiente sano.

Consagrar el derecho a la salud en la constitución nacional no es del todo necesario para cumplir sus obligaciones, ya que una red de seguridad social integral en la legislación y la política también puede lograr los objetivos de fomentar entornos saludables y garantizar una atención universal de calidad. Sin embargo, las pruebas sugieren que los derechos constitucionales a la salud tienen el potencial de producir beneficios adicionales que fortalezcan los sistemas de salud en general,[8] incluso proporcionando herramientas para la promoción.

En este capítulo exploramos a través de seis estudios de caso -de Rajastán (India), México, Colombia, Kenia, Sudáfrica y Argentina- la interacción entre las disposiciones legales a favor del derecho a la salud y los esfuerzos de los movimientos sociales por promoverlas, destacando sus carencias y proponiendo cómo abordarlas y hacer un seguimiento de las brechas hacia su aplicación real.

Los tres primeros estudios de caso ilustran ejemplos de reformas integrales aplicadas a nivel estatal o nacional por gobiernos progresistas, respaldados por fuertes movimientos sociales. De diferentes maneras, los estudios de caso muestran que la resistencia al cambio puede provenir del propio sector de la salud, cuando los intereses corporativos se ven amenazados. En el caso de Colombia, tales intereses son tan poderosos que no puede promulgarse una reforma completa. Los dos estudios de caso del continente africano, de Kenia y Sudáfrica respectivamente, muestran los intentos de garantizar la cobertura de los servicios de salud mediante los seguros públicos. El papel de los movimientos sociales en estos países ha sido analizar críticamente las reformas demostrando sus carencias y proponiendo medidas para reforzar su impacto en la salud y la equidad. Finalmente, el último estudio de caso de Argentina se centra en una reforma de la atención en salud mental. Una legislación progresista centrada en la desinstitucionalización, los derechos humanos, la atención holística y la participación fue aprobada como resultado de la defensa sostenida por parte de organizaciones de derechos humanos, profesionales de la salud mental y grupos de la sociedad civil. A pesar de este éxito, las y los activistas denuncian una aplicación desigual de la disposición, lo que revela importantes lagunas entre la intención legislativa y los resultados prácticos.

En general, los estudios de caso demuestran cómo, en muchos casos, las legislaciones progresistas son el resultado de luchas sociales, y cómo es necesaria una movilización sostenida para pasar de un derecho sobre el papel a un derecho que se cumpla para todas las personas.

La Ley del Derecho a la Salud en Rajastán (India): del triunfo de la sociedad civil a un futuro incierto

Rajastán, el mayor estado de India, se convirtió el 21 de marzo de 2023 en el primer y único estado del país en legislar sobre el derecho a la salud. La "Rajasthan Right to Health Act-2022"[9] (Ley del Derecho a la Salud o RTH, por sus siglas en inglés) tiene como objetivo proteger y hacer efectivos los derechos y la equidad en materia de salud, tal y como se afirma en su preámbulo. La ley está siendo aclamada como un hito legislativo (ya que la Constitución india no establece explícitamente un derecho fundamental a la salud) y la Ley RTH es la primera ley del país que establece claramente un marco legal para el derecho a la salud. Para un estado como Rajastán, con indicadores de salud históricamente débiles, esta ley puede ser enormemente transformadora.

Disposiciones de la Ley RTH

Contrario a su título, la ley se centra en gran medida en mejorar el acceso a la "atención en salud" en lugar de abordar los factores determinantes de la salud en sentido amplio. La mayor parte de la ley está destinada a reforzar el sistema público de salud y apenas regula el sector privado, salvo los apartados sobre tratamientos de urgencia y derechos de los y las pacientes, que se aplican a todas las instituciones de salud.

Una de las disposiciones más importantes de la Ley es el compromiso de prestar en los centros públicos de salud todos los servicios, incluidos medicamentos y diagnósticos, de forma totalmente gratuita, a todas las personas residentes del Estado. Esta disposición se basa en planes anteriores de Rajastán, como el de medicamentos gratuitos (2011), diagnósticos gratuitos (2013) y eliminación de todas las tasas de usuario de los centros públicos de salud (2022), con el objetivo de mejorar el acceso a la atención en salud y reducir el gasto de bolsillo en tratamientos. La Ley también garantiza servicios de salud de urgencia en caso de accidentes y mordeduras de animales en establecimientos de salud privados sin pago previo, comprometiéndose el gobierno a pagar los servicios si la persona no puede permitírselo. Este apartado fue uno de los principales puntos de controversia de la Ley, como veremos más adelante en este capítulo.

La Ley describe varios derechos de pacientes y se compromete a salvaguardar los derechos de los proveedores de atención en salud. También exige la creación de un mecanismo de reparación de agravios e incluye sanciones en caso de violación de los derechos. Con fines de asesoramiento, planificación y supervisión, y para atender las quejas de pacientes, la Ley ordena la constitución de Autoridades en Salud Estatales y de Distrito. La Ley también establece diversas obligaciones del gobierno, como asignar un presupuesto adecuado para la salud.

Lucha y defensa de la sociedad civil

La Ley es el resultado de años de defensa del derecho a la salud por parte de grupos de la sociedad civil del estado, encabezados por Jan Swasthya Abhiyan (JSA) Rajastán (la sección estatal del Movimiento por la Salud de los Pueblos de la India), que pedían un marco jurídico para protegerlos. La justificación de la demanda residía en el hecho de que Rajastán, a pesar de algunos planes de salud extremadamente progresistas y de unas infraestructuras para la salud relativamente decentes, seguía luchando contra las deficiencias en la prestación de atención en salud, junto con unos elevados pagos de bolsillo y unos resultados de salud por debajo de la media. La campaña de JSA a favor de la Ley cobró impulso justo antes de las elecciones a la Asamblea Legislativa Estatal de 2018, cuando presionó enérgicamente a los partidos políticos para que se comprometieran con la Ley RTH en sus programas electorales. El partido que finalmente ganó las elecciones así lo hizo.

A esto siguieron las continuas campañas de JSA para presionar al recién formado gobierno para que promulgara la Ley. JSA proporcionó al gobierno el primer borrador de la Ley y mantuvo una presión pública y política continua para su aprobación. Cuando la Ley se enfrentó a una feroz oposición por parte del personal médico, JSA dirigió contracampañas a través de los medios de comunicación de masas y sociales para resaltar su importancia. También organizó diversas intervenciones, como campañas en las redes sociales, presentaciones de memorandos y reuniones públicas para fomentar la solidaridad pública en torno a la Ley.[10]

Agitación del personal médico y compromisos alcanzados en la Ley

La Ley se enfrentó a una de las mayores protestas del personal médico de la historia del país. Los y las médicos/as privados/as se opusieron con vehemencia a la misma, tachándola de "draconiana", "contraria al personal médico" y "contraria a los y las pacientes". Percibieron que era una Ley inútil que sabotearía el sector de la salud privada en el estado y exigieron su retirada. Las protestas se caracterizaron por huelgas esporádicas, grandes concentraciones y campañas masivas en los medios de comunicación contra la Ley. La agitación también supuso el cierre total de las instituciones de salud privadas durante más de dos semanas, lo que paralizó terriblemente los servicios de salud y causó enormes molestias a los y las pacientes. Las protestas también obtuvieron el apoyo de médicos/as de otros estados. Aunque el personal médico del gobierno no se opuso abiertamente a la Ley, hubo casos en los que una parte de ello apoyó implícitamente las protestas del personal médico privado llevando cintas negras en los brazos y suspendiendo brevemente los servicios. A pesar de que el personal médico que protestaban intento presentar la Ley como "antipaciente", la población del estado parecía estar en gran medida a favor de la Ley, como se puso de manifiesto en los debates y en las concentraciones y sentadas ciudadanas celebradas en distintos lugares. Aunque la Autoridad Administrativa Conjunta hizo grandes esfuerzos por traducir este apoyo en una movilización pública a gran escala para contrarrestar eficazmente las protestas, siguió siendo un reto y sólo tuvo un éxito limitado.

Para calmar la agitación, el gobierno se vio obligado a hacer algunas concesiones importantes en el proyecto de ley, como eliminar a las personas expertas en salud pública y representantes de la población local de las autoridades de la salud y diluir el mecanismo de reparación de agravios. Además, como parte de las negociaciones externas a la Ley, se acordó que la aplicabilidad de la Ley a instituciones de salud privadas estaría limitada a los hospitales universitarios de medicina y a los hospitales con más de 50 camas que reciben subvenciones públicas, o a los que son objeto de una asociación público-privada.

Situación actual de la Ley, lecciones y camino a seguir

Aunque la Ley se aprobó en marzo de 2023, su aplicación sigue estancada a falta de la formulación de normas y directrices detalladas. Con el cambio de gobierno estatal a finales de 2023, los avances en la elaboración de las normas parecen estar en el limbo, ya que el nuevo gobierno muestra poco interés en hacer avanzar las cosas. Así pues, el futuro de la Ley sigue siendo incierto, mientras que grupos de la sociedad civil como JSA siguen abogando por su aplicación.

La trayectoria de la Ley de Rajastán reafirma que una defensa sostenida y basada en el interés público puede dar resultados significativos aunque lleve tiempo. También subraya la importancia de la concienciación masiva y el compromiso de la gente en una campaña. Al tiempo que expone cómo los intereses privados pueden obstaculizar los objetivos de salud pública, también reafirma que si hay voluntad política se puede superar cualquier impedimento.

El futuro de la Ley RTH en Rajastán depende una vez más de los esfuerzos de la sociedad civil por impulsar la elaboración de las normas y su aplicación. Es de esperar que la Ley supere los retos como lo hizo antes y pronto vea una aplicación efectiva. También se prevé que la Ley allane el camino para que otros estados promulguen leyes similares que garanticen el derecho a la salud en todo el país.

El derecho a la salud durante la Cuarta Transformación de México*

Desde 2018, México vive un cambio significativo con la llegada de un gobierno de izquierda, resultado de un movimiento social que, durante más de una década, transformó la indignación ciudadana en un activismo esperanzador. Bajo la presidencia de Andrés Manuel López Obrador[11] el nuevo gobierno convocó a sus integrantes a comprometerse con el desmantelamiento de un modelo neoliberal que, a lo largo de cinco décadas, impactó severamente derechos sociales fundamentales, entre ellos el derecho a la salud.

Redefinir las prioridades de la salud en un nuevo escenario político

La Cuarta Transformación se ha enfrentado al reto de redefinir las prioridades de la salud dentro de un sistema fragmentado que no podía deconstruirse por completo con rapidez. Ante estas limitaciones, el gobierno optó por abordar como prioritarios dos problemas profundamente arraigados: la corrupción y la privatización del sistema de salud. En esta línea, se promovió una reforma constitucional para establecer el papel del Estado como principal garante de la salud pública. Esto llevó a crear una nueva institución, el Instituto Mexicano del Seguro Social (IMSS) Bienestar[12] que ha centralizado los servicios de salud bajo la autoridad del gobierno federal en 23 de los 32 estados (los gobernadores de los estados pendientes no se han sumado a la federalización), promoviendo la equidad en el acceso y la calidad de los servicios de salud para la población no asegurada.

Compromiso comunitario por el derecho a la salud

Durante la era neoliberal, la llamada "sociedad civil" operaba principalmente por medio de organizaciones que obtenían beneficios fiscales de las donaciones realizadas por empresas privadas y agencias como USAID, fomentando un sector más alineado con los intereses privados que con la defensa del derecho a la salud. Por el contrario, la Cuarta Transformación fomentó la participación de activistas y trabajadores/as de los movimientos sociales en el sistema de salud, promoviendo la austeridad republicana[†] y centrándose en la salud colectiva y el bienestar de la comunidad.

Una estrategia esencial en este contexto ha sido trabajar directamente con las comunidades para redefinir la salud como un derecho social. La pandemia de COVID-19 ilustró cómo la salud como derecho humano se utilizaba a veces con fines egoístas, priorizando a menudo los intereses individuales sobre el bien

---

* México ha vivido cuatro grandes transformaciones. La primera fue su Independencia de España; la segunda, la Guerra de Reforma, que separó al clero del Estado; la tercera, la Revolución Mexicana; y, a partir de 2019, hemos vivido la Cuarta Transformación de la vida pública del país, de manera pacífica y sin violencia.

† El principio de austeridad en el México contemporáneo pretende utilizar el presupuesto para la salud de forma más eficiente. Anteriormente, más del 50 % de este presupuesto se destinaba a salarios. Cuando el Presidente Andrés Manuel López Obrador asumió el cargo, redujo su salario y dictaminó que ningún funcionario o funcionaria público/a podía ganar más que el Presidente. Como resultado, los y las funcionarios/as reciben ahora un salario modesto, pero suficiente para vivir dignamente. Otra medida fue mejorar la estructura organizacional eliminando áreas duplicadas para optimizar recursos.

común. Por ejemplo, cuando aparecieron las primeras vacunas, como la de Pfizer, era imposible inmunizar a toda la población. Por ello, las vacunas se administraron por etapas, empezando por las personas trabajadoras de la salud que trataban a pacientes de COVID-19. La segunda fase incluyó a autoridades nacionales, como el presidente, profesores/as, personas ancianas y personas con enfermedades crónicas. Las etapas posteriores dieron prioridad a otros grupos vulnerables. Siete de cada diez mexicanos y mexicanas esperaron pacientemente su turno para vacunarse. A través de campañas y actividades de campo, el gobierno promovió la importancia de priorizar el bien común, alentando a la población a proteger y promover activamente la salud colectiva. Este cambio ha reforzado la solidaridad y el sentido de responsabilidad comunitaria en torno a la salud pública.

Organizaciones específicas que antes gozaban de beneficios fiscales expresaron críticas a la Cuarta Transformación, defendiendo sus intereses bajo el disfraz de ser un "movimiento social". Sin embargo, este periodo también reveló la persistencia de privilegios patriarcales dentro de algunas organizaciones, donde los hombres seguían interviniendo en espacios femeninos, como la partería. En respuesta, el gobierno está trabajando para garantizar que el derecho a la salud sea realmente inclusivo, respetando los conocimientos y derechos de las mujeres en sus prácticas y saberes tradicionales.

Reformas del sistema de salud

Otro avance esencial en esta transformación ha sido la creación de la "megafarmacia para el bienestar", un recurso centralizado que garantiza el acceso gratuito a los medicamentos prescritos en las instituciones públicas de salud. Esta iniciativa, apoyada por la revitalización de los laboratorios nacionales, ha sido esencial para reducir la dependencia de las empresas farmacéuticas privadas y avanzar hacia una mayor soberanía de salud del país.

Para la segunda fase de la Cuarta Transformación (2024-2030), con Claudia Sheinbaum Pardo como primera mujer presidenta, se planea integrar formalmente la medicina tradicional al sistema de salud en todos los estados, reconociendo su valor cultural y sus aportaciones a la atención integral. Uno de los retos será la reestructuración local del sistema de salud y el refuerzo de la atención primaria integral e integrada. La actual tendencia a dar prioridad a los servicios curativos sobre los preventivos limita el alcance de las políticas de salud pública.

El camino a seguir

Ocho de cada diez ciudadanos y ciudadanas en México apoyan la Cuarta Transformación. Esta amplia aceptación se explica en parte por el hecho de que cada decisión es comunicada y explicada al público y, cuando es necesario, sometida a la decisión popular a través de la consulta ciudadana. En este contexto, la población ha entendido y aceptado esta reingeniería del sistema de salud. Las personas detractoras representan el 20 % restante de la población, con una ideología conservadora y en gran medida excluyente, que favorece únicamente la medicina alopática y apoya a las empresas farmacéuticas transnacionales.

En suma, las reformas de salud impulsadas por la Cuarta Transformación buscan redefinir el derecho a la salud en México con un papel activo del Estado como garante de este derecho. A través de acciones encaminadas a combatir la corrupción y la privatización, junto con la federalización de los servicios y la incorporación de prácticas tradicionales y comunitarias, México avanza hacia un modelo de salud más equitativo y socialmente responsable.

Intentos de institucionalizar el derecho a la salud en la legislación colombiana

La institucionalización del derecho a la salud en la legislación colombiana ha sido uno de los componentes de la lucha política en salud que se ha dado en este país en las últimas tres décadas. La lucha se dio entre los sectores hegemónicos que desarrollaron la salud como un bien privado de consumo y de mercado contra los sectores contrahegemónicos que entienden la salud como un bien común y un derecho humano fundamental.

¿Derecho a la salud o derecho a privatizar la salud?

La Constitución colombiana de 1991 no estableció la salud como un derecho humano fundamental, sino como un servicio público a cargo de entidades públicas y privadas, reguladas por el Estado. Esta decisión constitucional sentó las bases para un proceso de privatización del sistema de salud, que se implementó con la Ley 100 de 1993,[13] basado en el enfoque del pluralismo estructurado.

Esta Ley estableció un sistema de aseguramiento en salud con la participación de empresas aseguradoras, principalmente de carácter privado, que tomaron el control de los recursos públicos del sistema de salud. Con la posterior aprobación de la Ley 100, se intensificó en Colombia una contienda política entre diversos sectores políticos, sociales, sindicales y académicos sobre el tipo de orientación del sistema de salud y el reconocimiento de la salud como un derecho humano fundamental.

Esta confrontación social, que tomó muchos años y múltiples ejercicios de denuncia, acción colectiva y exigencia por parte de diversas expresiones del movimiento social por la salud en Colombia, dio sus frutos con la expedición en 2015 de la Ley 1751, conocida como Ley Estatutaria de Salud (LES).[14] La LES consagró explícitamente la salud en el ordenamiento constitucional como un derecho fundamental y estableció las bases para garantizar su protección efectiva. Su implementación, sin embargo, ha enfrentado retos debido a la estructura del modelo del sistema de salud basado en el aseguramiento a través de entidades aseguradoras y prestadoras de servicios, lo que generó una visión mixta, fragmentada e inequitativa del acceso a la atención. Como parte de la contienda política, desde 2015 el movimiento social de la salud en Colombia ha venido exigiendo la implementación real de la LES, en tanto no se ha aplicado en su esencia.

La reforma del sistema de salud: la salud como bien público

La actual administración del Presidente Gustavo Petro (2022-2026) propuso una reforma integral del sistema de salud, que ha buscado alinear la legislación y el modelo de prestación de servicios con los principios de la LES con un enfoque en la garantía del derecho a la salud como un bien público y no como un negocio. Entre los objetivos de la reforma al sistema de salud propuesta por el gobierno Petro se encuentra la necesidad de que el Estado asuma un papel más activo en la gestión y prestación de los servicios de salud, eliminando la intermediación financiera de las aseguradoras, con la contratación directa del Estado con la red prestadora de servicios, fortaleciendo así la red pública de atención para garantizar una cobertura equitativa en todo el territorio nacional. Esta cobertura se organizaría bajo el enfoque de atención primaria de salud (APS) con servicios que no se limiten a la atención curativa, sino que incluyan la promoción de la salud y la prevención y predicción de la enfermedad, alineándose con un enfoque integral de salud pública.

Esta propuesta de reforma al sistema de salud ha recogido muchas de las aspiraciones históricas de los sectores sociales, gremiales y sindicales del sector salud. Es por ello que ha recibido el apoyo de estos sectores con pronunciamientos públicos, el desarrollo de foros y debates públicos, presencia en el Congreso de la República y con movilizaciones, entre otras estrategias, aunque la reforma no ha contado con un amplio respaldo popular debido a la confusa información difundida por los medios de comunicación para crear oposición a la misma. En particular, las personas trabajadoras de la salud han apoyado la iniciativa de reforma, pero han manifestado que las propuestas de formalización de la fuerza de trabajo en este sector deben ser ajustadas para superar la precarización laboral establecida por las políticas neoliberales laborales y de seguridad social en salud a principios de los años noventa.

Lecciones aprendidas y perspectivas de futuro

Esta experiencia de impulsar una reforma al sistema de salud nos deja como lección que no basta con el diseño de una buena propuesta técnica por parte del gobierno, aun cuando ésta refleje las aspiraciones históricas en este campo de los sectores sociales y laborales. Se necesita una amplia movilización social y popular para lograr una reforma de este tipo, pues es preciso enfrentar e impedir que los sectores políticos y económicos que históricamente controlan el sector salud continúen haciéndolo, y ejercer presión social sobre el Congreso de la República para que tome decisiones legislativas que garanticen efectivamente el derecho a la salud.

El contenido de la reforma debe tratar de superar los intereses del complejo médico-industrial-farmacéutico y asegurador y conseguir efectivamente ir en una dirección diferente a la impuesta por el modelo biomédico hegemónico, porque de lo contrario significa reformar el sistema para que todo siga igual.

Ciertamente no es posible cumplir con la LES sin una reforma del sistema de salud, que saque a la salud de la lógica mercantil y garantice un acceso equitativo y justo a la salud basado no en la capacidad de pago de las personas, sino en sus necesidades sociales y de salud. Por el momento, los sectores hegemónicos no han permitido la aprobación de la reforma del sistema de salud en el Congreso, y la batalla política para institucionalizar y operacionalizar el derecho a la salud en la legislación colombiana sigue vigente.

El derecho a la salud en Kenia: marco jurídico y evolución reciente

El derecho a la salud está consagrado como derecho humano fundamental en la Constitución de Kenia de 2010, que proporciona un marco jurídico integral para los servicios de salud basados en los derechos humanos.[15] El artículo 43(1)(a) garantiza a toda persona el derecho al disfrute del más alto nivel posible de salud, incluido el derecho a la salud sexual y reproductiva. Los artículos 43(2) y 43(3) garantizan el tratamiento médico de urgencia y la seguridad social para quienes no puedan valerse por sí mismos/as. En el caso de niños y niñas y de los grupos marginados, la Constitución ordena acciones afirmativas para garantizar un acceso razonable a los servicios de salud y otros servicios básicos. Sin embargo, las personas trabajadoras de la salud siguen incumpliendo esta disposición, sobre todo porque las personas homosexuales guardan silencio por miedo al acoso o al estigma. En la mayoría de los casos, las personas kenianas LGBTQIA+ no revelan su identidad sexual cuando acceden a la atención en salud, a diferencia de las personas que viven en los campos de refugiados/as y las que viven en zonas urbanas, donde se conoce su condición. Esto los y las expone a riesgos de ataques y discriminación cuando acceden a los servicios de salud, como que se les niegue el tratamiento.

Cobertura en salud universal y reformas de la caja nacional del seguro hospitalario

Kenia ha dado prioridad a la cobertura en salud universal (CSU) a través del Fondo Nacional de Seguro Hospitalario (NHIF, por sus siglas en inglés), que anteriormente proporcionaba cobertura médica al personal del gobierno y al personal empleado asalariado de empresas privadas del sector formal.[16] En 2015, el NHIF introdujo nuevas primas, amplió las prestaciones y reformó los métodos de pago a los proveedores. Estas reformas se han enfrentado a desafíos. Las primas eran inasequibles para la mayoría de las personas kenianas que trabajan en el sector informal. Además, los cambios no se comunicaron adecuadamente, lo que creó obstáculos para un acceso equitativo. Además, los servicios de salud se distribuyeron de forma desigual, favoreciendo a las zonas urbanas y a los proveedores privados, lo que perjudicó el acceso a los servicios de las comunidades rurales y las personas pobres de las ciudades. Las nuevas tasas de pago a proveedores se retrasaron a menudo, lo que afectó a la calidad de los servicios y a la responsabilidad financiera. Por último, la rendición de cuentas social se vio sistemáticamente socavada, con la gobernanza de la NHIF manipulada para obtener botín político.

En 2018, el Gobierno de Kenia puso a prueba un nuevo modelo de cobertura en salud universal en cuatro de los 47 condados del país. A mediados de 2019, el Movimiento por la Salud de los Pueblos (MSP) de Kenia y otras organizaciones de la sociedad civil ya habían detectado importantes deficiencias tanto en el diseño como en la aplicación de este defectuoso modelo de cobertura en salud universal. A principios de 2020, los cuatro gobernadores de los cuatro condados piloto declararon que el proyecto piloto de cobertura en salud universal había fracasado y suspendieron su aplicación. La aparición de la pandemia de COVID-19 en marzo de 2020 puso aún más de manifiesto las deficiencias de los sistemas de salud nacionales y de los condados.

Ley de la Caja del Seguro Social de Enfermedad y nuevas leyes de la salud

La salud siguió siendo una prioridad social y política clave durante las elecciones nacionales de 2022, que desembocaron en un cambio de gobierno. Durante las campañas políticas, la salud fue una prioridad para las dos principales formaciones políticas y formó parte de sus manifiestos, por lo que hasta cierto punto la salud desempeñó un papel aunque las elecciones se ganaran basándose principalmente en mejores promesas económicas.

En 2023, el nuevo gobierno keniano prometió atención en salud gratuita y más tarde anunció la disolución del NHIF, sustituyéndolo por la Social Health Authority (SHA, por sus siglas en inglés) en virtud de la Ley Social Health Insurance Fund Act 2023 (SHIF, por sus siglas en inglés).[17] A pesar de los objetivos de ampliar la cobertura y reducir los gastos de bolsillo, la Ley SHIF introdujo varios elementos polémicos:

- El paquete de prestaciones no se corresponde con las cotizaciones a las tarifas de mercado, lo que afecta especialmente a los hogares con bajos ingresos.
- Las cotizaciones, fijadas en el 2,75 % del salario bruto, son más elevadas que las de la NHIF, lo que puede crear tensiones financieras, especialmente para quienes también pagan un seguro privado.
- El marco de cotización para las y los trabajadores/as del sector informal se basa en un instrumento de comprobación de recursos que carece de validación, lo que entraña el riesgo de inequidad y discriminación contra estas personas.

Estas cuestiones se abordaron en una sentencia judicial que consideró inconstitucionales la Ley SHIF y las leyes que la acompañaban debido a sus defectos de diseño, la falta de notificación y participación públicas requeridas y el impacto desigual en determinadas poblaciones.

Retos y luchas

El MSP de Kenia y otras organizaciones de la sociedad civil se movilizaron y evaluaron conjuntamente la propuesta de ley y las nuevas leyes que la acompañan (proyectos de ley), analizaron las lagunas de los proyectos y presentaron una petición al parlamento para su consideración, identificando estas preocupaciones:

Figura 3: Activistas del MSP de Kenia en solidaridad con la Junta de Médicos y Odontólogos de Kenia en defensa de un mejor sistema de salud y del derecho a acceder a una atención en salud adecuada

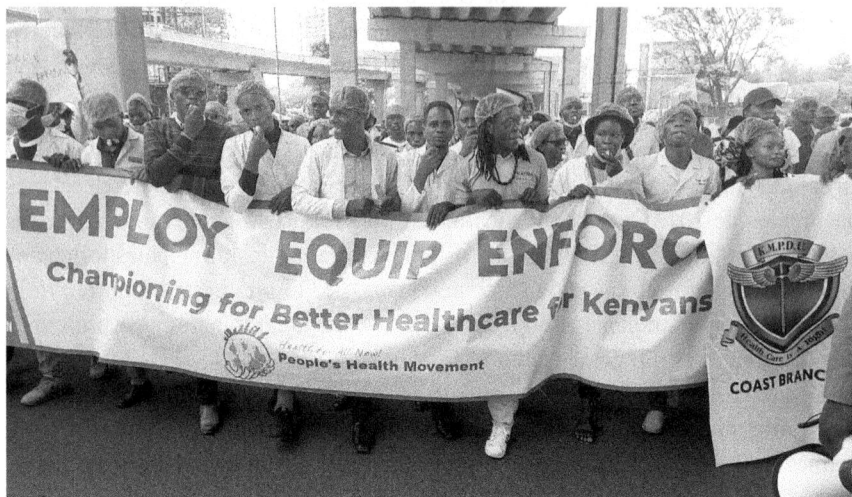

MSP Kenia

- No existe una definición clara de atención de urgencia.
- No hay representación de la sociedad civil puestos[RL8] en el consejo de la SHIF.
- El paquete de prestaciones del SHIF es muy inferior al del mercado.
- Un menor paquete de prestaciones para los hogares con tarifas más bajas sería discriminatorio.
- La estructura de prestaciones y cotización fomenta el clasismo, por lo que se da una atención de mejor calidad a quienes tienen mayores ingresos.
- Es probable que la identificación de las personas indigentes mediante el uso de la herramienta de comprobación de recursos conlleve costosas implicaciones administrativas.
- Los tratamientos de urgencias y los gastos de ambulancia no están cubiertos.
- Ha eliminado la disposición que preveía la devolución de los fondos no utilizados a la tesorería (fondo consolidado) al final de cada ejercicio.

El Parlamento hizo caso omiso de las propuestas de la sociedad civil y se apresuró a aprobar los proyectos de ley el 27 de septiembre de 2023, que comprenden el Proyecto de Ley de Atención Primaria de Salud, el Proyecto de Ley de Salud Digital, el Proyecto de Ley de Mejora de Instalaciones y el Proyecto de Ley de Seguro Social de Salud.

Durante el cambio de sistema de la NHIF a la SHIF se produjo un grave vacío en la prestación de servicios por parte de los proveedores de servicios de salud que dejó a los y las pacientes sin cobertura, ya que no estaban ni en la SHIF ni en la NHIF. Las personas que buscaban diálisis y atención oncológica corrían el riesgo de no poder acceder a los servicios de forma asequible y a tiempo.

Participación pública y compromiso de las partes interesadas

El MSP de Kenia presentó un memorando al Parlamento con los cambios recomendados a las leyes de la salud. Mientras tanto, el Gobierno inició el despliegue nacional del nuevo programa SHA a partir del 1 de octubre de 2024 tras una orden de suspensión de la sentencia del Tribunal Supremo, aunque la preocupación pública por las reformas sigue siendo alta, y muchos análisis de su diseño identifican graves defectos en términos de equidad y universalidad de la cobertura, asequibilidad, rendición de cuentas e incluso lagunas en las prestaciones en comparación con el defectuoso NHIF que se está sustituyendo.

El MSP de Kenia sigue destacando los puntos fuertes y las deficiencias de la prestación de servicios del SHIF mediante talleres y campañas dirigidos a activistas de la salud, consumidores/as de servicios y proveedores de servicios de base, en un intento de desmitificar el SHA, incluidos los derechos a la salud constitucionales en Kenia.

La Ley del Seguro Nacional de Salud en Sudáfrica

En mayo de 2024 Sudáfrica aprobó la Ley del Seguro Nacional de Salud (NHI, por sus siglas en inglés).[18] La Ley establece un Fondo Nacional del Seguro de Salud que se financiará mediante un sistema obligatorio de prepago. Este fondo pretende que Sudáfrica avance hacia un sistema de "pagador único" que ofrezca un paquete completo de servicios de salud gratuitos en el punto de atención. Tanto los proveedores públicos como los privados pueden solicitar la prestación de servicios y recibir pagos del fondo, y los regímenes privados de atención médica sólo podrán financiar finalmente los servicios que no estén cubiertos por el Fondo NHI (aunque éstos aún no se han especificado). El fondo sólo se utilizará para comprar servicios para personas ciudadanas, residentes permanentes y reclusas en centros de detención. Las personas solicitantes de asilo adultas y las personas extranjeras indocumentadas sólo podrán recibir cobertura para las enfermedades de declaración obligatoria y los servicios médicos de urgencia. Todas las niñas y niños, independientemente de su nacionalidad, tendrán derecho al paquete completo de prestaciones adquiridas por el Fondo del NHI.

Reacción de los movimientos sociales

El Movimiento por la Salud de los Pueblos (MSP) de Sudáfrica participó en una serie de acciones y compromisos encaminados a promover un "NHI popular" que señale los peligros de la captura corporativa en la versión actual del plan de NHI.[19] Estos peligros se derivan del hecho de que no existe un marco jurídico claro para: (1) garantizar la participación de la comunidad en la toma de decisiones

Figura 4: Activista movilizándose por el Seguro Nacional de Salud

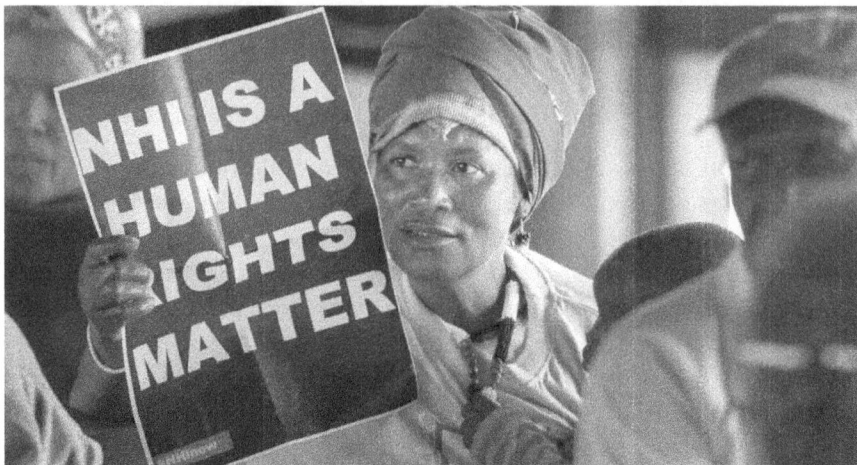

Rosetta Msimango/Spotlight www.SpotlightNSP.co.za

sobre la asignación de recursos, (2) priorizar la asignación de fondos del NHI para facilitar las mejoras y la expansión del sistema de salud pública, (3) poner en funcionamiento un enfoque intersectorial y preventivo de la atención en salud, y (4) garantizar que todas las personas en Sudáfrica tengan acceso a la atención en salud, incluidas las no ciudadanas.

Desde el momento en que se publicó el primer borrador del proyecto de ley del NHI, MSP Sudáfrica organizó varias intervenciones destinadas a garantizar que creara algo más que un modelo de financiación pública y a evitar que los recursos públicos se utilizaran para subvencionar y reforzar el sector privado. Esto incluyó coorganizar un seminario estratégico en 2010 con organizaciones clave de la sociedad civil con el objetivo de influir en el Libro Verde del NHI (publicado en 2011).[20]

Posteriormente, MSP Sudáfrica redactó 5 propuestas diferentes sobre varias iteraciones del proyecto de ley,[21] incluido un "Documento de posición de las personas jóvenes" especial sobre el Libro Blanco del NHI de 2015. El contenido de estas presentaciones fue generado colectivamente por el comité directivo de MSP SA y en consulta con trabajadores/as comunitarios/as de la salud, los foros comunitarios de la salud y los comités clínicos con los que trabaja MSP Sudáfrica. Se puede encontrar en línea un archivo de los numerosos materiales sobre el NHI que MSP Sudáfrica ha elaborado,[22] incluidos análisis más recientes del NHI.[23,24,25]

Deficiencias del NHI y camino a seguir

Estos aportes, en colaboración con los de otras organizaciones de la sociedad civil como SECTION27, ayudaron a aumentar las disposiciones de supervisión y rendición de cuentas en la Ley del NHI. Sin embargo, la Ley del NHI sigue siendo problemática en varios aspectos: la legislación promulga un mecanismo de financiación de la salud, pero hace poco para:

- Regular a los agentes privados del mercado de la salud, tal como recomendó la Comisión de Competencia en su Investigación sobre el Mercado de la Salud;[26]
- Especificar obligaciones jurídicamente vinculantes para garantizar el fortalecimiento del sector público de la salud;
- Reconocer formalmente a los y las trabajadores/as comunitarios/as de la salud como empleados y empleadas del sector público;
- Incluir mecanismos para que las comunidades exijan responsabilidades a los agentes del sector privado que prestan servicios en el marco del NHI;
- Dar a todas las personas no ciudadanas pleno acceso a los derechos y privilegios concedidos a las personas ciudadanas y residentes permanentes;
- Abordar el impacto climático del sistema de salud; y
- Dejar de centrarse en la enfermedad y el hospital.

El MSP, junto con otras organizaciones de la sociedad civil de Sudáfrica, sigue organizándose para subsanar estas deficiencias de la legislación y defender el principio de un sistema de salud solidario y orientado a la atención primaria frente a la cooptación por parte de los proveedores privados de atención en salud y sus aliados.

La aplicación de la Ley Nacional de Salud Mental en Argentina

La promulgación de la Ley Nacional de Salud Mental de Argentina (Ley 26.657) en 2010 marcó un hito en el ordenamiento[27]? Esta ley fue celebrada como un paso progresivo hacia la institucionalización del derecho a la salud, específicamente la salud mental, dentro de un marco de derechos humanos. Hacía hincapié en la desinstitucionalización, la atención basada en la comunidad y la protección de los derechos humanos de las personas con trastornos mentales. A pesar de su enfoque innovador, la aplicación de la ley se ha enfrentado a numerosos retos que revelan la complejidad de traducir los logros legislativos en mejoras tangibles para la equidad en salud.

Antecedentes: el derecho a la salud en Argentina

El sistema de salud argentino se caracteriza por una combinación de sectores público, privado y de seguridad social, con disparidades en el acceso y la calidad de la atención. Históricamente, la salud mental fue un área desatendida, con políticas que dependían en gran medida de la institucionalización en hospitales psiquiátricos. Los y las pacientes solían estar sometidos/as a malas condiciones de vida y a abusos de los derechos humanos. La Ley Nacional de Salud Mental pretendía abordar estos fallos sistémicos adaptando las políticas de salud mental de Argentina a las normas internacionales de derechos humanos, incluida la Convención de las Naciones Unidas sobre los Derechos de las Personas con Discapacidad.

Disposiciones clave de la Ley 26.657

1. Desinstitucionalización: ordenó pasar de la atención hospitalaria a los servicios comunitarios, con el objetivo de integrar en la sociedad a las personas con trastornos mentales.

2. Enfoque de derechos humanos: prohibió el tratamiento involuntario y la institucionalización prolongada de las personas, salvo bajo estricto control judicial.

3. Atención holística: la ley aboga por un enfoque interdisciplinar de la salud mental, que integre las perspectivas social, psicológica y médica.

4. Participación: hizo hincapié en la implicación de las personas con experiencias vividas y sus familias en el diseño y la aplicación de las políticas de salud mental.

El papel de los movimientos sociales

La aprobación de la Ley 26.657 fue el resultado de la defensa sostenida por parte de organizaciones de derechos humanos, profesionales de la salud mental y grupos de la sociedad civil. Estos actores pusieron de relieve los abusos del sistema psiquiátrico e hicieron de la salud mental un derecho humano fundamental. El movimiento también se apoyó en campañas más amplias en favor de la justicia social y la equidad en Argentina, aprovechando la sólida tradición de activismo del país.

Retos en la aplicación

A pesar de sus promesas, la aplicación de la ley ha sido desigual, revelando importantes diferencias entre la intención legislativa y los resultados prácticos:

1. Recursos insuficientes: la transición de la atención institucional a la de base comunitaria requiere una inversión sustancial en infraestructuras, formación del personal y sistemas de apoyo social. Sin embargo, la financiación de la salud mental ha seguido siendo limitada, con menos del 2 % del presupuesto de salud nacional asignado al sector.

2. Resistencia por parte de las instituciones: los hospitales psiquiátricos, que históricamente han dominado la atención de la salud mental en Argentina, se resistieron a los cambios ordenados por la ley. Esta resistencia ha ralentizado el proceso de desinstitucionalización.

3. Falta de formación y sensibilización: muchas personas profesionales de la salud carecen de la formación necesaria para adoptar el enfoque interdisciplinar y orientado a los derechos humanos que exige la ley. El conocimiento público de los derechos consagrados en la legislación también es escaso, lo que limita su impacto.

4. Cuellos de botella judiciales: aunque la ley exige la supervisión judicial del tratamiento involuntario, los retrasos e incoherencias en el proceso judicial a menudo han socavado la protección de los derechos de los y las pacientes.

Más de una década después de su aprobación, el potencial transformador de la Ley Nacional de Salud Mental sólo se ha materializado parcialmente. La desinstitucionalización dista mucho de haberse completado y los servicios basados en la comunidad aún están por desarrollar. Además, persisten el estigma y la discriminación contra las personas con trastornos mentales, lo que socava el objetivo de inclusión social de la ley.

Lecciones aprendidas y estrategias

De la experiencia argentina con la Ley 26.657 se desprenden varias lecciones:

1. La defensa sostenida es crucial: el papel de los movimientos sociales a la hora de impulsar la promulgación de la ley demuestra la importancia de la movilización popular. Sin embargo, estos movimientos deben permanecer activos para garantizar una aplicación efectiva.

2. La resistencia institucional exige abordar la dinámica de poder: la reticencia de las instituciones psiquiátricas tradicionales a adoptar el nuevo marco pone de relieve la necesidad de voluntad política y liderazgo para superar intereses arraigados.

3. Inversión en atención de base comunitaria: una financiación y una asignación de recursos adecuadas son fundamentales para hacer realidad la visión de la ley de unos servicios de salud mental de base comunitaria.

4. Compromiso público: sensibilizar a la población sobre los derechos en materia de salud mental puede ejercer presión para mejorar su aplicación y exigir responsabilidades a las instituciones.

La Ley Nacional de Salud Mental de Argentina ofrece valiosas perspectivas sobre las complejidades de institucionalizar el derecho a la salud mediante la legislación nacional. Si bien representa un importante logro legislativo, sus retos ponen de relieve la necesidad de un activismo continuado, una financiación adecuada y una reforma sistémica para traducir los marcos jurídicos en equidad y justicia en el mundo real. El caso de la Ley 26.657 es un recordatorio conmovedor de que las victorias legislativas, aunque esenciales, son sólo el principio de la lucha por la salud como derecho humano.

Conclusión

En las últimas décadas, un número creciente de constituciones y legislaciones de todo el mundo han empezado a reconocer y aplicar el derecho a la salud, configurando el acceso de los y las ciudadanos/as a la salud pública y a los servicios médicos.[28] A pesar de los retos analizados en este capítulo, esto ha tenido efectos positivos para las personas y las poblaciones y ha permitido introducir mejoras estructurales en los sistemas nacionales de salud.

Como ilustran los estudios de caso de este capítulo, el creciente reconocimiento del derecho a la salud es el resultado de décadas de luchas sociales en las que los movimientos sociales, incluidos los movimientos de la salud, han desempeñado un papel central. El reto para estos movimientos es mantener el esfuerzo de promoción, lo que a menudo requiere aptitudes y capacidades tanto a nivel técnico y analítico como de movilización popular. Como demuestran muy bien los casos de Colombia y Argentina, sin la capacidad de alterar la dinámica de poder y desafiar los intereses de quienes se benefician del statu quo, cualquier proyecto de reforma pierde poder. Además, la presión activista debe ser sostenida en el tiempo para pasar de una buena propuesta legislativa, a su aprobación sin compromisos que la debiliten, a su implementación real. A pesar de las limitaciones descritas, todos los estudios de caso muestran que el compromiso de los movimientos sociales y el activismo de la sociedad civil son motores esenciales de cualquier reforma que pueda mejorar el reconocimiento y la aplicación del derecho a la salud.

Lista de referencias

1 United Nations General Assembly. Universal Declaration of Human Rights. United Nations General Assembly; 1948 Dic. Informe nº: A/RES/217(III). Disponible en: https://bit.ly/4kvCis0

2 United Nations General Assembly. International Covenant on Economic, Social and Cultural Rights. 14531 16 de diciembre de 1966. Disponible en: https://bit.ly/3SM5uz9

3 United Nations Economic and Social Council. General Comment No. 14: The Right to the Highest Attainable Standard of Health. UN Committee on Economic, Social and Cultural Rights; 2000 Ago. Informe nº: E/C.12/2000/4. Disponible en: https://bit.ly/4je5hja

4 Heymann J, Sprague A, Raub A. Advancing Equality: How Constitutional Rights Can Make a Difference Worldwide. California: University of California Press; 2020. Disponible en: https://bit.ly/4dy5ZGP

5 Saleh SS, Alameddine MS, Natafgi NM, Mataria A, Sabri B, Nasher J, et al. The path towards universal health coverage in the Arab uprising countries Tunisia, Egypt, Libya, and Yemen. The Lancet. 2014 Ene;383(9914):368-81. Disponible en: https://bit.ly/43byxCq

6 World Policy Analysis Center. Constitutional Approaches to the Right to Health. WORLD Policy Analysis Center. 2020. Disponible en: https://bit.ly/3SNozRz

7 Heymann J, Sprague A, Raub A. Advancing Equality: How Constitutional Rights Can Make a Difference Worldwide. California: University of California Press; 2020. Disponible en: https://bit.ly/4dy5ZGP

8 Heymann J, Sprague A, Raub A. Advancing Equality: How Constitutional Rights Can Make a Difference Worldwide. California: University of California Press; 2020. Disponible en: https://bit.ly/4dy5ZGP

9 PRS Legislative Research. The Rajasthan Right to Health Bill, 2022. Rajasthan; 2022. Disponible en: https://bit.ly/4jq8ufK

10 Newsclick. JSA urges Raj Govt to make clarifications in health bill to ensure effective implementation. Newsclick. 2023 Abr. 3; Disponible en: https://bit.ly/3FudxNY

11 López Obrador AM. A mitad del camino. México: Editorial Planeta Mexicana; 2021. 327 p.

12 Secretaría de Salud. IMSS Bienestar. 2023; Disponible en: https://imssbienestar.gob.mx/

13 Congreso de la República de Colombia. Ley 100 de 1993. 41.148 diciembre, 1993. Disponible en: https://bit.ly/3SNovkN

14 Congreso de la República de Colombia. Ley 1751 de 2015. 49427 16 de febrero de 2015. Disponible en: https://bit.ly/4du8wBP

15 Congreso de la República de Colombia. Ley 1751 de 2015. 49427 16 de febrero de 2015. Disponible en: http://bit.ly/4du8wBP

16 National Health Insurance Fund (Kenya). Bima Bora Afya Bora! Disponible en: https://bit.ly/45cLSfh

17 Government of Kenya. The Social Health Insurance (General) Regulations. Disponible en: https://bit.ly/3H5v1kt

18 Department of Health Republic of South Africa. National Health Insurance Backgrounder. Disponible en: https://bit.ly/4kdD1OY

19 People's Health Movement South Africa. The People's NHI Campaign. People's Health Movement South Africa. Disponible en: https://bit.ly/43GCkYr

20 Department of Health Republic of South Africa. National Health Insurance in South Africa Policy Paper. 2011 Aug. Disponible en: https://bit.ly/3Ft5aCl

21 Health Justice Initiative. National Health Insurance Library: User guide. Disponible en: https://bit.ly/4dxyvbx

22 People's Health Movement South Africa. The People's NHI Campaign. People's Health Movement South Africa. Disponible en: https://bit.ly/43GCkYr

23 Bust L, van Duuren J, Reynolds L, London L, De Keukelaere A. Critical Health Perspectives #1: National Health Insurance in South Africa – A Brief History and Critical Analysis. People's Health Movement South Africa. 2022 Disponible en: https://bit.ly/4dtXBYB

24 Bust L, Reynolds L, Paremoer L, De Keukelaere A. Critical Health Perspectives #2: Financing of the South African National Health Insurance and involvement of the private sector. People's Health Movement South Africa. 2022. Disponible en: https://bit.ly/4dDRVvl

25 Twala B. Critical Health Perspectives #3: How strengthening governance can improve NHI. People's Health Movement South Africa. 2022. Disponible en: https://bit.ly/3SOg3li

26 Competition Commission South Africa. Health Market Inquiry: Final findings and recommendations report. Competition Commission South Africa; 2019 Sep. Disponible en: https://bit.ly/4kooZd0

27 Barcala A, Faraone S. Advancements in mental health reform in Argentina: towards comprehensive and human rights-respecting care. The Lancet Regional Health - Americas. 2023 Oct; 26:100615. Disponible en: https://bit.ly/43AVBJO

28 Heymann J, Sprague A, Raub A. Advancing Equality: How Constitutional Rights Can Make a Difference Worldwide. California: University of California Press; 2020. Disponible en: https://bit.ly/4dy5ZGP

Llevando a las Empresas Extractivas a los Tribunales

A medida que se agrava la crisis climática, se observa una tendencia mundial de litigios climáticos, en los que los gobiernos, a veces, y los grupos de la sociedad civil, a menudo, presentan recursos judiciales contra políticas privadas y públicas que traen como consecuencia una salud ambiental/de los ecosistemas cada vez más deteriorada. Muchos de estos recursos judiciales han sido interpuestos por grupos de jóvenes, indígenas y mujeres, así como por organizaciones no gubernamentales (ONG) y activistas ambientales.

- En Suiza, un grupo de ancianas llevó a su país ante los tribunales por su incapacidad para proteger el ambiente y frenar el cambio climático, alegando que violaba sus derechos humanos fundamentales. En abril de 2024, el Tribunal Europeo de Derechos Humanos, tras varias derrotas en tribunales inferiores, falló definitivamente a favor del grupo.[1]
- En 2020, una comunidad local de Zambia impugnó con éxito la decisión del gobierno de permitir la urbanización de una reserva forestal que era fuente de la mitad del agua potable de Lusaka, la capital.[2]
- En 2021, Amigos de la Tierra Países Bajos (en nombre de otras seis organizaciones y más de 17.000 demandantes individuales) ganó un veredicto judicial que obligaba a Shell a reducir sus emisiones globales de CO_2 en un 45% para 2030.[3,4]
- En 2024, las comunidades indígenas impugnaron con éxito los derechos concedidos por el gobierno a Shell para explorar en busca de combustibles fósiles frente a la prístina Costa Salvaje de Sudáfrica, argumentando específicamente una violación de sus derechos indígenas.[5] Un número cada vez mayor de demandas judiciales interpuestas por indígenas se basan en los derechos sobre la tierra y la pérdida de biodiversidad derivada de la extracción de recursos.
- En 2020, nueve niñas ecuatorianas interpusieron un amparo constitucional contra su gobierno por permitir la quema de gas (tuberías al aire libre que expulsan gas natural a alta temperatura) que dañaba el ambiente, el agua, la salud, afectaba la biodiversidad y agravaba el cambio climático. En 2021 ganaron, y el gobierno debe eliminar toda la quema de gas para 2030.[6]
- En el estado de Montana, Estados Unidos, un grupo dirigido por jóvenes ganó en 2023 un caso en el que el gobierno, al prohibir que se tuvieran en cuenta las emisiones de gases de efecto invernadero y el cambio climático en sus proyectos energéticos y mineros, violaba su derecho constitucional

a un ambiente limpio y sano.[7] El gobierno ha recurrido la decisión, pero a enero de 2025 aún no se había emitido ninguna resolución sobre el recurso. En otros cuatro estados también están pendientes demandas constitucionales sobre el clima presentadas por jóvenes, interpuestas por Our Children's Trust, una organización sin ánimo de lucro que ofrece apoyo jurídico gratuito a jóvenes demandantes que interponen recursos judiciales para proteger su derecho a un clima seguro.[9]

De los 2.180 casos de litigios climáticos documentados, más de 1.500 se encuentran en EE.UU., una nación altamente litigiosa, aunque el número en otros países está aumentando rápidamente.[9,10] Un caso pionero e inspirador fue presentado por ciutadanos y ciudadanas activistas contra el gobierno de los Países Bajos en 2013, exigiendo una reducción más rápida de las emisiones de CO_2 para proteger sus derechos humanos. Las repetidas apelaciones del gobierno fracasaron, y el Tribunal Supremo del país en 2019 se puso del lado de los/las ciudadanos/as, en lo que se considera la primera vez que un gobierno fue declarado responsable de reducir las emisiones de gases de efecto invernadero.[11] El gobierno adoptó una serie de medidas para cumplir la sentencia, aunque sin alcanzar el objetivo inicial de reducción del 25% para 2020.

Derecho a un ambiente sano y a un clima estable

Más de 150 países recogen explícitamente en sus constituciones el derecho a un ambiente sano. En octubre de 2021, una resolución del Consejo de Derechos Humanos de la Organización de Naciones Unidas (ONU), reconoció el derecho humano a un ambiente limpio, saludable y sostenible, que posteriormente adoptó la Asamblea General de la ONU en 2022. La invocación de éste y otros derechos humanos fundamentales ha sido vital en la mayoría de los litigios sobre el clima, aunque no todos los casos prosperan. Varios de estos litigios, que se dirigían contra políticas gubernamentales de la UE que beneficiaban a compañías aéreas responsables del 4 % del calentamiento global fracasaron. También lo hizo un caso canadiense de 2022 presentado por un grupo juvenil ecologista que esgrimía argumentos similares a los que triunfaron en los casos de los Países Bajos y Montana descritos anteriormente, pero que fueron desestimados por no ser competencia del tribunal. La sentencia consideraba la alegación de de los y las jovenes de que los objetivos de emisiones de Canadá eran insuficientes para garantizar sus derechos humanos y el tribunal consideró que se trataba de una cuestión política y no jurídica.[12] Se produjeron desestimaciones similares en otros litigios promovidos por jóvenes. Incluso el emblemático caso de los Países Bajos sufrió un revés: Shell recurrió la sentencia de primera instancia y, en noviembre de 2024, el tribunal de apelación falló a favor de Shell. El tribunal reconoció la importancia de reducir las emisiones de combustibles fósiles para la salud planetaria y humana, pero dictaminó que no se puede responsabilizar a una sola empresa de unos objetivos de emisiones que son globales y afectan a toda la industria.[13]

Figura 1: Emisiones de combustibles fósiles

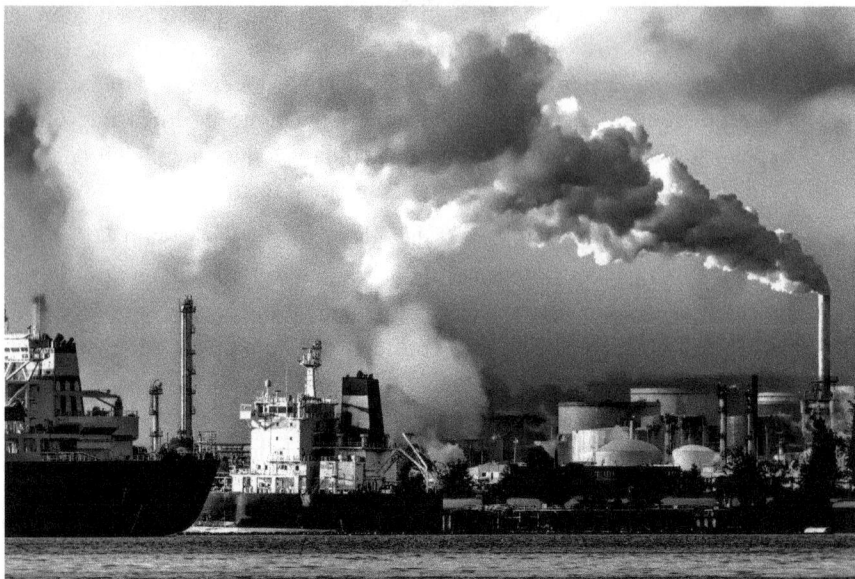

Chris LeBoutiller en Unsplash

Pero decenas de nuevos casos continúan ante los tribunales, muchos en Estados Unidos y la UE, y es razonable que así sea, dadas sus desproporcionadas contribuciones históricas a la crisis climática. Aunque al final el caso de los Países Bajos no se sostuvo en la instancia de apelación, la decisión judicial de primera instancia que fue revertida afirmó con claridad que las personas tienen el derecho humano a ser protegidas de las emisiones de combustibles fósiles y del cambio climático; y que los planes de Shell de realizar 800 nuevos proyectos de petróleo y gas eran contrarios a los objetivos del Acuerdo de París.[14] Amigos de la Tierra Países Bajos (Milieudefensie) cree que esta sentencia puede ofrecer una nueva oportunidad para un recurso judicial, importante, dada la reciente decisión de Shell de retirarse de las inversiones en energía verde y centrarse en sus participaciones en combustibles fósiles.[15] Por otra parte, un tribunal provincial de apelación de Canadá ha vuelto a admitir a trámite una demanda interpuesta por un grupo de jóvenes contra la reducción de los objetivos del gobierno en materia de cambio climático, reconociendo el "derecho a un clima estable". Aunque el resultado final aún está en manos de los tribunales, en la sentencia del tribunal de apelación dice:

> ...pone sobre aviso a los gobiernos de todo Canadá de que los objetivos y planes sobre el cambio climático no son meros "folletos brillantes". Cuando asumen compromisos legales para combatir el cambio climático, los gobiernos deben aplicar medidas que realmente "hagan algo contra el cambio climático" y defiendan los derechos constitucionales de los canadienses.[16]

Muchos de los casos más recientes se centran en las empresas por su contribución a las emisiones de gases de efecto invernadero (GEI), directamente a través de la producción y exploración de combustibles fósiles, e indirectamente a través de la producción agrícola y alimentaria y las prácticas de fabricación. Recientes casos en Noruega y el Reino Unido (ambos a principios de 2024) dictaminaron que los impactos del cambio climático deben tenerse en cuenta en todos los nuevos proyectos de combustibles fósiles.[17] Otros casos cuestionan directamente a las empresas por "lavado de imagen verde" (información falsa o engañosa sobre el cambio climático) o por no revelar los daños conocidos para la salud humana y ambiental de sus productos o su industria.[18]

Activistas de América Latina contra las extractivas

Aunque gran parte del mundo sigue bajo la amenaza socioambiental de las acciones depredadoras de las industrias mineras y de combustibles fósiles, los países latinoamericanos se han enfrentado a enormes retos a la hora de exigir responsabilidades legales a las empresas extractivas. La experiencia del exitoso caso de Panamá, que condujo a una moratoria a escala nacional, expresa tanto esperanza como cautela (Recuadro E2.1).

Recuadro E2.1: El pueblo frente a la minería de cobre a cielo abierto

A finales de 2023, un número récord de ciudadanos y ciudadanas de Panamá salió a las calles para protestar contra un contrato minero entre la canadiense First Quantum Minerals y el Gobierno de Panamá.[19] Durante años, First Quantum ha explotado su enorme mina de cobre a cielo abierto en un limbo legal en la ecológicamente sensible zona protegida de Donoso. Dicha concesión fue declarada inconstitucional en 2017. Cuando se anunció un nuevo contrato que ampliaría la vida útil de la mina durante 20 años, organizaciones como Panamá Vale Más Sin Minería – una coalición de organizaciones conservacionistas y ecologistas, junto con educadores/as, trabajadores/as, profesionales de la salud, grupos juveniles, comunidades indígenas y agricultores/as protestaron diariamente durante casi dos meses contra la forma en que se adjudicó el contrato y el daño ambiental y social generalizado causado por las operaciones mineras existentes.

Las protestas fueron reprimidas con excesiva fuerza policial. Cinco personas murieron, más de 1.500 fueron detenidas y se abrieron 175 causas penales contra individuos. A pesar de la violencia, consiguieron lo que muchos creían imposible: que el Tribunal Supremo volviera a declarar inconstitucional el contrato y que el gobierno declarara una moratoria en todo el país sobre nuevas explotaciones mineras.[20] Esta victoria histórica contra First Quantum Minerals, con sede en Toronto, fue el resultado de una larga pedagogía nacional sobre los impactos socioambientales de la mina, de protestas callejeras y de movilizaciones legales.

Continúa en la página siguiente

Recuadro E2.1 continuado

First Quantum heredó el contrato de la mina de otra empresa canadiense, Petaquilla Gold, en 2013. Petaquilla había firmado un contrato con el gobierno panameño en 1997, que la Corte Suprema del país declaró inconstitucional en 2017 después de que el Centro de Incidencia Ambiental de Panamá (CIAM) presentara una demanda en su contra. La demanda argumentaba que "la concesión se dio sin licitación pública, sin consulta a las comunidades y sin un verdadero estudio de impacto ambiental."[21] El CIAM, que también forma parte de Panamá Vale Más Sin Minería, se vio "motivado a presentar esta demanda por la importancia y urgencia de proteger de la minería metálica a ecosistemas claves y a las comunidades rurales aledañas a la mina." CIAM destaca que una de las fortalezas que ven para emprender este tipo de desafíos legales en Panamá es "que tanto la legislación como la jurisprudencia han establecido claramente la legitimidad activa de cualquier ciudadano para actuar en defensa de la Constitución y la Ley."

Sin embargo, existen muchas limitaciones a la hora de emprender este tipo de desafíos. Como explican las personas defensoras del CIAM, "las decisiones relacionadas con casos ambientales tardan mucho tiempo, entre dos y tres años, y en el peor de los casos, nueve o diez años. Además, los ciudadanos suelen estar en desventaja con respecto a las empresas que promueven estas actividades extractivas. Por lo general, se trata de grandes empresas con enormes presupuestos, que no escatiman en disponer de sus equipos jurídicos y técnicos, mientras que los ciudadanos y las comunidades sólo cuentan con el apoyo de pequeñas organizaciones como CIAM o de abogados independientes con pequeños despachos, que intentan rebatir con pocos recursos las sofisticadas defensas de las empresas en los tribunales."

La mina sigue cerrada y la empresa minera solicita permiso para exportar más de 120.000 toneladas de cobre que se encuentran almacenadas en la parte superior del yacimiento. Las encuestas sugieren que las personas de Panamá tienen dos opiniones sobre cualquier explotación minera futura en el yacimiento: están preocupadas por el impacto de su cierre en los ingresos del país (cuando está en funcionamiento, alrededor del 5% del PIB) y por los costes ambientales. [22]

Afrontar los contraataques legales

Los desafíos legales no son un privilegio exclusivo de la ciudadanía o de los grupos activistas de la salud y el ambiente. Uno de los principales desafíos que plantean las empresas a los esfuerzos de las personas por proteger su salud y su ambiente son las demandas de "solución de controversias entre inversores y Estados" (ISDS, por sus siglas en inglés). Los tratados bilaterales y regionales de inversión, inicialmente concebidos para promover la inversión extranjera con fines de desarrollo en los países de renta baja, facultan a los inversionistas extranjeros para impugnar las políticas o normativas gubernamentales que consideren que menoscaban el valor de su inversión. Los tratados internacionales de inversión y los casos de ISDS proliferaron en la década de 1990 y principios de la de 2000, dando lugar a demandas multimillonarias de inversores extranjeros, muchas de ellas relacionadas con medidas gubernamentales para proteger el ambiente, cumplir sus obligaciones en materia de derechos humanos o sus compromisos internacionales en materia de cambio climático. La ISDS es una forma de derecho internacional, pero las sentencias las dicta un tribunal secreto compuesto por abogados/as especializados/as en comercio internacional e inversiones. Las normas del ISDS han sido criticadas rotundamente por su falta de proceso democrático y por el lenguaje impreciso de los tratados de inversión, que deja la interpretación decisiva en manos de una mayoría de abogados/as del tribunal. Ecuador no ha sido el único país que se ha enfrentado a demandas ISDS que le han costado miles de millones al erario, que ya no puede destinar a fines de interés público. También cuenta con un largo historial de activistas que se han opuesto, hasta ahora con éxito (Recuadro E2.2).

Recuadro E2.2: Ecuador se pronuncia contra el ISDS

En 2012, el gobierno ecuatoriano puso fin a todos los tratados internacionales que incluían el arbitraje de solución de controversias inversor-Estado (ISDS). Al hacerlo, alegó que los exorbitantes casos de arbitraje estaban socavando su presupuesto nacional para educación y sanidad;[23] con Ecuador habiéndose enfrentado a 29 casos ISDS distintos. Desde entonces, los sucesivos gobiernos han intentado reinstaurar el mecanismo ISDS. Sin embargo, numerosos organismos y personas expertas de la ONU han recomendado que el ISDS no se incluya en los nuevos acuerdos comerciales y se elimine de los ya existentes. Advierten de que la mera amenaza de una demanda conduce a la paralización de la reglamentación, encadenando a los Estados en sus esfuerzos por combatir el cambio climático y cumplir con sus obligaciones internacionales en materia de derechos humanos.[24]

En abril de 2024, cuando se sometió a referendo nacional la cuestión de volver a un sistema de arbitraje internacional, el 65% de los/as ecuatorianos/as votó en contra. Los movimientos sociales de Ecuador organizaron con éxito una campaña ciudadana a escala nacional, a pesar de disponer de poco tiempo para organizarla y de recursos limitados para financiarla. En cuestión de tres semanas, recaudaron fondos y organizaron una campaña nacional de concientización en radio, televisión y, sobre todo, en las redes sociales, como WhatsApp, que contó con el apoyo y la adhesión de la Confederación Nacional de Nacionalidades Indígenas de Ecuador (CONAIE), la mayor organización de defensa de los derechos de los pueblos indígenas en Ecuador, sindicatos y otros sectores populares.[25]

Las redes sociales fueron fundamentales para dar a conocer el referéndum y el funcionamiento del arbitraje internacional, lo que se tradujo en un fuerte apoyo a la campaña. En palabras de Acción Ecológica, uno de los principales organizadores de la

Continúa en la página siguiente

Figura 2: Bloqueo de una carretera organizado por personas defensoras de la tierra indígenas kitchwa y sus aliados, en protesta por el desarrollo no deseado y las violaciones de los derechos humanos por parte del gobierno ecuatoriano

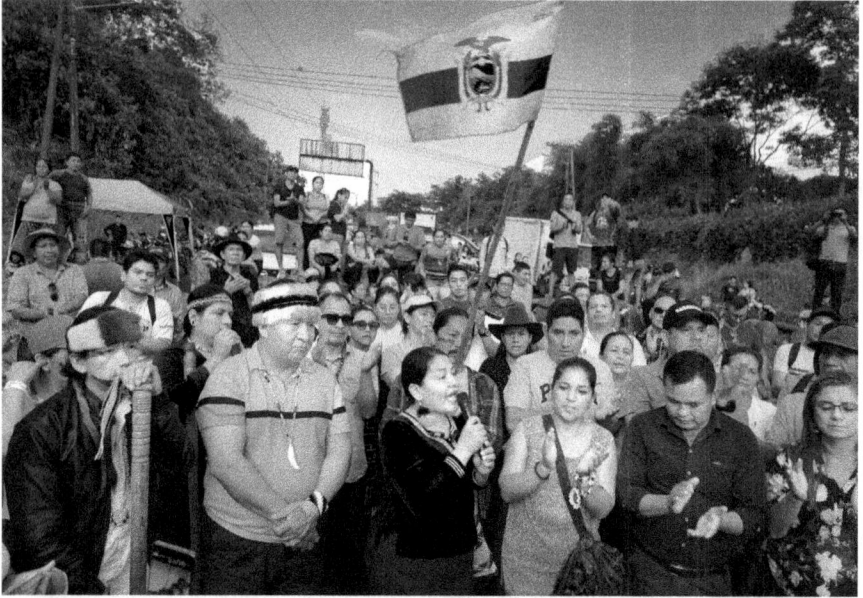

Ricochet Media, foto de Ian Willms

Recuadro E2.2 continuado

campaña, "para los movimientos sociales ecuatorianos era imperativo explicar a sus conciudadanos cómo las demandas ISDS amenazan las finanzas del Estado, sustrayendo potencialmente fondos de presupuestos críticos como la salud y la educación". El mecanismo ISDS es muy utilizado por las empresas mineras en el marco de otros acuerdos de este tipo para presentar demandas millonarias o multimillonarias contra los países anfitriones en tribunales supranacionales privados si se les deniegan, por ejemplo, los permisos de explotación minera. Como añade Acción Ecológica, "casos como los de Chevron (antes Texaco), Occidental, Burlington, Perenco; o Canadian Copper Mesa, han impuesto pagos de miles de millones de dólares a Ecuador que superan lo que Ecuador tenía previsto gastar en educación y salud y otros servicios públicos. Mientras los territorios y comunidades afectados por estas empresas quedan con secuelas de destrucción de la naturaleza y profundos daños en su tejido social."

Al mismo tiempo, las comunidades afectadas por la minería y las organizaciones ambientales y de derechos humanos de Ecuador están pidiendo urgentemente que se detengan las negociaciones del Tratado de Libre Comercio entre Canadá y Ecuador que pueden incluir disposiciones ISDS a pesar de la prohibición y el aumento de la

Continúa en la página siguiente

Recuadro E2.2 continuado

minería canadiense. Un acuerdo de libre comercio, en particular uno que incluya una cláusula ISDS, limitará gravemente la capacidad de Ecuador para defender la democracia, respetar la autodeterminación de las comunidades indígenas que dicen "no" a la minería y proteger la salud y el ambiente de todos todas las personas que viven en Ecuador. La CONAIE señaló en un comunicado que este tratado parece incluir "cláusulas de arbitraje internacional que podrían restringir la soberanía y autonomía regulatoria del Estado ecuatoriano, poniendo en riesgo los derechos humanos, ambientales y colectivos de los Pueblos Indígenas."[26]

Desde entonces, los dos países han alcanzado una propuesta de acuerdo, que incluye una polémica cláusula ISDS. Las organizaciones de la sociedad civil de ambos países condenan esta inclusión y piden a los./las legisladores/as que voten en contra.

No todos los esfuerzos por contrarrestar la ISDS empresarial o las políticas gubernamentales que permiten prácticas destructivas para el ambiente tienen éxito. Los recientes acontecimientos en El Salvador ilustran que los gobiernos aún pueden utilizar los tribunales para socavar la oposición, en este caso a la renovación de la explotación minera (Recuadro E2.3).

Recuadro E2.3: El Salvador invoca la historia para silenciar a sus críticos ambientales

En El Salvador se están utilizando los tribunales para inculpar a las personas defensoras del ambiente. El 11 de enero de 2023, cinco defensores del agua, conocidos como los 5 de Santa Marta, fueron detenidos arbitrariamente bajo cargos falsos.[27] Desempeñaron un papel clave en la histórica prohibición de la minería metálica en El Salvador en 2017. Esta prohibición fue la culminación de más de una década de lucha del pueblo salvadoreño para proteger su país y su agua de los ataques de las empresas mineras internacionales.

Los Defensores del Agua también formaron parte de la resistencia popular durante la guerra civil de 1980-1992 en El Salvador. Posteriormente, el Frente Farabundo Martí de Liberación Nacional (FMLN) se convirtió en partido político y ganó varias veces las elecciones presidenciales, legislativas y a la alcaldía antes de sufrir la derrota electoral en 2021 del nuevo gobierno del presidente Nayib Bukele. Sin pruebas creíbles, los 5 de Santa Marta fueron acusados de asesinato, privación ilegítima de libertad y asociación ilícita, presuntos delitos ocurridos 33 años antes en el contexto de la guerra civil.

El 18 de octubre de 2024, casi dos años después de su detención, y gracias a la presión nacional e internacional, un tribunal salvadoreño dictaminó que eran inocentes de los falsos cargos que se les imputaban.[28] Sin embargo, un mes después la Fiscalía

Continúa en la página siguiente

Recuadro E2.3 continuado

General apeló esta decisión negando una vez más la libertad definitiva de los cinco defensores del agua. Los ojos del mundo siguen puestos en El Salvador y en este nuevo juicio politizado e injustificado, fijado para febrero de 2025.[29]

En un momento en que el actual gobierno de Nayib Bukele declaró su intención de reiniciar la explotación minera (lo que hizo a finales de diciembre de 2024), las organizaciones ecologistas de El Salvador sostienen que sus detenciones tienen motivaciones políticas y son una táctica para desmovilizar la importante resistencia comunitaria a la minería. Desde sus detenciones en enero de 2023, organizaciones e individuos han liderado una campaña nacional e internacional que abarca 31 países exigiendo que se retiren los cargos y denunciando las motivaciones políticas detrás de su detención, dada la falta de pruebas presentadas por la Fiscalía General salvadoreña. Como dijo Ever Hernández, de la Asociación para el Desarrollo Económico y Social (ADES), en una reciente gira de conferencias por Canadá para buscar la solidaridad de organizaciones canadienses y así garantizar que el juicio que se celebró en octubre fuera justo, "el juicio contra los defensores del agua debería interesar a cualquiera que defienda la naturaleza frente a las amenazas de las empresas. Este es un juicio contra todos en el mundo, porque es un juicio contra la protección del medio ambiente".

Otro "enfriamiento" al que se enfrentan los defensores del ambiente es el uso de acciones judiciales SLAPP (Demanda Estratégica contra la Participación Pública) por parte de personas que pueden haber sido nombradas públicamente en declaraciones de defensa (Recuadro E2.4).

Recuadro E2.4: La justicia ambiental es objeto de un "SLAPP" en Grecia

A lo largo de los últimos veinte años, y en parte como consecuencia de las medidas de austeridad impuestas por el Fondo Monetario Internacional (FMI) en 2010, el ambiente ha sido objeto de explotación por parte de las grandes empresas y su protección descuidada por los gobiernos. Por un lado, Grecia, como muchos otros países, está experimentando un aumento de la extracción de metales preciosos y de combustibles fósiles. A la vez forma parte de una transición "verde" mundial con tecnologías de energías renovables (como paneles solares y turbinas eólicas) que a menudo se construyen en bosques, parques nacionales y zonas hábitat de una amplia biodiversidad, lejos de los centros regionales y urbanos que consumen la energía, con poca o ninguna toma de decisiones democrática. Los movimientos ecologistas recurrieron a los tribunales para anular las decisiones gubernamentales que permitían el establecimiento de empresas perjudiciales para el ambiente en su región.

Continúa en la página siguiente

Recuadro E2.4 continuado

Un caso ejemplar que desencadenó uno de los mayores movimientos ecologistas de Grecia se produjo en 2012 en el norte de Calcídica, donde Hellas Gold, filial de la multinacional Eldorado Gold, comenzó a perseguir la apertura de minas de oro a cielo abierto tras haber destruido ya más de 500 acres de bosque milenario en el monte de Kakavos.[30] El movimiento, que cuenta con miles de personas de los pueblos de los alrededores de la zona afectada y de toda Grecia, organizó diversas acciones, como manifestaciones en el pueblo y actos informativos. También recurrió en numerosas ocasiones al Tribunal Supremo del país, contra la decisión de aprobación del gobierno, con multitud de argumentos sobre las repercusiones ambientales y sociales de la explotación minera. Los y las activistas del movimiento intentaron utilizar el Tribunal como un medio adicional, pero vital para detener la destrucción en curso del bosque y las diferentes actividades productivas de la zona. Recurrir a los tribunales para tales fines era un método de defensa propuesto, porque durante años el gobierno reprimió violentamente el movimiento con opresión policial durante las concentraciones y otros actos que a menudo eran ignorados por los principales medios de comunicación. Se esperaba que apelando a los tribunales también se rompería el silencio absoluto sobre la cuestión. Lamentablemente, el Tribunal Supremo de Grecia dictaminó que el interés económico superior del Estado y la creación de puestos de trabajo eran más importantes que los daños irreversibles sufridos por el ambiente.

Uno de los pocos casos en los que una empresa fue procesada a través de sus representantes fue el de Hellas Gold, cuando un tribunal penal condenó en octubre de 2020 a dos ejecutivos por presunta contaminación de fuentes de agua en Calcídica del Norte. La sentencia, que suspendía la ejecución de la pena impuesta a los ejecutivos, se basaba en denuncias ciudadanas, un informe emitido por el municipio local y una serie de hallazgos de la inspección minera sobre reiteradas violaciones de la legislación ambiental por parte de la empresa. Ese mismo día se publicó un artículo en el medio de comunicación cooperativo Alterthess en el que se informaba de la condena judicial. En octubre de 2021, uno de los ejecutivos presentó una demanda contra el periodista ambiental que había escrito el artículo y contra Alterthess, que lo había publicado. La demanda exigía una indemnización de 100.000 euros por difamación y violación ilegal de datos privados, ya que su nombre completo y su cargo se habían hecho públicos en el informe sobre su condena. La demanda, basada en parte en el Reglamento General de Protección de Datos (RGPD) de la UE, ha sido calificada por muchas organizaciones internacionales de periodistas de SLAPP (Demanda Estratégica contra la Participación Pública).[31] Grecia aún no dispone de un marco jurídico que proteja a los y las periodistas y a las organizaciones de la sociedad civil de estas prácticas abusivas SLAPP, que tienen por objeto silenciar e intimidar socialmente a las personas críticas.. En mayo de 2022, el Tribunal Supremo se pronunció sobre el caso SLAPP, aceptando parcialmente la demanda civil y ordenando el pago de 3.000 euros por daños y perjuicios al demandante.

Continúa en la página siguiente

Recuadro E2.4 continuado

Como declaró el Instituto Internacional de Prensa, con sede en Europa (miembro del Centro Europeo para la Libertad de Prensa y de los Medios de Comunicación), "si se confirma, esta decisión podría desencadenar una oleada de demandas similares basadas en el RGPD para suprimir información periodística de interés público y mantener cierta información en secreto. Por lo tanto, esta decisión corre el riesgo de animar a otras personas o empresas poderosas a utilizar las regulaciones del RGPD para tratar de mantener ciertos nombres o información fuera del alcance de la esfera pública. Creemos, por tanto, que esta decisión es una amenaza para la libertad de prensa en Grecia, que ya está sometida a una presión considerable". [32]

La apelación del caso SLAPP se llevó a cabo el 19 de septiembre de 2024, y aún está pendiente de resolución.

Litigio estratégico sobre el clima

Nicole Loser, abogada que trabajó durante ocho años en el Centro Sudafricano de Derechos ambientales (CER), define el "litigio climático estratégico" como casos "que pretenden impulsar la acción climática y que cambian el panorama general".[33] A veces los casos intentan obligar a los gobiernos a comprometerse con determinados objetivos de emisión de gases de efecto invernadero, o confirmar el impacto del cambio climático en los derechos humanos, o impugnar nuevos proyectos perjudiciales para el ambiente. El litigio estratégico también puede utilizarse simplemente para generar atención mediática y política sobre la cuestión climática.

Estos casos casi siempre forman parte de campañas más amplias iniciadas por activistas, comunidades y ONG. La salud puede (o no) ser un elemento central de los argumentos jurídicos. El cambio climático puede (o no) ser el tema del caso. La preocupación por la minería y los riesgos para la vida (no siempre humana) puede ser la chispa que inicie un desafío legal. Cada vez más, los derechos humanos consagrados en el derecho internacional y las constituciones nacionales constituyen el grueso de la argumentación, como ilustran muchos de los ejemplos de este capítulo. En 2019, los grupos de justicia social y ambiental groundWork y Vukani Environmental Movement (VEM) llevaron al Gobierno sudafricano ante los tribunales por no promulgar normas que garantizaran un aire limpio en una región dominada por las industrias que funcionan con carbón. Con la representación legal del CER, los grupos ganaron su caso en 2022, argumentando con éxito que la mala calidad del aire en ciertas zonas marcadas por el gobierno debido a los altos niveles de contaminación atmosférica viola la Sección 24 de la Constitución sudafricana. Esta sección garantiza el derecho a un medio ambiente no perjudicial para la salud y el bienestar. Además, la sentencia sostenía que el gobierno tiene la obligación de promulgar normas para aplicar planes de mejora y gestión de la calidad del aire. Sin embargo, el gobierno recurrió la decisión y, mientras tanto, ha concedido a la industria exenciones a las normas de emisión (Recuadro E2.5).[34]

Recuadro E2.5: El caso 'Deadly Air'

En 2022, el Ministro de Asuntos ambientales de Sudáfrica interpuso un recurso contra la sentencia de 2022 ante el Tribunal Supremo de Apelación. El Ministro recurrió únicamente la parte de la sentencia relativa a la interpretación del artículo 20 de la Ley de Calidad del Aire y dejó la declaración constitucional sin impugnar ni discutir. El Ministro alegó que el Tribunal de primera instancia se equivocó en su interpretación del artículo 20 de la Ley sobre la Calidad del Aire y que la disposición simplemente confiere al Ministro la facultad discrecional de promulgar los reglamentos pertinentes, y no una obligación legal. El Ministro impugnó así un punto técnico, pero significativo de la sentencia de 2022. La Ley de Calidad del Aire establece que el Ministro *"podrá"* dictar la normativa solicitada, pero el Tribunal de primera instancia sostuvo que, en el contexto, el *"podrá"* significa efectivamente *"deberá"*.

Este punto crucial fue argumentado ante los jueces del Tribunal de Apelación, sosteniendo groundWork y VEM que existe tanto una obligación legal como factores contextuales imperiosos que hacen obligatoria la publicación de esta normativa dadas las circunstancias. Los reglamentos son esenciales para aplicar y hacer cumplir el plan de gestión de la calidad del aire de la zona prioritaria de Highveld. Sin ellas, el plan ha resultado ineficaz durante años para hacer frente a la calidad tóxica del aire. El equipo jurídico expuso estos hechos en los documentos judiciales y durante los alegatos orales ante los tribunales. Las repercusiones sobre la salud de la mala calidad del aire desempeñaron un papel crucial tanto en los argumentos jurídicos como en la campaña lanzada para concientizar sobre la calidad del aire y la salud. Entre las consecuencias para la salud de esta contaminación constante figuran el cáncer de pulmón, la cardiopatía isquémica, la enfermedad pulmonar obstructiva crónica, los accidentes cerebrovasculares, las infecciones respiratorias de vías bajas y el asma.

Tanto en el tribunal de primera instancia como en el de apelación, la narración de historias fue un aspecto importante del caso. Era crucial poner de relieve ante los tribunales cómo afectaba exactamente la mala calidad del aire a las personas de a pie que residen en comunidades cercanas a centrales eléctricas de carbón, minas y otras actividades industriales que emiten contaminantes nocivos. Este impacto se ve agravado por la falta de servicios de salud adaptados a las necesidades de las personas afectadas por la mala calidad del aire. Era importante reflejar la voz de las personas de la comunidad en los documentos judiciales adjuntando testimonios individuales.

El recurso del Ministro fue resuelto por el Tribunal Supremo de Apelación el 28 de agosto de 2024.* Aunque el recurso se basaba en un punto técnico-jurídico muy limitado, como se ha descrito anteriormente, el 26 de agosto de 2024, el Gobierno finalizó y publicó la normativa necesaria para aplicar los planes de mejora de la

Continúa en la página siguiente

---

* Cabe anotar que, al momento de redactar este informe, aún no se había dictado sentencia frente a este recurso

Recuadro E2.4 continuado

calidad del aire en las zonas prioritarias. La normativa incluye medidas de gestión de la calidad del aire como objetivos de reducción de emisiones y requisitos de información para las personas responsables de la contaminación. Sin embargo, el gobierno sigue eximiendo a Eskom, gran contaminante de las centrales de carbón y productor de electricidad del país, del cumplimiento de las normas legales sobre contaminación atmosférica. La siguiente fase de la campaña consiste en conseguir que la declaración constitucional del caso *Deadly Air* sea real para las pesonas residentes de las zonas prioritarias y pueda aplicarse en la práctica. Esto incluye garantizar que se cumplan las normas recién promulgadas y que no se permitan más excepciones de las leyes sobre calidad del aire.

El litigio estratégico también puede ser de escala mundial, como en el caso de la Asamblea General de la ONU, a instancias de Vanuatu, nación del Pacífico Sur amenazada por el clima, que acordó en abril de 2023 solicitar a la Corte Internacional de Justicia (CIJ) una opinión consultiva sobre las obligaciones de los Estados en materia de cambio climático.[35] Las ONG activistas y los gobiernos, especialmente los de los países del Sur Global, que son los que menos contribuyen al cambio climático y los que se enfrentan a los peores efectos, pidieron a la CIJ que aclarara las obligaciones jurídicas de todos los países para proteger el sistema climático de las emisiones de gases de efecto invernadero, así como las consecuencias jurídicas cuando estas emisiones causan daños significativos. Las audiencias públicas concluyeron en diciembre de 2024, durante las cuales 96 países y 12 organizaciones internacionales (incluida la Organización Mundial de la Salud) presentaron alegaciones orales y escritas a el tribunal. Los argumentos relacionados con la salud y los derechos humanos ocuparon un lugar destacado, así como la preocupación no sólo por la necesidad de acelerar los esfuerzos de mitigación, sino también por una financiación mundial equitativa de las medidas de adaptación, ambas muy por debajo de lo necesario. Los países de la Unión Africana, en particular, pidieron a la CIJ "que reconozca un deber jurídico de derecho internacional para que los Estados reduzcan sus emisiones de GEI y paguen reparaciones, incluso en forma de alivio o cancelación de la deuda".[36] Los argumentos de la mayoría de los países del Sur Global a favor de la financiación de la mitigación y la adaptación por parte de los países con emisiones elevadas encontraron la oposición de la mayoría de los países del Norte Global y de algunos Estados petroleros.

La eventual opinión consultiva de la CIJ, prevista para 2025, no es jurídicamente vinculante, pero es probable que se utilice normativamente en las negociaciones en curso sobre financiación climática para los países del Sur Global, especialmente en los casos en los que el derecho consuetudinario internacional implica obligaciones de restitución y reparación por parte de los países con elevadas emisiones de GEI, tanto pasadas (por ejemplo, EE.UU.) como presentes (por ejemplo, China). También se han solicitado opiniones consultivas a otros tribunales internacionales sobre el cambio climático y la vida marina (por ejemplo, el Tribunal Internacional del Derecho del Mar dictaminó que los países tienen la obligación legal de reducir las emisiones de GEI y mitigar y financiar desproporcionadamente los esfuerzos de los pequeños Estados insulares por mantener la salud de sus océanos); y el alcance de las obligaciones estatales en respuesta a la emergencia climática en el marco de la legislación internacional sobre derechos humanos (por ejemplo, la Corte Interamericana de Derechos Humanos, decisión aún pendiente).[37]

Más allá de los tribunales

Incluso cuando las personas y las ONG ganan en los tribunales, sigue existiendo el problema de cómo aplicar las sentencias judiciales. También está la cuestión del tiempo y los costes que conlleva recurrir a los tribunales para intervenir en decisiones políticas y normativas que, como los propios tribunales han dictaminado en ocasiones, son intrínsecamente políticas y no fundamentalmente jurídicas. Esto no exime a los sistemas jurídicos de los países, o a la ley, de entablar demandas que cuestionen las políticas y prácticas perjudiciales para la salud y el clima de gobiernos, industrias e incluso particulares. Pero son argumentos de que "llevar a los tribunales a las empresas extractivas" (incluso cuando la representación legal se ofrece *gratuitamente*) es sólo una importante estrategia activista y siempre se lleva a cabo en concierto con otras acciones de defensa y de la sociedad civil.

Una de estas acciones es el uso de tribunales populares, iniciativas de la sociedad civil que ofrecen foros cuasi judiciales en los que ciudadanos/as, grupos y personas expertas examinan denuncias de violaciones del derecho internacional. Los derechos humanos y el ambiente son a menudo los temas centrales de estos tribunales que, a diferencia de los tribunales de inversión jurídicamente vinculantes y secretos utilizados por las empresas transnacionales para demandar a los gobiernos, son plena e intencionadamente abiertos. Un tribunal reciente, centrado en las implicaciones en la salud de dos grandes empresas transnacionales de combustibles fósiles, tuvo lugar en Sudáfrica (Recuadro E2.6).

Recuadro E2.6: Tribunal Popular por la Salud de los Pueblos: Los pueblos africanos contra Shell y Total

El Tribunal Popular pour la Salud de los Pueblos contra Shell y Total se centró en la resistencia africana contra la violencia extractivista y sus repercusiones en la salud. El Tribunal se celebró en mayo de 2023 en forma de simulacro de demanda colectiva contra los gigantes petroleros multinacionales Shell y Total, con 5 testimonios contra

Continúa en la página siguiente

Recuadro E2.6 continuado

cada empresa, y un jurado y un juez para emitir un veredicto a través de la lente de la justicia reparadora radical. En particular, el Tribunal puso de relieve las repercusiones en la salud de estas industrias, centrándose en la profunda relación entre la salud de la tierra y los cuerpos de las personas que viven en ella. El juicio se transmitió en varios países, se tradujo a seis idiomas y dio lugar a un veredicto en el que se esbozaba una visión reparadora de la sanación de las comunidades afectadas.

Fue organizada por el People's Health Hearing Collective, un grupo mundial que surgió en los prolegómenos de la COP26 de Glasgow para poner de relieve las causas profundas de la crisis climática y la injusticia en la salud: el colonialismo y el capitalismo racial. El objetivo del grupo es dar testimonio de los impactos en la salud pública y colectiva de las industrias extractivas y de la crisis climática, conectar las luchas de la gente, desmantelar las jerarquías de conocimiento y establecer una visión global para una justicia climática interseccional y transformadora que honre la simbiosis entre tierra, cuerpo y comunidad. Se centra en organizar la rendición de cuentas y la justicia reparadora por los daños a la salud causados por la industria extractiva. El trabajo del Colectivo se centra en una comprensión política y ecológica de la salud en su sentido más amplio, y considera la justicia en salud como la curación de todos los pueblos oprimidos, la preservación de ecosistemas y territorios sanos, y la garantía del cuidado colectivo de la comunidad.

El Tribunal Popular contra Shell y Total surgió del fracaso de los sistemas legales y de justicia existentes para hacer que las corporaciones coloniales rindieran cuentas por su violencia. Escrito por Gustavo Rojas-Páez:

> Desde la época colonial, los tribunales de todo el mundo rara vez han cuestionado las prácticas violentas de las industrias extractivas. De hecho, han tenido dificultades para comprender los reclamos planteados por los pueblos indígenas y sus cosmovisiones, que a menudo implican prácticas diferentes sobre la relación entre la humanidad y la naturaleza.[38]

Muchas comunidades han luchado durante décadas para que se reconozcan sus reclamos ante los tribunales, para que se los rechacen o se les ofrezcan escasas indemnizaciones mientras sus tierras siguen envenenadas.

Los Tribunales Populares provienen de una larga historia de resistencia, utilizando el testimonio y la escucha profunda para centrarse en las personas afectadas por la injusticia. Para nuestra metodología nos inspiramos en el *Tribunal Popular Internacional de Salud* contra Gold Corp, celebrado por comunidades afectadas por la minería en Guatemala. En un Tribunal Popular, la legitimidad se subvierte y las personas ancianas y activistas de la comunidad actúan como jueces. Cuando las personas prestan testimonio, son libres de expresarse y narrar en sus propios términos la relación entre su comunidad, su tierra, su salud y su espiritualidad. El daño causado por estas industrias

Continúa en la página siguiente

Recuadro E2.6 continuado

violentas puede exponerse sin restricciones, sin estar limitado por las estrechas interpretaciones de los sistemas jurídicos establecidos.

Los y las declarantes de las zonas afectadas por Total hablaron de cómo el desplazamiento de sus tierras, sin apenas compensación, ha dañado tanto su salud como sus medios de vida y sus comunidades. Describieron cómo Total llegó con promesas de mejorar el nivel de vida, pero, en lugar de eso, las personas afectadas por el proyecto están ahora "sin tierra y son las más pobres del país". La defensora de los derechos humanos de Sudáfrica, Nonhle Mbuthuma, describió cómo las perforaciones marinas previstas por Shell amenazan no sólo el sustento pesquero de su pueblo, sino su bienestar espiritual y su profunda relación con el agua. La redistribución de recursos a las comunidades en primera línea de la extracción fue un componente esencial de la metodología del tribunal, que apoyó la salud, el bienestar y la capacidad de las comunidades en primera línea mediante el apoyo a la seguridad, la traducción, los controles de atención y el duelo.

Proponemos que el asesinato sistemático, directo y social a gran escala, ya sea a través de la violencia militar y paramilitar (como se comparte en los testimonios de Mozambique), los impactos nocivos para la salud de las prácticas extractivistas (como la contaminación de las fuentes de agua destacada en los testimonios de Ogoniland, Delta del Níger) o, de hecho, los impactos aguas abajo de la crisis climática (como las inundaciones, de nuevo descritas en el Delta del Níger) constituyen un genocidio efectivo, además de ecocidio - Veredicto del Tribunal Popular por la Salud de los Pueblos contra Shell y Total[39]

Como intervención estratégica, el Tribunal Popular contra Shell y Total permitió a las comunidades construir poder alzando la voz contra estas empresas y promover la concientización entre las personas afectadas por ellas. La traducción generalizada, la proliferación de testimonios y los recursos para reuniones permitieron el intercambio entre comunidades. El Tribunal permitió a los y las jóvenes de Sudáfrica, donde Shell está intentando iniciar el proceso extractivo, ser testigos de la violencia producida tras décadas de extracción por parte de Shell en el delta del Níger. El Tribunal denunció el sistema más amplio del capitalismo racial que genera esta violencia, al considerar que no se trata de luchas separadas, sino de síntomas del mismo sistema.

Al centrarse en las demandas de las propias comunidades, los Tribunales Populares crean un espacio para imaginar y exigir un restablecimiento y reparación reales. Las demandas de las comunidades incluían la limpieza tras la salida de las industrias extractivas y el restablecimiento de los derechos sobre la tierra, haciendo hincapié también en la autodeterminación y el acceso a la atención en salud. Libres de la mirada hostil de un sistema judicial a menudo amañado en su contra, las comunidades pudieron reimaginar radicalmente una reparación del pueblo y la tierra.

Continúa en la página siguiente

Recuadro E2.6 continuado

El elemento internacionalista del Tribunal puso en contacto a estas comunidades con organizadores de países como el Reino Unido y Francia, donde tienen su sede Shell y Total. Los y las activistas llevaron a cabo acciones directas en las Juntas Generales Anuales de las empresas y en la Cumbre de Energías Africanas en solidaridad con las personas más afectadas. Seguimos haciendo campaña en apoyo de las demandas comunitarias de reparación, incluso complementando las causas judiciales que se han llevado con éxito al Reino Unido.

El Colectivo aspira a continuar su trabajo, sacando adelante las demandas del veredicto a nivel local e internacional, ampliando sus metodologías de testimonio y escucha profunda enraizadas en la justicia en salud, permitiendo a más comunidades contar sus historias en sus propios términos.

Puede obtener más información sobre el colectivo People's Health Hearing y el Tribunal Popular por la Salud de los Pueblos contra Shell y Total aquí: https://peopleshealthhearing.org/.

Conclusión

Las sentencias judiciales no traerán por sí solas el buen vivir o las economías del bienestar que podrían transformar y sustituir la toxicidad del capitalismo depredador en el que nos encontramos. Y los y las activistas desconfían de utilizar la ley de forma que despolitice lo que es una cuestión política de poder e influencia. Pero es probable que se siga recurriendo a los tribunales para impulsar las reformas en salud y ambientales necesarias, así como las transformaciones económicas, sobre todo a medida que los efectos del cambio climático sigan afectando de forma desproporcionada a las comunidades indígenas, junto con el alcance de sus desafíos judiciales.

> Ya sea interrumpiendo físicamente la construcción, impugnando legalmente los proyectos o provocando retrasos en los procedimientos, las personas defensoras de las tierras y las naciones indígenas utilizan un enfoque de varios niveles para resistirse a los proyectos de combustibles fósiles. Estas tácticas demuestran que los derechos y responsabilidades indígenas son mucho más que un recurso retórico: son estructuras tangibles que afectan la viabilidad de la expansión de los combustibles fósiles.[40]

Lista de referencias

1 Verein KlimaSeniorinnen Schweiz and Others v. Switzerland: the European Court of Human Rights' Answer to Climate Change [2024] ECHR 304, 53600/20. Disponible en: https://bit.ly/4ie7T04

2 Rumble, Climate litigation in Africa: Where to from here? African Climate Wire, 24 Abril, 2024. Disponible en: https://bit.ly/3RzEqCz

3 Joselow, Court orders Shell to slash emissions in historic ruling, Scientific America, 27 Majo, 2021. Disponible en: https://bit.ly/3XNu8T1

4 MacLean, Montana youth win unprecedented climate case: What does this ruling mean for Canada? The Conversation, 18 Agosto, 2023. Disponible en: https://bit.ly/4iYfZuU

5 Krase, Shell didn't consult communities properly about mining the Wild Coast – but how much legal protection do South Africans have? The Conversation, 26 Junio, 2024. Disponible en: https://bit.ly/3XM9D9s

6 Herrera Carrion et al. v Ministry of the Environment et al. ("Caso Mecheros") [2021] Juicio No. 21201202000170 (Appeal) Climate Rights and Remedies (online database). Disponible en: https://bit.ly/42w1iJr

7 Miller, Judge sides with youth in Montana climate change trial, finds two laws unconstitutional, Daily Montanan, 14 Agosto, 2023. Disponible en: https://bit.ly/3RBFHJn

8 Noor, Why 2024 will be a crucial year for climate litigation, The Guardian, 22 Enero, 2024. Disponible en: https://bit.ly/42o2f5y

9 Mathur v Ontario [2024] ONCA 762 (Appeal) CanLII (online database). Disponible en: https://bit.ly/3GaIqa8

10 United Nations Environment Programme, Global Climate Litigation Report: 2023 Status Report, 2023. Disponible en: https://bit.ly/4i03ZaH

11 Urgenda Foundation v State of the Netherlands [2019] ECLI:NL:HR:2019:2006. Disponible en: https://bit.ly/4cl0E4P

12 United Nations Environment Programme, Global Climate Litigation Report: 2023 Status Report, 2023. Disponible en: https:bit.ly/4i03ZaH

13 Kaminski, Shell defeats landmark climate ruling ordering cut in carbon emissions, The Guardian, 12 Noviembre, 2024. Disponible en: https://bit.ly/43HwxlZ

14 Milieu Defensie, Climate case shell: 5 takeaways from the appeal judgement that inspire hope for the future, 15 Noviembre, 2024. Disponible en: https://bit.ly/43G39g3

15 Follow This, Shell's investments in renewable energy have dropped to 8%, 31 Octubre, 2024. Disponible en: https://bit.ly/4cuTdbC

16 Wood, Recent Ontario appeal court ruling on youth-led climate case could be a constitutional game-changer, The Conversation, 10 Noviembre, 2024. Disponible en: https://bit.ly/41ZkmQd

17 Kaminski, Shell defeats landmark climate ruling ordering cut in carbon emissions, The Guardian, 12 Noviembre, 2024. Disponible en: https://bit.ly/43HwxlZ

18 Setzer & Higham, Global trends in climate litigation: 2023 Snapshot (report), Grantham Research Institute on Climate Change and the Environment and Centre for Climate Change Economics and Policy, 2023. Disponible en: https://bit.ly/4jhuLwj

19 Croft, People's power and pushback: First quantum's stock price plummets amidst massive protests in Panama, Mining Watch Canada (blog) 1 Noviembre, 2023. Disponible en: https://bit.ly/42kpyNs

20 Mining Watch Canada, Report reveals serious human rights violations as First Quantum enters annual shareholder meeting, Mining Watch Canada (blog) 9 Mayo, 2024. Disponible en: https://bit.ly/43D1VCd

21 Centro de Incidencia Ambiental – Panama, Le Corte Suprema de Justicia nos da la razon, el contrato ley de minera cerro (n.d.). Disponible en: https://bit.ly/4jilXGx

22 Jamasmie, Panamanians divided over reopening Frist Quantum's copper mine, Mining.com, 5 Diciembre, 2024. Disponible en: https://bit.ly/43C33G8

23 IISD, Ecuador referendum rules outs ISDS return, underlining public support for a sustainable path, International Institute for Sustainable Development, 22 Abril, 2024. Disponible en: https://bit.ly/41YBmGm

24 Special Rapporteur on human rights and the environment, Paying polluters: the catastrophic consequences of investor-State dispute settlement for climate and environment action and human rights, United Nations Human Rights Office of the High Commissioner, 13 Julio, 2023. Disponible en: https://bit.ly/3YhOofI

25 Ghiotto, Ecuador holds the line on ISDS, TNI Institute (blog) April 22, 2024. Disponible en: https://bit.ly/3EbJSbV

26 Confederacion de Nacionalidades Indigenas del Ecuador, Los pueblos indigenas rechazan la inversion minera que noboa Busco en Canada, CONAIE Communications, 7 Marzo, 2024. Disponible en: https://bit.ly/3FRh1u2

27 Artiga-Purcell et al, State of deception – Fact finding report on the detained El Salvador water defenders, mining, and the state of human rights under the Bukele administration, Institute for Policy Studies, 11 Enero, 2024. Disponible en: https://bit.ly/43GmLk8

28 International Allies Against Mining in El Salvador, International allies applaud the dropping of the false charges against the five Salvadoran water defenders, 18 Octubre 18, 2024. Disponible en: https://bit.ly/42jxQW2

29 International Allies Against Mining in El Salvador, International allies against mining in El Salvador condemns decision to retry ADES Santa Marta five water defenders and Bukele's attempts to overturn the mining ban (n.d.). Disponible en: https://bit.ly/3RHXkqV

30 Halkidiki People's Committees against Gold Mining, The Destruction of Halkidiki has begun! (n.d.) Disponible en: https://bit.ly/42kfbcq

31 European Centre for Press and Media Freedom, Mining executive targets independent media outlet with SLAPP lawsuit, Mapping Media Freedom, 2 Noviembre, 2021. Disponible en: https://bit.ly/3G9Cle7

32 IPI Newsroom, Greece: MFRR to fund legal appeal for lawsuit against Alterthess, International Press Institute, 19 Abril, 2023. Disponible en: https://bit.ly/4iZZIWi

33 Rumble, Climate litigation in Africa: Where to from here? African Climate Wire, 24 Abril, 2024. Disponible en: https://bit.ly/3RzEqCz

34 CER, Deadly air case in Supreme Court of Appeals, Centre for Environmental Rights, 28 Agosto, 2024. Disponible en: https://bit.ly/4cqJ1AY

35 United Nations General Assembly, Request for an advisory opinion of the International Court of Justice on the obligations of States ion respect of climate change, A/RES/77/276, 64th plenary meeting, 29 Marzo, 2023. Disponible en: https://bit.ly/3R0TVU2

36 Rumble, African countries argue for climate justice at International Court of Justice, African Climate Wire, 19 Deciembre, 2024. Disponible en: https://bit.ly/3FXwFUI

37 Tigre & Barry, Climate Change in the Courts: A 2023 Retrospective, Sabin Center for Climate Change Law, Deciembre 2023. Disponible en: https://bit.ly/41YBWnw

38 Rojas-Páez, Understanding Environmental Harm and Justice Claims in the Global South: Crimes of the Powerful and Peoples' Resistance, Septiembre 2017, pp.57-83. In: Rodriguez Goyes, Mol, Brisman & South (eds) Environmental Crime in Latin America. Palgrave Studies in Green Criminology. Palgrave Macmillan, Londres. Disponible en: https://bit.ly/41Zha7e

39 People's Health Tribunal – Verdict, (n.d). Disponible en: https://bit.ly/4iXyU8U

40 Goldtooth, Saldamando & Gracey, Indigenous resistance against carbon, Indigenous Environmental Network & Oil Change International, Agosto 2021. Disponible en: https://bit.ly/4ljC4FI

Miedo y Esperanza al "Decir la Verdad al Poder": Luchas por la Salud en Tiempos de Represión y Reducción de Espacios

Los casos y las conclusiones de este capítulo se han extraído de los debates de una sesión organizada por activistas de la salud del Movimiento por la Salud de los Pueblos (MSP) en la V Asamblea Mundial por la Salud de los Pueblos (ASP5), celebrada el 8 de abril de 2024 en Mar del Plata (Argentina).

Visión general

Los últimos años se han caracterizado por crisis múltiples y superpuestas: la pandemia COVID-19 seguida de una recesión económica mundial, las guerras y una frecuencia e intensidad crecientes de las catástrofes naturales reforzadas por el avance de la crisis climática configuran un estado de emergencia continuo. Lo que antes era una excepción parece hoy la "nueva normalidad". Estas crisis refuerzan el ascenso global de la derecha populista y de los regímenes autoritarios, disminuyendo el espacio para el compromiso y la crítica de la sociedad civil.

Esto también se aplica a la atención en salud (véase el Capítulo B1). La urgente transformación de los sistemas de salud para garantizar la salud para todas las personas se está viendo obstaculizada por las medidas de austeridad, las políticas basadas en intereses comerciales y la creciente represión de las y los activistas de la salud en muchos lugares. No se trata de fenómenos aislados a nivel local, sino que confirman una tendencia que puede observarse en todo el mundo.

Estos "espacios cada vez más reducidos" se presentan de formas muy distintas: creciente securitización de la política de salud, "señalamiento rojo" de activistas de la salud o acusaciones de apoyo al terrorismo a nivel político, pero también mediante el aumento de la xenofobia, la violencia de las bandas y las milicias locales a nivel comunitario. En este contexto, se exponen cuatro casos de países y contextos diferentes: Turquía (con ejemplos de resistencia), Kenia (sobre todo, compartiendo el alcance de la represión), Filipinas (donde las y los activistas han tenido cierto éxito a la hora de contraatacar) y Sudáfrica (donde la represión sigue dominando las preocupaciones de las y los activistas). Como grupo, estos casos dilucidan cómo afecta la represión a la salud y describen las experiencias de las y los activistas y las estrategias que existen para contrarrestar esta represión.

La securitización de la Asociación Médica Turca y la lucha por el derecho a la salud

Tres conceptos son clave para describir y comprender las políticas represivas en Turquía: espacio cívico, desconstitucionalización y securitización.

El espacio cívico "es el entorno que permite a la sociedad civil desempeñar un papel en la vida política, económica y social de nuestras sociedades. En particular, el espacio cívico permite a las personas y a los grupos contribuir a la elaboración de las políticas que afectan sus vidas, entre otras cosas mediante el acceso a la información, la participación en el diálogo, la expresión de disensiones o desacuerdos y la unión para expresar sus opiniones".[1] La definición deja claro que el concepto se refiere a las *condiciones propicias* ("el entorno") mediante las cuales las personas y los grupos participan efectivamente en los procesos públicos de opinión. Es importante hablar de "espacio cívico" porque la presión política sobre la sociedad civil se ha intensificado y diversificado en las dos últimas décadas.[2] Muchos gobiernos emplean nuevas y sutiles técnicas de opresión que no suprimen la sociedad civil como tal, sino que socavan su legitimidad, capacidad y eficacia. En otras palabras, la sociedad civil sigue existiendo formalmente, pero carece del entorno sustantivo sin el cual no puede cumplir adecuadamente su función.[3,*]

La desconstitucionalización se refiere a un proceso en el que la Constitución queda despojada de su fuerza vinculante debido a infracciones deliberadas y sistemáticas por parte de órganos constitucionales que se niegan a cumplir determinadas disposiciones constitucionales a su antojo sin enfrentarse a las consecuencias legales.[4]

La securitización se refiere a las prácticas discursivas e institucionales mediante las cuales las cuestiones políticas se redefinen como amenazas existenciales a la seguridad nacional y, por lo tanto, se sacan de la esfera del debate público y de la política democrática ordinaria.[5] Cuando tiene éxito, ayuda a justificar el uso de facto de los poderes de emergencia en relación con las cuestiones y/o grupos "securitizados" y permite al "actor securitizador" actuar de formas que de otro modo serían inadmisibles.

¿Cómo ha evolucionado la represión a lo largo del tiempo?

La historia de Turquía está marcada por golpes militares, memorandos e intentos de golpe de Estado. Las políticas de seguridad que acompañaron a la liquidación del Estado del bienestar y la aplicación de políticas neoliberales, incluidos los servicios de salud, se realizan por la fuerza, no por consentimiento.

Tras las elecciones de junio de 2015 y la finalización del proceso de resolución entre el gobierno turco y los/las representantes de los políticos kurdos,

---

* El informe de la Fundación de Derechos Humanos de Turquía trata en profundidad estas definiciones conceptuales. Cuenta con un resumen ejecutivo en inglés.

la securitización de la política turca se puso en marcha y abarcó toda la esfera pública, al tiempo que se entrelazaba firmemente con el proceso de desconstitucionalización que ya estaba en marcha. Cuanto más perdía la Constitución su capacidad de frenar el ejercicio del poder político, más fácil resultaba criminalizar a la oposición y utilizar medidas antiterroristas contra las voces disidentes de la sociedad civil y política. Es decir, la desconstitucionalización facilitó la securitización del espacio cívico y de la política democrática. El proceso efectivo de securitización, a su vez, proporcionó a las personas responsables de la toma de decisiones y a las autoridades públicas un pretexto conveniente para dejar de lado la ley a su antojo. Es decir, la securitización legitimó la desconstitucionalización.[6]

Organizaciones, personas defensoras de los derechos humanos, periodistas, académicos/as y políticos/as de la oposición que llevan a cabo una labor basada en los derechos en Turquía, sobre todo después de 2015, han sido designadas como amenazas a la seguridad por el poder político y, en este sentido, están siendo señaladas, desacreditadas y tratadas como si fueran 'intrínsecamente' diferentes. Múltiples violaciones de derechos, especialmente de las libertades de expresión, medios de comunicación, reunión y asociación, han ido cerrando gradualmente el espacio cívico.

La Asociación Médica Turca y la lucha por el derecho a la salud

La Asociación Médica Turca (TMA, por sus siglas in inglés) es una respetada organización profesional y democrática de masas que constituye una de las piedras angulares de la sociedad civil turca. Tiene un largo historial de defensa del derecho a la salud y a los servicios de salud de la población. Expresando en voz alta que los toques de queda indefinidos-ilimitados anunciados en julio de 2015 constituyen una violación del derecho a la vida y al acceso a los servicios de salud, TMA también preparó un informe que hizo visibles las violaciones de los derechos relativos al acceso a los servicios de salud.[7] La TMA visibilizó estos problemas ante organizaciones internacionales de médicos/as, como la Asociación Médica Mundial y el Comité Permanente de Médicos Europeos, y se aseguró de que estas organizaciones publicaran documentos de posición sobre las violaciones de derechos en Turquía.[8] A partir de este periodo, debido a las declaraciones de la TMA sobre la protección del derecho a la vida y a la salud basadas en valores profesionales, la propia TMA empezó a ser acusada de "apoyar al terrorismo y a los/las terroristas" y a ser incluida en el campo de los discursos y prácticas de securitización.

Desde el día en que la declaración "la guerra es un problema de salud pública", realizada por la TMA en enero de 2018 en relación con la operación militar llevada a cabo en el norte de Siria, se lanzó contra la organización una campaña de señalamiento, difamación, devaluación, descrédito, criminalización y securitización. Esto incluyó redadas y registros en los domicilios y lugares de trabajo de las personas electas del consejo central y su detención. En la demanda interpuesta contra ellas, se les acusó del delito de "incitar al pueblo al odio y la enemistad".

Tras cuatro años de juicio, en 2022 el tribunal de apelación anuló la decisión penal y las personas miembras del consejo fueron absueltas.

Un estudio realizado por la Human Rights Foundation Turkey (HRFT) se centró en cuatro casos críticos que personificaban violaciones de derechos contra "defensores y defensoras de derechos, administraciones locales, organizaciones democráticas de masas, periodistas y prensa". Uno de los casos se refería a la TMA. El estudio incluye entrevistas en profundidad con las personas miembras del consejo central y el abogado del consejo, así como narraciones de los periódicos sobre el caso. Se descubrió que los artículos de los periódicos progubernamentales relacionaban a la TMA con organizaciones terroristas, afirmando que la TMA promovía el terrorismo y difundía propaganda terrorista. Los actores de la securitización afirmaron que TMA no representaba al personal médico y pidieron medidas restrictivas como el cierre de TMA y el castigo de sus órganos electos, aunque las personas electas y el abogado de la organización afirmaron que estos ataques no provocaron un cambio en su trayectoria de defensa del derecho a la vida y el derecho a la salud. Una de las personas entrevistadas:

> TMA siempre ha sido una organización que ha actuado con la conciencia de que la salud siempre incluye el bienestar social... Aunque hacer este tipo de declaraciones entra dentro del ámbito de la libertad de expresión, eran conscientes de que sus declaraciones como organización de médicos/as podían ser objeto de un ataque. Por lo tanto, tenían que tomar medidas, no inconscientemente, sino conscientemente, teniendo esto en cuenta cada vez [que hacían una declaración o emprendían una acción]. Sin embargo, creo que si no se hubieran enfrentado a tal ataque... podrían haber actuado con más libertad y de forma diferente

El derecho a una vida sana, a acceder a los servicios de salud, a vivir en un entorno saludable, a trabajar en un puesto seguro, a recibir un salario digno, a no ser objeto de violaciones de los derechos humanos, sólo puede hacerse realidad en unas condiciones en las que las personas puedan expresarse libremente. Precisamente por estas razones, la lucha por el derecho a la salud es una lucha política.

Aunque la amenaza de cierre de la TMA no consiguió expulsarla de lo que queda del espacio cívico de Turquía, este caso es un ejemplo importante de securitización de las actividades de una organización profesional constitucional, actividades que están arraigadas en la ley y en los valores profesionales. El caso de la TMA también pone de relieve la importancia de la solidaridad internacional a través de la Asociación Médica Mundial y el Movimiento por la Salud de los Pueblos. A pesar del riesgo de represión de sus actividades, la TMA y sus personas miembras siguen defendiendo el derecho a la salud, y la TMA sigue siendo uno de los actores más significativos en la lucha por una sociedad democrática como componente de las fuerzas del trabajo y la democracia. Funciona más allá de ser una mera organización profesional; actúa como una organización democrática de masas y participa en una lucha con una perspectiva que no percibe los servicios de salud como una mera cuestión técnica, sino que reconoce las repercusiones positivas y negativas de las condiciones sociales sobre la salud.

El derecho a la "salud para todas las personas", a juicio en Kenia

Como concepto, muchos en Kenia -tanto activistas como, cada vez más, el público en general- han visto la represión como una forma en la que las personas que ostentan el poder silencian a las personas de la comunidad que no tienen un poder similar, especialmente cuando las y los activistas de la comunidad pretenden que los poderosos rindan cuentas de sus compromisos, como los derechos constitucionales. Estos titulares de obligaciones incluyen al gobierno, las empresas, las instituciones políticas, las personas y otras organizaciones. En Kenia, la represión ha significado acciones emprendidas por el gobierno keniano y otras entidades poderosas para suprimir la disidencia, sofocar la libertad de expresión, recortar las libertades civiles y socavar los principios democráticos de diversas formas. Estas formas incluyen intimidación política, acoso a activistas y periodistas, censura directa e indirecta, detenciones y encarcelamientos arbitrarios, uso excesivo de la fuerza contra manifestantes, abuso del poder judicial y restricciones a la reunión y asociación pacíficas.

Kenia es un país democrático regido por el Estado de Derecho y la Constitución. El poder soberano pertenece al pueblo de Kenia y éste puede ejercerlo directamente o a través de sus representantes elegidos/as democráticamente. Aunque Kenia ha firmado todos los principales tratados y convenios internacionales sobre derechos humanos y gobernanza, el espacio para la sociedad civil se está reduciendo en el país. El gobierno no sólo intenta silenciar a la sociedad civil con medidas legislativas restrictivas, límites arbitrarios a la financiación y acoso, sino también encarcelando a blogueros/as críticos/as con personas funcionarias del gobierno. El espacio para la libertad de los medios de comunicación, la independencia de y la sociedad civil como instrumento de rendición de cuentas para lograr la Agenda 2030 se ven fuertemente cuestionados. La Ley de Comunicaciones de la Información de Kenia y la Ley del Consejo de Medios impiden la libertad de los medios al permitir un control indebido por parte del gobierno y de intereses políticos y comerciales.

El uso excesivo de la fuerza por parte de la policía frente a quienes se manifiestan pacíficamente contra las políticas, decisiones o programas del gobierno representa otra forma actual de represión. En Kenia se han producido recientemente casos de personas que protestaban por el elevado coste de la vida, así como de activistas de salud y médicos/as que protestaban por la falta de contratación. En ambos casos, la policía disparó balas reales y gas lacrimógeno contra quienes ejercían su derecho constitucional a formar protestas, con el resultado de personas heridas y muertas.

Cómo ha afectado la represión estatal a la salud y a los sistemas de salud

Estas formas e instancias crecientes de represión estatal de las personas están entrelazadas con la política tribal de Kenia, en la que los actores políticos de la élite dividen a la población con el fin de obstaculizar la resistencia efectiva de la ciudadanía a los acaparamientos de poder y la explotación económica. Con una población dividida internamente, la élite política tiene libertad para impulsar la comercialización de servicios sociales esenciales que abarcan la salud, la alimentación, la vivienda, la educación, el transporte y otros, de la cual ella y sus aliados obtienen beneficios. El sector de la salud se ve especialmente afectado por la política partidista debido a la gran cantidad de fondos que pasan por la contratación pública de equipos, productos básicos y otros suministros, lo que presenta oportunidades para la corrupción o el robo.

Gobernanza y responsabilidad del sistema de salud

La debilidad de los mecanismos de gobernanza y rendición de cuentas del sistema de salud ha socavado la transparencia, la integridad y el Estado de derecho. En 2023-24, Kenia fue testigo de la promulgación de nuevas leyes de la salud sin la participación pública exigida por ley, que finalmente se redujo a tres días simbólicos. Esas leyes -la Ley del Seguro Social de Salud (SHIF), la Ley de Salud Digital y otras leyes asociadas- fueron declaradas inconstitucionales por los tribunales de justicia y, sin embargo, se aplicaron sin tener en cuenta las órdenes judiciales. Al sindicato que representa al personal médico, farmacéutico y odontológico le preocupaba que las reformas de la Ley SHIF, que exigían una contribución financiera fija de los hogares kenianos (2,75% del sueldo o salario bruto) como condición previa para acceder a los servicios, privara de derechos a muchas personas kenianas. El sindicato consiguió retrasar la aplicación de la ley,[9] que entró en vigor a finales de 2024, aunque con disposiciones para reducir la carga financiera de los hogares.[10]

Así, la represión en Kenia se ha manifestado tanto en forma de acciones policiales contra las demandas ciudadanas de leyes de la salud como en formas blandas, como la restricción ilegal de la participación pública en la promulgación de leyes que, en última instancia, favorecían los beneficios frente a la salud de las personas. Las prácticas corruptas, las injerencias políticas y la impunidad han erosionado la confianza pública en las instituciones de salud y en los esfuerzos por combatir la corrupción, el fraude y la prevaricación. Juntas, estas formas de represión han inhibido la supervisión de la sociedad civil, el escrutinio independiente de los medios de comunicación y la protección de las personas denunciantes, obstaculizando los esfuerzos para exponer y abordar los fallos sistémicos que promueven el afán de lucro en el sector de la salud y la corrupción de los sistemas de salud.

Equidad en salud y justicia social

Las desigualdades en salud y las injusticias sociales han afectado de forma desproporcionada a las poblaciones pobres, marginadas, vulnerables y desfavorecidas porque, como ya se ha señalado, los servicios de salud se prestan como un bien económico y no como un derecho humano, tal y como especifica la Constitución keniana. Algunos hospitales se han negado descaradamente a prestar servicios médicos de urgencia a los y las pacientes por falta de fondos. Como consecuencia, se han perdido vidas. Además, personas kenianas inocentes han sido rehenes en hospitales por no poder pagar la factura médica. Posteriormente, las desigualdades e injusticias se propagan a través de tales tragedias. Las estadísticas del gasto público revelan que el gobierno keniano gasta entre el 4 % y el 6 % del presupuesto nacional en salud, por debajo del 12 % y el 15 % que sugieren el Plan Estratégico del Sector de la Salud de Kenia y la Declaración de Abuja, respectivamente. También existe una distribución desigual de los recursos para la atención en salud, con escasez en las zonas rurales. La falta de personal médico es otro obstáculo importante: la proporción actual de médicos/as por habitante es de 1:5263[11], muy lejos de la proporción recomendada de 1:1000.

Figura 1: Protestas del personal de la salud en Kenia

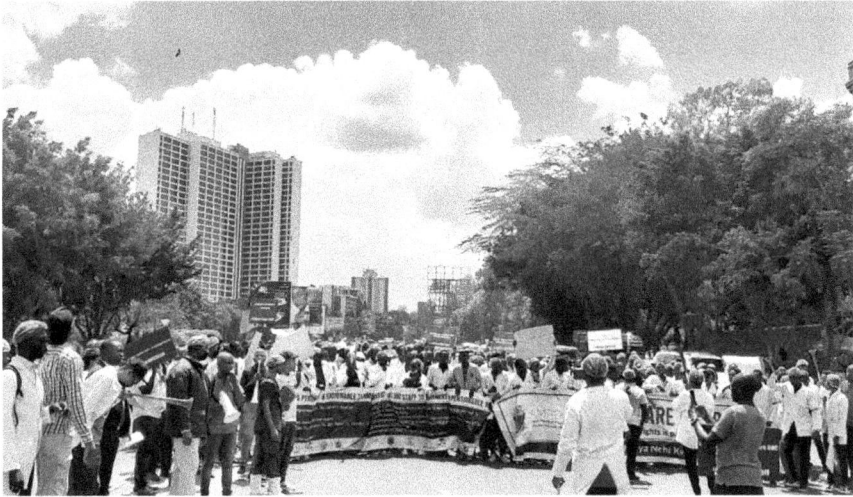

People's Dispatch

Las medidas del gobierno para aplicar una agenda en salud antipopular han erosionado la cohesión social, la confianza y la solidaridad en las comunidades marginadas, lo que ha empeorado la salud y la resiliencia de la comunidad. Para las personas que viven en condados relativamente remotos como Baringo, Garissa, Isiolo y Turkana, el miedo a las represalias, a la vigilancia e incluso a los/las informadores/as locales ha inhibido la acción colectiva, el compromiso comunitario y las redes de apoyo mutuo para la promoción de la salud, la prevención de enfermedades y la respuesta a los desastres.

La represión ha puesto en peligro la seguridad y el bienestar de trabajadoras y trabajadores de la salud. Dos ejemplos recientes son (a) la brutalidad policial contra médicos/as y otras personas trabajadoras de la salud que protestaban frente al Ministerio de Salud y Hacienda, exigiendo la contratación de personal en prácticas y el pago de salarios justos en marzo de 2024, y (b) personas trabajadoras de la salud intimidadas o secuestradas por grupos armados como Al-Shabaab, que las someten a acoso, intimidación y violencia en el desempeño de sus funciones. Hay casos en los que los centros de salud se convierten en blanco de la represión, incluidos ataques, saqueos u ocupación por bandas armadas en ausencia de fuerzas de seguridad, poniendo en peligro la vida del personal y de los/las pacientes. El miedo a las represalias ha disuadido en ocasiones al personal de la salud de prestar asistencia en zonas de alto riesgo.

Represión y "red tagging" (etiquetado rojo) en Filipinas

El diccionario de Cambridge define la represión como "el uso de la fuerza para controlar a un grupo de personas". En el contexto filipino, la represión / represión política es la supresión y el recorte de los derechos democráticos y políticos y de la oposición. Está patrocinada por el Estado, como se ha demostrado históricamente en el largo reinado de la dictadura de Marcos (1965-1986) y la imposición de la Ley Marcial en 1972, y los regímenes consiguientes tras la caída del régimen de Marcos.

La represión política se ha convertido en un arma en forma de leyes y órdenes ejecutivas. En la última década, con el pretexto de "luchar contra el terrorismo", se promulgaron las siguientes leyes:

- Ley de la República 10168: Ley por la que se define el delito de financiación del terrorismo (20 de junio de 2012);

- Orden ejecutiva 70: Ley de creación del Grupo de Trabajo Nacional para poner fin a los conflictos armados comunistas locales (NTFELCAC, por sus siglas en inglèsw), firmada por el presidente Rodrigo Duterte el 4 de diciembre de 2018;

- Ley de la República 11479: Ley Antiterrorista de 2020. Se trata de una enmienda a la Ley de Seguridad Humana de Filipinas de 2007 y fue promulgada el 3 de julio de 2020 en medio de los encierros militaristas durante la pandemia de COVID-19 y a pesar de la intensa oposición y protestas de las organizaciones de la sociedad civil.

Estas leyes y órdenes ejecutivas tienen el potencial, y ya se están utilizando, de criminalizar y reprimir a personas y organizaciones que trabajan para abordar las causas profundas de las desigualdades, o que defienden y protegen los derechos humanos y la democracia.

KARAPATAN, una de las principales organizaciones de derechos humanos de Filipinas, ha documentado hasta 1.609.496 víctimas que fueron amenazadas, acosadas e intimidadas durante los primeros 18 meses de mandato del presidente Ferdinand Marcos Jr. (de junio de 2022 a diciembre de 2023), principalmente a través de etiquetado rojo y terrorista,* principalmente cometido por el Estado. La práctica se volvió muy cruel cuando se creó el NTFELCAC en 2018: con miles de millones de fondos asignados para su funcionamiento, el NTFELCAC ha estado etiquetando rabiosamente con la etiqueta roja a activistas y organizaciones. La presidencia de Marcos ha mostrado además su fea cara de represión en formas aterradoras, como ejecuciones extrajudiciales (89), arrestos y detenciones ilegales (122), arrestos ilegales sin detención (207), registros y confiscaciones ilegales (546), bombardeos de comunidades (22.391), evacuación forzosa (24.670), demolición de comunidades urbanas pobres (14.634) y muchas más.

Figura 2: Activistas de Filipinas protestan contra el etiquetado rojo (red tagging)

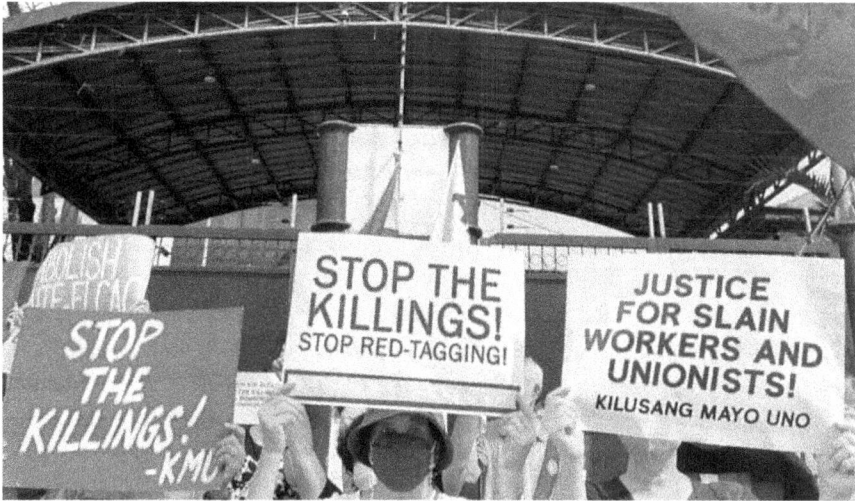

Karapatan

Impacto de la represión en la salud y los sistemas de salud

La realidad filipina muestra las enormes deficiencias del sistema de salud, comercializado y privatizado, centrado en las ciudades y basado en los hospitales. Muchas personas filipinas luchan por conseguir incluso los servicios de salud más básicos. Seis de cada diez muertes no son atendidas por personal médico, personal funcionario de salud pública, autoridad hospitalaria u otro personal médico, y los gastos de bolsillo de los hogares representan el 53,9% del gasto total en salud. El presupuesto para el programa de salud pública, en concreto para los programas de inmunización, prevención y control de enfermedades infecciosas, epidemiología y vigilancia, se ha reducido drásticamente a pesar del brote de polio y sarampión y la epidemia de dengue de los últimos años. Concretamente, los presupuestos para salud pública y para epidemiología y vigilancia disminuyeron en 2024.

*El etiquetado rojo, una reliquia de la Guerra Fría, consiste en etiquetar a personas u organizaciones como comunistas, subversivas o terroristas, independientemente de sus creencias o afiliaciones políticas reales, y amenaza la vida o la seguridad de las personas.

Y, sin embargo, las personas trabajadoras y las organizaciones de la salud activas en la defensa y las campañas para hacer valer el derecho de la población a la salud no se libran de la represión política. Personas y organizaciones como *Alliance of Health Workers, Health Alliance for Democracy, Council for Health and Development, Filipino Nurses United* y otras cinco redes fueron objeto de una serie de campañas de vilipendio y desprestigio por parte de altos mandos militares con NTFELCAC y a través de cuentas de Facebook.

El 7 de marzo de 2019, la cuenta de Facebook *"Stop Communists in the health sector"* ("Acabar con comunistas en el sector sanitario") comenzó a publicar fotos y mensajes en los que se enumeraba maliciosamente a varias organizaciones de la salud, entre ellas *Health Alliance for Democracy* (Alianza de la Salud para la Democracia), *Alliance of Health Workers* (Alianza de Trabajadores/as de la Salud), *HEAD* y varias otras, como si actuaran como grupos de fachada del CPP-NPA-NDP (organizaciones en conflicto armado con el gobierno filipino). En la página también se publicaron fotos de actividades de ruedas de prensa, mítines y foros en los que aparecían visiblemente los rostros de dirigentes y personas miembras. Tres días después, el 30 de marzo de 2019, en un artículo publicado por la Agencia de Noticias de Filipinas, el asesor de Seguridad Nacional Hermógenes Esperon Jr. enumeró una serie de organizaciones no gubernamentales acusadas de actuar de fachada del Partido Comunista de Filipinas (CPP, por sus siglas en inglés), incluida una referencia a *Alliance of Health Workers*.

Algunas personas fueron asesinadas, como Zara Álvarez, activista de la salud y responsable de promoción del Programa Integrado de Salud para el Desarrollo Comunitario de la isla de Negros, que fue abatida a tiros a primera hora de la tarde del 17 de agosto de 2020. Se dedicaba a capacitar a las comunidades para que se ocuparan de su propia salud, formaba a trabajadoras y trabajadores de la salud comunitarios/as y ayudaba a establecer programas de salud comunitaria. Antes de su muerte, fue señalada con una etiqueta roja y siguió sufriendo amenazas y vigilancia en su trabajo.

Cuatro meses después, la Dra. Mary Rose Sancelan y su esposo Edwin Sancelan fueron asesinados a tiros cerca de su casa en el barangay Población, Guihulngan City, Negros Oriental. La Dra. Sancelan era la responsable de salud municipal y presidenta del Grupo de Trabajo Interinstitucional sobre Enfermedades Infecciosas Emergentes de la ciudad de Guihulngan, la única médica de los 33 barangays de la ciudad de Guihulngan (un barangay es la unidad administrativa más pequeña de Filipinas).

La Dra. Sancelan había sido víctima de etiquetado rojo desde 2017 y encabezaba la lista negra del grupo armado anticomunista Kawsa Guihulngan Batok Komunista, que la etiquetó falsamente como "portavoz" del Nuevo Ejército del Pueblo. En 2019, la Dra. Sancelan hizo un llamamiento público sobre cómo temía por su vida y cómo la etiqueta roja le impedía continuar con el programa de inmunización, especialmente en los barangays remotos de la ciudad.

Robert Mendoza y Benjamín Santos, respectivamente el presidente y secretario general de la *Alliance of Health Workers*, fueron etiquetados en rojo por la Dra. Lorraine Badoy, del NTFELCAC, en el momento álgido de las luchas de los trabajadores y trabajadoras de la salud por las prestaciones y la protección durante la pandemia de COVID-19.

La Dra. Natividad Castro, médica de un programa comunitario de salud, fue detenida el 18 de febrero de 2022 por presuntos cargos de secuestro y detención ilegal. Fue puesta en libertad en marzo de 2022, pero volvió a ser detenida en junio de 2022. En diciembre de 2022, la Dra. Castro fue designada terrorista por el Consejo Antiterrorista.

Jonila Castro y Jhed Tamano, voluntarios comunitarios de la Alianza para la Defensa de los Medios de Subsistencia, la Vivienda y el Medio Ambiente en la Bahía de Manila y socios de la red Samahang Operasyong Sagip, fueron secuestrados el 2 de septiembre de 2023 por hombres armados enmascarados mientras realizaban una importante actividad de preparación social para la operación de entrega de ayuda a las comunidades afectadas por el tifón Egay en la provincia de Bataan. El NTFELCAC y la Policía Nacional Filipina celebraron una conferencia de prensa el 15 de septiembre de 2023 en la que anunciaron que Castro y Tamano no habían sido secuestrados, sino que se habían "entregado voluntariamente". El 19 de septiembre de 2023, el NTFELCAC y las Fuerzas Armadas de Filipinas celebraron otra conferencia de prensa para presentar a Castro y Tamano, durante la cual ambos dijeron que habían sido secuestrados por la fuerza por hombres que dijeron ser del ejército.

El sistema de salud del país incentiva a las personas recién licenciadas y a los/las profesionales de la salud a trabajar en consultas hospitalarias y centradas en las ciudades, a seguir especializándose o a trabajar en el extranjero, lo que ya está creando un grave problema de acceso a la salud en muchas comunidades remotas. Las pocas personas que optan por quedarse y prestar sus servicios en comunidades rurales remotas están siendo acosadas, amenazadas o asesinadas.

Además, la creciente frecuencia y número de evacuaciones forzosas, bombardeos y militarización en el marco de las campañas gubernamentales contra la insurgencia tienen graves consecuencias para la salud en las zonas rurales. Se han interrumpido la producción alimentaria y agrícola y los medios de subsistencia, y los bombardeos han destruido las tierras de cultivo. Los bloqueos han reducido el suministro de alimentos y las personas de la comunidad, especialmente niños/as, sufren problemas de salud psicológica y mental debido a su experiencia traumática.

Contra la represión

La represión induce a la resistencia. El pueblo filipino tiene una larga historia de luchas contra la represión, que culminó con el poder popular de la Avenida Epifanio De los Santos (EDSA), que puso fin a la dictadura de dos décadas de Marcos. Las protestas y luchas en diversas formas continúan.

Las batallas jurídicas y metajurídicas (acciones de protesta) exigen la derogación de la Ley Antiterrorista (LTA), la abolición del NTFELCAC y el fin de muchas otras violaciones de derechos humanos. La LTA ha sido objeto de protestas y más de 30 organizaciones de la sociedad civil y personalidades jurídicas presentaron peticiones al Tribunal Supremo cuestionando su constitucionalidad.

En relación con el NTFELCAC, muchas personalidades y organizaciones presentaron casos y peticiones al Tribunal Supremo, al Defensor del Pueblo y a otras instituciones judiciales por los abusos de la organización. Médicos/as y personal trabajador de la salud denunciaron a Lorraine Badoy, médica, funcionaria y portavoz del NTFELCAC, ante el Defensor del Pueblo y la Comisión de Regulación Profesional (PRC) por poner una etiqueta roja a dirigentes y organizaciones del sector de la salud. La denuncia incluye la petición de que la PRC revoque la licencia médica de Badoy por considerar que su conducta de etiquetar en rojo y vilipendiar a grupos y personas es contraria a los juramentos que prestó cuando ingresó en la profesión médica y asumió el cargo de subsecretaria de Comunicaciones.

Estas acciones se tradujeron en algunos logros. El Tribunal Supremo declaró inconstitucionales dos partes de la LTA "por ser excesivamente amplias y atentar contra la libertad de expresión". También declaró inconstitucional una disposición que permite al Consejo Antiterrorista adoptar solicitudes de otras entidades, incluidas organizaciones, para designar a personas y grupos como terroristas. El Tribunal Supremo también declaró culpable a la Dra. Lorraine Badoy, de la NTFELCAC, por amenazar a un juez y le impuso una multa de 30.000 pesos. Por último, el PRC está examinando ahora la denuncia presentada por médicos/as y personas trabajadoras de la salud contra Badoy.

Otras campañas tienen como objetivo defender y apoyar a las víctimas de la represión y las violaciones de derechos humanos. Una campaña para liberar a Jonila Castro y Jed Tamano recabó el apoyo activo de diversas organizaciones y personalidades jurídicas. Los dos voluntarios comunitarios narraron su desgarradora experiencia en manos de los militares. La campaña tuvo éxito, Jonila y Jed fueron liberados.

Las y los activistas de la salud también colaboran con los organismos de derechos humanos de la ONU y las instituciones locales de derechos humanos y ejercen presión sobre ellos. Las organizaciones de la sociedad civil presentaron la situación de los derechos humanos en Filipinas durante el Examen Periódico Universal del Alto Comisionado de las Naciones Unidas para los Derechos Humanos del 7 al 18 de noviembre de 2022. Las personas delegadas de las organizaciones de la sociedad civil filipinas también compartieron la situación de los derechos humanos del país con varios relatores especiales de la ONU en 2022, y se entablaron diálogos con la Comisión de Derechos Humanos de Filipinas.

Por invitación oficial, el relator especial de la ONU para la promoción y protección de los derechos humanos en el contexto del cambio climático, Dr. Ian Fry, y la relatora especial de la ONU para la libertad de expresión y opinión, Irene Khan, visitaron Filipinas del 6 al 15 de noviembre de 2023 y del 23 de enero al 2 de febrero de 2024, respectivamente. En sus respectivas ruedas de prensa, el Dr. Ian Fry e Irene Khan expresaron su preocupación por la situación de los derechos humanos en el país y recomendaron la abolición del NTFELCAC.

Sudáfrica: dividida a propósito: la xenofobia como herramienta de opresión

> He luchado contra la dominación blanca y he luchado contra la dominación negra. He acariciado el ideal de una sociedad democrática y libre en la que todas las personas convivan en armonía y con igualdad de oportunidades. Es un ideal por el que espero vivir y alcanzar. Pero si es necesario, es un ideal por el que estoy dispuesto a morir. – Discurso *Estoy preparado para morir*, 1964 de Nelson Mandela.

A pesar de 30 años de democracia, Sudáfrica sigue profundamente dividido y marcado por grandes desigualdades. El legado del apartheid sigue marcando las estructuras sociales, económicas y políticas, dejando a muchas comunidades marginadas y empobrecidas. La riqueza y las oportunidades siguen concentradas en manos de unas pocas personas, mientras que el acceso a la educación, la salud y el empleo de calidad sigue estando fuera del alcance de muchas. La promesa de equidad y justicia aún no se ha cumplido plenamente, por lo que la lucha por la justicia social y el desmantelamiento de las desigualdades sistémicas son más urgentes que nunca.

A pesar del marco democrático del país, el activismo por la justicia social en Sudáfrica se enfrenta a una importante represión. Las personas activistas que defienden los derechos humanos, la reforma agraria y la justicia económica se enfrentan con frecuencia al acoso, la intimidación e incluso la violencia. Las personas denunciantes de irregularidades son amenazadas, asesinadas y victimizadas por exigir justicia. Por ejemplo, Babita Deokaran, que ocupaba el cargo de directora en funciones de contabilidad financiera en el Departamento de Salud de Gauteng, fue trágicamente asesinada tras denunciar la corrupción existente en el departamento.[12]

Mam'Fikile Ntshangase, activista medioambiental, fue asesinada por su labor de denuncia de la corrupción y en defensa de los derechos de las personas marginadas. Cde Ntshangase era una conocida activista que siempre defendió a las comunidades afectadas por la minería, protegiéndolas y haciendo valer el derecho a un ambiente sano. Se la recuerda por su valentía en la lucha contra la expansión de las grandes minas de carbón y por decir la verdad.

El movimiento Abahlali baseMjondolo, que defiende la justicia espacial y los derechos de las personas que viven en condiciones precarias, al tiempo que se opone activamente a la xenofobia, ha sufrido la trágica pérdida de muchos/as de sus líderes a causa de asesinatos selectivos, muchos de los cuales siguen sin denunciarse. Su sitio web es un poderoso testimonio de la implacable opresión y violencia que siguen padeciendo.[13]

La xenofobia en Sudáfrica representa otra forma de opresión arraigada en las desigualdades estructurales impulsadas por las políticas económicas neoliberales. Estas políticas dan prioridad a los beneficios empresariales sobre el bienestar social, fomentando la pobreza, el desempleo y la competencia por unos recursos limitados. A medida que los servicios públicos disminuyen debido a la austeridad y la privatización, se manipula a las comunidades marginadas para que culpen a las personas extranjeras de sus luchas. Este chivo expiatorio, a menudo alimentado por la retórica política, distrae de cuestiones más profundas como la concentración de riqueza, la explotación sistémica y los fallos del gobierno. Al dividir a los grupos oprimidos, la xenofobia debilita la resistencia colectiva y sostiene el poder de las élites atrincheradas, garantizando que las causas profundas de la desigualdad permanezcan incontestadas.

En 1998, Sudáfrica promulgó la Ley de Personas Refugiadas, que establecía una política de no acampada para las personas refugiadas y solicitantes de asilo. Este planteamiento permite a las personas integrarse en las comunidades locales en lugar de residir en campamentos designados, concediéndoles el derecho a trabajar, acceder a la atención en salud y cursar estudios. Esta política refleja el compromiso de Sudáfrica con los derechos humanos y se ajusta a sus principios constitucionales. Aunque esto parece positivo en teoría, la realidad para las personas extranjeras es mucho más dura. Las personas extranjeras suelen entrar en la economía informal porque no hay otras oportunidades para ellas. Esto ejerce presión sobre unos sistemas económicos ya de por sí frágiles, en los que la gente se afana por conseguir trabajo y servicios, percibiendo a cualquiera que saque tajada de ello como una amenaza. La causa fundamental es un sistema político y económico que no aborda las desigualdades de la sociedad sudafricana, a pesar de la existencia de leyes progresistas como la Ley de Personas Refugiadas.

Durante el periodo 2008-2021, el número de incidentes violentos xenófobos registrados en Sudáfrica asciende a 612 personas muertas, 1.184 agresiones físicas, 122.298 personas desplazadas y 6.306 comercios propiedad de personas extranjeras saqueados o dañados.[14] Una y otra vez, las personas sudafricanas atacan a las personas africanas y asiáticas que viven en Sudáfrica. Esto ocurre sobre todo en los townships negros, y las acusaciones son perpetuar la delincuencia, vender drogas, quitar puestos de trabajo y causar desempleo y quitar mujeres.

La Constitución sudafricana protege tanto a las personas ciudadanas como a las no ciudadanas y establece que todo el mundo tiene derecho a la libertad y la seguridad de la persona, incluido el derecho "a no ser objeto de ninguna forma de violencia de origen público o privado". Las personas no ciudadanas siguen quedándose, pero temen ser víctimas. Los ataques xenófobos se producen directa e indirectamente, y tienen importantes repercusiones en la salud, especialmente de las mujeres y los/las niniños/as.

La xenofobia inflige violencia directa e indirecta a la ciudadanía extranjera. Directamente, a menudo se les expulsa por la fuerza de las clínicas públicas, se les niega atención médica y se les somete a acoso e intimidación. Por ejemplo, en enero de 2023, personas del grupo Operación Dudula fueron denunciadas por rechazar a personas inmigrantes, incluidas las que padecían enfermedades crónicas, en la Clínica Jeppe de Johannesburgo.[15] Indirectamente, el ambiente hostil creado por las actitudes y políticas xenófobas infunde miedo y disuade a muchas personas de buscar ayuda médica o acceder a servicios sociales esenciales. Este clima de exclusión y miedo pone en peligro su salud, su seguridad y su bienestar general, agravando su marginación y reforzando la opresión sistémica.

A pesar de la Constitución sudafricana y de la Ley de Personas Refugiadas, últimamente los partidos políticos culpan abiertamente a las personas inmigrantes del fracaso del gobierno a la hora de establecer un Estado de bienestar social. La narrativa política de que la pobreza, la mala prestación de servicios y la desigualdad están causadas por las personas inmigrantes no sólo se utiliza para ganar popularidad y conseguir votos de las personas sudafricanas pobres, sino que también desvía la atención del fracaso del gobierno a la hora de cumplir sus promesas.

La xenofobia se ha institucionalizado y organizado con grupos como Operación Dudula. Operación Dudula, que en zulú significa "expulsar", es un movimiento nacionalista sudafricano surgido en 2021, centrado en el activismo antiinmigración. El grupo se formó en Soweto y ahora ha crecido con sucursales en todo Sudáfrica. El Instituto de Derechos Socioeconómicos de Sudáfrica (SERI, por sus siglas en inglés) cree que Operación Dudula fue orquestada por algunos partidos políticos con el erróneo pretexto de proteger el empleo de las personas sudafricanas vulnerables. Sus miembros/as abogan por dar prioridad a los/las ciudadanos/as sudafricanos/as en el empleo, la vivienda y las oportunidades de negocio, a menudo apuntando a las personas inmigrantes indocumentadas. El movimiento ha adquirido notoriedad por organizar protestas y llevar a cabo redadas comunitarias destinadas a expulsar a las personas extranjeras acusadas de ocupar puestos de trabajo o participar en actividades ilegales.

> Vi a nuestros hermanos y hermanas marchando por el odio, marchando por la injusticia, marchando contra las mismas cosas que sabemos que nos están hundiendo. Las personas extranjeras no nos roban el trabajo, Clover nos roba el trabajo, MassMart nos roba el trabajo... es el pequeño 1 % de Sudáfrica el que posee el 50 % del grueso. Esa gente no vive en Alexandra, sino en Sandton.
> – Portavoz de la organización contra la xenofobia KAAX

Además, Operación Dúdula ha creado un entorno hostil para las y los activistas contra la xenofobia. Estas personas se enfrentan a menudo a intimidaciones y ataques de los grupos de Operación Dúdula cuando defienden los derechos de las y los inmigrantes.[16]

Las organizaciones que luchan contra la xenofobia se enfrentan a ataques y acoso desde diversos frentes. Por ejemplo, durante los ataques xenófobos de 2008, Abahlali baseMjondolo se opuso a la violencia y desde entonces se ha opuesto firmemente a la xenofobia. Esta postura ha sometido a la organización y a sus miembros/as a amenazas y hostilidad por parte de quienes promueven sentimientos contrarios a la inmigración, así como de la policía.[17]

Las figuras políticas sudafricanas han empleado en ocasiones una retórica antiinmigración que no sólo alimenta el sentimiento xenófobo, sino que crea un entorno en el que a estas organizaciones les resulta cada vez más difícil operar sin enfrentarse a la reacción tanto de las personas como de las comunidades. Por ejemplo, durante las campañas electorales, los partidos legitimaron actitudes y acciones xenófobas. Este clima político fomenta la hostilidad hacia los grupos que defienden los derechos de las y los inmigrantes, ya que se considera que se oponen a los sentimientos nacionalistas imperantes. En consecuencia, estas organizaciones suelen encontrar resistencia y amenazas, lo que obstaculiza sus esfuerzos por combatir la xenofobia y proteger a las poblaciones vulnerables.

Estos ejemplos ilustran los retos polifacéticos a los que se enfrentan las organizaciones contra la xenofobia en Sudáfrica, y no sólo ponen de relieve la necesidad de una mayor protección y apoyo a quienes abogan por la justicia social y los derechos humanos, sino que también subrayan la necesidad de promover una sociedad más integradora y saludable, lo que exige abordar y combatir las causas profundas de la xenofobia. Esto implica que el gobierno sudafricano, las organizaciones de la sociedad civil, la Unión Africana y las Naciones Unidas colaboren estrechamente con las naciones de origen para abordar las fuerzas motrices de la migración, como la guerra, la violación de los derechos humanos, la inestabilidad política, los conflictos y los factores económicos en muchos países africanos (véase el Capítulo C2). Estos factores están a su vez impulsados por el capitalismo, el colonialismo y el imperialismo, fuerzas que rompen la confianza, la solidaridad y la cohesión social. Para fomentar un cambio significativo, debemos construir la solidaridad dentro de nuestras comunidades empezando a nivel local, escuchando las necesidades de la gente y trabajando juntos hacia objetivos compartidos. Crear un entorno más seguro para las y los defensoras/es de la justicia social requiere medidas proactivas que garanticen su seguridad y apoyen su vital labor. Fortaleciendo los lazos comunitarios y fomentando el entendimiento mutuo, podemos desafiar colectivamente las desigualdades sociales profundizadas por las políticas neoliberales y avanzar en la lucha por una sociedad más justa e inclusiva.

Temas clave de los estudios

"La represión genera resistencia"

Como Movimiento por la Salud de los Pueblos (MSP), nos esforzamos continuamente por animar a las personas a convertirse en activistas activas y a seguir siéndolo. Igualmente importante es la necesidad de prevenir las violaciones de sus derechos. Como movimiento, debemos centrarnos más en debatir medidas preventivas para salvaguardarnos de las violaciones de los derechos humanos.

"Firmeza contra la represión"

Como movimiento, nos comprometemos a luchar contra todas las formas de represión, incluidas la dictadura moral de las instituciones y el poder mundiales, la represión religiosa y la supresión convencional.

Tenemos que abordar la represión desde la raíz. Aunque el análisis político y económico es importante, no lo es menos hablar de lo que ocurre en y con las comunidades en las que vivimos. Arraigada en las bases, la represión debe ser desafiada a través del poder de la gente. Necesitamos alianzas más amplias, una narrativa y una estrategia política mientras reconstruimos nuestras comunidades divididas.

El Movimiento por la Salud a nivel mundial es pequeño, así que tenemos que luchar contra la represión junto con otros movimientos. La lucha por la salud es la lucha por la vida. Aunque los movimientos mundiales tienen datos, análisis e investigaciones, son las personas las que tienen la narrativa necesaria para movilizarse contra la represión.

Concluyendo nuestro examen de la represión en estos casos, vemos que nuestro movimiento necesita una estrategia más amplia tanto a nivel comunitario como político. La perpetuación de las crisis del actual paradigma político-económico está dividiendo a nuestras comunidades, que han perdido su carácter movilizador de hace 20 años. Una nueva estrategia guiará al movimiento sobre cómo volver a conectar a las personas dentro de las comunidades y entre ellas, no sólo a las más marginalizadas, sino también a los/las trabajadores y trabajadoras de la salud y al público en general. Como movimiento, tenemos que reconstruir nuestras comunidades y tenemos que redefinir la salud como una cuestión política. Como concluyó uno de los ponentes en la V Asamblea Mundial por la Salud de los Pueblos:

> Hay una enorme desconexión entre lo que oímos decir a los y las profesionales de la comunidad de la salud mundial y lo que está ocurriendo sobre el terreno; nosotros y nosotras, como movimiento, tenemos que cerrar esa brecha

Lista de referencias

1 United Nations Office of the High Commissioner of Human Rights. OHCHR and protecting and expanding civic space. Disponible en: https://bit.ly/3ENieCf

2 Buyse A. Squeezing civic space: restrictions on civil society organizations and the linkages with human rights. The International Journal of Human Rights. 2018 Sep 14;22(8):966–88. Disponible en: https://bit.ly/4jyy174

3 Davas A, Tekin S. Kuşatma Altındaki Yurttaşlık Alanı TİHV Yayınları. Human Rights Foundation Turkey; 2021. Disponible en: https://bit.ly/4k0FGLq

4 Kaboğlu İ. The Dilemma of Constitutional Fetishism and De-constitutionalization. Anayasa Hukuku Dergisi. 2013;2(4):10–2.; Gözler K. 1982 Anayasası Hala Yürürlükte Mi? Anayasasızlaştırma Üzerine Bir Deneme. 2016. Disponible en: https://bit.ly/4iDEQ63

5 Buzan B, Waever O, Wilde J de. Security: a new framework for analysis. Boulder, CO: Lynne Rienner Publishers; 1998. 1 p.; Özen Z, Özatağan G, Aksu Tanık F, Kurt H. Türkiye'de Güvenlikleştirme Söylem ve Pratikleri. Izmir: Human Rights Foundation Turkey; 2021. Disponible en: https://bit.ly/3YDZ9t9

6 Davas A, Tekin S. Kuşatma Altındaki Yurttaşlık Alanı TİHV Yayınları. Human Rights Foundation Turkey; 2021. Disponible en: https://bit.ly/453RFU4

7 Vatansever K, Aksu Tanık F, Gökalp Ş, Civaner M, Bilaloğlu E, Özçelik Z, et al. Güneydoğu ve Doğu Anadolu Bölgesinde 20 Temmuz 2015 Sonrası Çatışma Döneminde Sağlık Hizmetleri Hızlı Değerlendirme Araştırması, Türk Tabipleri Birliği Yayını, Ankara. 2015. Disponible en: https://bit.ly/42CWqCE

8 WMA. Resolution to Stop Attacks Against Healthcare Workers and Facilities In Turkey, Adopted By The 66th General Assembly. Moscow: World Medical Association; 2015 Oct. Disponible en: https://bit.ly/3GBaBzC

9 Muoki M. High Court suspends implementation of Social Health Insurance Fund. Citizen Digital. 2023 Nov 27; Disponible en: https://bit.ly/44SkDWX

10 Ochieng J, Omondi LR. Highlights of the Social Health Insurance (Amendment) Regulations. Oraro & Company Advocates. 2024. Disponible en: https://bit.ly/453RFU4

11 Mwaura W. Kenyans Are Dying Due To Lack Of Healthcare Even As Plans To Export Health Workers Are Underway. Africa Uncensored. 2024. Disponible en: https://bit.ly/4dduUiK

12 News24. Silenced. News24. Disponible en: https://bit.ly/4dciwj1

13 Abahlali baseMjondolo. Abahlali baseMjondolo – In memoriam. Disponible en: https://bit.ly/3Sd3cZw

14 Xenowatch. Civil Society Consultative Meeting: Towards a Strategy for Civil Society Mobilisation in Post-Election Cape Town. 2021 Dec; Disponible en: https://bit.ly/4iGKPHc

15 Mutandiro K. Foreign nationals chased away from Joburg clinic. News24 [Internet]. 2023 Jan 18; Disponible en: https://bit.ly/3Gu0xYT

16 Nqunjana A. Anti-xenophobia activists, organisations call for home affairs minister to step down. News24 [Internet]. 2022 Mar 26; Disponible en: https://bit.ly/4m9LRia

17 Abahlali baseMjondolo. Abahlali baseMjondolo Statement on the Ongoing Xenophobic Attacks. Abahlali baseMjondolo. 2015. Disponible en: https://bit.ly/4dOl9nS

5ª Asamblea Mundial por la Salud de los Pueblos: Avanzando en la Lucha por la Liberación y Contra el Capitalismo

La ASP5 es un testimonio del poder de la acción colectiva en la búsqueda incesante de un mundo más saludable y equitativo para todas las personas.

– Informe ASP5[1]

El Día Mundial de la Salud se celebra el 7 de abril y, en 2024, se celebró bajo el lema «Mi salud, mi derecho». Ese mismo día, activistas de la salud del Movimiento por la Salud de los Pueblos (MSP) y redes aliadas viajaron desde todo el mundo para reunirse en Mar del Plata, Argentina, y participar en la 5ª Asamblea Mundial por la Salud de los Pueblos (ASP5).

No fue una coincidencia. Desde sus inicios, el MSP se creó para abordar el fracaso de la gobernanza económica y de salud mundial en la consecución de la visión de «Salud para todos» para el año 2000, bien articulada en la Declaración de Alma Ata.[2] En la primera Asamblea Mundial por la Salud de los Pueblos, celebrada en Dhaka, Bangladesh, en 2000 (véase el Recuadro E4.1), las y los activistas de la salud comenzaron a elaborar estrategias sobre cómo construir movimientos sociopolíticos comunitarios para hacer frente a la inacción de los gobiernos en sus compromisos de «Salud para todos».

Desde entonces, el MSP ha abordado explícitamente el papel del capitalismo en la determinación social de la salud de las personas, centrándose en las estructuras, fuerzas, procesos y dinámicas que configuran las condiciones en las que crecemos, aprendemos, jugamos, trabajamos y envejecemos. Este uso contrasta con la adopción habitual en salud pública del término «determinantes sociales de la salud», que centra la atención en las características predominantes de nuestro entorno social que configuran la salud de las personas, sin prestar una atención sistemática a los procesos políticos y económicos que reproducen esas características.

La confrontación con el capitalismo en la lucha por la salud comienza por cuestionar la miríada de problemas de salud locales e inmediatos a los que se enfrentan las comunidades, desde el acceso a la atención en salud hasta la equidad en los recursos sociales y ecológicos necesarios para promoverla y mantenerla. El reto para las y los activistas de la salud es abordar los problemas locales e inmediatos de manera que también se aborden los problemas macroeconómicos y políticos estructurales a largo plazo. La forma en que se lleve a cabo esta idea depende de las circunstancias locales, pero implica reunir los relatos que hablan de estas relaciones macro-micro.

Hacerlo es precisamente el trabajo de las Asambleas Mundiales por la Salud de los Pueblos, entre otras estrategias del movimiento. Este capítulo es un esfuerzo por compartir parte de la energía colectiva generada por el trabajo de las personas participantes durante la ASP5. Además de la experiencia directa, el texto se basa en tres documentos clave preparados para la Asamblea: un documento de referencia que aborda el papel del capitalismo y el imperialismo en la lucha por la salud (de las personas y del planeta)[3]; una nota conceptual que analiza la «Salud para todos en un mundo pospandémico», en la que se destacan los retos y estrategias para los movimientos sociales por la salud y se detallan los cinco ejes de debate, intercambio y elaboración de estrategias de la Asamblea (véase más adelante)[4]; y el Llamado a la Acción de la ASP5, en el que se señala que la lucha por la salud es una lucha por la liberación y contra el capitalismo.[5]

Figura 1: El logotipo de la ASP5, que representa la universalidad y la diversidad de las personas que marchan con elementos de identificación de las diferentes culturas del mundo.

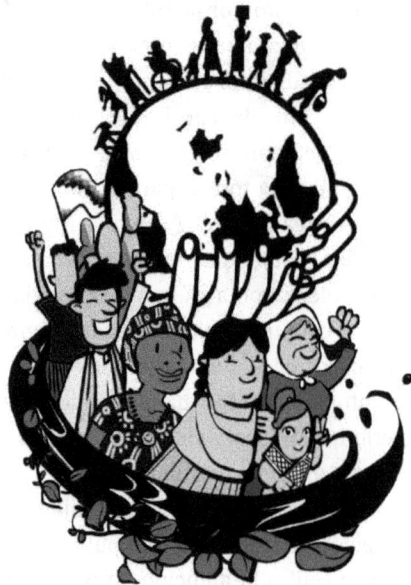

Movimiento por la Salud de los Pueblos

Hacer de la «Salud para todos» nuestra lucha por el Buen Vivir

......la salud no es lo mismo que la medicina, ya que la salud se refiere al Buen Vivir, al Vivir Sabroso y a otras expresiones de los propios pueblos, articuladas con el fortalecimiento de las capacidades que toda persona y comunidad tienen para organizarse en salud, exigir derechos relacionados con la salud, cuidar la Naturaleza y permanecer en el bienestar

– Llamado a la acción de ASP5

La organización de la ASP5 fue una tarea titánica. Durante meses, las y los activistas del MSP se movilizaron en sus países y regiones a través de asambleas locales y regionales para alcanzar un consenso sobre los temas relevantes e importantes que debían incluirse en el programa, recaudar fondos para su participación y generar impulso hacia la Asamblea. Este proceso se coordinó a través de los círculos nacionales y regionales del MSP y por comités globales que garantizaron una participación diversa en representación de los constituyentes del movimiento, así como de sus redes aliadas.

Desde su creación, en 2000, el MSP ha sido un movimiento social principalmente anglófono, a pesar de los continuos esfuerzos por trabajar en otros idiomas (español, francés y árabe, como los principales). No era la primera vez que se celebraba una Asamblea Mundial por la Salud (véase el Recuadro E4.1), pero ahora los tiempos eran más propicios para una mayor «hibridación» entre las diferentes culturas políticas que sustentan los movimientos por la salud en diferentes regiones del mundo.

Recuadro E4.1: Asambleas Mundiales por la Salud de los Pueblos

Las Asambleas Mundiales por la Salud de los Pueblos (ASP) son una parte importante del Movimiento por la Salud, ya que proporcionan un espacio único para compartir experiencias, aprender mutuamente y desarrollar estrategias conjuntas de acción.

Se celebran aproximadamente cada cinco años y atraen a movimientos sociales progresistas, organizaciones y redes de la sociedad civil, personal académico, activistas de la salud, trabajadoras y trabajadores de la salud y estudiantes de todo el mundo.

Antes de la ASP5 en Mar del Plata, se celebraron cuatro ASP en diferentes continentes:

- La ASP1 se celebró en **Dhaka, Bangladesh**, en 2000, y marcó el nacimiento del MSP con el lema «Salud para todos: ¡ya!» y la aprobación colectiva de la Carta por la Salud de los Pueblos, un documento que ahora está traducido a 40 idiomas[6]

- La ASP2 se celebró en **Cuenca, Ecuador**, en 2005, y contó con la participación de cerca de 1500 activistas de la salud de 80 países. Se celebraron encuentros culturales y religiosos especiales para expresar la solidaridad con las luchas de los pueblos indígenas. Se aprobó la Declaración de Cuenca.[7]

- La ASP3 se celebró en **Ciudad del Cabo, Sudáfrica**, en 2012, y contó con la participación de unas 800 personas de más de 90 países. El Llamado a la Acción de Ciudad del Cabo denunció la crisis interrelacionada (política, alimentaria, económica, financiera y ecológica) arraigada en el modelo neoliberal de globalización, afirmando que no es posible ningún cambio sin la movilización de los pueblos mediante la construcción del poder social y político entre los pueblos y las comunidades.[8]

Continúa en la página siguiente

> **Recuadro E4.1 continuado**
>
> - La ASP4 se celebró en **Savar, Bangladesh**, en 2018, y contó con la asistencia de alrededor de 1.400 personas de 73 países. En medio de un clima político difícil, el movimiento decidió organizar su trabajo global también en torno a seis áreas temáticas y de acción diferentes: justicia de género y salud; medio ambiente y salud de los ecosistemas; nutrición y soberanía alimentaria; comercio y salud; sistemas de salud equitativos; guerra y conflicto, ocupación y migración forzosa y salud.[9]

Durante la planificación de la ASP5, se compartieron y negociaron diferentes puntos de vista sobre cómo enmarcar las cuestiones de salud. Desde América Latina se hizo un fuerte llamado para que la ASP5 se basara en una comprensión profunda del Buen Vivir (véase el Capítulo A3). Tras varios meses de debate, se llegó a un acuerdo sobre los cinco ejes que sustentarían el programa de la Asamblea:

1. Hacia la transformación de los sistemas de salud
2. Justicia de género en salud
3. Salud de los ecosistemas: alimentación, energía, clima
4. Resistir a la migración forzada y la guerra
5. Saberes y prácticas ancestrales y populares

Aunque se articularon como ejes temáticos diferenciados para permitir debates centrados en cada uno de ellos, su profunda interconexión quedó reflejada en la estructura del programa. Cada uno de los cinco días de la Asamblea comenzó con una sesión plenaria dedicada a uno de los ejes, en la que las personas participantes pudieron compartir experiencias de resistencia y lucha de todos los continentes. Las sesiones paralelas y los talleres ofrecieron oportunidades para profundizar en todos los ejes, lo que permitió intercambios y debates interregionales, así como la interconexión y la convergencia. Esta elección sustentó la idea de que, aunque la lucha por la salud se desarrolla junto con muchas otras luchas que abordan diferentes prioridades en diferentes contextos, a menudo están impulsadas por las mismas estructuras subyacentes. Si bien los diferentes movimientos persiguen sus propios objetivos y estrategias, sin la colaboración entre ellos, estas estructuras subyacentes, incluyendo el capitalismo transnacional y el patriarcado, siguen sin ser cuestionadas. Coordinar las voces de las personas a través de estos diferentes movimientos requiere vías de convergencia entre los diversos movimientos sociales progresistas. La convergencia exige una escucha profunda más allá de las diferencias, solidaridad con quienes sufren y reconocimiento de las estructuras comunes de opresión y degradación.

El reconocimiento de la importancia de esta convergencia no solo se produce en sesiones temáticas estructuradas, sino también en las diferentes formas de encuentro que experimentan las personas participantes durante una Asamblea.

La ASP5 se estructuró de manera que el programa dejara un espacio significativo para talleres prácticos, sesiones abiertas, artes y películas, y eventos sociales.*

A lo largo de la Asamblea, los y las participantes analizaron y debatieron los principales obstáculos que impiden alcanzar la salud para todas las personas:

- La crisis ecológica, climática y alimentaria
- El aumento de las desigualdades económicas y sociales
- La prolongación de las guerras injustas y las ocupaciones de los territorios de los pueblos del Sur Global
- La creciente privatización, comercialización y corporativización de los sistemas de salud
- Los desafíos de las desigualdades y la discriminación por motivos de género, étnicos/raciales, de casta y de clase social.

Los debates también abordaron problemas relacionados con la persistencia del poder capitalista, colonial e imperial en las relaciones económicas entre los países y naciones del Norte Global y del Sur Global.

Figura 2: Movimientos de pueblos indígenas en la ASP5

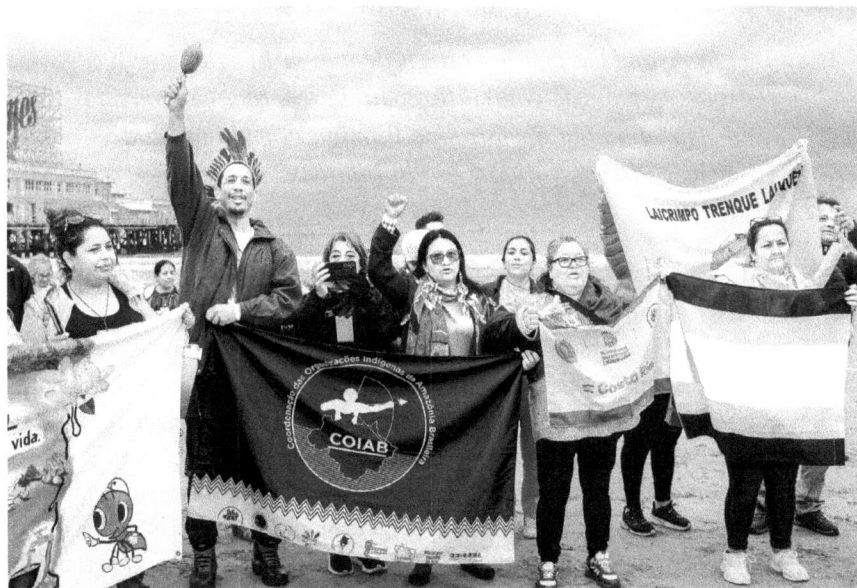

Movimiento por la Salud de los Pueblos

Ante estos retos, la filosofía y el enfoque del Buen Vivir representan tanto algo que siempre hemos sabido, arraigado en los conocimientos ancestrales de todos los continentes, como algo que tenemos que volver a aprender y a imaginar, para prever

*Esto se logró gracias al comité organizador local, que contó con el apoyo de un gran número de personas voluntarias. Trabajando sin descanso y con un presupuesto limitado, fueron capaces de proporcionar la logística que, en consonancia con las opiniones políticas de la asamblea, permitió un intercambio significativo entre las personas basado en la solidaridad.

un futuro de salud y justicia social. La decisión (largamente debatida) de no traducir «Buen Vivir» implica un esfuerzo deliberado por parte de todas las personas que no son hispanohablantes nativas o no están familiarizadas con su significado, reflejando el esfuerzo que se exige implícitamente a las personas que no son hablantes nativas del inglés cuando se acercan al mundo de la salud global, predominantemente anglófono. El lenguaje trae consigo modos de pensar, de estructurar frases, de entender conceptos que pueden no ser fácilmente traducibles a otros idiomas. La decisión de centrar política y geográficamente el enfoque de la Asamblea en América Latina fue para promover una circulación diferente del poder dentro del movimiento. En el mismo sentido, Buen Vivir es la traducción al español —una lengua colonial— de conceptos que tienen diferentes nombres en diversas culturas indígenas (como *Küme Monguen* en lengua mapuche o *Lekil Kujleja*l en lengua tzeltal). Arraigar ASP5 en el Buen Vivir significaba dar espacio y atención a esas voces: una gran oportunidad para que el movimiento global aprendiera de la profunda tradición política e histórica del continente latinoamericano, partiendo de las sabidurías ancestrales que aún lo habitan.

La energía colectiva de un movimiento

Salí de la Asamblea con la certeza de que la fuerza colectiva es el motor que puede cambiarlo todo. La energía compartida durante esos días fue un faro que ilumina el camino de la resistencia y la construcción de alternativas

– Participante de la ASP5

Cuando las personas se reúnen, no son solo la suma de seres individuales, sino que crean algo nuevo y diferente que toma la forma del colectivo. La tradición latinoamericana de la salud colectiva tiene mucho que enseñar al respecto. En la ASP5 se prestó especial atención al colectivo a través de las diferentes habilidades sutiles que se necesitan para visibilizar, mantener, nutrir y restaurar el flujo de energía que compone nuestra salud. Canciones, rituales, silencio, artes... todo se entrelazó en los debates, reconociendo que las palabras se encarnan y que es a través de nuestros cuerpos que hacemos que el cambio suceda. Como atestiguan las palabras de una participante de la ASP5 citadas anteriormente, experimentar tal fuerza es un motor poderoso que sostiene el activismo a través de los desafíos diarios de intentar cambiar un sistema económico y político opresivo.

Esta es una gran lección para los movimientos sociales, especialmente en una época en la que las reuniones virtuales han sustituido casi por completo a las reuniones presenciales, contribuyendo al aislamiento social ya muy arraigado en el estilo de vida individualista «moderno» que es tan funcional para el capitalismo. Quizás de forma obstinada, el MSP sigue realizando esfuerzos increíbles para reunir los recursos necesarios para organizar grandes asambleas presenciales.

Reconocemos que (¿todavía?) no se puede replicar el intercambio energético que se produce cuando se encuentra cara a cara con personas que están comprometidas con la misma lucha, pero en una parte diferente del mundo. El relato directo de los retos, las injusticias, las luchas y las victorias de un pueblo, y la posibilidad de conocer a las personas que encarnan esas experiencias, tienen un significado inestimable para los lazos que mantienen unido un movimiento.

El caso de Palestina es emblemático en este sentido. Desde sus inicios, el MSP ha sido un espacio donde se han podido compartir, escuchar, procesar colectivamente y difundir testimonios directos de la opresión de las personas palestinas con el fin de sensibilizar, movilizar y abogar por la justicia y la paz. Lamentablemente, debido a la escalada de la guerra genocida (véase el Capítulo C1), no se permitió a la delegación palestina salir del país para asistir a la ASP5. Tras frustrarse todos los esfuerzos por romper el bloqueo, se tomó la difícil decisión de cómo reconocer y abordar tal injusticia. La Asamblea lo hizo dedicando toda la primera mañana, tras la ceremonia de apertura, a un acto de solidaridad con Palestina, con múltiples testimonios desde el terreno compartidos en línea, acompañados de consignas, cánticos y declaraciones en directo en apoyo al pueblo palestino. En este caso, el poder de la solidaridad superó la distancia física y las barreras políticas, aunque la decisión de celebrar una Asamblea mundial sin una parte tan relevante del movimiento es una herida que aún debe sanar. Y, si bien Palestina es probablemente el caso más simbólico y doloroso, esto también es cierto para todas aquellas personas cuya movilidad se ve impedida por procedimientos de visado costosos e inaccesibles y que, por lo tanto, no pudieron asistir a la Asamblea en persona.

Marchando en resistencia y solidaridad

La Asamblea expresó su solidaridad con la lucha del pueblo palestino, así como con otros pueblos que sufren guerras, ocupaciones y desplazamientos forzados, entre ellos Yemen, Tigray, Haití, Uganda y la República Democrática del Congo. La Asamblea también apoyó las luchas del pueblo argentino contra las políticas neoliberales del Gobierno que precarizan sus ingresos, generan desempleo, aumentan el costo de la vida y recortan sus derechos y libertades

– Coordinador mundial del MSP, Román Vega

Cuando se inició el proceso de organización de la ASP5 en 2022, hubo que seleccionar una sede, teniendo en cuenta aspectos políticos y estratégicos. Debido a los recientes cambios políticos hacia gobiernos más progresistas, una sede en América Latina ofrecía una oportunidad única para fortalecer el MSP en la región e inspirar a los movimientos sociales de todo el mundo. Tras considerar otras opciones, se eligió Argentina como país anfitrión, sin imaginar que las elecciones de octubre de 2023 podrían llevar al poder a un gobierno de extrema derecha, con graves consecuencias para la seguridad y la economía del país. La devaluación de la moneda local y la consiguiente inflación alteraron profundamente el presupuesto previsto para la Asamblea, mientras que el contexto hostil hacia los movimientos populares suscitó preocupación por la seguridad de las y los activistas locales e internacionales.

Las preocupaciones económicas y de seguridad impregnaron el proceso de organización, junto con un sentimiento de solidaridad creciente con la situación que vivía la población argentina. Para el movimiento local por la salud era importante contar con testigos internacionales del deterioro del entorno político y social en su país. Las delegaciones internacionales, a su vez, pudieron conocer de primera mano testimonios sobre la brutal violencia policial contra manifestantes pacíficos/as y los despidos masivos de funcionarios y funcionarias públicos/as, así como el impacto de la escalada de la inflación en la vida cotidiana.

Figura 3: Marcha de clausura de la ASP5

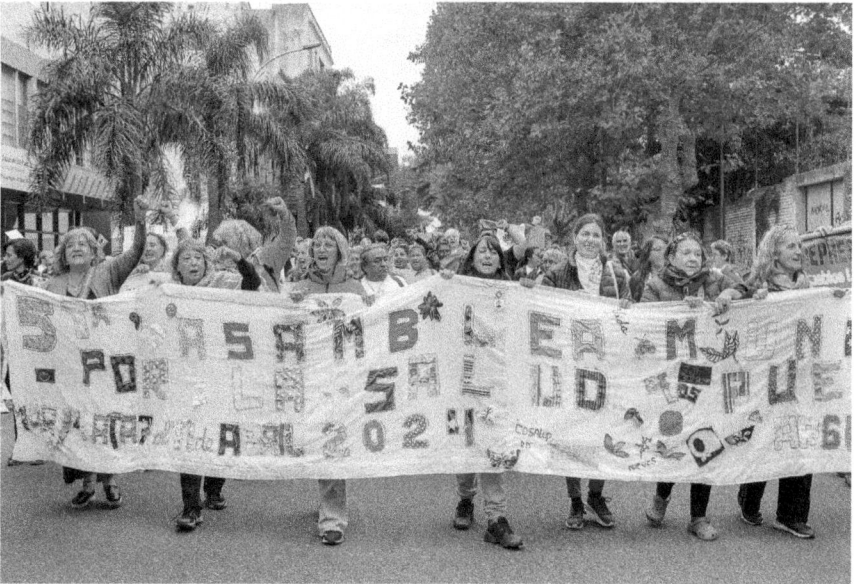

Movimiento por la Salud de los Pueblos

Era importante que las personas activistas de la salud se unieran como movimiento frente a tanta violencia y opresión. Simbólicamente, la marcha de clausura de la Asamblea representó la voluntad del movimiento de hacer frente a esa opresión, afirmando no solo que «otro mundo es posible», sino que ese mundo ya está presente y es fuerte. La búsqueda de la justicia social y ambiental se entreteje en redes cada vez más amplias de solidaridad local, regional e internacional, con hilos que se extienden ininterrumpidamente de pueblo a pueblo y de antepasados a generaciones futuras, más allá de las lenguas y las fronteras creadas por los seres humanos.

Nuestro llamado a la acción: La lucha por la salud es una lucha por la liberación y contra el capitalismo y el imperialismo.

Este Llamado a la Acción ha sido inspirado por las y los activistas del Movimiento por la Salud que han fallecido desde nuestra última Asamblea en Savar, Bangladesh. El recuerdo y el espíritu de nuestros compañeros y compañeras nos han guiado a lo largo del proceso de elaboración de este Llamado a la Acción. Sus luchas por un mundo más justo, más saludable y ecológicamente sostenible, libre de la influencia de las empresas, siguen inspirándonos: David Sanders, Zafrullah Chowdhury, Julio Monsalvo, Prem John, Amit Sen Gupta, Margarita Posada, Bala Subramanium y Maija Kagis

– Dedicatoria del Llamado a la Acción de la ASP5

El Llamado a la Acción de Mar del Plata afirma que la lucha por la salud es una lucha por la liberación y contra el capitalismo y el imperialismo. El mundo capitalista se encuentra en una crisis persistente y cada vez más profunda, con problemas estructurales que se hacen cada vez más evidentes. El MSP considera que la policrisis del capitalismo presenta oportunidades para derrocar su hegemonía política y transformar el mundo en uno que haga realidad la Salud para Todos.

En la ASP5, el MSP se levantó contra las violaciones de los derechos humanos y del derecho internacional humanitario en los recientes ataques al derecho a la salud, especialmente a la sombra de la guerra y la migración forzada en diferentes partes del mundo. El movimiento alzó su voz contra el control abrumador de las empresas transnacionales sobre la economía mundial, tomando posición contra la corporativización, la comercialización y la colonización de los bienes públicos. La Asamblea destacó el profundo papel que desempeñan las mujeres en la lucha por la salud, la paz y la justicia de género, y adoptó el Buen Vivir como medio para dar voz a la lucha por la Salud para todos.

Sobre la base de los debates y discusiones previos y durante la ASP5, el Llamado a la Acción prevé un mundo en el que las personas puedan disfrutar plenamente de sus vidas, con trabajo digno, plena participación en las cuestiones de salud y la eliminación de los obstáculos y limitaciones políticos, económicos, culturales y sociales que impiden la existencia de sistemas de salud y educación integrales y de calidad: un mundo libre de la explotación de clases sociales y de las discriminaciones étnicas, raciales, de casta y de género, y de la subyugación y explotación de la naturaleza.

Con este fin, la Asamblea hizo un llamamiento a la construcción de una economía ecológica y democráticamente planificada que garantice la salud de los ecosistemas, la soberanía alimentaria y la transición energética lejos de los combustibles fósiles. Hizo hincapié en el respeto y la promoción de los conocimientos diversos, ancestrales, indígenas, feministas, decoloniales, antiimperialistas y anticapitalistas. La Asamblea también llamó a las personas activistas a construir un mundo libre del control de las empresas transnacionales, subrayando el objetivo de una paz mundial justa y soberana, y el derecho de los pueblos al asilo y a la libre circulación. Hizo hincapié en la importancia de avanzar en la justicia de género, resistir las relaciones patriarcales y racistas, y transformar y descolonizar los sistemas de salud para convertirlos en sistemas públicos que garanticen el acceso integral y universal.

La Asamblea comprometió a las personas participantes a seguir fortaleciendo el MSP mediante la consolidación y la creación de nuevos círculos nacionales, la modernización de sus estructuras organizativas, la mejora de su capacidad política y de incidencia, y el desarrollo de alianzas con otros movimientos sociales, fuerzas políticas y gobiernos progresistas para avanzar hacia un nuevo orden económico, político y social en el contexto de un mundo multipolar. La transformación del sistema capitalista transnacional e imperialista hacia un nuevo orden económico, político y social internacional, basado en la soberanía y la autodeterminación de los pueblos, solo será posible mediante la acción conjunta y la solidaridad de los movimientos sociales, los partidos políticos progresistas y los Estados nacionales. La lucha de clases será una parte fundamental de las acciones para alcanzar este objetivo.

Figura 4: Activistas de todas las regiones del mundo leen el Llamado a la Acción de la ASP5

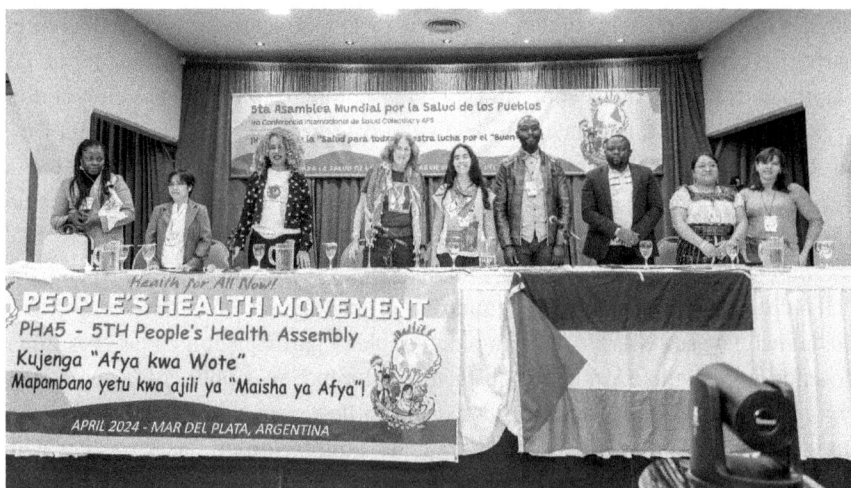

Movimiento por la Salud de los Pueblos

Conclusión

Este capítulo se escribe cuando ha pasado poco más de un año desde la ceremonia de clausura de la ASP5. Si miramos el panorama general, tal y como se analiza en la Introducción y a lo largo de muchos capítulos de este GHW7, hay aún más sufrimiento e injusticia en el mundo que hace un año. No solo las políticas descabelladas y peligrosas de la administración Trump 2.0 (véase la Introducción), sino también el genocidio que continúa en Palestina, la guerra entre Israel e Irán y muchos otros conflictos civiles y regionales que siguen floreciendo, junto con el aumento de los beneficios de una amplia gama de empresas y gobiernos que las apoyan.[10] Se impide a las instituciones multilaterales realizar su labor de manera eficaz y solo unos pocos gobiernos se atreven a tomar iniciativas audaces que hablan de restaurar la paz y la justicia, mientras que las iniciativas de la sociedad civil se reprimen con violencia.[11,12,13]

Sin embargo, muchas personas y comunidades de todo el mundo continúan resistiendo a un orden mundial que promueve la muerte y la destrucción, especialmente para las generaciones venideras. Muchas de sus historias se entrelazan en los capítulos de GHW7, y muchas otras aún están por descubrir, vinculadas en una red más amplia de solidaridad y resistencia.

Los días en Mar del Plata dieron testimonio de la fuerza colectiva del movimiento, experimentada por las personas participantes como algo tangible y real. En palabras de Román Vega, coordinador global del MSP: «La 5ª Asamblea Mundial por la Salud de los Pueblos fue más que un evento; fue un hito para los movimientos mundiales por la salud. Al reunirnos para compartir ideas y forjar alianzas, recordamos que nuestra acción colectiva es la medicina más poderosa contra la mala salud y la desigualdad en salud, tanto a nivel humano como planetario». Es nuestra responsabilidad mantener viva esa «energía planetaria» partiendo de nuestros contextos locales, nuestras comunidades, ampliando las redes que pueden sostener y centrar la vida y el Buen Vivir en nuestra lucha por la salud para todos y todas.

Lista de referencias

1 People's Health Movement. PHM 2024 annual report: a year of struggles, transitions, commitments and a glimpse into the future. People's Health Movement; 2025 Feb. Disponible en: http://bit.ly/4fbaxnj

2 World Health Organization: Regional Office for Europe. Declaration of Alma-Ata. World Health Organization; Report No.: WHO/EURO:1978-3938-43697-61471. Disponible en: http://bit.ly/46vCx2B

3 People's Health Movement. Confronting Capitalism and Imperialism in the Struggle for Health. Argentina: People's Health Movement; 2024. Disponible (en español) en: http://bit.ly/45oTnz6

4 People's Health Movement. Concept Note to the Fifth People's Health Assembly. People's Health Movement; 2024. Disponible (en español) en: http://bit.ly/455S7j5

5 People's Health Movement. PHA5 Mar del Plata 2024 Call to Action. 2024. Disponible (en español) en: http://bit.ly/46pDLfQ

6 People's Health Movement. The People's Charter for Health. Bangladesh: People's Health Movement; 2000 Dec. Disponible en: http://bit.ly/4loPyj0

7 Editors. People's Health Assembly II (PHA2) one year later: An interview with Dr. Ravi Narayan. Social Medicine. 2006 Dec 3;1(3):175–8. Disponible en: https://doi.org/10.71164/socialmedicine.v1i3.2006.47

8 People's Health Movement. PHA3: Cape Town Call To Action. South Africa: People's Health Movement; julio de 2012. Disponible en: http://bit.ly/3Ud0PXC

9 People's Health Movement. The Struggle for Health is the Struggle for a More Equitable, Just and Caring World. Bangladesh: People's Health Movement; 2018 Nov. Disponible en: http://bit.ly/4kyOS9G

10 Albanese F. From economy of occupation to economy of genocide: Report of the Special Rapporteur on the situation of human rights in the Palestinian territories occupied since 1967. United Nations Human Rights Council; 2025 Jun. Report No.: A/HRC/59/23. Disponible en: http://bit.ly/4kYZZsI

11 Staff. What happens next to the Gaza flotilla's Madleen and its crew? Al Jazeera. 2025 Jun 9; Disponible en: http://bit.ly/46wRcuC

12 Staff. Gaza march activists say participants in Egypt beaten, detained. Reuters. 2025 Jun 17; Disponible en: http://bit.ly/4kZ0bIs

13 The Hague Group. The Hague Group (homepage) Disponible en: http://bit.ly/40cMYnY

Lista de contribuyentes

Joana Abrego es abogada ambientalista. Es directora jurídica del Centro de Incidencia Ambiental (CIAM) y forma parte de Panamá Vale Más Sin Minería.

Feride Aksu Tanık es médica, especialista en salud pública y una de las fundadoras de la Fundación de Derechos Humanos de Turquía.

Julia Anaf es investigadora en Stretton Health Equity University of Adelaide, donde trabaja principalmente en los determinantes comerciales de la salud.

Laura Avalos es coordinadora del grupo de trabajo de Mesoamérica del Americas Policy Group (APG) y forma parte de Aliados Internacionales contra la Minería en El Salvador. También es fundadora y expresidenta de la Asociación Salvadoreña Canadiense de Ottawa y la Región de la Capital Nacional (ASCORCAN).

Baba Aye es responsable de políticas del sector de la salud y los servicios sociales de la Internacional de Servicios Públicos (ISP) y copresidente del Geneva Global Health Hub (G2H2). También es miembro del Consejo de la Internacional Progresista (PI) y editor colaborador de la Review of African Political Economy [ROAPE].

Susana Barria es secretaria subregional para la región andina de la Internacional de Servicios Públicos (ISP), integrante del equipo de coordinación de la Gobernanza Global de la Salud del Movimiento para la Salud de los Pueblos (MSP) y del círculo de países del MSP en Colombia.

Fran Baum es directora de Stretton Health Equity, Universidad de Adelaida, y ex copresidenta del Consejo Directivo Global del Movimiento para la Salud de los Pueblos (MSP) y actual integrante del Comité Asesor del MSP.

Dian Maria Blandina es médica de atención primaria, investigadora y activista por la salud y la justicia social. Es integrante del Grupo de Coordinación del Programa de Gobernanza Global de la Salud del Movimiento para la Salud de los Pueblos (MSP), forma parte del Comité Directivo del Geneva Global Health Hub (G2H2) y es integrante del comité editorial de Global Health Watch 7 (GHW7).

Marcela Bobatto, pediatra, especialista en medicina china y plantas medicinales, máster en terapia neural. 35 años de trabajo en atención primaria de salud. Fundadora del Movimiento Nacional y Latinoamericano por la Salud LAICRIMPO. Miembro de la Red de Agricultura Orgánica de Misiones (RAOM) y del MAELA (Movimiento Agroecológico de América Latina y el Caribe). Activista del Movimiento para la Salud de los Pueblos (MSP). Fundadora del grupo de teatro comunitario «La murga del Tomate».

Chiara Bodini trabaja en el Centro de Salud Internacional e Intercultural de Bolonia (Italia) y en el Movimiento para la Salud de los Pueblos. Es coeditora de Global Health Watch 7.

Christy Adeola Braham es coordinadora de salud de trabajadoras y trabajadores en Mujeres en Empleo Informal: Globalizando y Organizando (WIEGO, por sus siglas en inglés). También es investigadora sénior del Atlántico para la Equidad en la Salud en la Escuela de Salud Pública Milken de la Universidad George Washington y activista del Movimiento para la Salud de los Pueblos (MSP).

Garrett Wallace Brown es profesor y presidente de Política Global de Salud en la Universidad de Leeds; cuenta con más de 25 años de experiencia en colaboración en materia de políticas e investigación en salud global, trabajando con ONG, gobiernos, la OMS, el G7 y el G20.

Indira Chakravarthi es una investigadora en salud pública y profesora invitada en la Universidad Dr. B.R. Ambedkar, en Delhi. Su investigación sobre sistemas de salud incluye la corporativización y comercialización de la atención en salud, la tecnología médica, la atención universal en salud y los determinantes sociales de la salud.

Cecilia Chérrez trabaja con Acción Ecológica. Está especializada en la intersección entre las cuestiones medioambientales, los derechos humanos y las repercusiones de las disposiciones de los acuerdos internacionales de comercio e inversión destinados a proteger las inversiones en Ecuador.

Delia Da Mosto es investigadora del Centro de Salud Internacional e Intercultural (Bolonia). Con formación en medicina y antropología médica, su trabajo se centra en la salud de las personas migrantes, los modelos de atención en salud comunitaria, el activismo y la salud mental.

Julianna Dale Coutinho, MPH, es psicóloga especializada en Educación para la Salud y Políticas de Género y Raza (Universidad de Brasilia) y es analista técnica en el Ministerio de Salud, donde se centra en el apoyo institucional. Es coordinadora de salud en LGBT+Movimiento, donde apoya a personas migrantes y refugiadas LGBTTQIA+, y es activista del Movimiento para la Salud de los Pueblos (MSP).

Wim De Ceukelaire es activista por la salud y la justicia social y miembro del Consejo Directivo del Movimiento para la Salud de los Pueblos a nivel mundial. Es coautor de «The Struggle for Health: Medicine and the politics of underdevelopment» (La lucha por la salud: la medicina y la política del subdesarrollo), junto con David Sanders y Barbara Hutton.

Anneleen De Keukelaire es activista de la salud con el Movimiento para la Salud de los Pueblos (MSP) Sudáfrica, con sede en Ciudad del Cabo. Ha desempeñado numerosas funciones en MSP a nivel mundial.

Nicoletta Dentico es una activista en salud y periodista. Dirige el Programa de Justicia Global en Salud de la Sociedad para el Desarrollo Internacional (SID), copreside el Geneva Global Health Hub (G2H2) y enseña salud global en la Universidad La Sapienza de Roma.

Vanessa Dourado es integrante de ATTAC Argentina y Argentina Mejor sin TLC.

La Dra. Sara el-Solh es médica y antropóloga médica. Investiga y organiza actividades en torno a la justicia en salud, centrándose en la migración, el colonialismo y el clima.

Francisca Fernández Droguett es parte del Movimiento por el Agua y los Territorios MAT y de la Escuela Popular Campesina de Curaco de Vélez, Chiloé, Chile.

Matheus Zuliane Falcão es doctorando en la Universidad de São Paulo. Es investigador en el Centro de Investigación en Derecho de la Salud de la Universidad de São Paulo y en la ENSP/Fiocruz, y codirector del Centro Brasileño de Estudios de Salud (Cebes/Alames, Brasil).

Adsa Fatima, con sede en Delhi, India, trabaja en temas de género y salud con un enfoque en la salud y los derechos sexuales y reproductivos y la violencia de género. Es parte del Grupo de Recursos Sama para la Mujer y la Salud y participa en la coordinación del grupo temático de Justicia de Género y Salud del Movimiento para la Salud de los Pueblos.

Guadalupe Granja es psicóloga infantil y adolescente, diplomada en Salud Mental y Derechos Humanos, y activista de derechos humanos en el ámbito de la salud mental en Argentina. Es miembro de ADESAM (Asociación por los Derechos en Salud Mental) y del Movimiento para la Salud de los Pueblos (MSP) de la Subregión Sur.

Andrew Harmer es profesor titular de Salud Pública Global en el Centro de Salud Pública y Políticas de la Universidad Queen Mary de Londres. Es director del máster en línea en Salud Pública Global del centro. También es un bloguero entusiasta; puedes leer sus entradas en andrewharmer.org.

Frauke Heller es activista en materia de salud en Médicos del Mundo, con sede en Berlín, Alemania.

Ever Hernández es experto en sistemas comunitarios de agua y miembro de la Asociación para el Desarrollo Social y Económico (ADES) «Santa Marta», El Salvador. Trabaja en estrecha colaboración con el valiente grupo conocido como los «Cinco de Santa Marta», que lideró con éxito un movimiento transnacional para prohibir la minería metálica.

Viviana Herrera es coordinadora del programa para América Latina de MiningWatch Canada.

Peninah Khisa es una activista de la salud de Kenia y directora de SODECA, que trabaja para crear conciencia y promover la acción en favor de los derechos a la salud de las personas en todo Kenia. Fue representante regional del Movimiento para la Salud de los Pueblos (MSP) en África Oriental y Meridional entre 2018 y 2025.

Kavian Kulasabanathan es médico de atención primaria Eela-Tamil del NHS, investigador y organizador, centrado en la violencia estatal como determinante de la mala salud, con el entendimiento de que la atención (en salud) es algo que todas las personas practican a diario. Está

comprometido con un enfoque abolicionista de la salud pública a nivel mundial y con el apoyo al florecimiento de espacios de sanación comunitarios, pluralistas y politizados.

Ronald Labonté es profesor emérito de la Escuela de Epidemiología y Salud Pública de la Universidad de Ottawa, Canadá. Es coeditor de Global Health Watch 7 y miembro del Consejo Directivo del Movimiento para la Salud de los Pueblos (MSP) mundial.

Sagrario Lobato es antipatriarcal, cirujana, especialista y máster en medicina social, y doctora en ciencias aplicadas al uso de los recursos naturales. Su línea de actuación: la salud ambiental y la salud de la Madre Tierra. Es coordinadora del Movimiento para la Salud de los Pueblos (MSP), México.

Rene Loewenson es epidemióloga zimbabuense y directora del Centro de Formación y Apoyo a la Investigación. Es responsable de grupo en la Red Regional para la Equidad en Salud en África Oriental y Meridional (EQUINET) y miembro del comité editorial de GHW7.

Joyce Souza Maldonado, doctora, es investigadora del Laboratorio de Tecnologías Libres (Universidad Federal del ABC, Brasil), donde se centra en las implicaciones económicas y sociales de las tecnologías digitales y la salud pública. Trabaja como consultora para organizaciones internacionales y movimientos sociales, desarrollando investigaciones y proyectos sobre gobernanza de datos, ciberseguridad y mapeo de datos.

Leonardo Mammana es doctor en salud pública y doctorando en la Universidad de Bolonia. Forma parte del Centro de Salud Internacional e Intercultural (Bolonia) y de la Sociedad Italiana de Medicina y Migración (SIMM). Sus trabajos se centran en la epidemiología social y la atención primaria.

Ntombi Maphosa es abogada del Centro de Derechos Ambientales (Sudáfrica) en el programa de Contaminación y Cambio Climático, donde trabaja principalmente en temas de calidad del aire y cambio climático.

Shweta Marathe es investigadora en SATHI, India. Su trabajo de investigación se centra en el funcionamiento del sistema público de salud, cuestiones relacionadas con el personal de la salud, las prácticas de la sanidad privada, la financiación del desarrollo en la atención de salud de la India y las colaboraciones entre el sector público y el privado.

Sandra Marín, miembro de la «Red Jarilla de plantas saludables de la Patagonia» y del Movimiento para la Salud de los Pueblos (MSP). Activista en ferias de semillas y redes de comercio justo. Ha trabajado como profesora formal de adultos.

Mariluz Martín Martínez es activista del Movimiento para la Salud de los Pueblos (MSP) y de la Asociación Latinoamericana de Medicina Social (ALAMES). Es investigadora del Grupo de Trabajo de Estudios Sociales para la Salud de CLACSO, donde se centra en los sistemas de salud, las desigualdades y la interseccionalidad, la violencia de género y la justicia social.

Juliette Mattijsen es médica, activista e investigadora dedicada a promover la justicia en la salud, la descolonización de la medicina y abordar los determinantes ecológicos y sociales de la salud. Está afiliada al Centro Médico Universitario de Utrecht, donde trabaja como gestora de proyectos, profesora e investigadora, centrándose en la justicia climática y la educación sobre la salud planetaria.

David McCoy es especialista en salud pública y profesor de salud pública global en la Universidad de las Naciones Unidas en Kuala Lumpur, Malasia. Es miembro del Movimiento

para la Salud de los Pueblos (MSP) desde hace mucho tiempo.

Liz Nelson (Reino Unido) es directora de Advocacy and Research in Tax Justice Network y dirige un equipo de personas defensoras e investigadoras que se ocupan de cuestiones relacionadas con la reforma fiscal internacional y la gobernanza. Liz es Senior Atlantic Fellow for Social and Economic Equity.

Christie Neufeldt es coordinadora de alianzas globales para América Latina y el Caribe de la Iglesia Unida de Canadá. La Iglesia Unida de Canadá es miembro de Aliados Internacionales contra la Minería en El Salvador.

Tinashe Njanji es activista por la justicia social y los derechos humanos y coordinador del Movimiento para la Salud de los Pueblos (MSP) de Sudáfrica.

David Oginga Makori es activista por la salud y los derechos humanos en el Movimiento para la Salud de los Pueblos (MSP) de Kenia y SODECA, con sede en Nairobi, Kenia.

Roselyne Onyango es responsable adjunta del programa para África de la Iniciativa Global para los Derechos Económicos, Sociales y Culturales (GI-ESCR).

Rhiannon Mihranian Osborne (Reino Unido) es médica, organizadora, escritora e investigadora especializada en la economía política de la salud. Trabaja en temas de justicia ambiental, sistemas de salud y violencia fronteriza.

Dan Owala es coordinador nacional del Movimiento para la Salud de los Pueblos (MSP) en Kenia, defensor de los derechos humanos (activista) y asistente jurídico.

Lauren Paremoer es profesora asociada de Estudios Políticos en la Universidad de Ciudad del Cabo y miembro del Consejo Directivo del Movimiento para la Salud de los Pueblos (MSP), donde representa al Programa para la Democratización de la Gobernanza Global de la Salud.

Sandra Isabel Payán Gómez es médica y promotora de salud comunitaria, miembro del Movimiento para la Salud de los Pueblos (MSP) y de Hope International, y trabaja en la Universidad Indigena del Cauca, Colombia UAIIN CRIC.

Chhaya Pachauli es directora de Prayas, India, y coordinadora nacional de Jan Swasthya Abhiyan (JSA), la sección india del Movimiento para la Salud de los Pueblos (MSP). Ha sido una voz clave en las campañas por el acceso a los medicamentos, la resistencia a la privatización de los centros de salud públicos y la promulgación de la histórica Ley del Derecho a la Salud en el estado de Rajastán, en la India.

James Pfeiffer es profesor del Departamento de Salud Global de la Facultad de Salud Pública de la Universidad de Washington. Cuenta con 30 años de experiencia en investigación y aplicación de políticas de salud pública en África y es exdirector ejecutivo de Health Alliance International (HAI).

Ravi Ram es un activista de la salud centrado en la crítica basada en la evidencia de las políticas e intervenciones en salud y en la ampliación de la influencia de la sociedad civil en los sistemas de salud. Ha apoyado al Movimiento para la Salud de los Pueblos (MSP) en Kenia y a nivel regional, y es copresidente de la Comisión de la Sociedad Civil de la OMS.

Hani Serag es director de la División de Alianzas Mundiales y profesor asociado del Departamento de Salud Pública y Desigualdades en Salud de la Facultad de Medicina de la Universidad de Texas (UTMB), Galveston, Texas, EE. UU.

Abhay Shukla es médico de salud pública y investigador sénior en SATHI, India. Es coordinador nacional del Movimiento por la Salud de los Pueblos - India y contribuye al sistema comunitario de supervisión de los servicios de salud, a campañas sobre derechos a la salud y regulación de la sanidad privada, y a la investigación sobre sistemas de salud, incluida la corporativización de la atención en salud.

Rocio del Pilar Bravo Shuna, doctora, es migrante andina, poeta y psicóloga social; investigadora del Observatorio de Salud y Migración, donde trabaja en temas de migración, derechos humanos, movilización social e inclusión; integrante del Comité de Salud LGBTQIA+ (São Paulo) y activista de la Red MILBi+.

Rosalinda Tablang es directora de programas de Samahang Operasyong Sagip o SOS, con sede en Filipinas, y cuenta con una larga experiencia en trabajo humanitario y de desarrollo, incluido el examen de los derechos humanos de trabajadoras y trabajadores de la salud.

Blagovesta Tacheva es investigadora postdoctoral en la Facultad de Política y Estudios Internacionales de la Universidad de Leeds, con experiencia en investigación colaborativa sobre la preparación y el coste de la respuesta a las pandemias y el potencial de la financiación innovadora para la preparación ante las pandemias.

Gabriela Teixeira es psicóloga especializada en Políticas y Gestión de la Salud Pública en la FIOCRUZ. Es supervisora de salud mental en Médicos Sin Fronteras (MSF) e investigadora centrada en la migración, la salud mental y los derechos humanos.

Mauricio Torres-Tovar es miembro del Movimiento para la Salud de los Pueblos (MSP) y de la Asociación Latinoamericana de Medicina Social (ALAMES) y profesor de la Universidad Nacional de Colombia. Es autor de Luchas de los trabajadores por la salud en el trabajo en Colombia y coautor de Movilizaciones sociales por la salud en Colombia.

Ben Verboom es profesor de Salud Pública Global en la Universidad Queen Mary de Londres y voluntario del programa de Gobernanza Global de la Salud del Movimiento para la Salud de los Pueblos (MSP).

Ana Vračar es activista del Movimiento para la Salud de los Pueblos (MSP) Europa y de la Organización para la Iniciativa y la Democratización de los Trabajadores (BRID) en Croacia. Colabora con People's Health Dispatch, un boletín quincenal publicado por MSP Global y la organización mediática Peoples Dispatch.

María Hamlin Zúñiga, trabajadora de la salud, activista y feminista. De origen estadounidense, lleva 57 años viviendo en Centroamérica. Educadora popular y fundadora de varias redes y organizaciones de salud comunitaria, especialmente con pueblos indígenas. Actualmente forma parte del Consejo Asesor del Movimiento para la Salud de los Pueblos (MSP).

Índice

Ediciones anteriores del
Observatorio Global de Salud
(Global Health Watch, GHW)

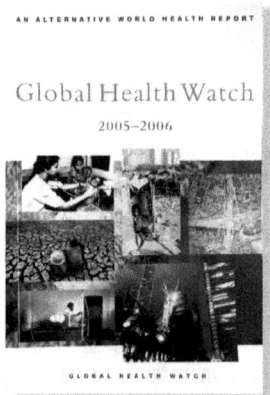

"...la guía esencial para los y las activistas de la salud que desean luchar por un mundo más amable, más equitativo, más saludable y centrado en las personas"

"...nos ayuda a comprender por qué persisten las terribles desigualdades en materia de salud entre los distintos países y dentro de ellos; una lectura obligatoria para cualquier persona involucrada o interesada en la salud pública»"

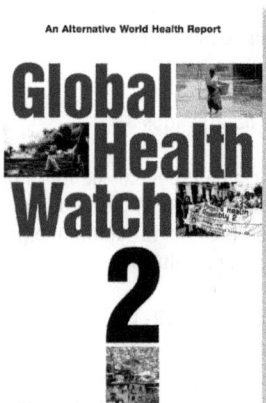

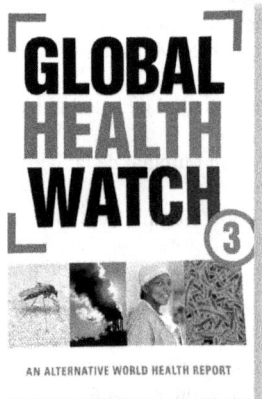

"...nos da esperanza con las muchas historias de lo que se puede hacer y lo que se está haciendo"

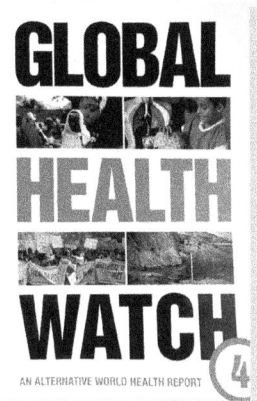

"...confirma el fracaso de la ONU, el capitalismo y la democracia liberal, y nos convence de que necesitaremos una forma de pensar radicalmente nueva si la humanidad quiere sobrevivir"

"...un análisis profundo de las causas sociales de los persistentes déficits en salud e ideas constructivas para la reforma"

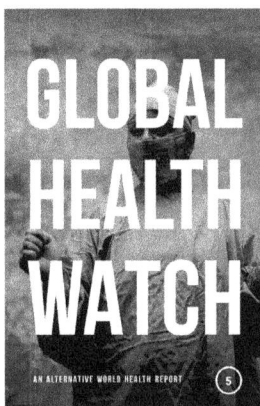

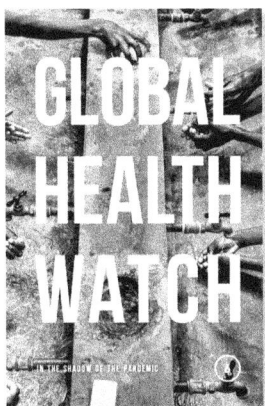

"...una extraordinaria recopilación de pruebas, perspectivas y, lo que es más importante, una serie de propuestas para que la reflexión y el activismo en materia de salud y bienestar pasen de la denuncia y la queja a una organización impulsada por la justicia"

Todas las ediciones anteriores están disponibles gratuitamente en el sitio web de Global Health Watch:
https://phmovement.org/global-health-watch

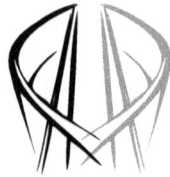

Daraja Press

Daraja Press es una editorial sin ánimo de lucro
con sede en Quebec, Canadá, que busca recuperar el pasado,
cuestionar el presente e inventar el futuro.

Daraja es la palabra en kiswahili que significa «puente».
Como su nombre indica, Daraja Press busca tender puentes,
especialmente puentes de solidaridad entre movimientos, intelectuales
y personas comprometidas con la lucha por un mundo más justo.

Buscamos construir, desarrollar y apoyar las interconexiones
entre las luchas emancipadoras de las personas oprimidas y explotadas
en todo el mundo. En una frase, nuestro objetivo es fomentar la reflexión,
albergar la esperanza e inspirar la audacia.

Información de seguridad de la UE

Editor: Daraja Press, PO BOX 99900 BM 735 664 Wakefield, QC J0X
0C2, Canadá

info@darajapress.com | https://darajapress.com

Representante GPSR autorizado en la UE: Easy Access System Europe
– Mustamäe tee 50, 10621 Tallin, Estonia, gpsr.requests@easproject.
com

Para temas relacionados con la seguridad de productos en la UE,
póngase en contacto con nosotros
en info@darajapress.com

www.ingramcontent.com/pod-product-compliance
Lightning Source LLC
Chambersburg PA
CBHW070052030426
42335CB00016B/1855